国家中医药管理局 中医药国际合作专项 中国中医科学院广安门医院 中医药文化国际传播基地 支持

中药饮片高清图鉴

中册 果实、种子及全草类

总主编 王笑频 刘 震

主 编 刘春生 李 飞 王丽霞

副主编 尹 璐 金 敏 杨 辉 孙咏梅 常永卓 刘 颖

编 者 陈 旭 丁艳茹 韩 博 景 晨 刘俊玲 刘 翎 牟稷征 苏桂云 王建升 王庸全 詹玉石 张静茹 张明珠 张盈颖 张语悠

摄 影 高学成 张 民 杨 辉

人民卫生出版社

·北 京·

总主编简介

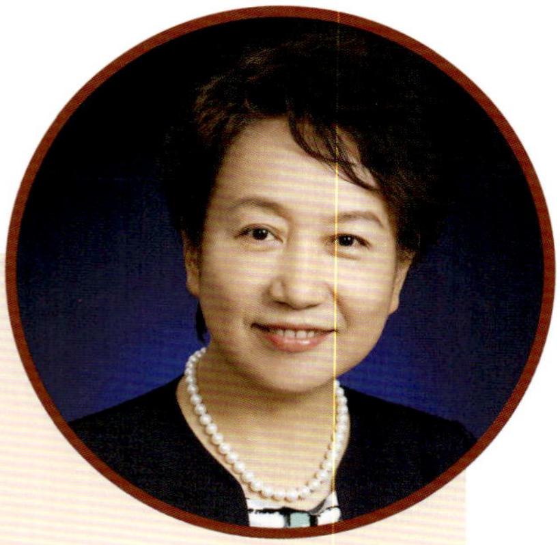

王笑频

中国中医科学院广安门医院原党委书记。先后担任国家中医药管理局国际合作司司长、港澳台办公室主任、一级巡视员、国家中医药管理局新闻发言人、河北省保定市人民政府副市长（挂职）。兼任中国中西医结合学会副会长、中国医院协会副会长、中国医院协会中医医院分会主任委员、国务院医改领导小组专家、《中国卫生经济》理事会常务理事、北京市西城区人大代表、第十四届全国政协委员等。

从事中医药国际交流与合作工作期间，主持和参与多项中医药对外交流与合作重要规划、政策的起草，组织和落实多项重大中医药对外交流合作活动。担任中国中医科学院广安门医院党委书记以来，贯彻党中央关于加强公立医院党的建设、高质量发展以及中医药传承创新的战略部署，充分发挥公立医院龙头作用，推动新时期医院发展步入快车道。担任中国医院协会中医医院分会主任委员，积极开展行业学术交流和社会活动，在医院管理领域具有较高的影响力。

先后荣获原卫生部机关先进工作者，国家卫生健康委员会直属机关、国家中医药管理局优秀党务工作者，国家中医药管理局优秀公务员，2020 年、2021 年两届“十大领导力院管专家”等多项荣誉称号。参与研究的“中药现代化发展战略研究”曾荣获 1998 年度科技进步奖。发表论文 28 篇，出版著作 4 部。

总主编简介

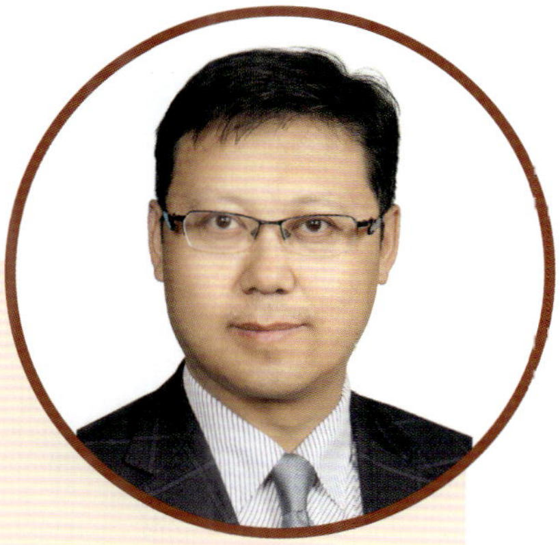

刘震

中国中医科学院广安门医院党委书记。主任医师，博士研究生导师，博士后合作导师。中国中医科学院首席研究员，北京市优秀名中医，北京中医药新时代 125 工程领军人才，享受国务院政府特殊津贴。兼任中华中医药学会脾胃病分会副主任委员、中华中医药学会内科分会副主任委员、世界中医药学会联合会消化病专业委员会副会长、中华慈善总会大健康工作委员会专家委员会副主任委员、中华中医药学会国际健康智库专家、第一届中医药大数据与人工智能工作委员会智库专家、北京市中医重点专科负责人、北京名中医身边工程专家团队负责人、北京中医健康乡村领军人才、北京市西城区政协委员等。先后荣获中央和国家机关“四好”党员，国家卫生健康委员会、国家中医药管理局、中国中医科学院优秀共产党员，首都中医榜样人物、首都中医药杏林健康卫士、西城区“西融人才”、大兴区“新国门”领军人才等荣誉称号。

先后培养硕士、博士研究生 30 余人，师带徒 2 人。主持国家级及省部级课题 10 余项，发表 SCI、核心期刊论文百余篇。主编或参编《现代中医临证经验辑粹——消化系统疾病》《当代名老中医经验方汇粹（上、下册）》《当代名老中医典型医案集——内科分册（脾胃肝胆疾病）》等学术著作 8 部，获得计算机软件著作权 4 项，荣获中华中医药学会科学技术奖政策研究奖、北京市科学技术奖三等奖、中国中医科学院科学技术奖二等奖等科研奖项。

主编简介

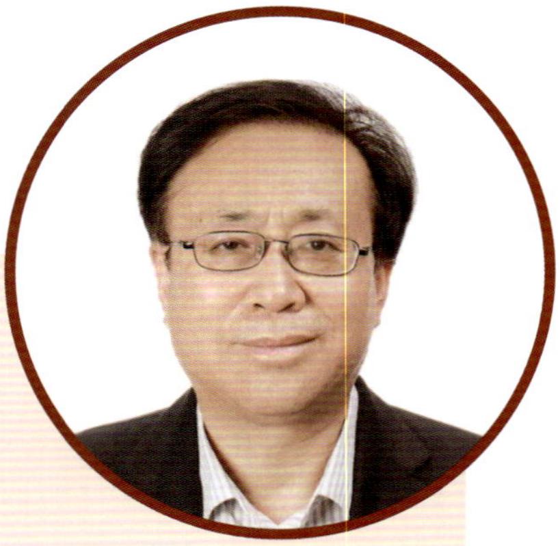

刘春生

教授，博士研究生导师。北京中医药大学中药学院中药资源与鉴定学科带头人，国家中医药管理局中药鉴定重点学科带头人，教育部中药教学指导委员会课程联盟药用植物学课程理事长。担任中国中医药信息研究会道地药材分会会长、北京中医药学会中药资源与鉴定专业委员会主任委员、中国中西医结合学会分子生药学专业委员会副主任委员。

担任《药学学报》《中国中药杂志》《中国实验方剂学杂志》《中国现代中药》等杂志编委。获得"全国模范教师""北京市高等学校教学名师""北京市师德先进个人""北京市优秀教师"等荣誉称号。"十三五""十四五"行业规划《药用植物学》《分子生药学》主编，北京市教学成果奖二等奖第一完成人，主持国家自然科学基金、国家重点研发计划等科研项目 30 余项，发表学术论文百余篇。

主编简介

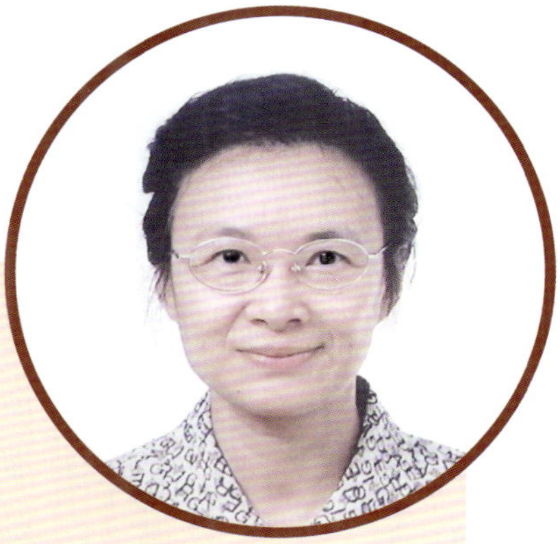

李 飞

教授，北京中医药大学中药炮制学科带头人。 1984年7月毕业留校从事中药炮制学的教学和科研工作。担任中华中医药学会炮制分会副主任委员、中国中药协会中药饮片质量保障专业委员会副主任委员兼主任助理、教育部高等学校《中药炮制学》课程联盟副理事长。曾任中华中医药学会中药调剂与合理用药分会常务委员、北京中医药学会第九届中药炮制专业委员会主任委员、北京中医药学会第九届和第十届理事会理事。

主持及参与国家自然科学基金、国家攻关课题、国家“973”项目、中医药行业专项、科技基础性工作专项、北京市自然科学基金、中药标准化项目等国家及省部级课题20余项。被评为北京中医药大学优秀教师、教学名师，北京市高等教育自学考试三十周年优秀命题教师。荣获中华中医药学会科学技术奖一等奖、国家中医药管理局中医药科学技术进步奖二等奖、中国民族医药协会2021年科学技术奖一等奖、北京市高等教育教学成果奖一等奖等奖项。主编国家卫生健康委员会“十四五”规划教材及“十三五”规划教材《中药炮制学》，发表论文200余篇。

主编简介

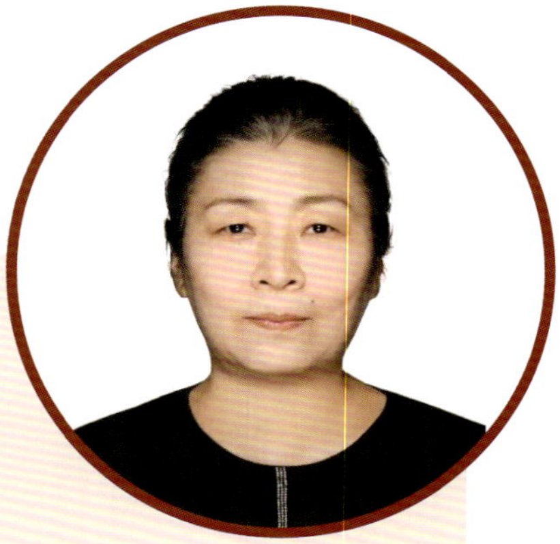

王丽霞

中国中医科学院广安门医院主任药师，教授。担任中国中医科学院广安门医院药学部临床中药学学科带头人、国家中医药管理局名词术语成果转化与规范推广评审专家、中华中医药学会药房管理分会副主任委员、世界中医药联合会中药上市后再评价专业委员会常务理事、北京药师协会常务理事、北京中西医结合学会药学专业委员会副主任委员、中国研究型医院药品评价专业委员会委员、《中国药物应用与监测》《中国医院用药评价与分析》《临床药物治疗杂志》《中国合理用药探索》等杂志编委。

主编《中成药安全应用手册》《临床中药学问答》《中药药学服务》，作为副主编及编委参编著作 30 余部。主要研究方向：药物安全性监测与合理使用、中药质量控制、药物评价及中、西药合理使用。

内容简介

本书采用近 1000 张彩色高清照片及细节图，充分展现 190 余种果实、种子及全草类中药饮片。每种中药饮片分别从基原、饮片性状、采收加工、规格、炮制方法、产地、品质优劣、混淆品、伪品、常见问题等方面进行描述。李时珍曾在《本草纲目》中强调："一物有谬，便性命及之。"为了澄清中药饮片混乱，普及中药饮片鉴别知识，作者将从事中药饮片鉴定和检验工作几十年来的经验进行总结。本书所收载的中药饮片鉴别特征明显、色彩真实，对根头、皮孔、断面、朱砂点等微观特征进行详细标注；对不同产地中药材的差异性及易混品、伪品进行鉴别；均配有高清图片，突出中药饮片的传统炮制特点和用药特色；创新性采用独家设计的彩色色谱条比例尺，采取实物拍摄，最大程度保证饮片照片的色彩真实度，能真实反映实物的鉴别特征。本书内容全面，图文相应，形象直观，可以作为广大读者日常查阅的手边书，也是中药鉴定珍贵经验的真正传承。

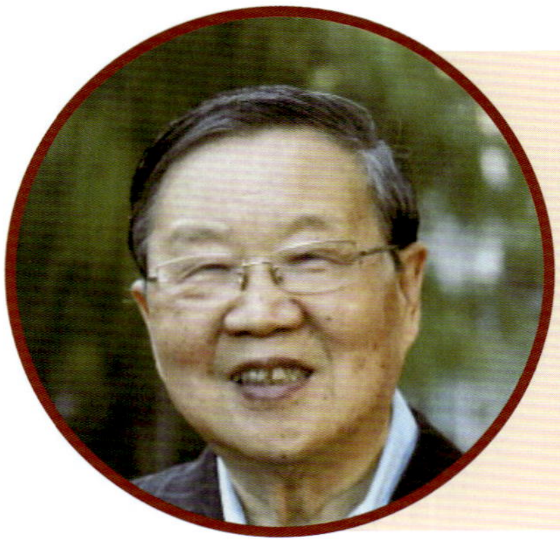

周超凡教授，中国中医科学院知名中医药专家，第二届全国名中医，第四届首都国医名师，“中国药典发展卓越成就奖”获得者，曾为第五、六、七、八、九届药典委员会委员、执行委员，第十届药典委员会特别顾问。

周超凡教授题词

赞《中药饮片高清图鉴》

高清图鉴话饮片　图文并茂超三千。
饮片真伪和优劣　图鉴能使原形现。
一目了然看真相　掺假使杂无市场。
饮片质量应提高　安全有效有保障。
深入调研已三年　厚积薄发新书见。
传承精华重创新　饮片工作大发展。

中国中医科学院　周超凡

2024年11月22日　小雪

自序

中医药学是人类在与疾病斗争的医疗实践中逐渐产生和丰富的。古代先民对中药的研究经历了从萌芽认知到系统论述的漫长过程。物有甘苦，尝之者识。作为中药学的重要学科之一，中药鉴定同样经过了从眼观口尝到仪器分析的迭代革新，历代医家探真究源、赋智赋能，鉴定技术日臻完善、规范，使其成为保障临床用药安全、有效的第一道防火墙。

每一味中药的真伪优劣鉴定看似水到渠成，背后却是千百次尝试、考辨与实践经验的积累。新时期，站在推动中医药事业高质量发展的时代背景下，融合传统经验与现代科技，把控品质、去伪存真，发挥中医药“简、便、廉、验”优势，是摆在所有中医药人面前的共同课题。在《中药饮片高清图鉴》编写过程中，我们尝试运用高清微距摄影技术，特写放大、真实还原中药饮片的特征性状，为找到更加科学、专业、便捷的鉴定方法投石问路。

作为《中药饮片高清图鉴》的主编单位，中国中医科学院广安门医院始建于1955年，是中华人民共和国成立后在党中央关怀下成立的首批国家级大型中医医院，汇聚众多名医名家，拥有百种特色名方名药。自创建以来，医院始终将中药饮片质量品控置于服务患者、保障人民生命健康的首要工作之一。在长期的鉴定、质检及临床应用中积累了大量经验，取得了一些成绩，拥有一定的业内影响力，获得患者的良好口碑。《中药饮片高清图鉴》的编写正是基于广安门医院各方经验的积累及中医国家队“传承精华、守正创新”的使命担当应运而生。

《中药饮片高清图鉴》分为上、中、下册，以《中华人民共和国药典（2020年版）》（一部）、《北京市中药饮片炮制规范》

及部分地方标准为依据，遴选北京市多家大型中医医院、中西医结合医院常用饮片600余种，并收录中药饮片生产企业优质品种样品、对照品，是当前北京市地区中药饮片标准加工炮制技术的真实记录，为饮片炮制加工特色技术的传承与保护提供借鉴和参考。

时光知味，岁月沉香。回望三年的打磨淬炼、点滴积累，《中药饮片高清图鉴》破茧付梓，得益于各位专家、同道的批评指正，受到了国家中医药管理局中医药国际合作专项中医药文化国际传播基地项目的支持，以及人民卫生出版社的真诚相助。在此，我谨代表中国中医科学院广安门医院及《中药饮片高清图鉴》编写小组，向对本书出版给予指导、帮助、鼓励的各界人士及单位致以诚挚感谢！

不啻微芒，造炬成阳。衷心希望这套饱含着真挚热情、浸润了一纸药香的《中药饮片高清图鉴》，能够为广大中医药研究者、探索者、实践者扶翼助力，将我们的国医、国药、国粹保护好、传承好、利用好，为“促进中医药传承创新发展”“实现人民对美好生活的向往”贡献绵薄力量。

中国中医科学院广安门医院原党委书记

2024年秋于北京

前言

中药饮片是中药材经过炮制后可直接用于中医临床或制剂生产使用的处方药品，是中医临床治疗、预防、诊断疾病的重要武器，对维护我国人民健康、促进民族繁衍昌盛做出了重要贡献。医疗机构中药饮片的真实性和质量优劣，直接关系到中医临床治疗效果、用药安全和人民健康。

笔者对北京市医疗机构内使用的中药饮片进行深度调研，发现由于受产地、采集时间、加工及炮制方法、贮存保管等因素的影响，饮片质量及疗效存在显著差异。又因地区用药习惯、同名异物、同物异名、掺假使杂等现象，导致质量下降，严重影响了中医药的信誉。

为了澄清中药饮片混乱，普及中药饮片鉴别知识，笔者立足于医疗机构实际工作，记录饮片实际情况，展示饮片正品性状特征，兼顾常见质量问题辨识，将从事中药饮片鉴定和检验工作几十年来的经验进行总结，将在实际工作中发现的混乱品种、饮片常见问题等进行整理。《中药饮片高清图鉴》共包括北京市中药饮片常用品种 600 余种，分别从基原、饮片性状、产地加工、规格、炮制方法、品质优劣、混淆品、伪品、常见问题等方面进行描述，并拍摄了彩色高清照片及细节图。《中药饮片高清图鉴》分为上、中、下册，上册包含“根及根茎类”中药饮片；中册包含“果实、种子及全草类”中药饮片；下册包含“花类、叶类、皮类、树脂类、矿物化石类、动物类、藻菌地衣类及其他类”中药饮片。

本书中的基原、饮片性状、产地加工、炮制方法等相关内容，均以《中华人民共和国药典（2020 年版）》（一部）和《北京市中药饮片炮制规范（2008 年版）》为依据。

本书特点：创新性采用独家设计的彩色色谱条比例尺，采取实物拍摄，最大程度保证饮片照片的色彩真实度，能真实反映实物的鉴别特征；所收载中药饮片样品均来源于北京市医疗机构，规格齐全；真实反映北京市医疗机构常用中药饮片的质量状况和常见问题；图片丰富，阐述完整，图文呼应，一目了然，实用性较强。

本书密切联系实际，理论与实践相结合，希望本书能为临床药师的工作提供指导，成为学校教学的延续、专业技术人员的手边书，也成为中药鉴定珍贵经验的真正传承。

本书适合医疗机构中医药专业人员，中药调剂人员，中医药院校各专业在校学生，药学工作者，中药生产、经营人员及中医药爱好者参考和使用。

由于内容繁多，编写时间仓促，错误和疏漏在所难免，敬请各位读者提出宝贵意见。

编者

2024 年秋于北京

凡例

总　　则

1. 本套丛书所收载中药饮片标本均为北京市医疗机构常见饮片品种。

2. 本套丛书共三个分册。其中，上册收载“根及根茎类”中药饮片，中册收载“果实、种子及全草类”中药饮片，下册收载“花类、叶类、皮类、树脂类、矿物化石类、动物类、藻菌地衣类及其他类”中药饮片。

3. 本套丛书以《中华人民共和国药典（2020年版）》（四部）炮制通则0213、《北京市中药饮片炮制规范（2008年版）》、部分地方标准为依据。

品种正文

1. 本套丛书所收载的中药饮片，炮制对象明显，炮制品与生品一一对应。

2. 本套丛书收载北京市医疗机构常见中药饮片，并附载饮片标准品、不同产地品种及中药饮片常见问题的高清彩色照片与细节照片，以供比较鉴定。

3. 中药名称包括饮片名称、药材拉丁名。饮片名称为常用名称，以《中华人民共和国药典（2020年版）》（一部）、《北京市中药饮片炮制规范（2008年版）》及部分地方标准为依据，均为一药一名。药材拉丁名按《中药鉴定学》所载规则命名。

4. 每种饮片视具体情况分别设有“基原”“采收加工”“主要产地”“炮制方法”“饮片

性状”“功能主治”“用法用量”“使用注意”等。

5. 饮片生品和炮制品均入药的，“主要产地”和“采收加工”在生品项下做详尽描述，炮制品不再重复记录；仅有生品或炮制品入药的饮片品种，或“主要产地”和“采收加工”存在显著差异的饮片品种，这两项内容分别保留。

6. 基原包括动物或植物的科名、中文名、拉丁名和药用部位，以及矿物药的来源、原矿物的拉丁名或英文名。部分列有与产地有关的常见名称。

7. 主要产地为中药材的主要资源分布地区。

8. 采收加工包括采收时间和加工方法。

9. 炮制方法以《中华人民共和国药典（2020年版）》（一部）、《北京市中药饮片炮制规范（2008年版）》为依据，少数未收载品种以修订时间距今最近的地方标准为依据。

10. 饮片性状描述，按常规方法记载。

11. 功能主治、用法用量及使用注意以《中华人民共和国药典（2020年版）》一部、《北京市中药饮片炮制规范（2008年版）》为依据，少数未收载品种以修订时间距今最近的地方标准为依据。

12. 正文中的图片均为具有代表性的饮片样品原色高清照片，并标注性状特征、产地、饮片常见问题及鉴别特征，便于图文对照阅读。

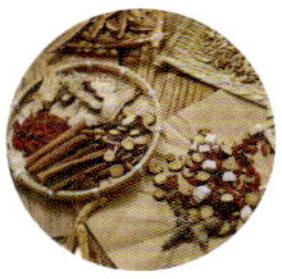
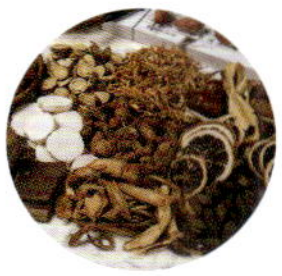
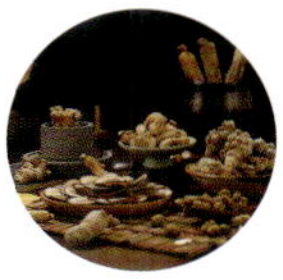

目录

总论

一、术语和定义

1. 中药　是指在中医学理论指导下，用于预防、治疗、诊断疾病并具有康复与保健作用的物质，主要来源于天然的植物、动物、矿物及其加工品。中药学是以中药为研究对象，研究中药基本理论和中药的来源、采集、炮制、性能、功效、制备及临床应用规律等知识的一门学科，是传统中医学的重要组成部分。

2. 中药材　是指植物、动物的药用部分采收后经产地初加工形成的原料药材。

3. 中药饮片　是指中药材经过加工炮制后可直接用于中医临床或制剂生产、使用的药品。其临床应用形式有散装中药饮片、小包装中药饮片等。本书所指中药饮片，不包括中药配方颗粒。

4. 产地加工　是中药生产中的关键技术之一，直接影响中药材的产量和质量。药材采收后，由采收者在产地进行的初步加工，称为“产地加工”或“采收加工”。中药材采收后，除生姜、鲜石斛、鲜芦根等少数药材要求鲜用外，绝大多数需进行产地加工，以促使其干燥，符合商品规格，保证药材质量，便于包装储运。中药材品种繁多，不同中药材的产地加工要求也不同。一般来说，都应达到形体完整、水分含量适度、色泽好、香气散失少、不变味（生地黄、玄参、黄精等必须经过加工改变味的例外）、有效物质破坏少等要求，才能确保药材质量。常见的产地加工方法有拣、洗、切片、去壳、蒸、煮、烫、熏硫、发汗、干燥等。

5. 道地药材　是指在特定的环境和气候等诸因素综合作用下形成的历史悠久、产地适宜、品种优良、产量宏丰、炮制考究、疗效突出、带有地域特点的药材，并且生产较为集中，具有一定的栽培技术和采收加工方法，质优效佳，为中医临床所公认。对“道地”的解释大致有两种，一是“道地”亦作“地道”，本指各地特产，后来演变成货真价实、质优可靠的代名词；二是“道”指按地区区域划分的名称，“地”指地理、地带、地形、地貌。

二、中药饮片标准

中药饮片及中药材鉴别工作的法律依据是各级药品标准，各级中药生产、经营、使用和检验等单位都必须遵照执行。药品标准主要有以下两级。

1. 国家药品标准　《中华人民共和国药品

管理法》第 28 条规定：“药品应当符合国家药品标准”“国务院药品监督管理部门颁布的《中华人民共和国药典》和药品标准为国家药品标准”；第 44 条规定：“中药饮片应当按照国家药品标准炮制；国家药品标准没有规定的，应当按照省、自治区、直辖市人民政府药品监督管理部门制定的炮制规范炮制”。下面简单介绍常用的药品标准。

《中华人民共和国药典》简称《中国药典》，是国家药品的法典。全国的药品生产、供应使用、检验和管理部门等单位都必须遵照执行。1949 年以后，我国先后颁布了 11 版药典，即 1953 年版、1963 年版、1977 年版、1985 年版、1990 年版、1995 年版、2000 年版、2005 年版、2010 年版、2015 年版、2020 年版。一般新版药典正式颁布使用后，旧版药典即停止使用。《中国药典》2020 年版分为四部，其中第一部是中药标准，也是编写本书的最主要依据。

进口药材质量标准。国家食品药品监督管理局于 2004 年 5 月 8 日，以“国食药监注〔2004〕144 号”文件颁布了儿茶等 43 种进口药材质量标准。遇进口药材时可以据此鉴定。

其他原国家卫生部、原国家食品药品监督管理总局药品标准。药品标准藏药分册（1995 年版）、蒙药分册（1998 年版）、维吾尔药分册（1999 年版）及一些散标准（专为单个品种颁布的标准），如甜菊苣、山羊角、黄羊角、鹅喉羚羊角标准等。原国家食品药品监督管理总局也颁布过一些散标准，如赛龙骨、龙血竭标准等，都属于国家药品标准。

2. 地方药品标准 各省、自治区、直辖市药监部门颁布的《中药饮片炮制规范》中涉及的鉴别内容，为地方标准，在当地有法定约束力。

各省、自治区、直辖市还颁布了本地的药品标准，收载国家药品标准未载的品种，在当地也视为地方标准。地方标准中的品种如果已被国家药品标准记载，应以国家药品标准为准。

三、中药饮片性状鉴定

中药饮片不同于完整药材的鉴别特征，改变了形状、大小、颜色，甚至气味（某些炮制品），加之用机器切片也改变了原手工饮片（如圆片、斜片、平片、段片等）的规则性，在鉴定时应结合完整药材的特征（特别是横切面、表面和气味的特征）来对比识别。

由于各地所用炮制方法不一，炮制用具不同，具体炮制工艺技术参数、步骤及炮制程度等亦存在差异，因此，不同地区中药饮片的质量标准较难统一。中药材经炮制后，其内部结构特征都会发生变化，如炒焦、制炭之后，中药材的细胞结构被破坏；醋制、酒制后，中药材细胞中所含成分也会发生改变。因此，中药材炮制品的显微特征、理化鉴定不能仅以生品的显微特征和理化鉴定为依据，必须增加中药饮片（尤其是炮制品）的性状鉴别、显微鉴定及理化鉴定项目，为确保临床用药安全、有效提供有力保证。

鉴别中药饮片的方法一般分为传统鉴别法和现代鉴别法。中药饮片的传统鉴别方法是以人们的感官经验为主，从药材的形状、大小、颜色、气味、质地、断面等方面来鉴别，有时也辅以简单的水试、火试。这些方法是历代医药学家的经验总结，所以也称为经验鉴别，主要用以鉴别中药饮片的性状特征。

对于中药饮片，可依据饮片的形状、规格大小、表面特征、颜色、质地、断面特征、气味来鉴别，可应用放大镜或紫外灯等。炮制后的饮片往往外表形态、颜色近似，不易于区分，容易发生混淆。另外，还经常出现假冒掺伪的现象。

1. 形状 中药饮片因其来源不同，植物器官或炮制方法不同，饮片类型有多种。如根类药材多为圆柱形、圆锥形、纺锤形等；根茎类药材多为圆柱形、类球形或不规则块状等；皮类药材常为板片状、卷筒状等；种子类药材常为类球形、扁圆形等。

圆片：如白芷、泽泻、黄芪饮片。

长方片：如葛根、杜仲饮片。

条片状：如厚朴、牡丹皮饮片。

段状片：如荆芥、牛膝、党参饮片。

圆球形：如枸杞子饮片。

扁圆形：如酸枣仁饮片。

心形：如苦杏仁饮片。

其他：大者常切成类圆形片状，如木瓜饮片。

2. 规格大小 中药饮片片型的长短、厚薄，是饮片规格和质量的重要指标。

3. 表面特征 指药材表面的固有特征，是光滑还是粗糙，有无皱纹、皮孔、鳞片、毛茸或其他附属物及有无节等。如海桐皮表面有钉刺，合欢皮的皮孔棕红色、椭圆形，辛夷表面密被灰白色或灰绿色有光泽的长茸毛等。

4. 颜色 指在自然光下观察中药饮片的颜色及光泽度，包括断面的颜色和表面的颜色。饮片的颜色与其成分有关，每种药材常有自己特定的颜色，如丹参色红、黄连色黄、紫草色紫、熟地黄色黑等。中药饮片的颜色与质量有关，如黄芩变绿后质量降低，黄连断面以红黄色为佳。

5. 质地 中药饮片的质地与细胞组织结构所含成分有关。以薄壁组织为主，结构较疏松、空隙大的饮片一般较松泡，如生晒参、南沙参等；淀粉多，结构紧密的饮片一般较重，如大黄、川芎等；纤维多的饮片则韧性强，如葛根、蜜桑白皮；含糖、黏液多的饮片一般黏性大，如瓜蒌、天冬等；富含淀粉、多糖成分的饮片经蒸煮、糊化、干燥后呈角质样，如天麻、白及等。

6. 断面特征 包括自然折断面和横切面的特征。

折断面特征指药材折断时的现象，如是否容易折断，有无声响，有无粉尘散落及折断时断面上的特征——断面是否平坦，或显纤维性、颗粒性、裂片状，有无胶丝，是否可以层层剥离，有无放射状纹理等。

横切面的经验鉴别术语很多，如“菊花心”，是指药材横切面上维管束与射线排列成细密的放射状纹理，且在皮部沿射线常有裂隙，形如开放的菊花，如黄芪、甘草等；“车轮纹”是指药材横切面上维管束与较宽而直的射线排列成稀疏、整齐的放射状纹理，形如木质车轮，如防己等；茅苍术有“朱砂点”等；还有一些属于异常构造，如大黄的“星点”、何首乌的“云锦状花纹”、商陆的“罗盘纹”等。

7. 气 中药饮片所含化学成分的差异，决定了气的差异，如香加皮含有甲氧基水杨醛、牡丹皮含有牡丹酚等，某种特异成分使其具有特有的香气。

8. 味 药材的味感是由其所含的化学成分决定的，由口尝而感觉，常有酸、苦、甜、辣、咸等，如乌梅、木瓜均以味酸为好；黄连、黄柏以味越苦越好；甘草、党参以味甜为好等。

四、中药饮片炮制通则

中药炮制是按照中医药理论，根据药材自身性质，以及调剂、制剂和临床应用的需要，所采取的一项独特的制药技术。

药材凡经净制、切制或炮炙等处理后，均称为“饮片”；药材必须净制后方可进行切制或炮炙等处理。

各种饮片规格，系指临床配方使用的饮片规格。炮制用水应为饮用水。除另有规定外，应符合下列有关要求。

（一）净制

净制即净选加工，可根据具体情况，分别使用挑选、筛选、风选、水选、剪、切、刮、削、剔除、酶法、剥离、挤压、燀、刷、擦、火燎、烫、撞、碾串等方法，以达到净度要求。

（二）切制

切制时，除鲜切、干切外，均须进行软化处理，其方法有喷淋、抢水洗、浸泡、润、漂、蒸、煮等，亦可使用回转式减压浸润罐、气相置换式润药箱等软化设备。软化处理应按药材的大小、粗细、质地等分别处理，分别规定温度、水量、时间等条件，应少泡多润，防止有效成分流失。切后及时干燥，以保证质量。

切制品包括片、段、块、丝等。其规格厚度通常如下。

片：极薄片 0.5mm 以下；薄片 1～2mm；厚片 2～4mm。

段：短段 5～10mm；长段 10～15mm。

块：边长 8～12mm 的方块。

丝：细丝 2～3mm；宽丝 5～10mm。

其他不宜切制者，一般应捣碎或碾碎使用。

（三）炮炙

除另有规定外，常用的炮炙方法和要求如下。

1. 炒　炒制分单炒（清炒）和加辅料炒。需炒制者应为干燥品，且大小分档；炒时火力应均匀，不断翻动。应掌握加热温度、炒制时间及程度要求。

单炒（清炒）：取待炮炙品，置炒制容器内，用文火加热至规定程度时，取出，放凉。需炒焦者，一般用中火炒至表面焦褐色、断面焦黄色为度，取出，放凉；炒焦时易燃者，可喷淋少许清水，再炒干。

麸炒：先将炒制容器加热，至撒入麸皮即刻烟起，随即投入待炮炙品，迅速翻动，炒至表面呈黄色或深黄色时，取出，筛去麸皮，放凉。

除另有规定外，每 100kg 待炮炙品，用麸皮 10～15kg。

砂炒：取洁净河砂置炒制容器内，用武火加热至滑利状态时，投入待炮炙品，不断翻动，炒至表面鼓起、酥脆或至规定的程度时，取出，筛去河砂，放凉。

除另有规定外，河砂以掩埋待炮炙品为度。

如需醋淬时，筛去辅料后，趁热投入醋液中淬酥。

蛤粉炒：取碾细过筛后的净蛤粉，置锅内，用中火加热至翻动较滑利时，投入待炮炙品，翻炒至鼓起或成珠、内部疏松、外表呈黄色时，迅速取出，筛去蛤粉，放凉。

除另有规定外，每 100kg 待炮炙品，用蛤粉 30～50kg。

滑石粉炒：取滑石粉置炒制容器内，用中火加热至灵活状态时，投入待炮炙品，翻炒至鼓起、酥脆、表面黄色或至规定的程度时，迅速取出，筛去滑石粉，放凉。

除另有规定外，每 100kg 待炮炙品，用滑石粉 40～50kg。

2. 炙　是指待炮炙品与液体辅料共同拌润，并炒至一定程度的方法。

酒炙：取待炮炙品，加黄酒拌匀，闷透，置炒制容器内，用文火炒至规定的程度时，取出，放凉。

酒炙时，一般用黄酒。除另有规定外，每 100kg 待炮炙品，用黄酒 10～20kg。

醋炙：取待炮炙品，加醋拌匀，闷透，置炒制容器内，炒至规定的程度时，取出，放凉。

醋炙时，用米醋。除另有规定外，每 100kg 待炮炙品，用米醋 20kg。

盐炙：取待炮炙品，加盐水拌匀，闷透，置炒制容器内，以文火加热，炒至规定的程度时，取出，放凉。

盐炙时，用食盐，应先加适量水溶解后，过滤，备用。除另有规定外，每 100kg 待炮炙品，用食盐 2kg。

姜炙：姜炙时，应先将生姜洗净，捣烂，加适量水，压榨取汁，姜渣再加适量水重复压榨一次，合并汁液，即为“姜汁”。姜汁与生姜的比例为 1∶1。

取待炮炙品，加姜汁拌匀，置锅内，用文火炒至姜汁被吸尽，或至规定的程度时，取出，晾干。

除另有规定外，每 100kg 待炮炙品，用生姜 10kg。

蜜炙：蜜炙时，应先将炼蜜加适量沸水稀释后，加入待炮炙品中拌匀，闷透，置炒制容器内，用文火炒至规定程度时，取出，放凉。

蜜炙时，用炼蜜。除另有规定外，每 100kg 待炮炙品，用炼蜜 25kg。

油炙：羊脂油炙时，先将羊脂油置锅内加热溶化后去渣，加入待炮炙品拌匀，用文火炒至油被吸尽，表面光亮时，摊开，放凉。

除另有规定外，每 100kg 待炮炙品，用羊脂油（炼油）20～30kg。

3. 制炭　制炭时应“存性”，并防止灰化，更要避免复燃。

炒炭：取待炮炙品，置热锅内，用武火炒至表面焦黑色、内部焦褐色或至规定程度时，喷淋少许清水，熄灭火星，取出，晾干。

煅炭：取待炮炙品，置锻锅内，密封，加热至所需程度，放凉，取出。

4. 煅　煅制时应注意煅透，使中药材酥脆易碎。

明煅：取待炮炙品，砸成小块，置适宜的容器内，煅至酥脆或红透时，取出，放凉，碾碎。

含有结晶水的盐类药材，不要求煅红，但需使结晶水蒸发至尽，或全部形成蜂窝状的块状固体。

煅淬：将待炮炙品煅至红透时，立即投入规定的液体辅料中，淬酥（若不酥，可反复煅淬至酥），取出，干燥，打碎或研粉。

5. 蒸　取待炮炙品，大小分档，按各品种炮制项下的规定，加清水或液体辅料拌匀、润透，置适宜的蒸制容器内，用蒸汽加热至规定程度，取出，稍晾，拌回蒸液，再晾至六成干，切片或段，干燥。

6. 煮　取待炮炙品，大小分档，按各品种炮制项下的规定，加清水或规定的辅料共煮透，至切开内无白心时，取出，晾至六成干，切片，干燥。

7. 炖　取待炮炙品，按各品种炮制项下的规定，加入液体辅料，置适宜的容器内，密闭，隔水或用蒸汽加热炖透，或炖至辅料完全被吸尽时，放凉，取出，晾至六成干，切片，干燥。

蒸、煮、炖时，除另有规定外，一般每100kg待炮炙品，用水或规定的辅料20～30kg。

8. 煨　取待炮炙品用面皮或湿纸包裹，或用吸油纸均匀地隔层分放，进行加热处理；或将其与麸皮同置炒制容器内，用文火炒至规定程度，取出，放凉。

除另有规定外，每100kg待炮炙品，用麸皮50kg。

五、其他

1. 燀　取待炮制品投入沸水中，翻动片刻，捞出。有的种子类药材，燀至种皮由皱缩至舒展、易搓去时，捞出，放入冷水中，除去种皮，晒干。

2. 制霜（去油成霜）　除另有规定外，取待炮制品碾碎如泥，经微热，压榨除去大部分油脂，含油量符合要求后，取残渣研制成符合规定的松散粉末。

3. 水飞　取待炮制品，置容器内，加适量水共研成糊状，再加水，搅拌，倾出混悬液。残渣再按上述方法反复操作数次，合并混悬液，静置，分取沉淀，干燥，研散。

4. 发芽　取待炮制品，置容器内，加适量水浸泡后，取出，在适宜的湿度和温度下使其发芽至规定程度，晒干或低温干燥。注意避免带入油腻，以防烂芽。一般芽长不超过1cm。

5. 发酵　取待炮制品加规定的辅料拌匀后，制成一定形状，置适宜的湿度和温度下，使微生物生长至其中酶含量达到规定程度，晒干或低温干燥。注意：发酵过程中，如果发现有黄曲霉，应禁用。

八角茴香

【基　　原】木兰科植物八角茴香 *Illicium verum* Hook. f. 的干燥成熟果实。

【采收加工】秋、冬二季果实由绿变黄时采摘，置沸水中略烫后干燥或直接干燥。

【主要产地】主产于广西、福建、广东、贵州、云南、浙江等地。

【炮制方法】取原药材，除去杂质，筛去灰屑。

【饮片性状】本品为聚合果，多由 8 个蓇葖果组成，放射状排列于中轴上。蓇葖果长 1～2cm，宽 0.3～0.5cm，高 0.6～1cm；外表面红棕色，有不规则皱纹，顶端呈鸟喙状，上侧多开裂；内表面淡棕色，平滑，有光泽；质硬而脆。果梗长 3～4cm，连于果实基部中央，弯曲，常脱落。每个蓇葖果含种子 1 粒，扁卵圆形，长约 6mm，红棕色或黄棕色，光亮，尖端有种脐；胚乳白色，富油性。气芳香，味辛、甜。

【功能主治】温阳散寒，理气止痛。用于寒疝腹痛，肾虚腰痛，胃寒呕吐，脘腹冷痛。

【用法用量】3～6g。

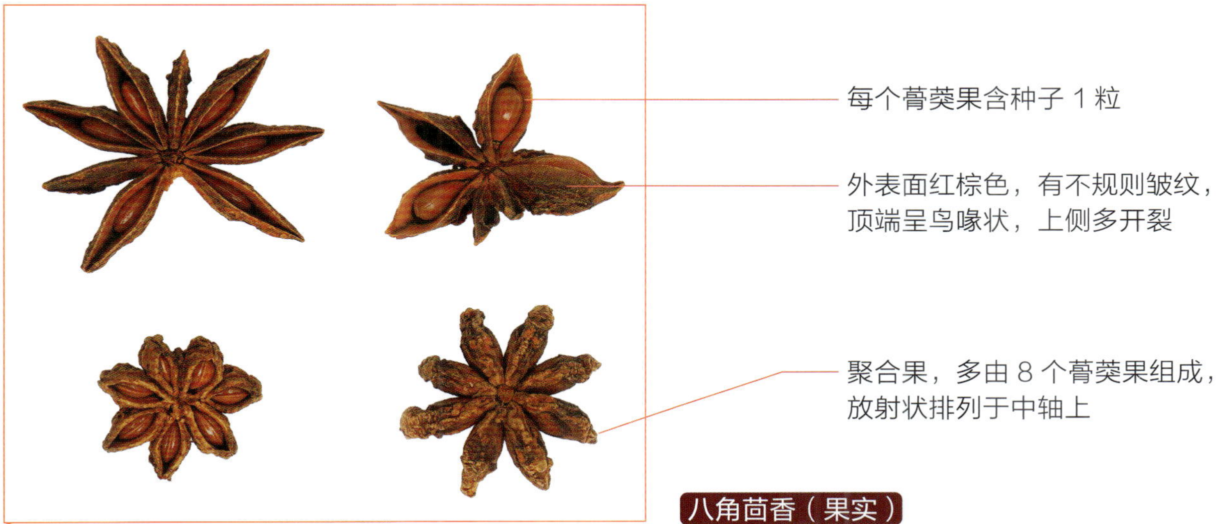

八角茴香（果实）

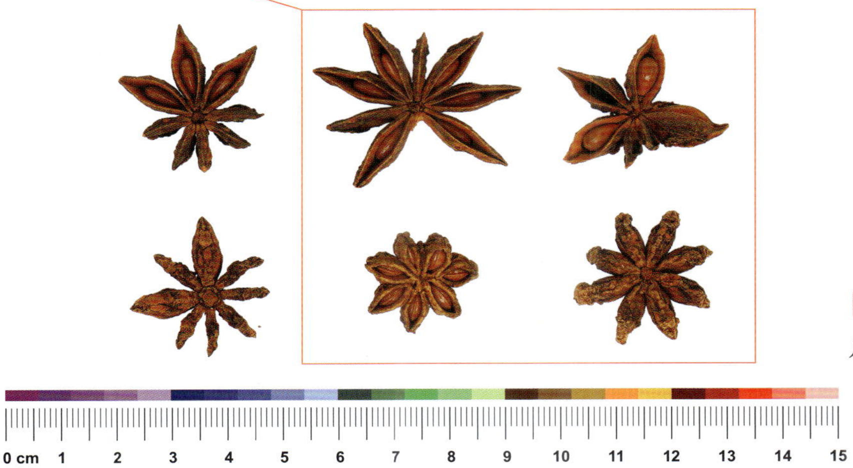

八角茴香

产地：湖南

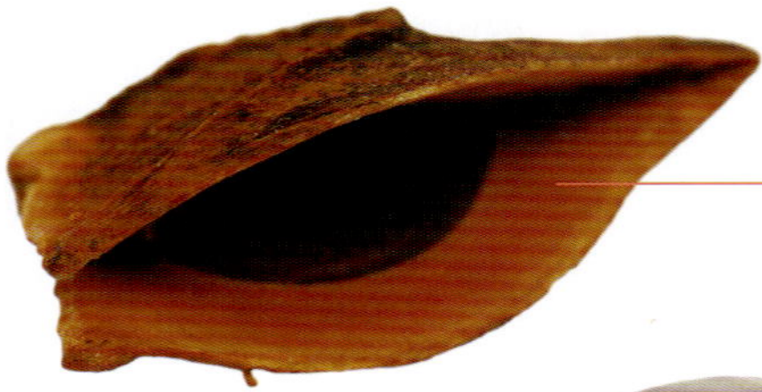

内表面淡棕色，平滑，有光泽

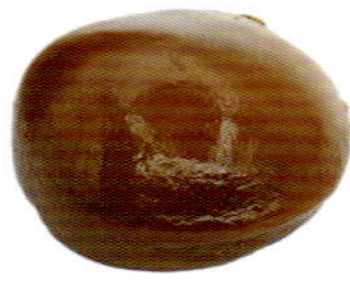

种子扁卵圆形，红棕色或黄棕色，光亮

八角茴香（种子）

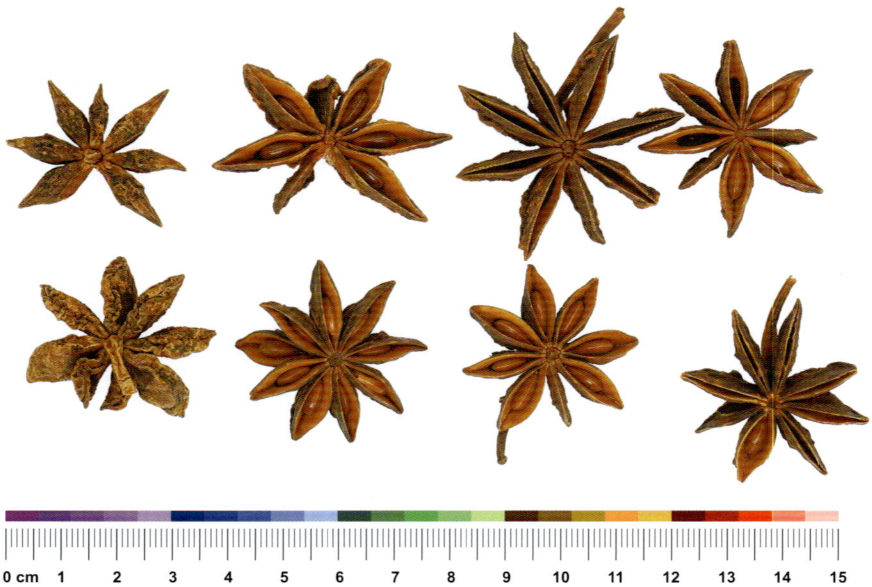

八角茴香

产地：广西

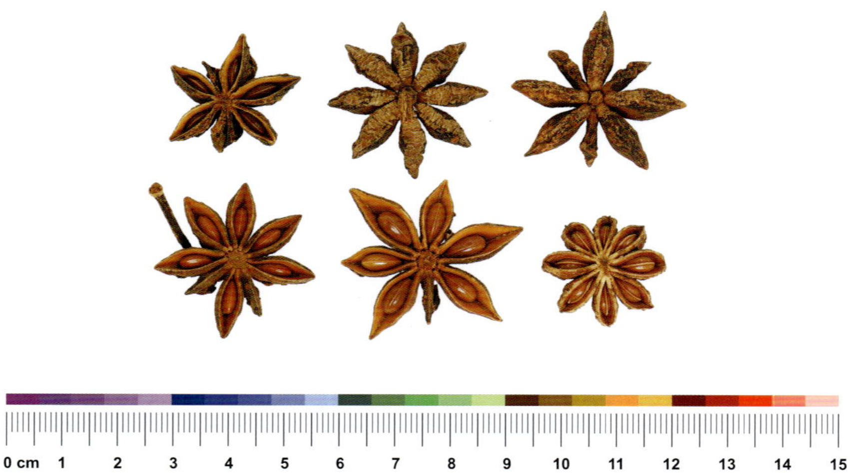

八角茴香

产地：贵州

刀豆

【基　　原】豆科植物刀豆 *Canavalia gladiata*（Jacq.）DC. 的干燥成熟种子。

【采收加工】秋季采收成熟果实，剥取种子，晒干。

【主要产地】全国各地均有栽培。

【炮制方法】除去杂质，用时捣碎。

【饮片性状】本品呈扁卵形或扁肾形，长 2～3.5cm，宽 1～2cm，厚 0.5～1.2cm。表面淡红色至红紫色，微皱缩，略有光泽。边缘具眉状黑色种脐，长约 2cm，上有白色细纹 3 条。质硬，难破碎。种皮革质，内表面棕绿色而光亮；子叶 2 片，黄白色，油润。气微，味淡，嚼之有豆腥味。

【功能主治】温中，下气，止呃。用于虚寒呃逆，呕吐。

【用法用量】6～9g。

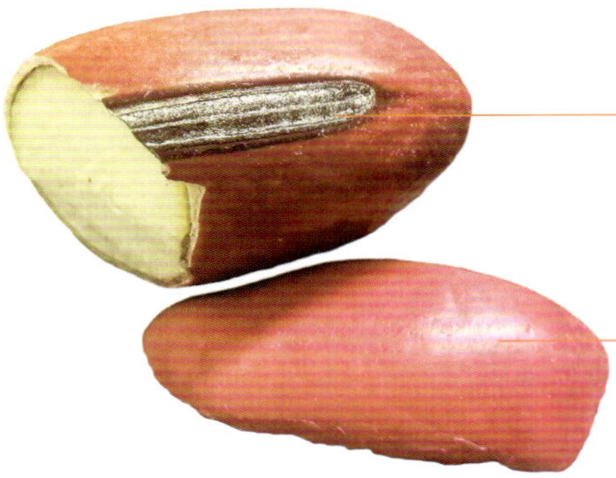

刀豆（种皮）

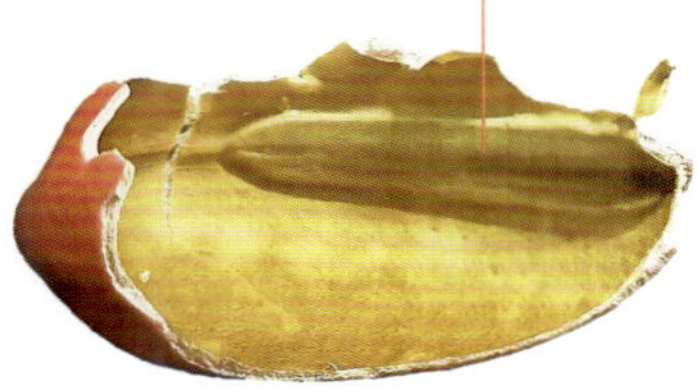

刀豆（种皮内表面）

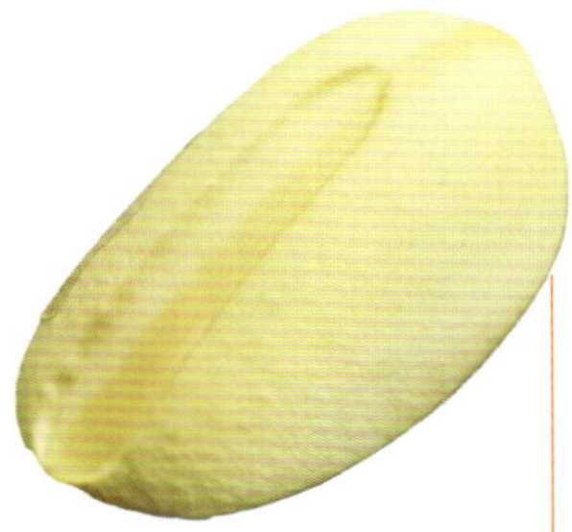

刀豆（子叶）

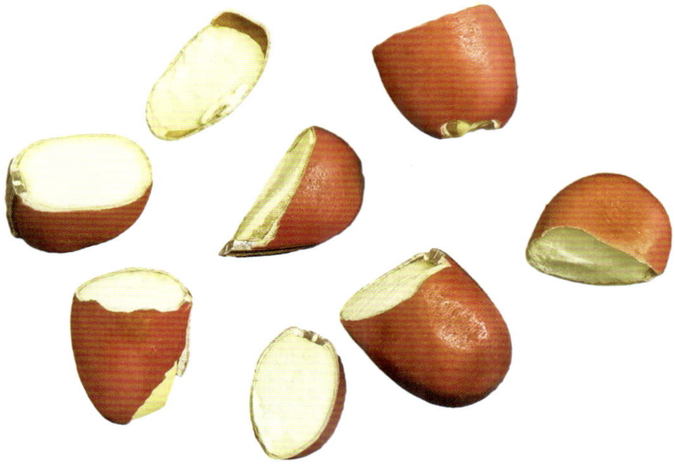

刀豆

产地：河南

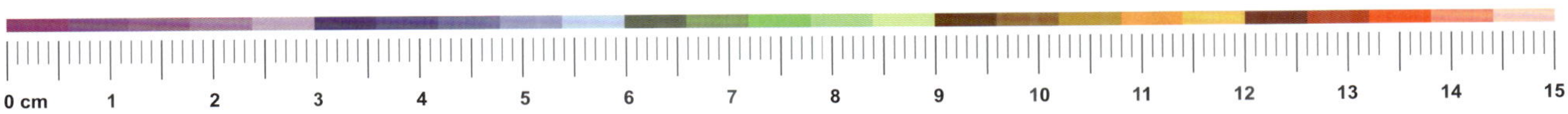

大风子

【基　　原】大风子科植物大风子 *Hydnocarpus anthelmintica* Pierre 的干燥成熟种子。

【采收加工】果实成熟时采收，除去果皮，取出种子，洗净，干燥。

【主要产地】主产于广东、海南、云南、广西、台湾、福建等地。

【炮制方法】取原药材，除去杂质。

【饮片性状】本品呈不规则的卵圆形或多面形，稍有钝棱。长 1～2.5cm，直径 1～2cm。表面灰棕色或灰褐色，有细纹，较小的一端有明显的沟纹。种皮厚而坚硬，内表面光滑，浅黄色或黄棕色。种仁与种皮分离，外被一层红棕色或暗紫色薄膜。种仁 2 片，乳白色至淡黄色，富油性。气微，味淡。

【功能主治】祛风燥湿，攻毒杀虫。用于麻风，疥癣。

【用法用量】1.5～3g。用时捣碎。外用适量。

【使用注意】内服慎用，阴虚血热者忌服。

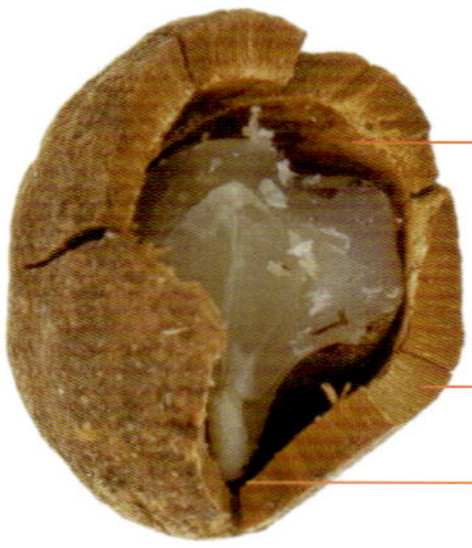

大风子（断面）

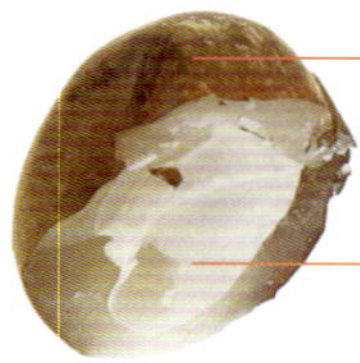

大风子（种仁）

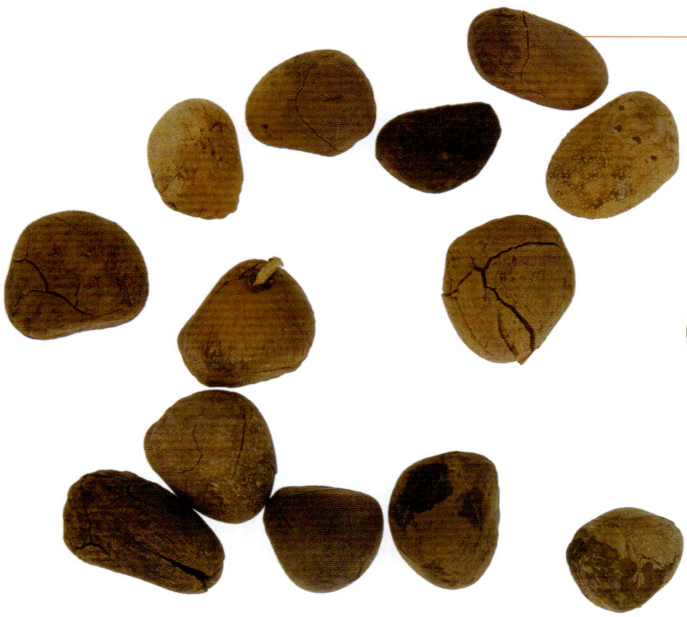

大风子

产地：云南

【炮制依据】《北京市中药饮片炮制规范（2008 年版）》

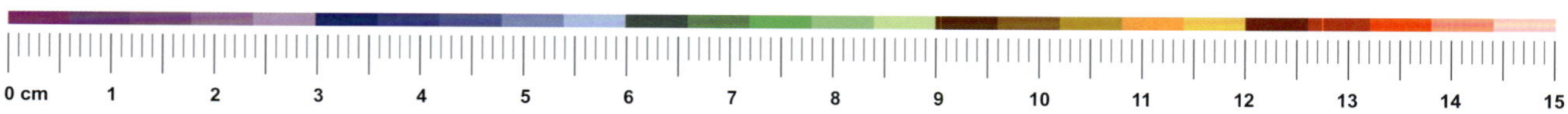

大皂角

【基　　原】豆科植物皂荚 *Gleditsia sinensis* Lam. 的干燥成熟果实。

【采收加工】秋季果实成熟时采摘，晒干。

【主要产地】主产于四川、河北、陕西等地。

【炮制方法】用时捣碎。

【饮片性状】本品呈扁长的剑鞘状，有的略弯曲，长 15～ 40cm，宽 2～5cm，厚 0.2～1.5cm。表面棕褐色或紫褐色，被灰色粉霜，擦去后有光泽，种子所在处隆起。基部渐窄而弯曲，有短果柄或果柄痕，两侧有明显的纵棱线。质硬，摇之有声，易折断，断面黄色，纤维性。种子多数，扁椭圆形，黄棕色至棕褐色，光滑。气特异，有刺激性，味辛辣。

【功能主治】祛痰开窍，散结消肿。用于中风口噤，昏迷不醒，癫痫痰盛，关窍不通，喉痹痰阻，顽痰喘咳，咳痰不爽，大便燥结；外治痈肿。

【用法用量】1～1.5g，多入丸、散用。外用适量，研末吹鼻取嚏或研末调敷患处。

【使用注意】孕妇及咯血、吐血患者忌服。

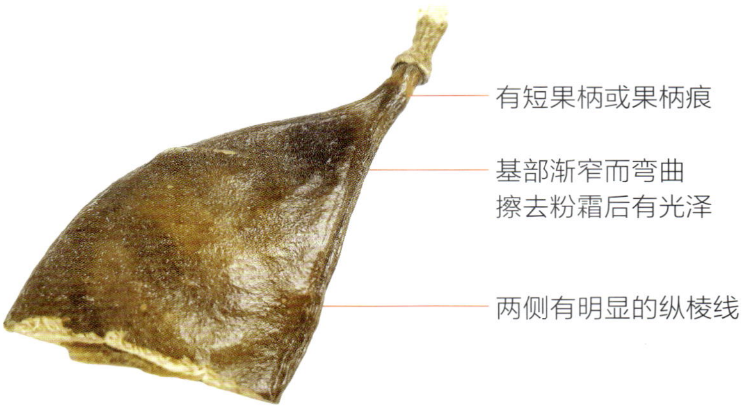

大皂角（基部）

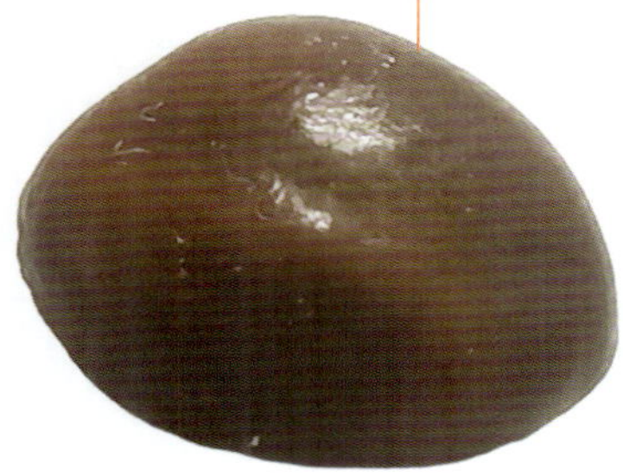

大皂角（种子）

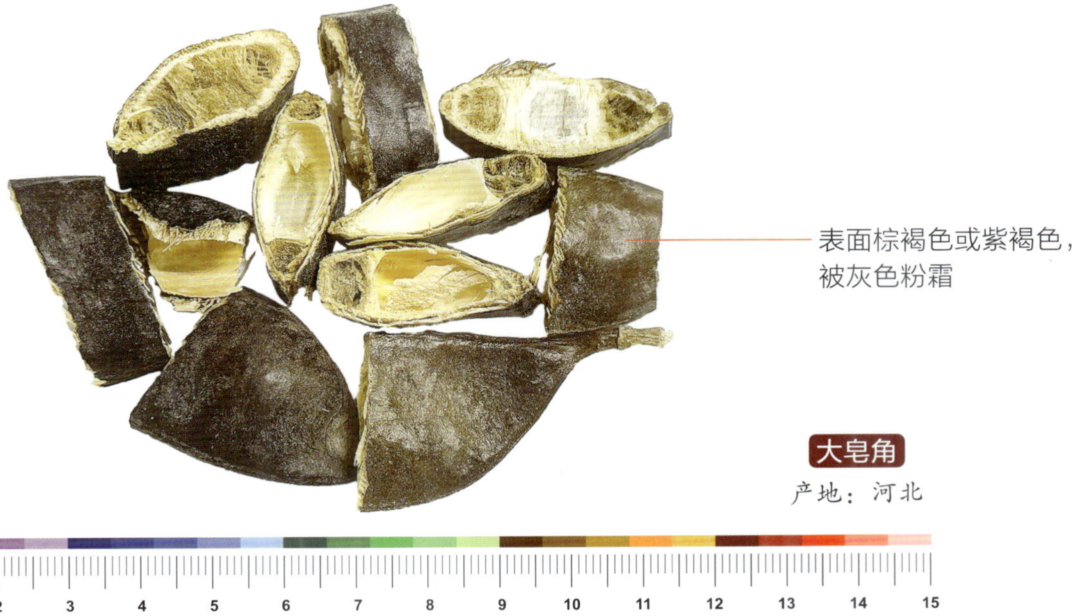

大皂角

产地：河北

大枣

【基　　原】鼠李科植物枣 *Ziziphus jujuba* Mill. 的干燥成熟果实。

【采收加工】秋季果实成熟时采收，晒干。

【主要产地】主产于新疆、甘肃、青海、陕西、河南、河北、山西、山东等地。

【炮制方法】除去杂质，洗净，晒干。用时破开或去核。

【饮片性状】本品呈椭圆形或球形，长 2～3.5cm，直径 1.5～2.5cm。表面暗红色，略带光泽，有不规则皱纹。基部凹陷，有短果梗。外果皮薄，中果皮棕黄色或淡褐色，肉质，柔软，富糖性而油润。果核纺锤形，两端锐尖，质坚硬。气微香，味甜。

【功能主治】补中益气，养血安神。用于脾虚食少，乏力便溏，妇人脏躁。

【用法用量】6～15g。

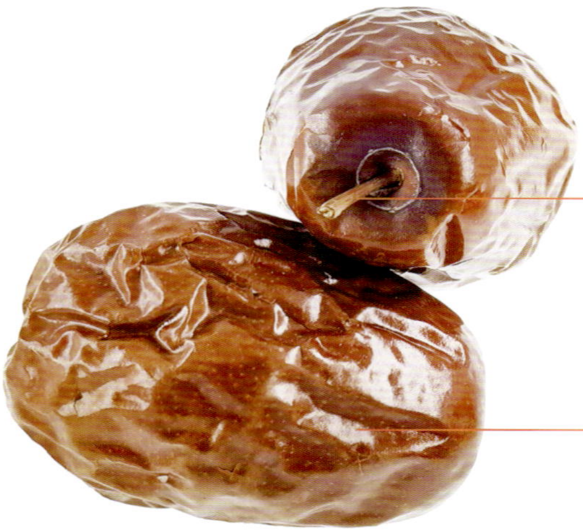

大枣（基部）

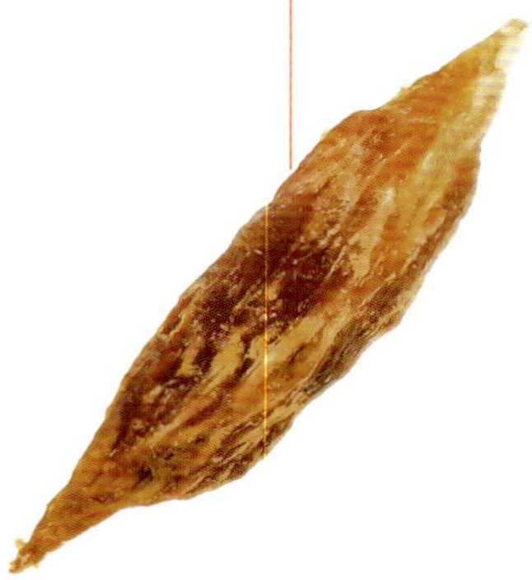

大枣（果核）

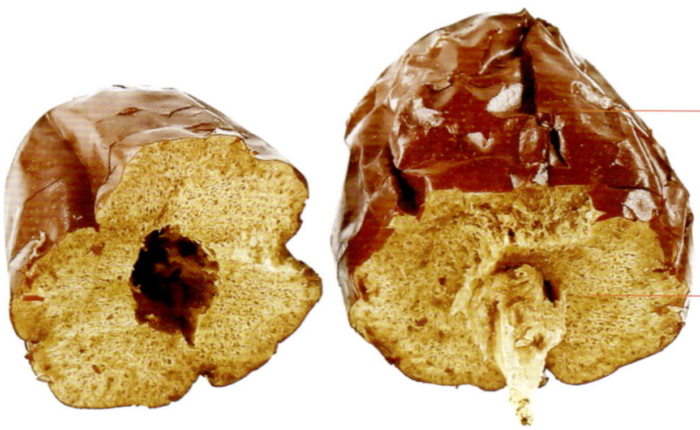

大枣（断面）

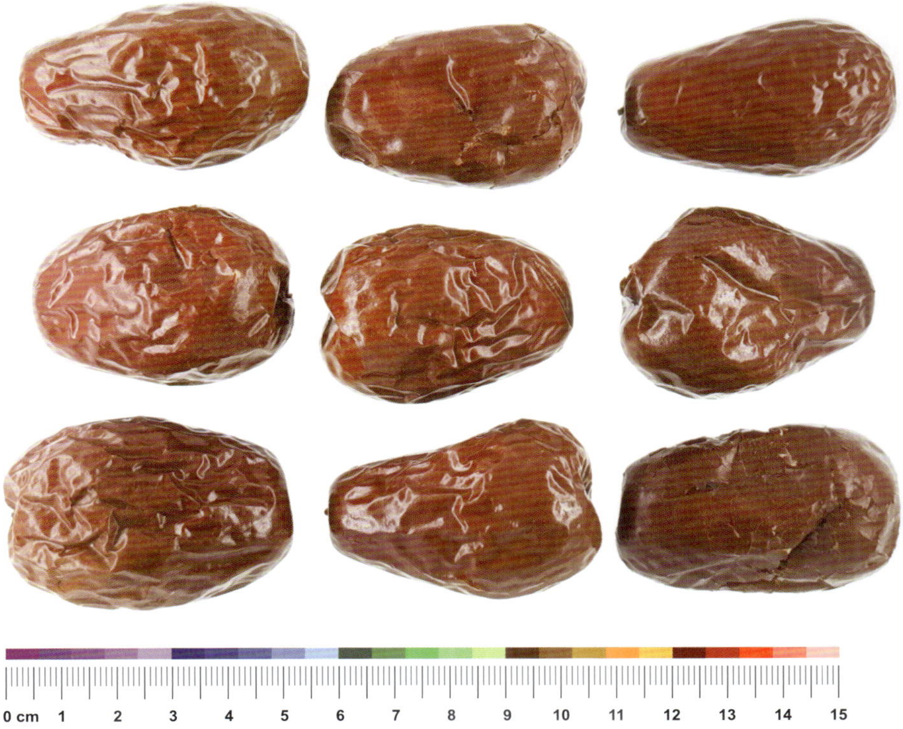

大枣

产地：山西

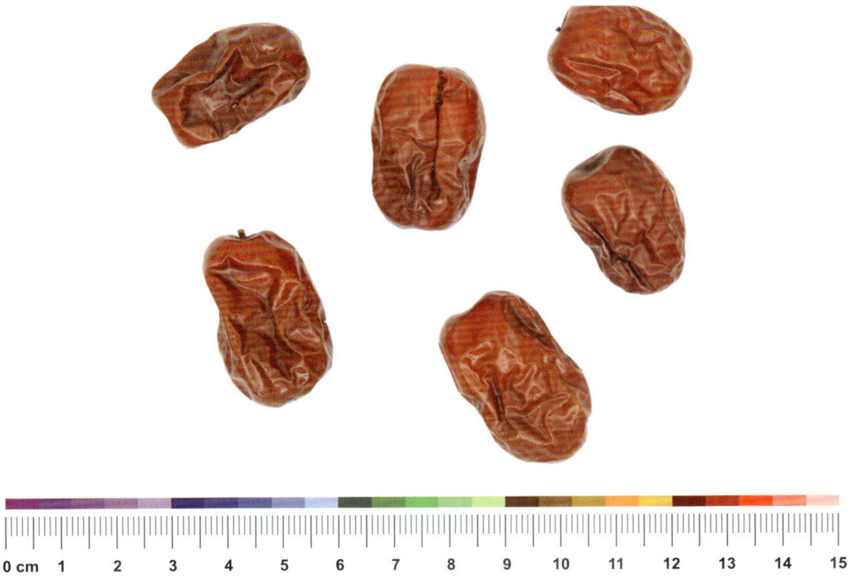

大枣

产地：新疆

大腹皮

【基　　原】棕榈科植物槟榔 *Areca catechu* L. 的干燥果皮。

【采收加工】冬季至次春采收未成熟的果实，煮后干燥，纵剖两瓣，剥取果皮，习称“大腹皮”；春末至秋初采收成熟果实，煮后干燥，剥取果皮，打松，晒干，习称“大腹毛”。

【主要产地】主产于广东、云南、台湾、广西、海南等地。

【炮制方法】**大腹皮 1 |** 除去杂质，洗净，切段，干燥。[《中华人民共和国药典（2020 年版）》]

大腹皮 2 | 取原药材，除去杂质，加工成松散状，筛去碎屑。[《北京市中药饮片炮制规范（2008 年版）》]

大腹毛 | 除去杂质，洗净，干燥。

【饮片性状】**大腹皮 1 |** 略呈椭圆形或长卵形瓢状，长4～7cm，宽2～3.5cm，厚0.2～0.5cm。外果皮深棕色至近黑色，具不规则的纵皱纹及隆起的横纹，顶端有花柱残痕，基部有果梗及残存萼片。内果皮凹陷，褐色或深棕色，光滑呈硬壳状。体轻，质硬，纵向撕裂后可见中果皮纤维。气微，味微涩。[《中华人民共和国药典（2020 年版）》]

大腹皮 2 | 本品为不规则的丝团状。纤维性，黄白色或淡棕色。体轻松，质柔韧。气微，味淡。[《北京市中药饮片炮制规范（2008 年版）》]

大腹毛 | 略呈椭圆形或瓢状。外果皮多已脱落或残存。中果皮棕毛状，黄白色或淡棕色，疏松质柔。内果皮硬壳状，黄棕色或棕色，内表面光滑，有时纵向破裂。气微，味淡。

【功能主治】行气宽中，行水消肿。用于湿阻气滞，脘腹胀闷，大便不爽，水肿胀满，脚气浮肿，小便不利。

【用法用量】5～10g。

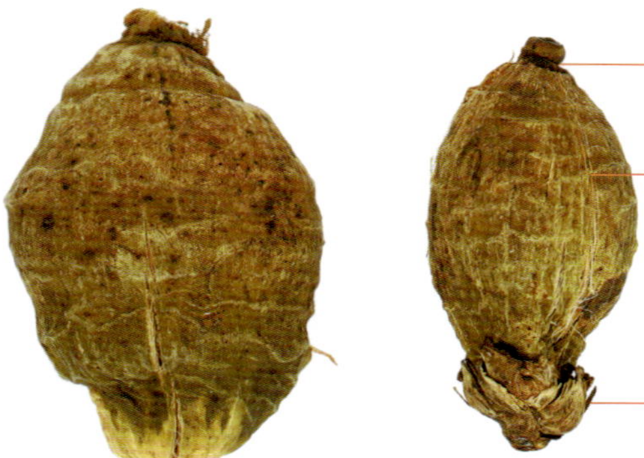

大腹皮（外表面）

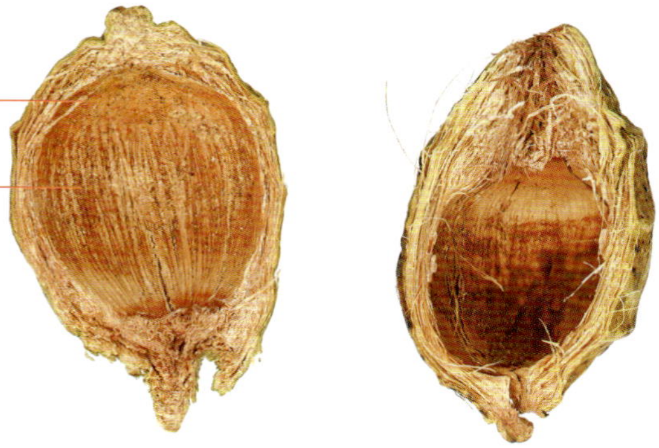

大腹皮（内表面）

略呈椭圆形或瓢状，外果皮多已脱落或残存

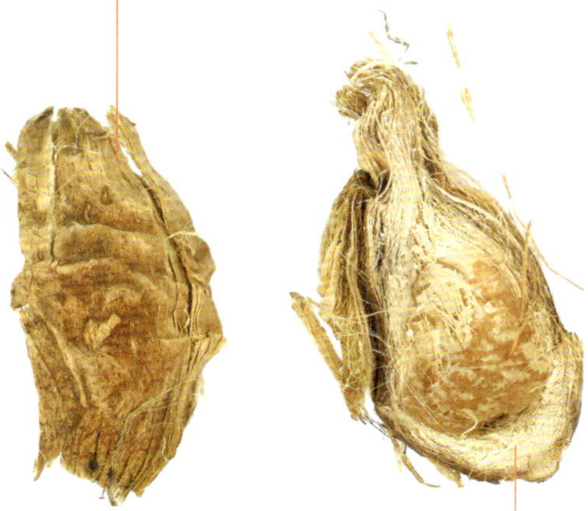

中果皮棕毛状，黄白色或淡棕色，疏松质柔

大腹毛（外表面）

内果皮硬壳状，黄棕色或棕色，有时纵向破裂

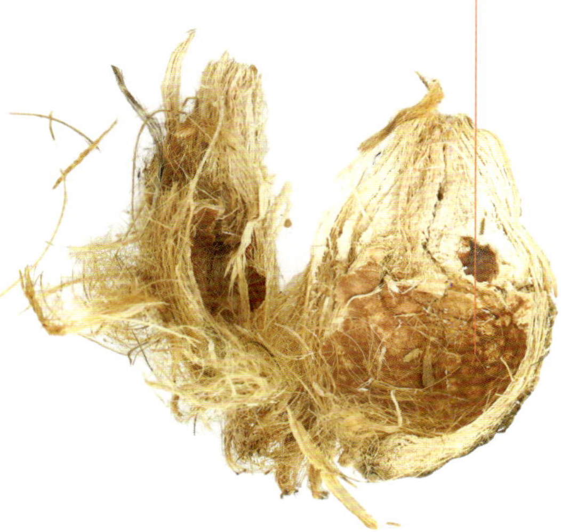

大腹毛（内表面）

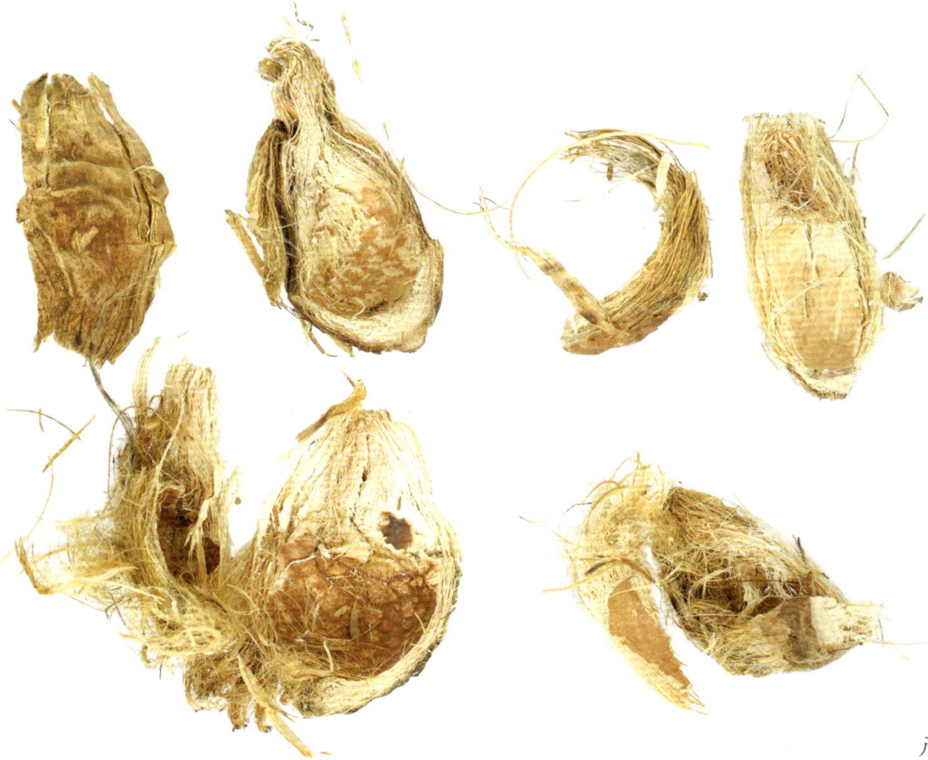

大腹毛

产地：广西

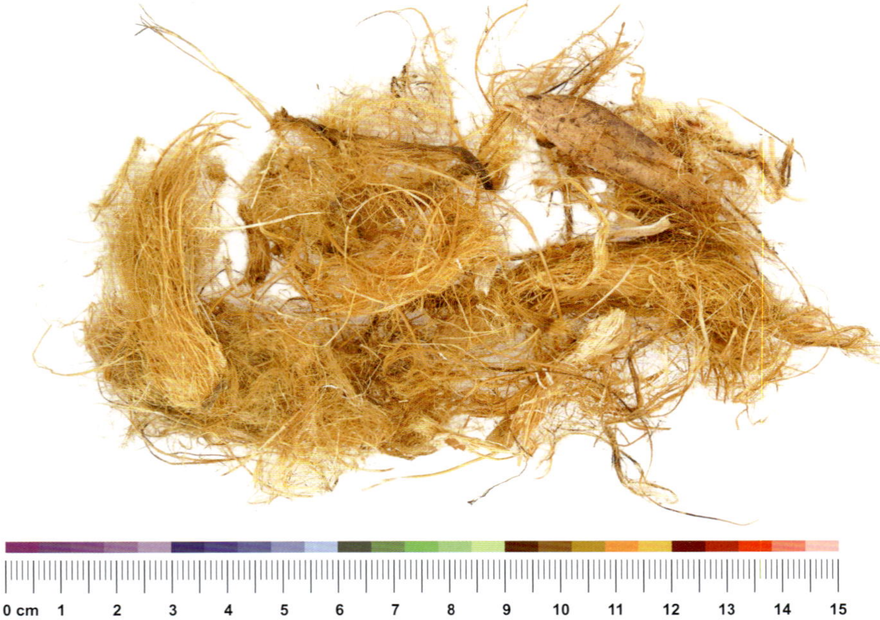

大腹皮

产地：广东

【炮制依据】《北京市中药饮片炮制规范（2008 年版）》

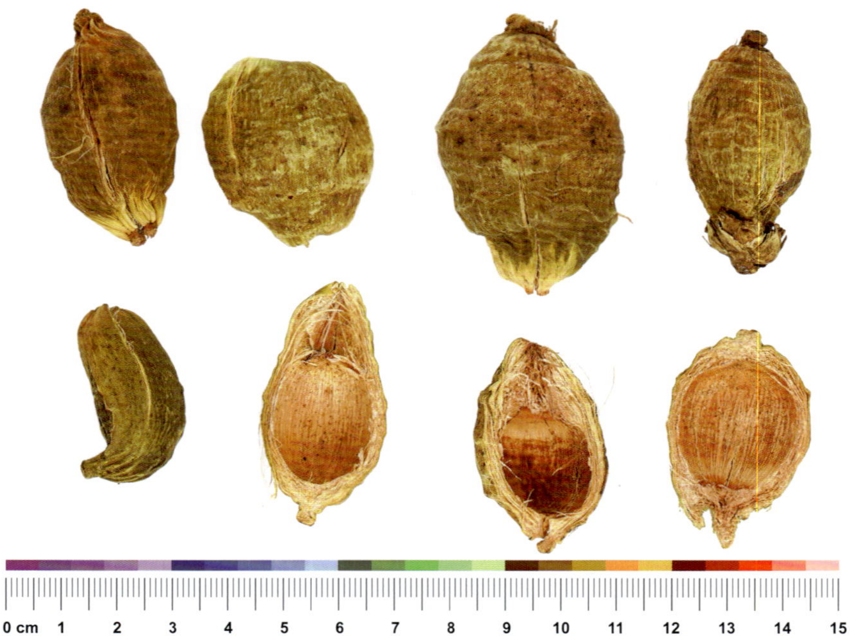

大腹皮

产地：广西

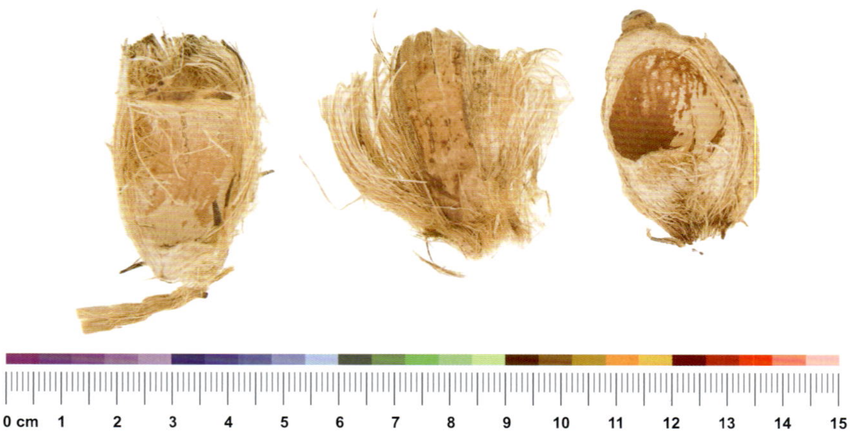

大腹皮

产地：云南

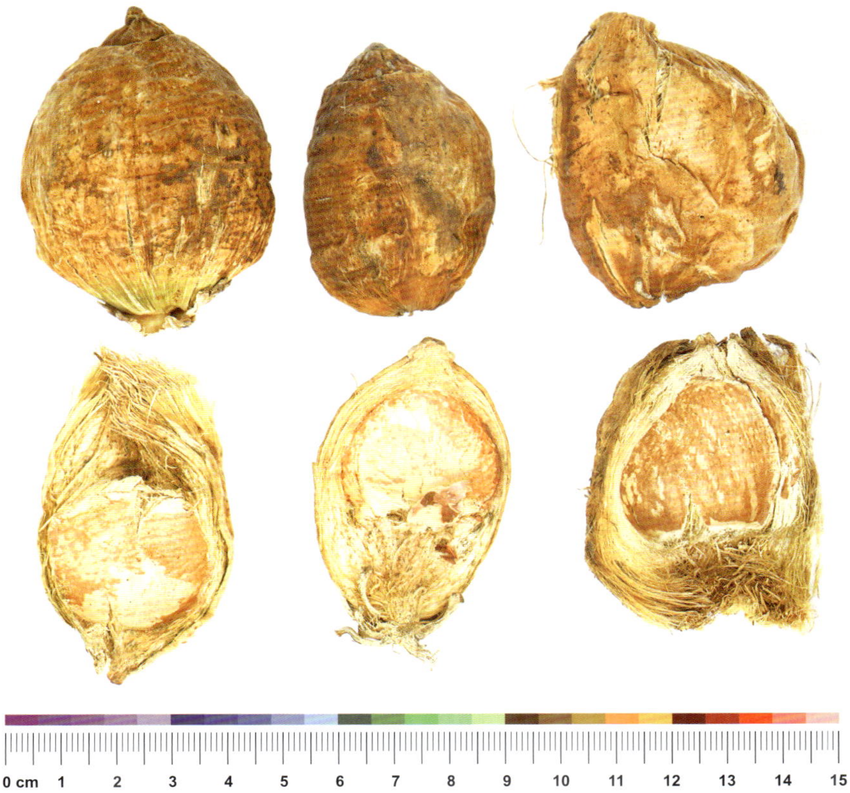

大腹皮
产地：海南

大腹皮（提前采摘未成熟果皮）

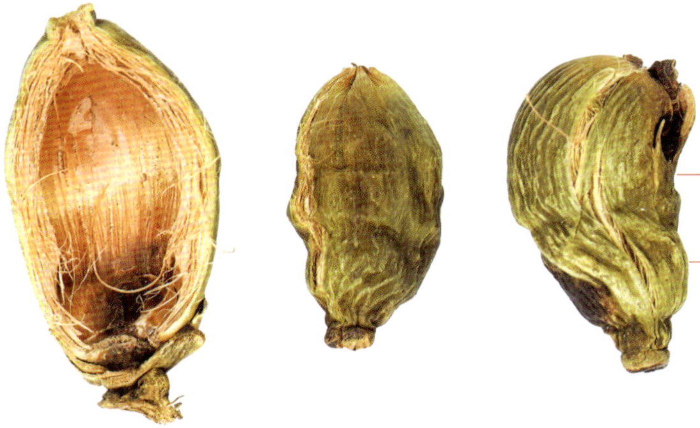
个体偏小，外果皮黄绿色
具不规则的纵皱纹及隆起的横纹

山楂

【基　　原】蔷薇科植物山里红 *Crataegus pinnatifida* Bge. var. *major* N. E. Br. 或山楂 *Crataegus pinnatifida* Bge. 的干燥成熟果实。

【采收加工】秋季果实成熟时采收，切片，干燥。

【主要产地】主产于河南、辽宁、山东、陕西、山西、内蒙古、河北、吉林、黑龙江等地。

【炮制方法】除去杂质及脱落的核。

【饮片性状】本品为类圆形片，皱缩不平，直径 1～2.5cm，厚 0.2～0.4cm。外皮红色，具皱纹，有灰白色小斑点。果肉深黄色至浅棕色。中部横切片具 5 粒浅黄色果核，核多脱落而中空。有的山楂片上可见短而细的果梗或花萼残迹。气微清香，味酸、微甜。

【功能主治】消食健胃，行气散瘀，化浊降脂。用于肉食积滞、胃脘胀满、泻痢腹痛、瘀血经闭、产后瘀阻、心腹刺痛、胸痹心痛、疝气疼痛、高脂血症等。

【用法用量】9～12g。

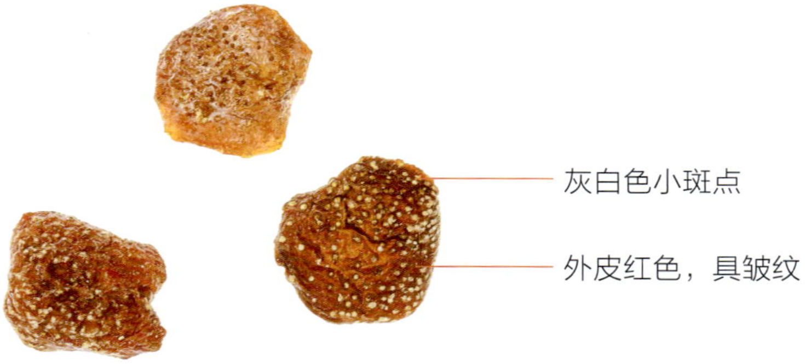

山楂（表面）

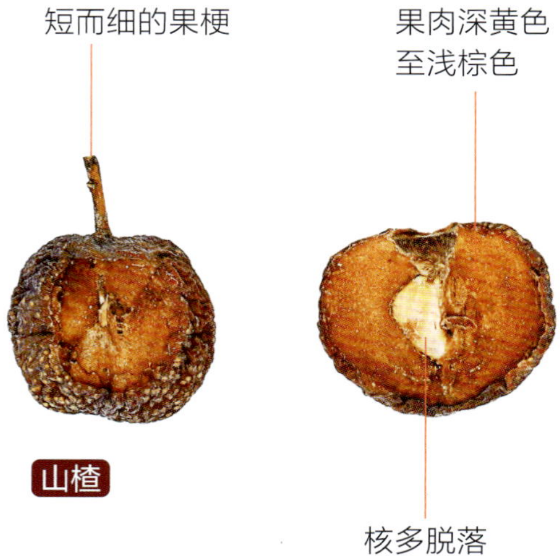

山楂

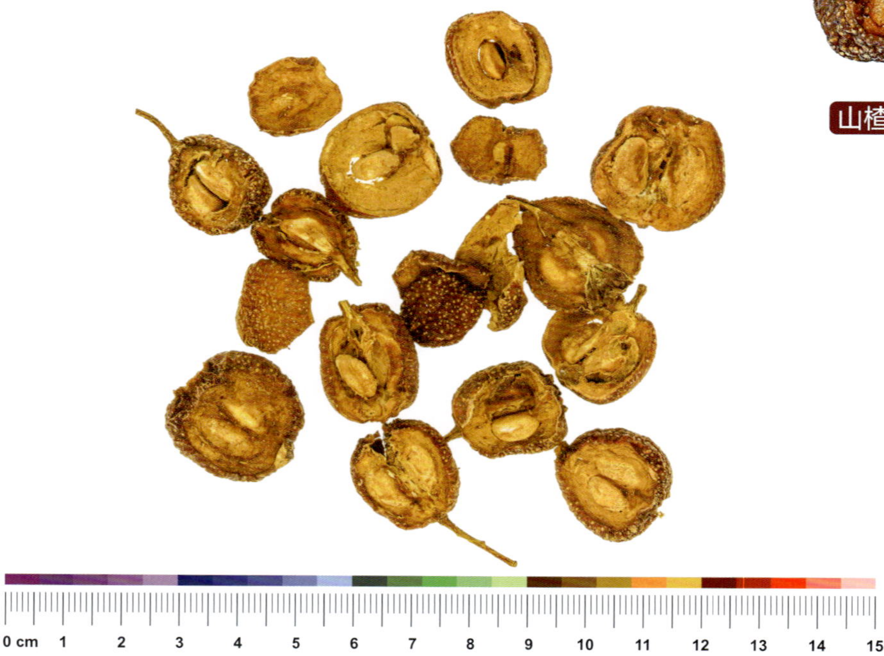

净山楂

产地：河北（承德）

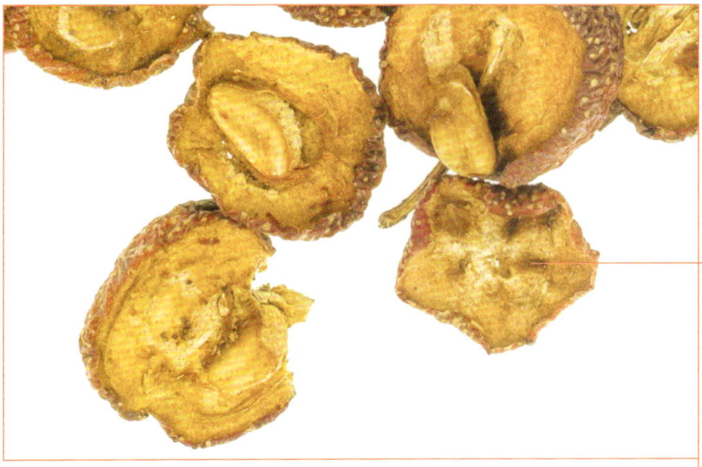

山楂（横切面）

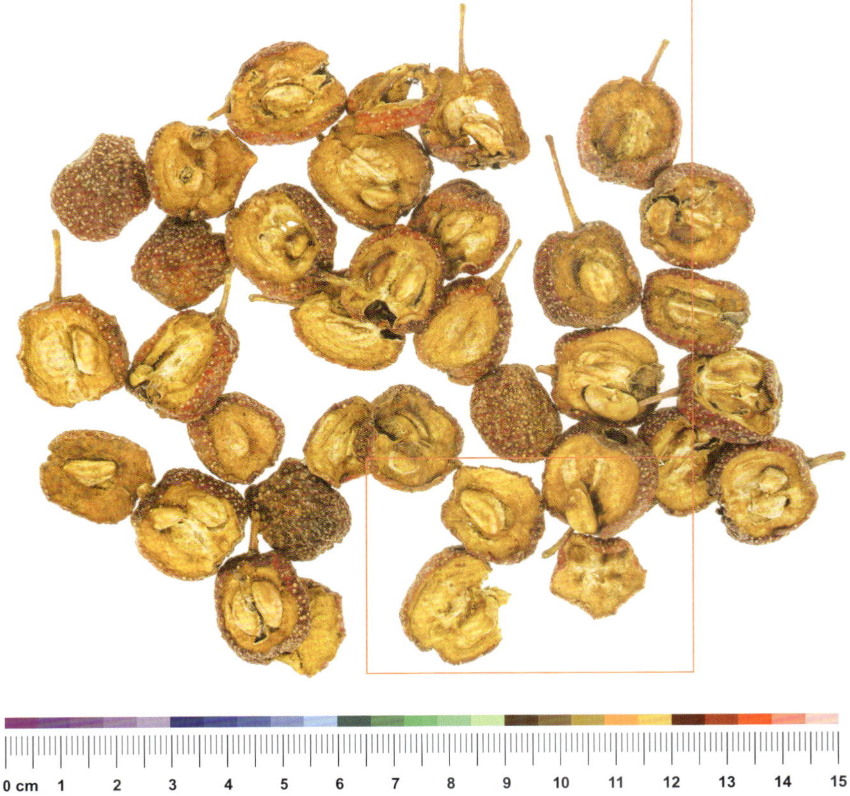

净山楂

产地：河北（张家口）

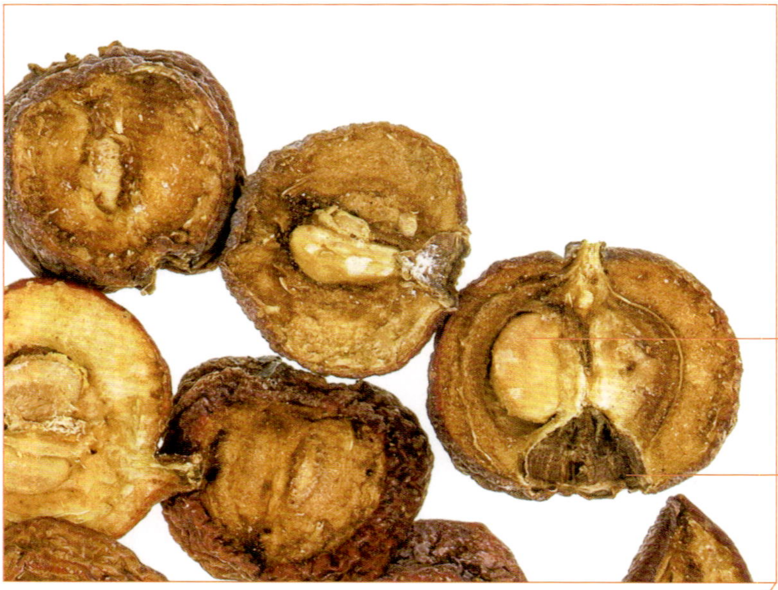

山楂（纵切面）

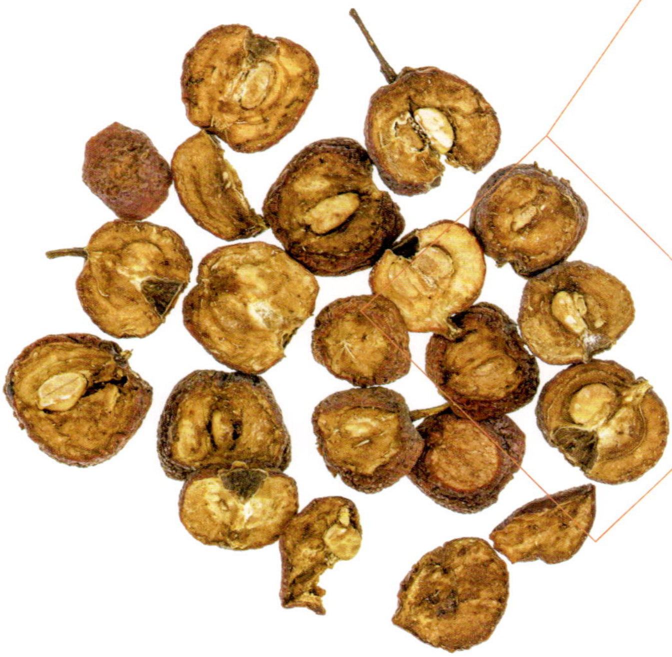

净山楂

产地：山东

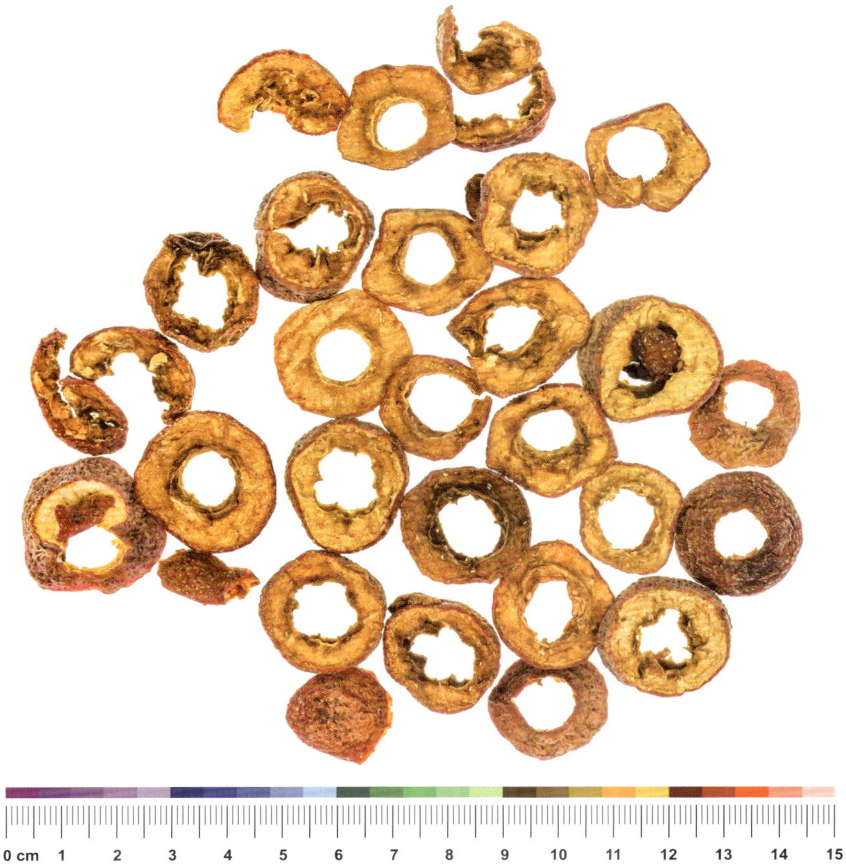

山楂（去核山楂）

产地：山东

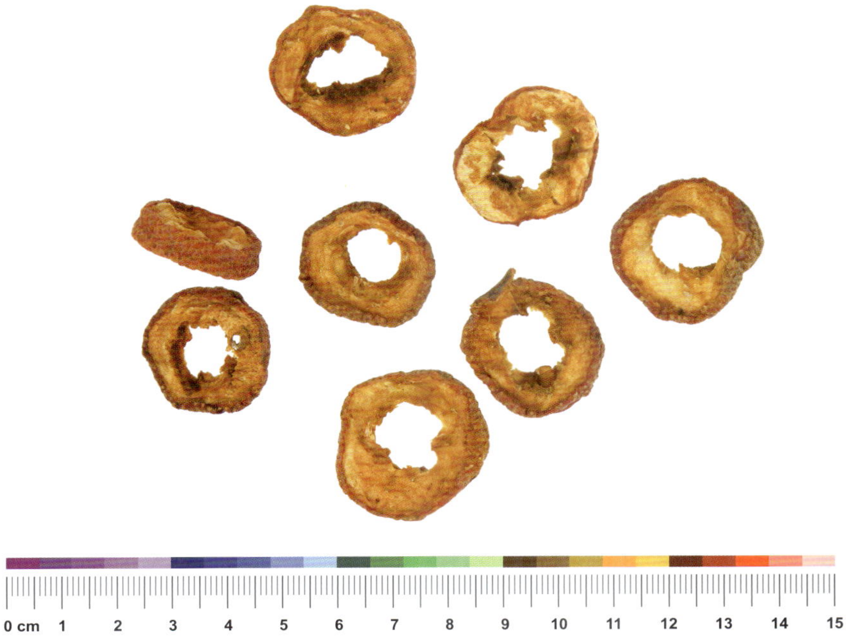

山楂（去核山楂）

产地：河北

山楂（虫蛀）

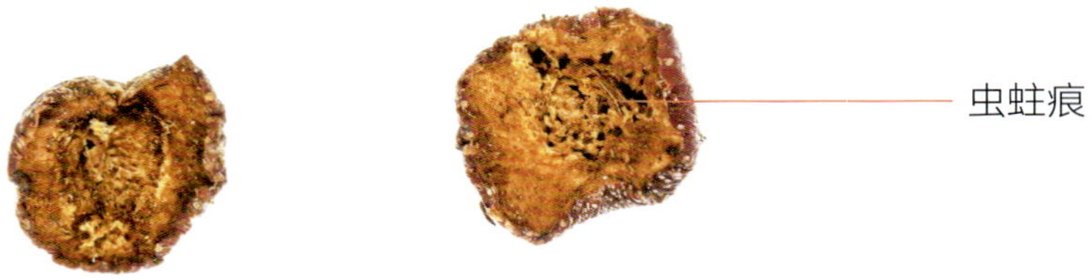

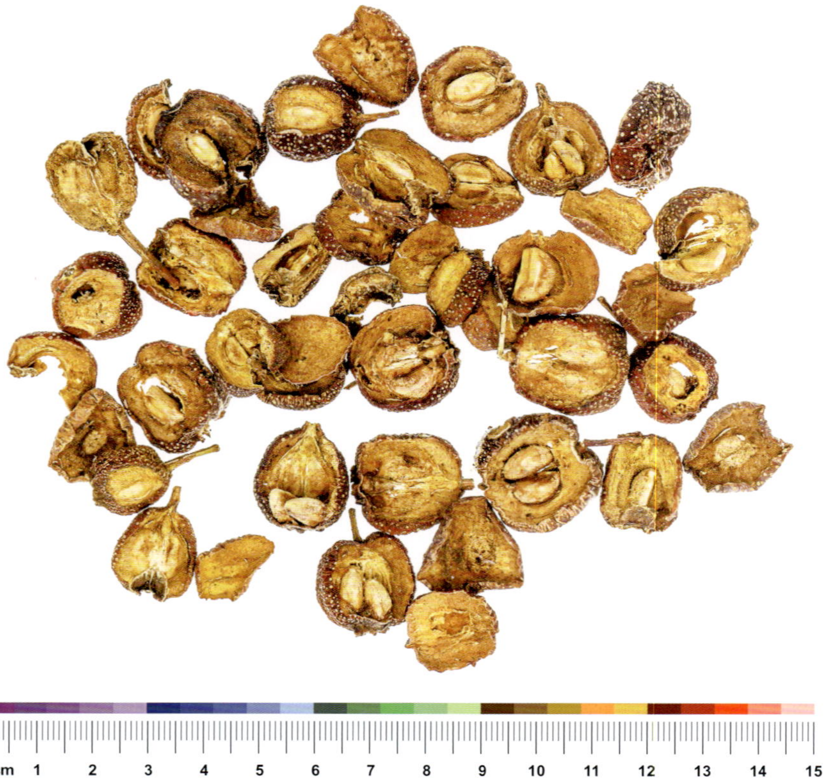

山楂（虫蛀）
产地：山东

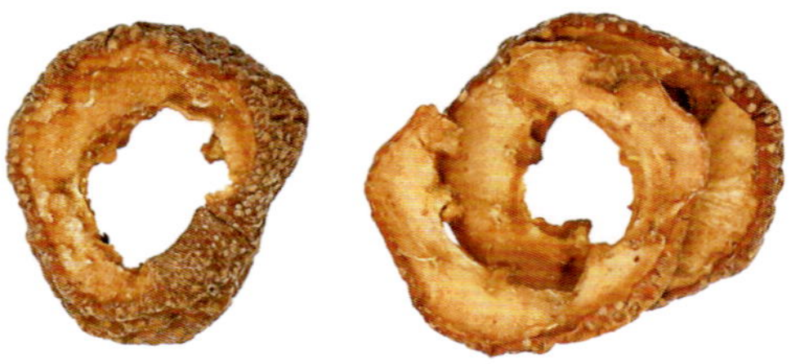

此去核山楂炮制方法和性状外观与《中华人民共和国药典（2020年版）》不符

山楂（去核山楂）

炒山楂

【基　　原】蔷薇科植物山里红 *Crataegus pinnatifida* Bge. var. *major* N. E. Br. 或山楂 *Crataegus pinnatifida* Bge. 干燥成熟果实的炮制品。

【炮制方法】取净山楂片，置热锅内，用文火炒至颜色变深，取出，晾凉。

【饮片性状】本品为类圆形片，皱缩不平，直径 1～2.5cm，厚 0.2～0.4cm。外皮黄褐色，具皱纹，有灰白色小斑点。果肉黄褐色，偶见焦斑。中部横切片具 5 粒浅黄色果核，核多脱落而中空。有的片上可见短而细的果梗或花萼残迹。气清香，味酸、微甜。

【功能主治】消食健胃，行气散瘀，化浊降脂。用于肉食积滞、胃脘胀满、泻痢腹痛、瘀血经闭、产后瘀阻、心腹刺痛、胸痹心痛、疝气疼痛、高脂血症等。

【用法用量】9～12g。

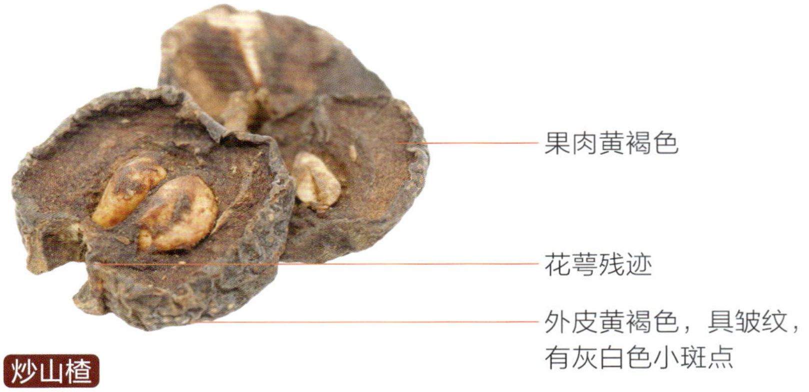

炒山楂

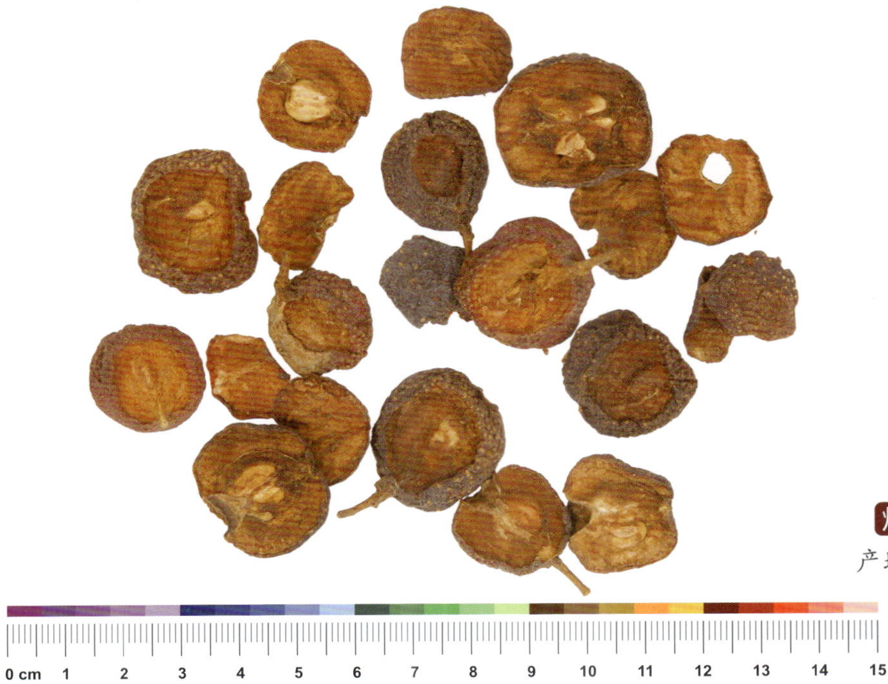

炒山楂

产地：河北

焦山楂

【基　　原】蔷薇科植物山里红 *Crataegus pinnatifida* Bge. var. *major* N. E. Br. 或山楂 *Crataegus pinnatifida* Bge. 干燥成熟果实的炮制品。

【炮制方法】取净山楂片，置热锅内，用中火炒至表面焦褐色，内部黄褐色，喷淋少许清水，熄灭火星，取出，晾凉。

【饮片性状】本品为类圆形片。表面焦褐色，内部黄褐色。气焦香，味酸、微涩。

【功能主治】消食导滞。用于肉食积滞，泻痢不爽。

【用法用量】9～12g。

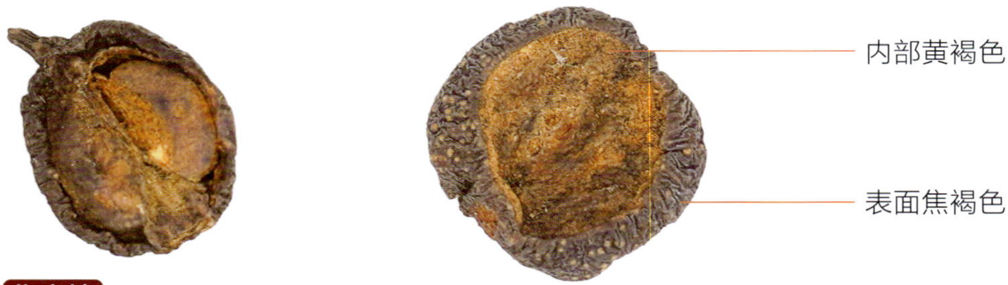

焦山楂

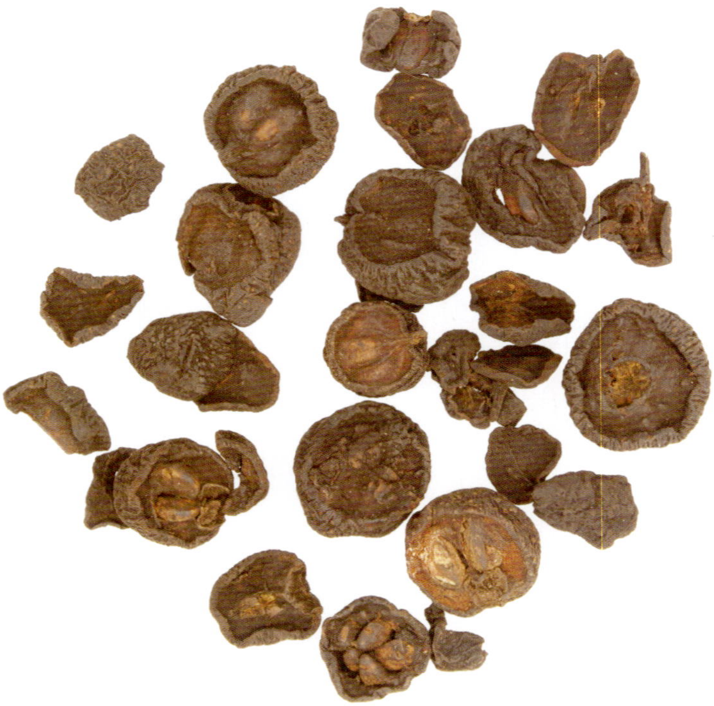

焦山楂

产地：河北

川楝子

【基　　原】楝科植物川楝 *Melia toosendan* Sieb. et Zucc. 的干燥成熟果实。

【采收加工】冬季果实成熟时采收，除去杂质，干燥。

【主要产地】主产于四川、湖北、湖南、河南、贵州、甘肃等地。

【炮制方法】除去杂质。用时捣碎。

【饮片性状】本品呈类球形、半球状、厚片或不规则的碎块，直径 2～3.2cm。表面金黄色至棕黄色，微有光泽，少数凹陷或皱缩，具深棕色小点。顶端有花柱残痕，基部凹陷，有果梗痕。外果皮革质，与果肉间常成空隙，果肉松软，淡黄色，遇水润湿显黏性。果核球形或卵圆形，质坚硬，两端平截，有 6～8 条纵棱，内分 6～8 室，每室含黑棕色长圆形种子 1 粒。气特异，味酸、苦。

【功能主治】疏肝泄热，行气止痛，杀虫。用于肝郁化火，胸胁、脘腹胀痛，疝气疼痛，虫积腹痛。

【用法用量】5～10g。外用适量，研末调涂。

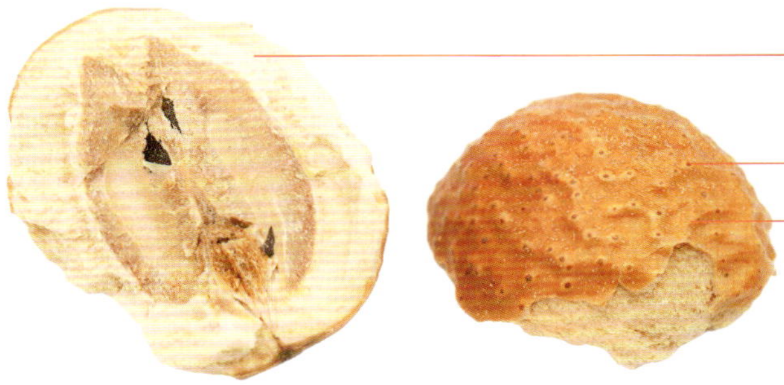

川楝子（表面）

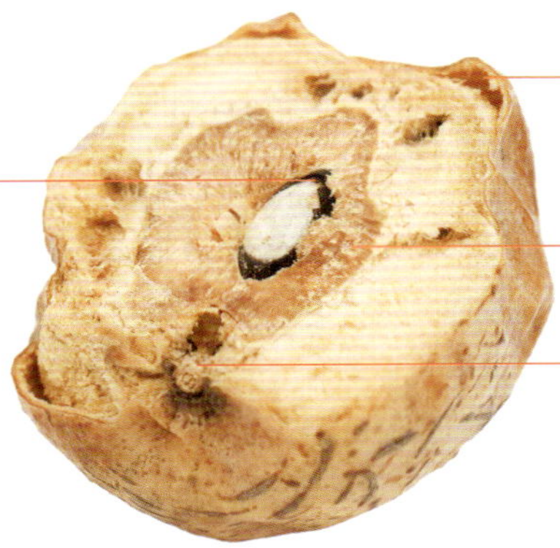

川楝子（断面）

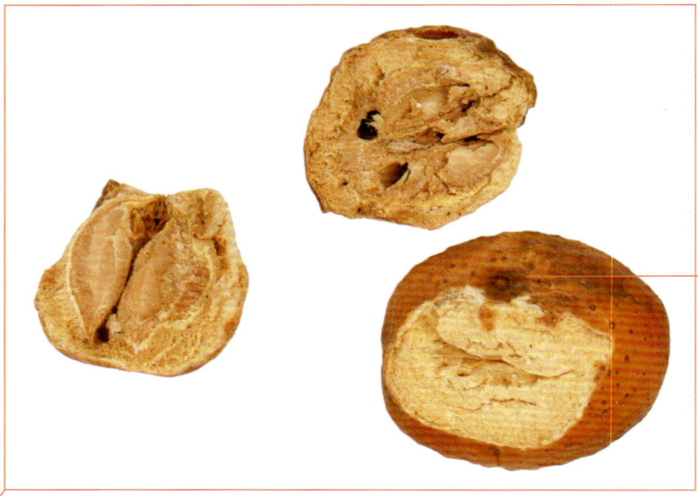

川楝子（基部）

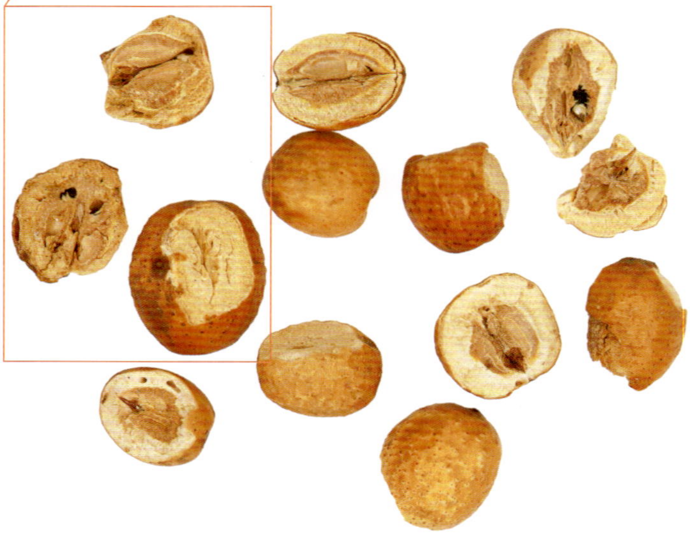

川楝子

产地：四川

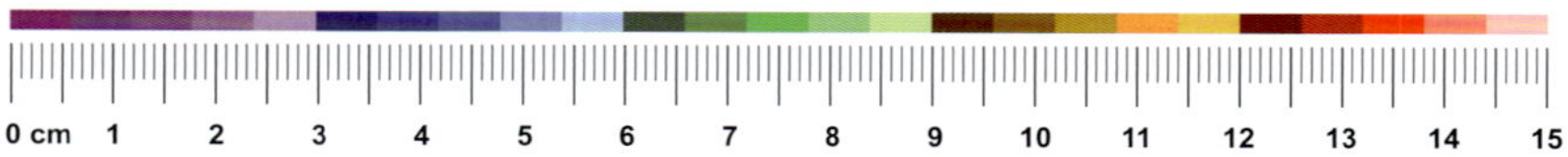

王不留行

【基　　原】石竹科植物麦蓝菜 *Vaccaria segetalis*（Neck.）Garcke 的干燥成熟种子。

【采收加工】夏季果实成熟、果皮尚未开裂时采割植株，晒干，打下种子，除去杂质，再晒干。

【主要产地】主产于河北、山东、辽宁、黑龙江、山西、湖北、湖南、河南、安徽、陕西、江苏、浙江、江西、吉林、新疆等地。

【炮制方法】除去杂质。

【饮片性状】本品呈球形，直径约 2mm。表面黑色，少数红棕色，略有光泽，有细密颗粒状突起，一侧有一凹陷的纵沟。质硬，胚乳白色，胚弯曲成环，子叶 2 片。气微，味微涩、苦。

【功能主治】活血通经，下乳消肿。用于乳汁不下，经闭，痛经，乳痈肿痛。

【用法用量】5～10g。

【使用注意】孕妇慎用。

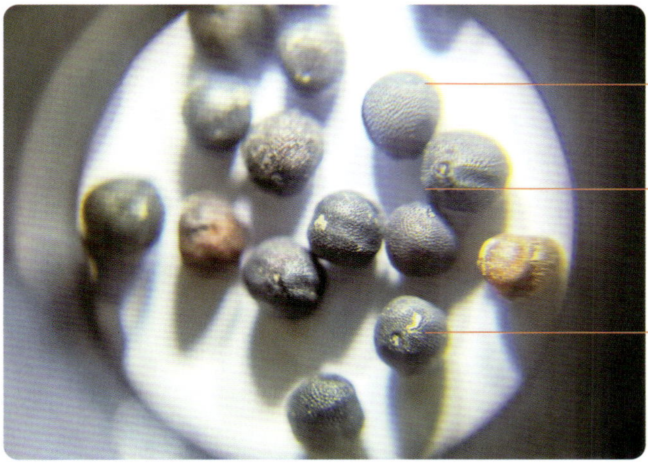

王不留行（1∶20）

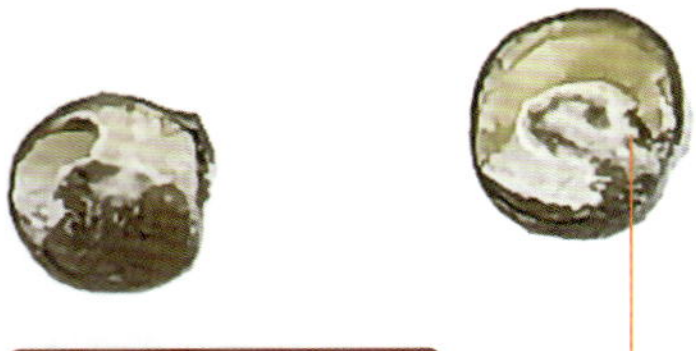

王不留行（胚乳）

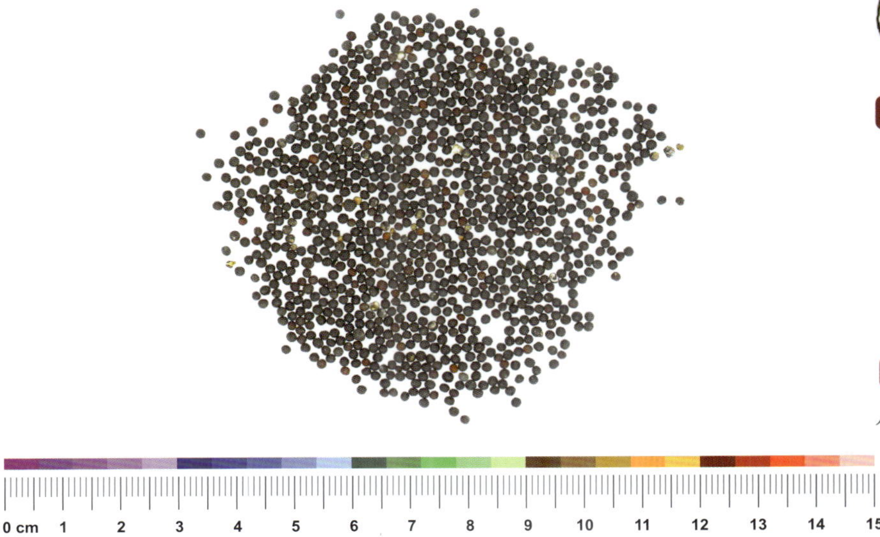

王不留行

产地：江苏

炒王不留行

【基　　原】石竹科植物麦蓝菜 *Vaccaria segetalis* (Neck.) Garcke 干燥成熟种子的炮制品。

【炮制方法】取净王不留行，置热锅内，用中火加热，迅速翻动，炒至大多数爆裂成白花时（爆花率不低于 85%），取出，晾凉。

【饮片性状】本品呈类球形爆花状，表面白色，质松脆。

【功能主治】活血通经，下乳消肿。用于乳汁不下，经闭，痛经，乳痈肿痛。

【用法用量】5～10g。

【使用注意】孕妇慎用。

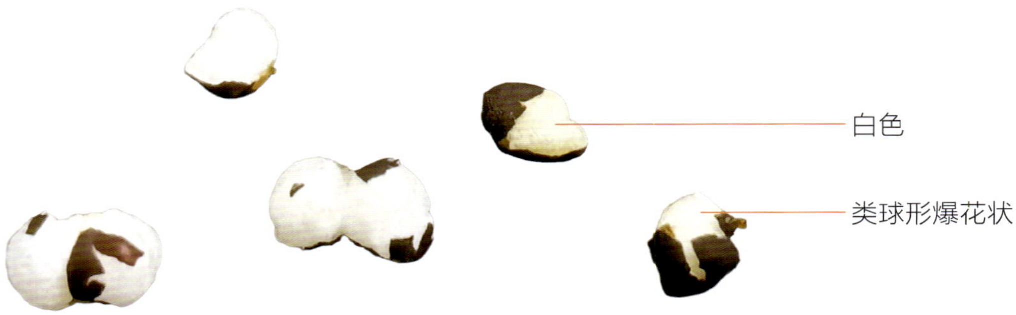

炒王不留行

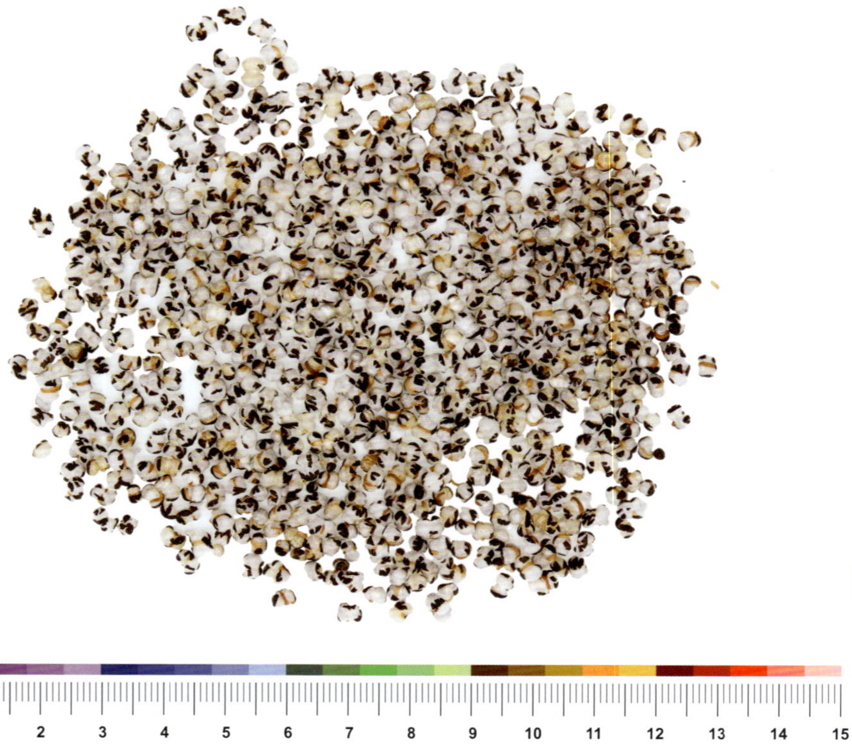

炒王不留行

产地：河北

木瓜

【基　　原】蔷薇科植物贴梗海棠 *Chaenomeles speciosa*（Sweet）Nakai 的干燥近成熟果实。

【采收加工】夏、秋二季果实绿黄时采收，置沸水中烫至外皮灰白色，对半纵剖，晒干。

【主要产地】主产于山东、陕西、河南、湖北、江西、安徽、江苏、浙江、广东、广西等地。

【炮制方法】洗净，润透或蒸透后切薄片，晒干。

【饮片性状】本品呈类月牙形薄片。外表紫红色或棕红色，有不规则的深皱纹。切面棕红色至棕褐色，剖面边缘向内卷曲，果肉红棕色，中心部分凹陷，棕黄色。气微清香，味酸。

【功能主治】舒筋活络，和胃化湿。用于湿痹拘挛，腰膝关节酸重疼痛，暑湿吐泻，转筋挛痛，脚气，水肿。

【用法用量】6～9g。

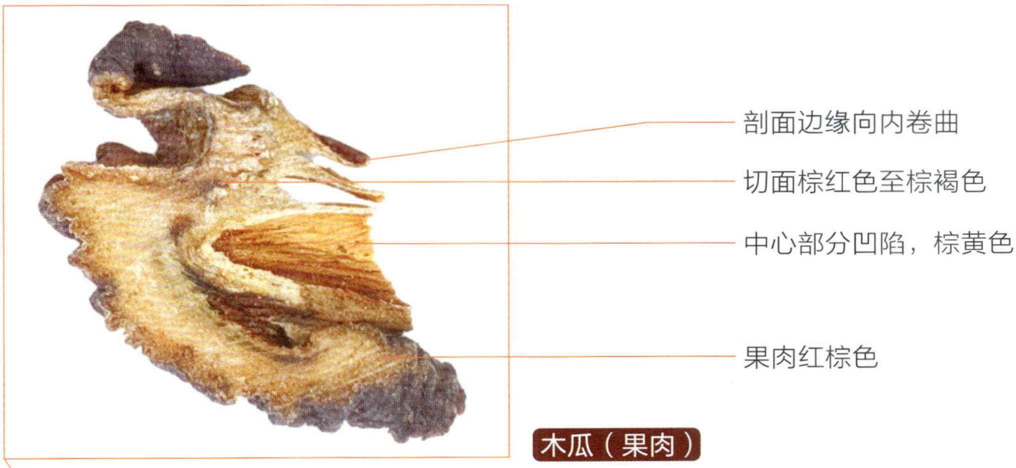

木瓜（果肉）

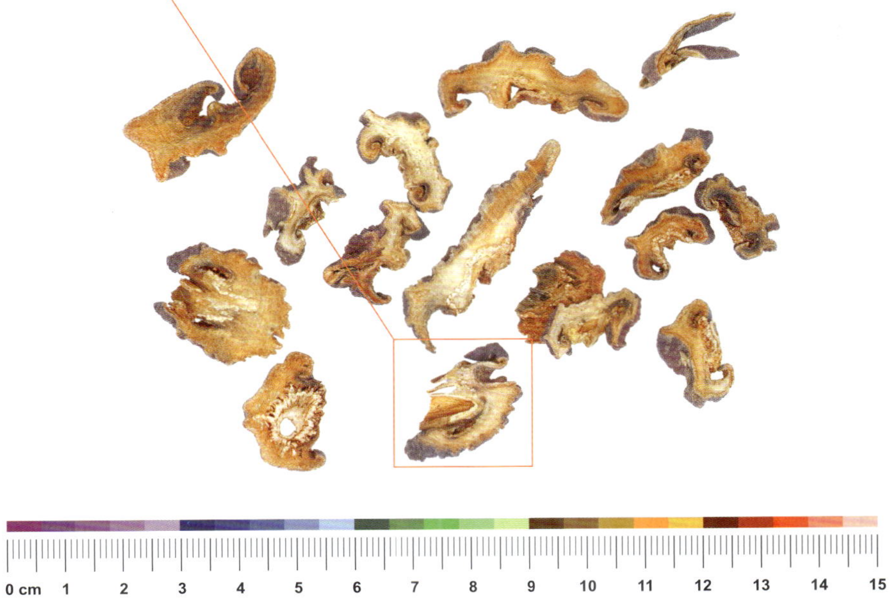

木瓜

产地：湖北

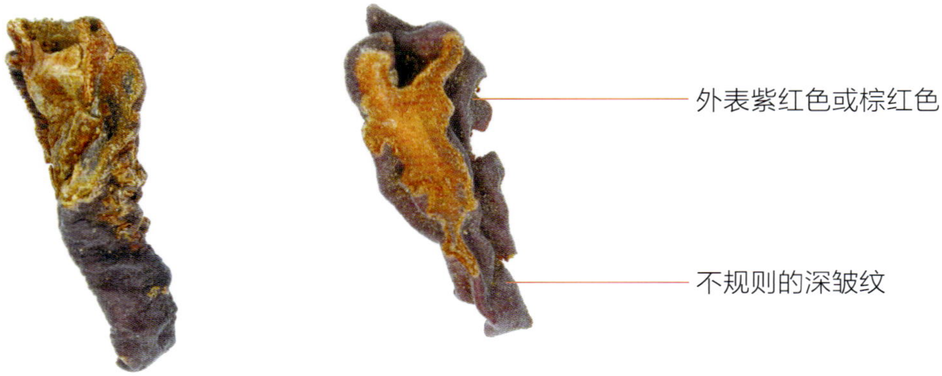

木瓜

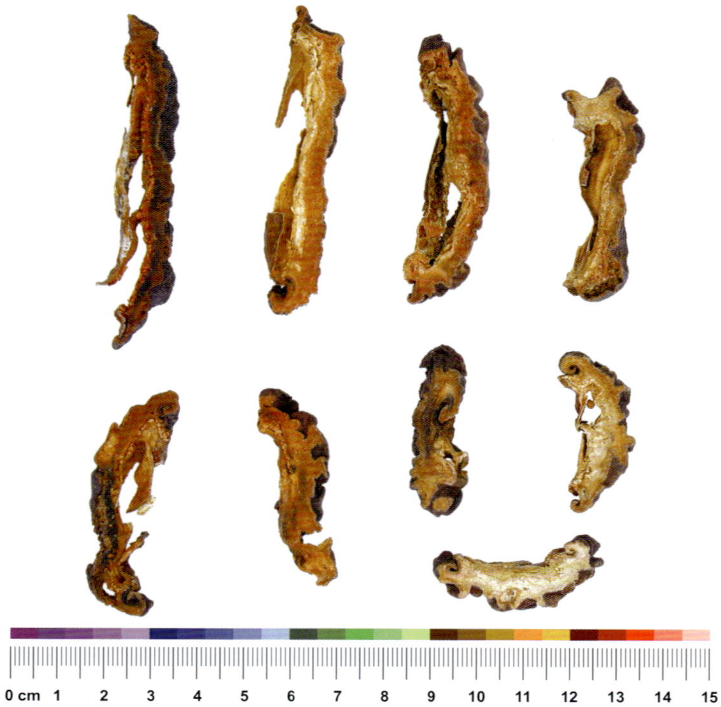

木瓜
产地：安徽

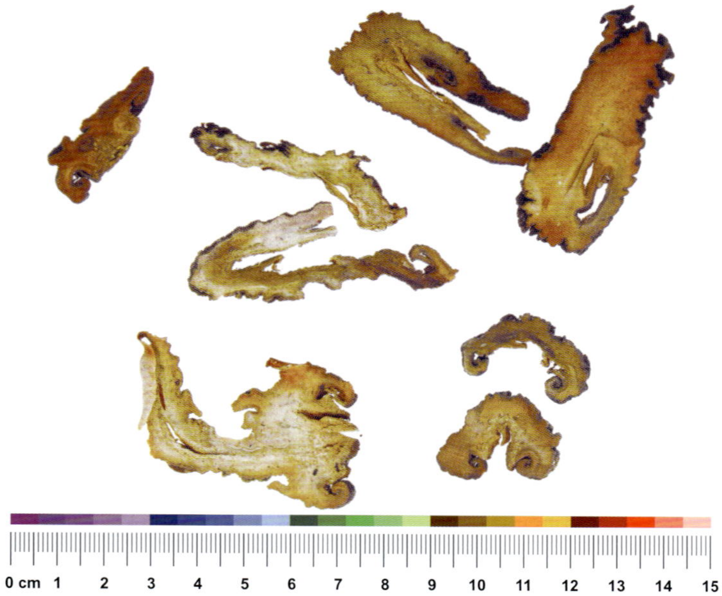

木瓜
产地：广东

光皮木瓜（混淆品）

【基　　原】蔷薇科植物木瓜 *Chaenomeles sinensis*（Thouin）Koehne 的干燥成熟果实。

【性状特征】本品为月牙形薄片。外表面紫红色，光滑不皱缩，切面较平坦，果肉粗糙，颗粒性，质硬。气微，味涩微酸，嚼之有沙粒感。

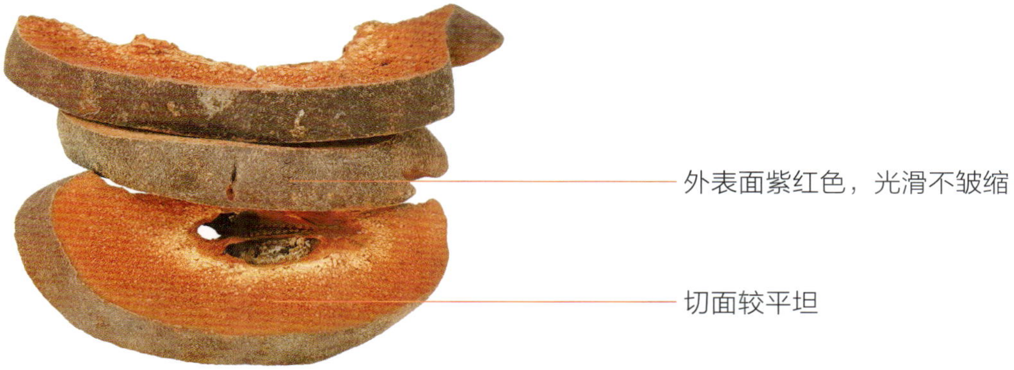

光皮木瓜

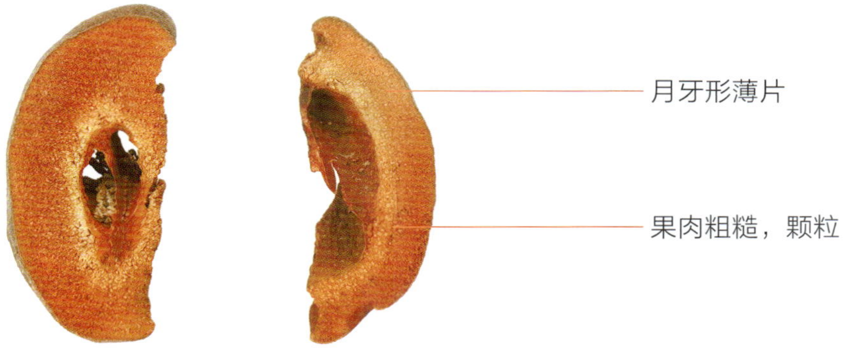

光皮木瓜（切面）

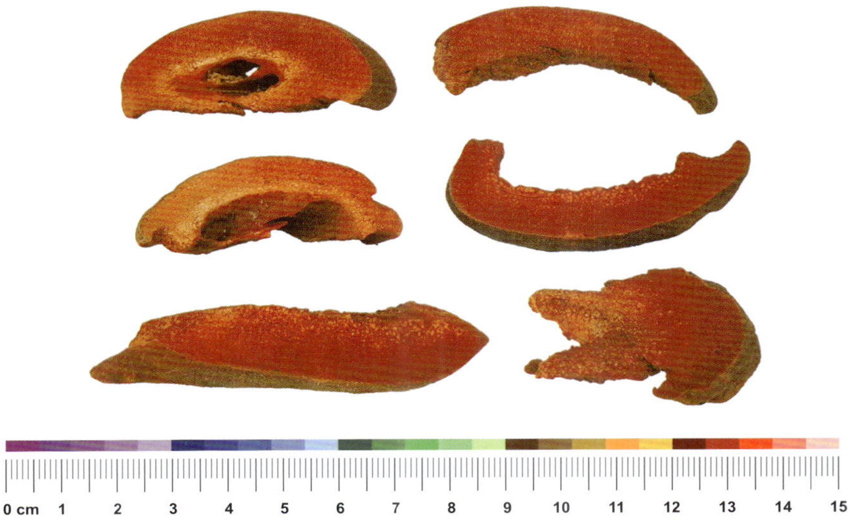

光皮木瓜

产地：四川

【炮制依据】《四川省中药饮片炮制规范（2019 年版）》

木蝴蝶

【基　　原】紫葳科植物木蝴蝶 *Oroxylum indicum*（L.）Vent. 的干燥成熟种子。

【采收加工】秋、冬二季采收成熟果实，暴晒至果实开裂，取出种子，晒干。

【主要产地】主产于福建、台湾、广东、广西、四川、贵州、云南、安徽等地。

【炮制方法】取原药材，除去杂质。

【饮片性状】本品为蝶形的薄片，除基部外，三面延长成宽大菲薄的翅，长 5～8cm，宽 3.5～4.5cm，表面浅黄白色，翅半透明，有绢丝样光泽，上有放射状纹理，边缘多破裂。体轻，剥去种皮，可见一层薄膜状的胚乳紧裹于子叶之外。子叶 2 片，蝶形，黄绿色或黄色，长径 1～1.5cm。气微，味微苦。

【功能主治】清肺利咽，疏肝和胃。用于肺热咳嗽，喉痹，音哑，肝胃气痛。

【用法用量】1～3g。

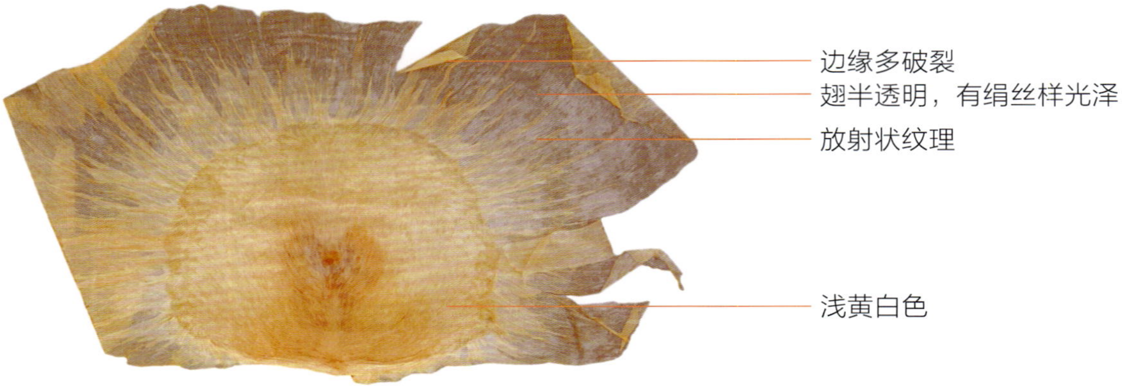

木蝴蝶

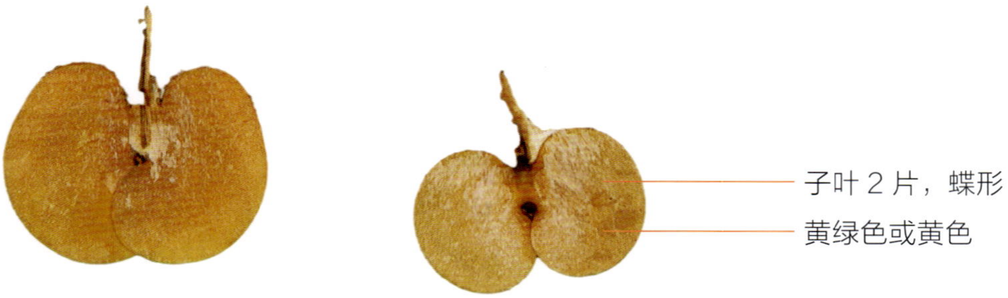

木蝴蝶（子叶）

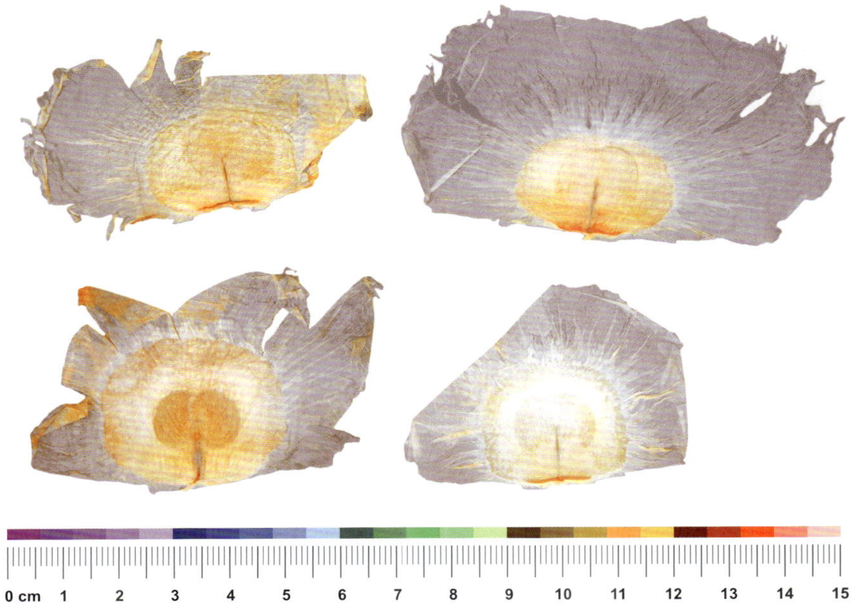

木蝴蝶

产地：安徽

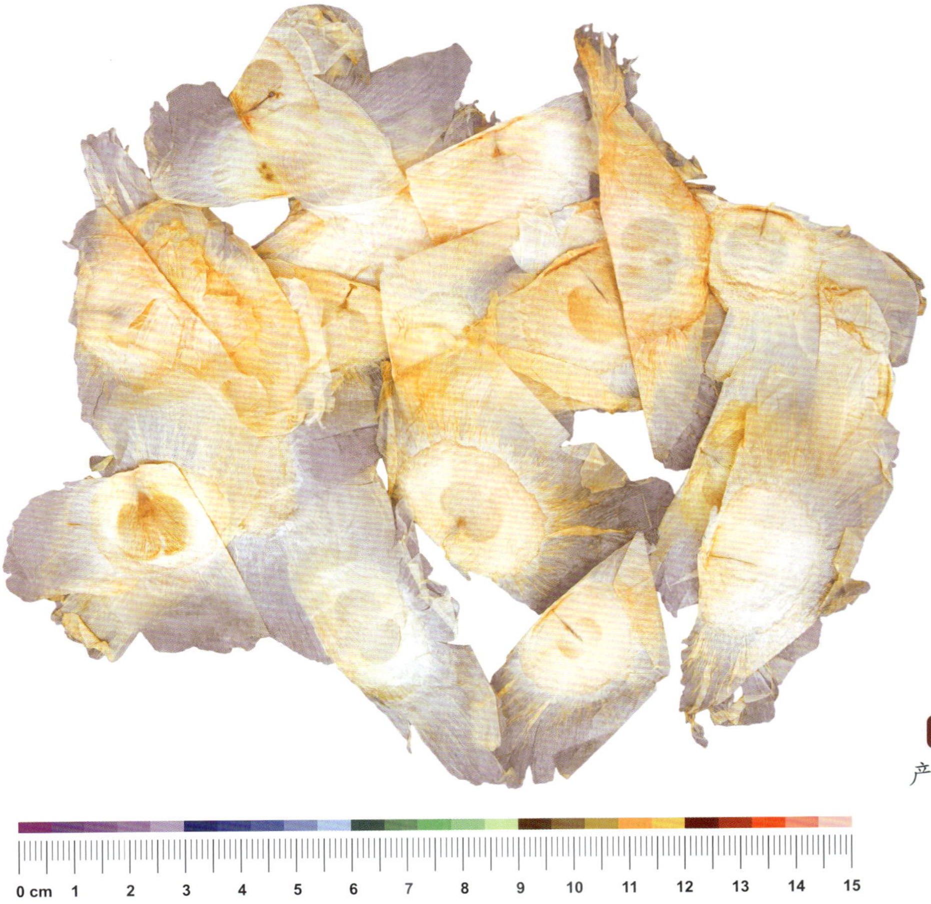

木蝴蝶

产地：云南

木鳖子

【基　　原】葫芦科植物木鳖 *Momordica cochinchinensis*（Lour.）Spreng. 的干燥成熟种子。

【采收加工】冬季采收成熟果实，剖开，晒至半干，除去果肉，取出种子，干燥。

【主要产地】主产于广西、云南、四川、湖北等地。

【炮制方法】取原药材，除去杂质。

【饮片性状】本品呈扁平圆板状，中间稍隆起或微凹陷，直径 2～4cm，厚约 0.5cm。表面灰棕色至黑褐色，有网状花纹，在边缘较大的一个齿状突起上有浅黄色种脐。外种皮质硬而脆，内种皮灰绿色，绒毛样。子叶 2 片，黄白色，富油性。有特殊的油腻气，味苦。[《北京市中药饮片炮制规范（2008 年版）》]

【功能主治】散结消肿，攻毒疗疮。用于疮疡肿毒，乳痈，瘰疬，痔瘘，干癣，秃疮。

【用法用量】0.9～1.2g。外用适量，研末，用油或醋调涂患处。

【使用注意】孕妇慎用。

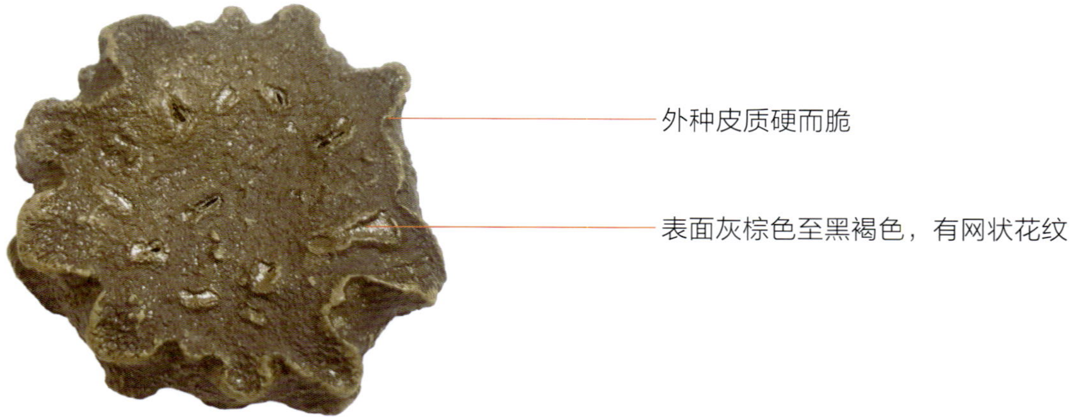

木鳖子（表面）

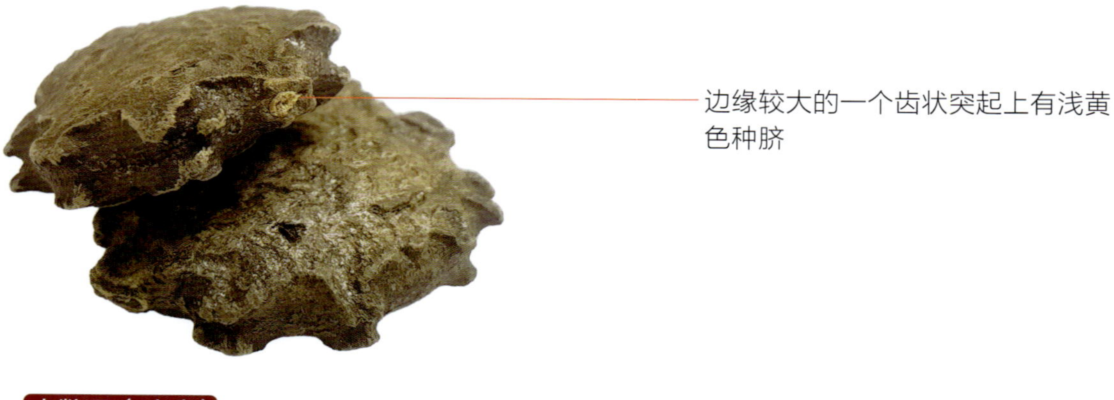

木鳖子（种脐）

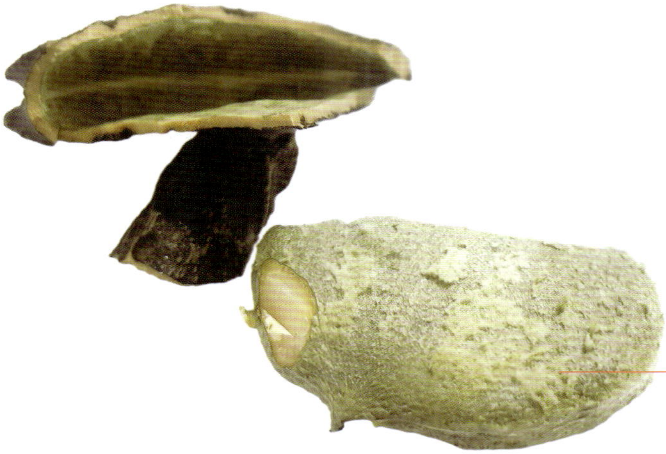

木鳖子（内种皮）

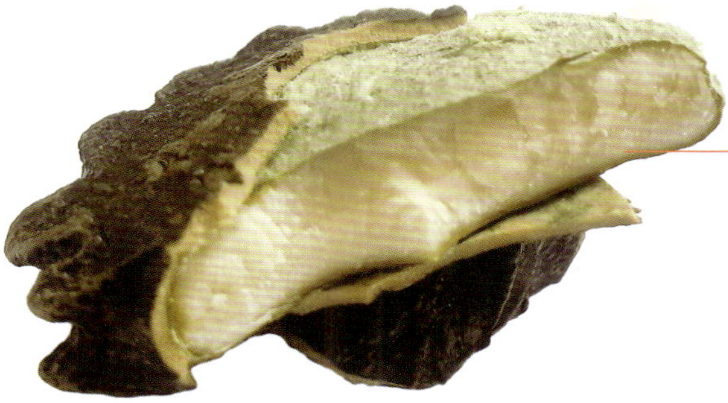

木鳖子（子叶）

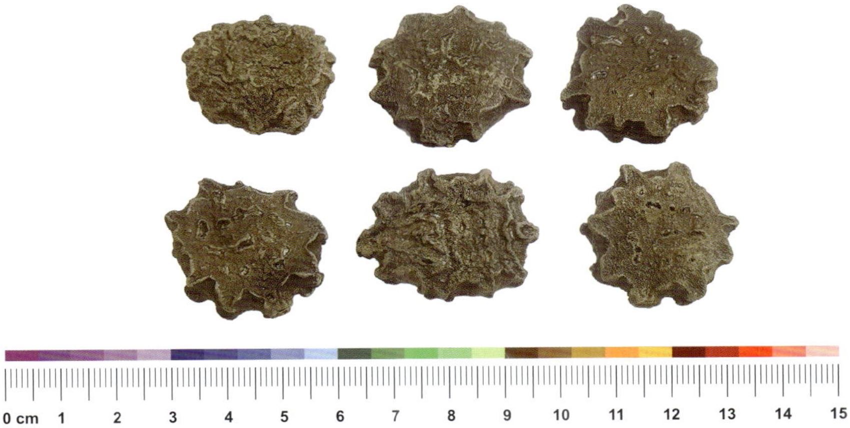

木鳖子

产地：云南

水飞蓟

【基　　原】菊科植物水飞蓟 *Silybum marianum* (L.) Gaertn. 的干燥成熟果实。

【采收加工】秋季果实成熟时采收果序，晒干，打下果实，除去杂质，再晒干。

【主要产地】主产于陕西、甘肃、黑龙江、河北等地。

【炮制方法】取原药材，除去杂质，筛去灰屑。

【饮片性状】本品呈长倒卵形或椭圆形，长5～7mm，宽2～3mm。表面淡灰棕色至黑褐色，光滑，有细纵花纹。顶端钝圆，稍宽，有一圆环，中间具点状花柱残迹，基部略窄。质坚硬。破开后可见子叶2片，浅黄白色，富油性。气微，味淡。

【功能主治】清热解毒，疏肝利胆。用于肝胆湿热，胁痛，黄疸。

【用法用量】供配制成药用。

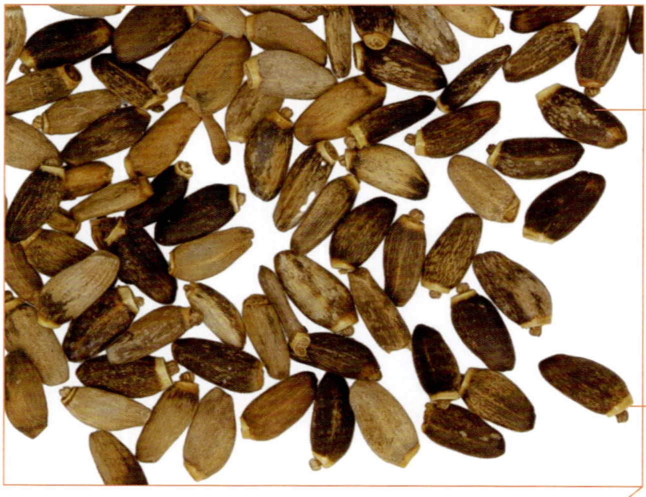

表面淡灰棕色至黑褐色，光滑，有细纵花纹

顶端钝圆，稍宽，有一圆环，中间具点状花柱残迹

水飞蓟

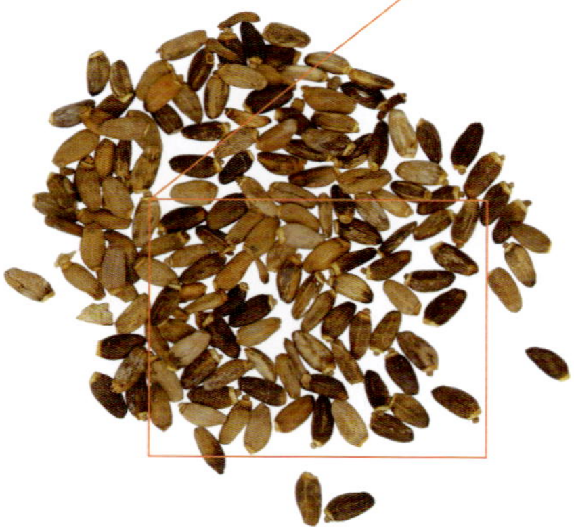

水飞蓟

产地：河北

水红花子

【基　　原】蓼科植物红蓼 *Polygonum orientale* L. 的干燥成熟果实。

【采收加工】秋季果实成熟时割取果穗，晒干，打下果实，除去杂质。

【主要产地】主产于黑龙江、吉林、辽宁、内蒙古、河北、山西、甘肃、山东、江苏等地。

【炮制方法】取原药材，除去杂质，筛去灰屑。

【饮片性状】本品呈扁圆形，直径 2～3.5mm，厚 1～1.5mm。表面棕黑色，有的红棕色，有光泽，两面微凹，中部略有纵向隆起。顶端有突起的柱基，基部有浅棕色略突起的果梗痕，有的有膜质花被残留。质硬，气微，味淡。

【功能主治】散血消癥，消积止痛，利水消肿。用于癥瘕痞块，瘿瘤，食积不消，胃脘胀痛，水肿，腹水。

【用法用量】15～30g。外用适量，熬膏敷患处。

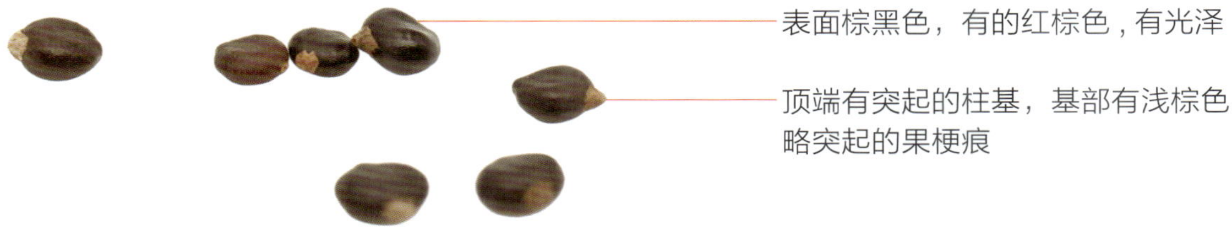

水红花子（表面）

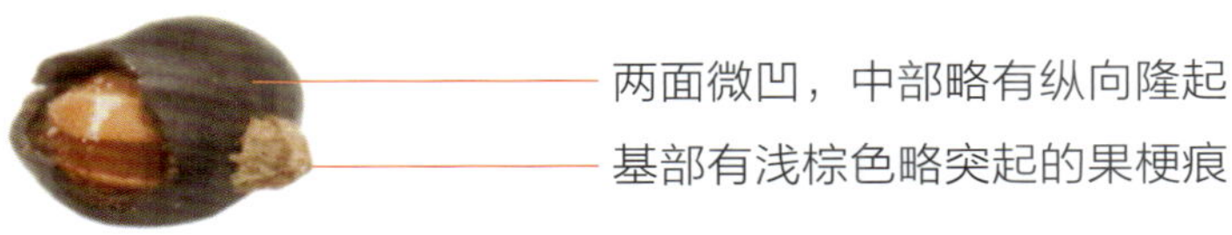

水红花子（基部）

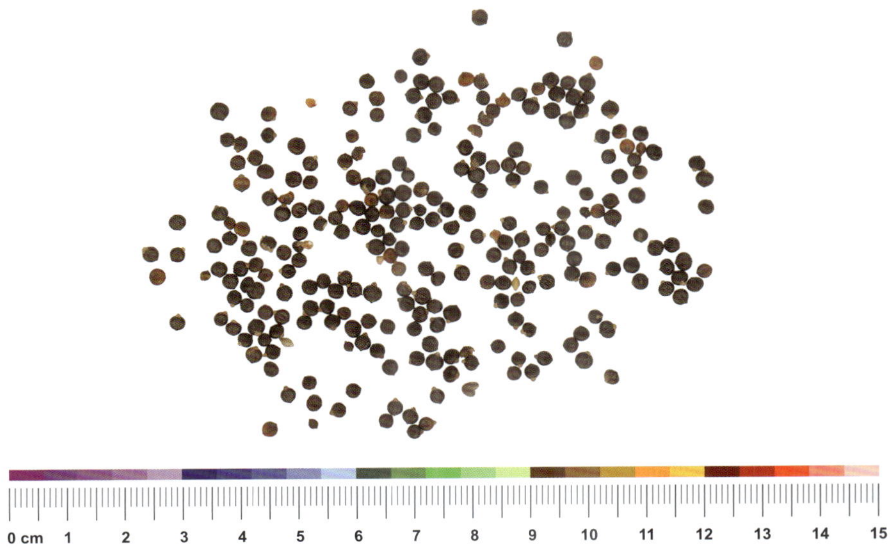

水红花子

产地：河北

化橘红

【基　　原】 芸香科植物化州柚 *Citrus grandis* Tomentosa 或柚 *Citrus grandis*（L.）Osbeck 的未成熟或近成熟干燥外层果皮。前者习称“毛橘红”，后者习称“光七爪”“光五爪”。

【采收加工】 夏季果实未成熟时采收，置沸水中略烫后，将果皮割成 5 瓣 或 7 瓣，除去果瓤和部分中果皮，压制成形，干燥。

【主要产地】 主产于广东、广西、浙江、四川等地。

【炮制方法】 除去杂质，洗净，闷润，切丝或块，晒干。

【饮片性状】 本品呈丝状或不规则的块状。外表面黄绿色或黄棕色，有茸毛或无毛，有皱纹及小油点；内表面黄白色或淡黄棕色，有脉络纹。质脆，易折断，切面外缘有 1 列不整齐的下凹油室。气芳香，味苦、微辛。

【功能主治】 理气宽中，燥湿化痰。用于咳嗽痰多，食积伤酒，呕恶痞闷。

【用法用量】 3～6g。

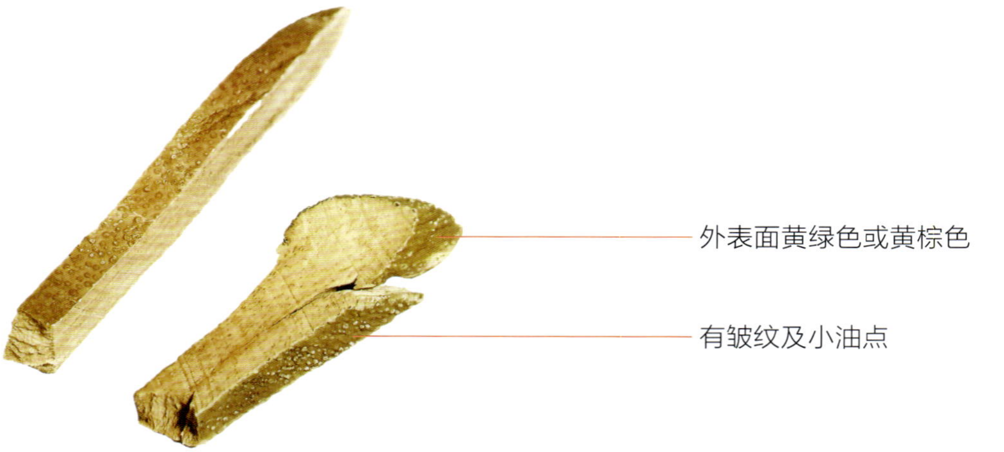

化橘红（表面）

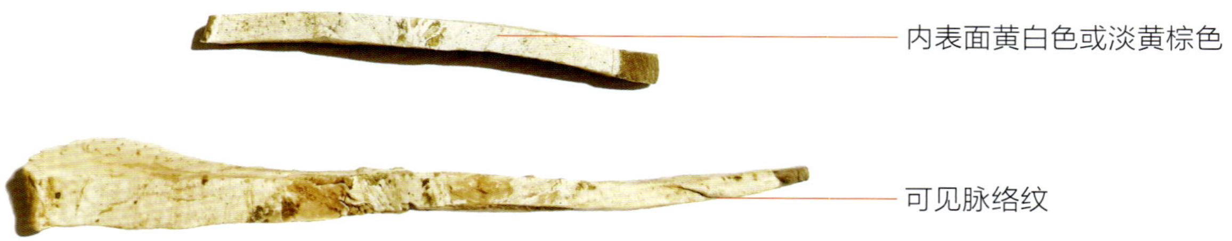

化橘红（切面）

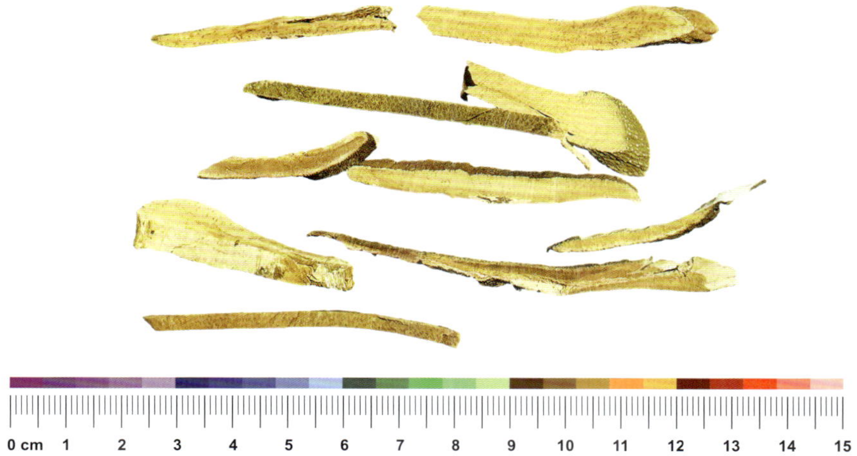

化橘红

产地：广东

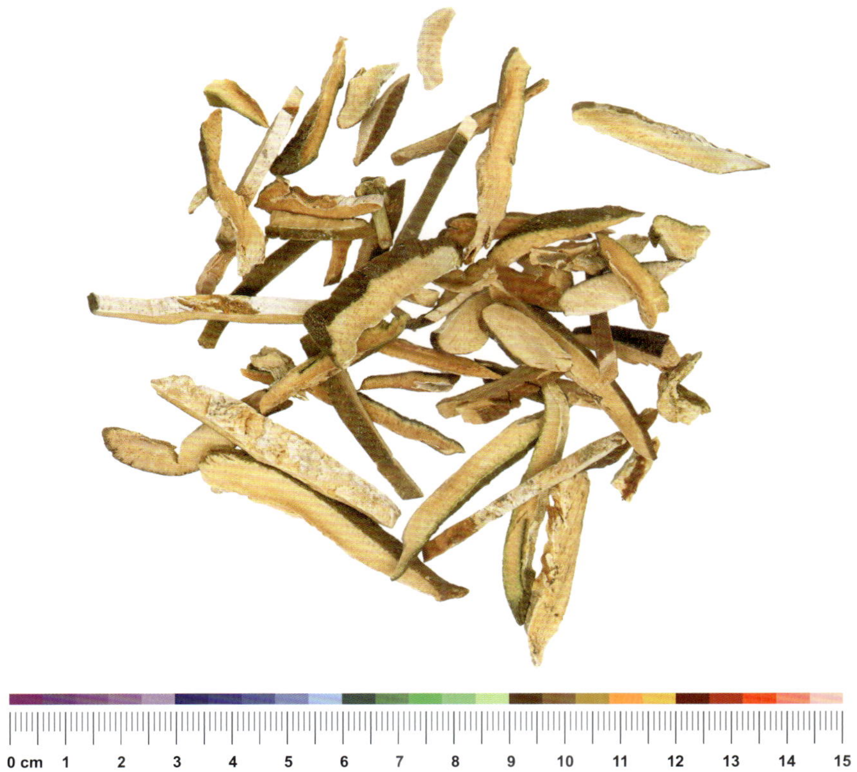

化橘红

产地：浙江

化橘红胎（混淆品）

【基　　原】芸香科植物化州柚 *Citrus grandis* Tomentosa 的干燥幼果。春末夏初果实未成熟时采收，杀青，干燥；或杀青后压制成圆柱形，干燥；或者杀青后纵切为 2 瓣或 4 瓣，干燥；或切片，杀青，干燥。

【炮制方法】类圆片状者，除去杂质；未切片者，洗净，闷润，切片、切丝或切块。

【饮片性状】类圆形片状、不规则丝条状或块状，有的一侧具弧形边。外表面黄绿色至墨绿色或棕褐色，密布茸毛，中果皮黄白色至黄棕色，常呈外深内浅，有脉络纹。基部偶见圆形果柄疤痕。断面不整齐，外缘有 1 列不整齐的下凹油室；内侧可见细小瓤囊，黄棕色至棕褐色；块状者质硬。气芳香，味苦、微辛。

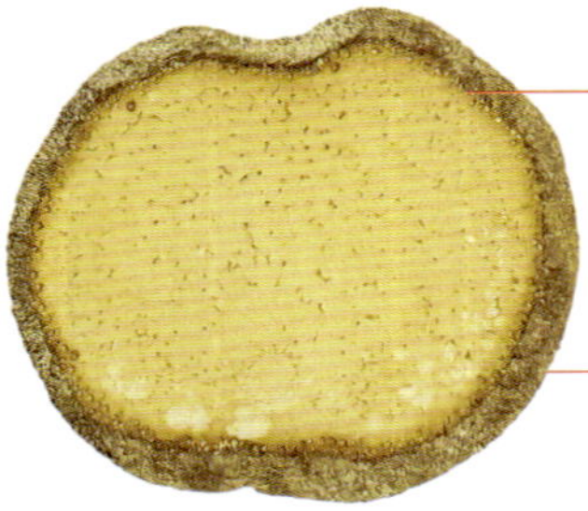

化橘红胎

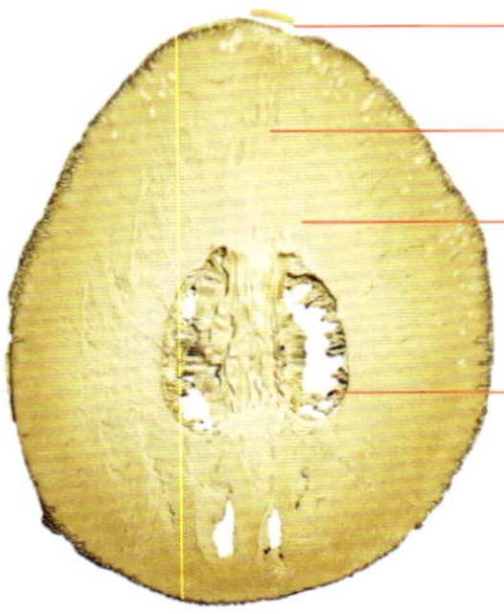

化橘红胎

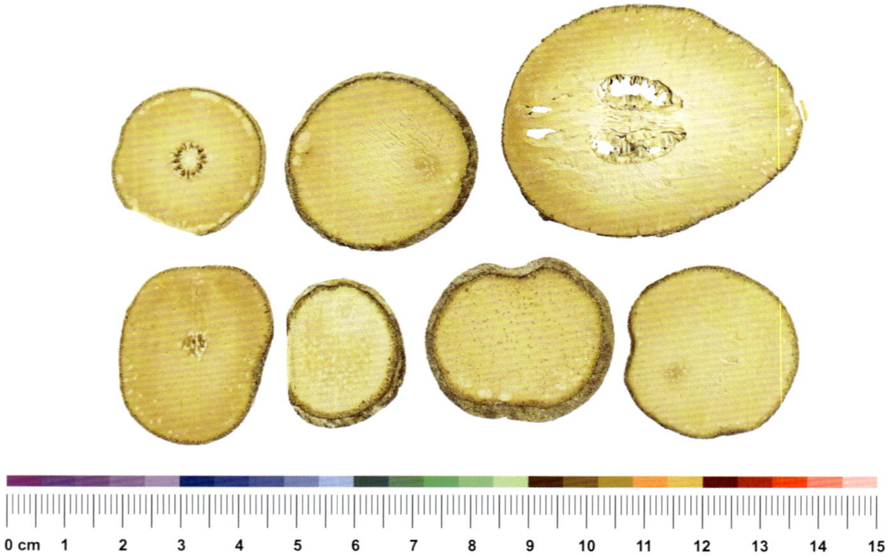

化橘红胎

产地：广东

【炮制依据】《广东省中药材标准》（单页标准）

分心木

【基　　原】胡桃科植物胡桃 *Juglans regia* L. 果核的干燥木质隔膜。

【采收加工】秋季果实成熟时采收，除去果皮和种子，晒干。

【主要产地】主产于河北、山西、山东等地。

【炮制方法】取原药材，除去核壳及杂质。

【饮片性状】本品呈半圆形或不规则片状，多破碎，一边薄而不整齐，另一边略整齐并向内弯曲，边缘突起。完整者呈类圆形或椭圆形，表面棕色至浅棕色，稍有光泽。体轻，质脆，易折断，气微，味微涩。

【功能主治】补肾涩精。用于肾虚遗精，滑精，遗尿，尿血，带下，泻痢。

【用法用量】6～9g。

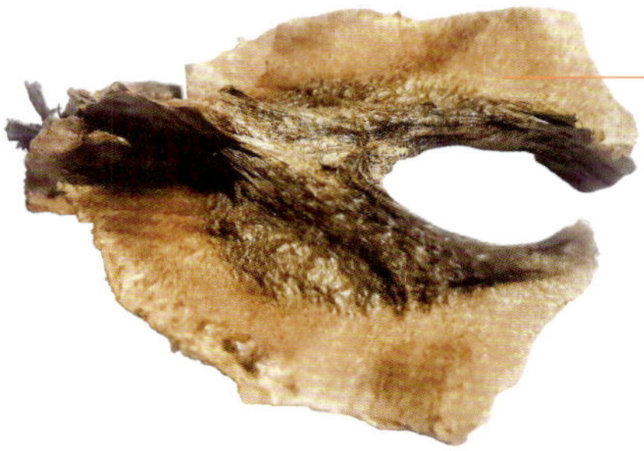

分心木（表面）

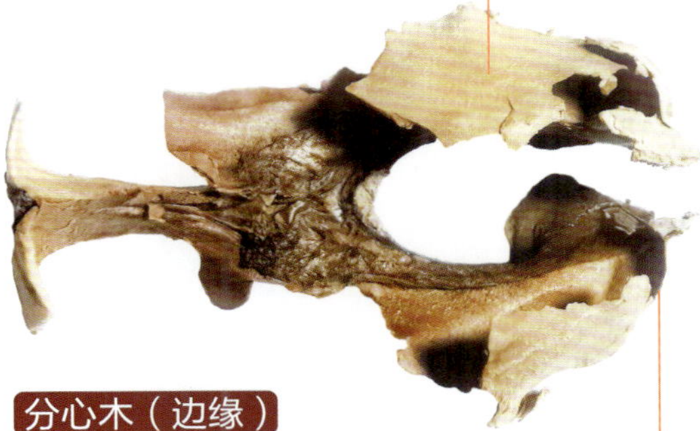

分心木（边缘）

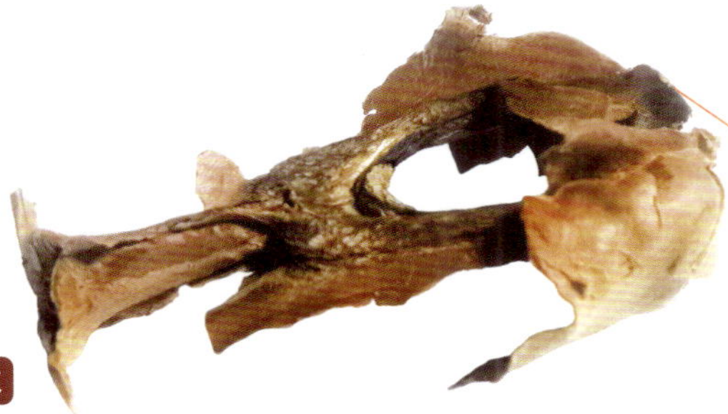

分心木

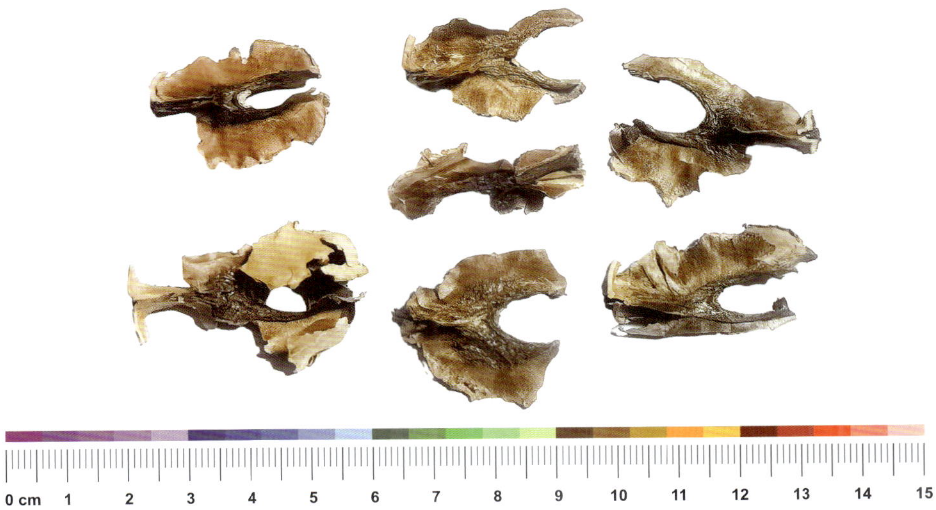

分心木

产地：河北

【炮制依据】《北京市中药饮片炮制规范（2008 年版）》

乌梅

【基　　原】蔷薇科植物梅 *Prunus mume*（Sieb.）Sieb.etZucc. 的干燥近成熟果实。

【采收加工】夏季果实近成熟时采收，低温烘干后闷至色变黑。

【主要产地】主产于四川、浙江、福建、湖南、贵州等地。

【炮制方法】除去杂质，洗净，干燥。

【饮片性状】本品呈类球形或扁球形，直径 1.5～3cm。表面乌黑色或棕黑色，皱缩不平，基部有圆形果梗痕。果核坚硬，椭圆形，棕黄色，表面有凹点；种子扁卵形，淡黄色。气微，味极酸。

【功能主治】敛肺，涩肠，生津，安蛔。用于肺虚久咳，久泻久痢，虚热消渴，蛔厥呕吐、腹痛。

【用法用量】6～12g。

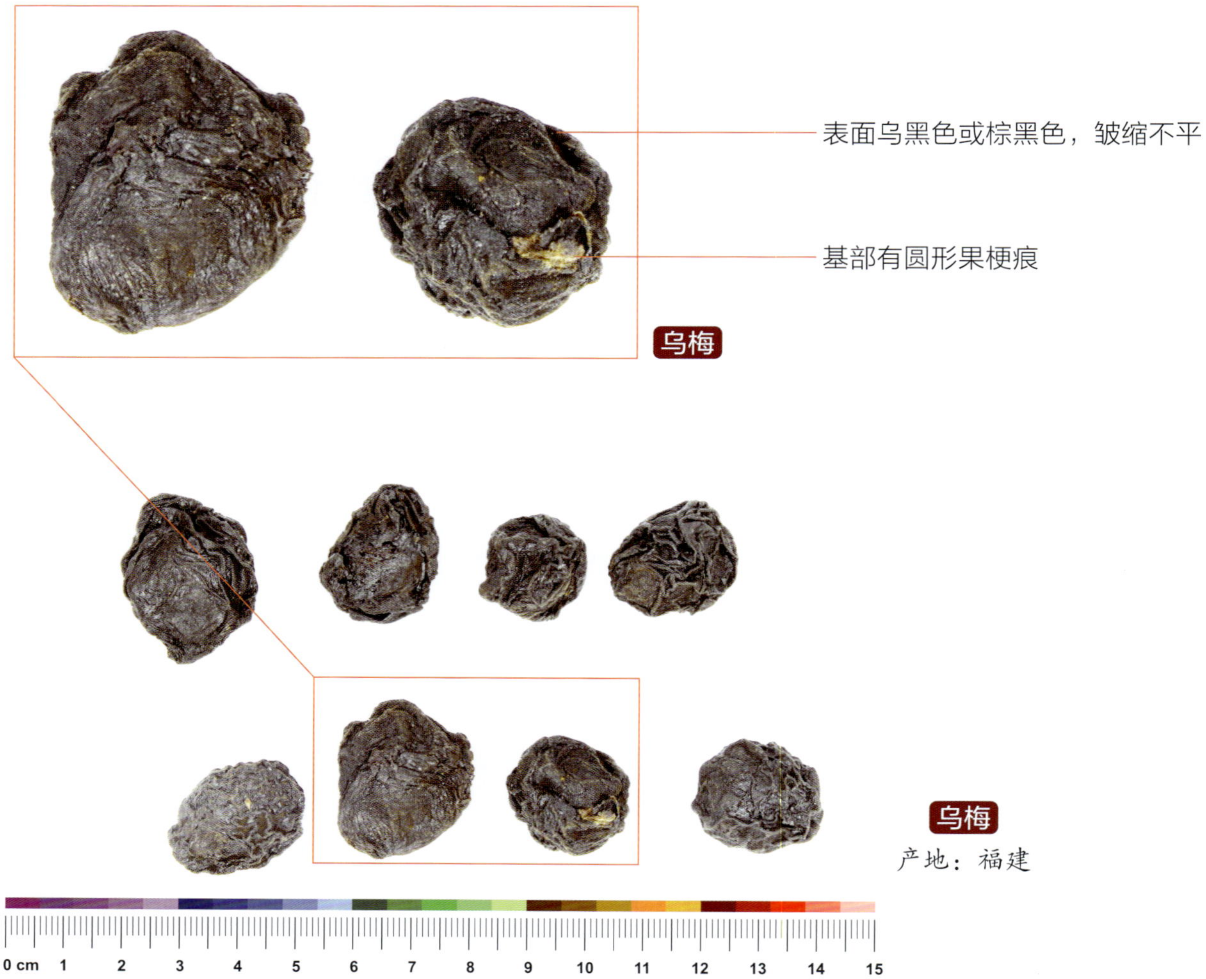

乌梅

产地：福建

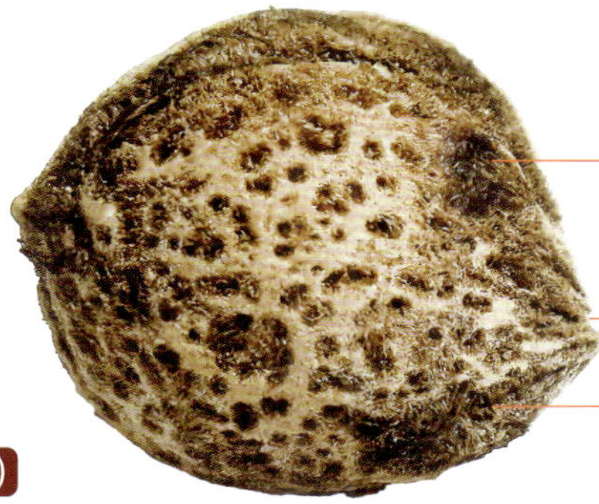
果核与果肉不易分离
果核椭圆形，坚硬，木质化
棕黄色，表面有凹点

乌梅（核）

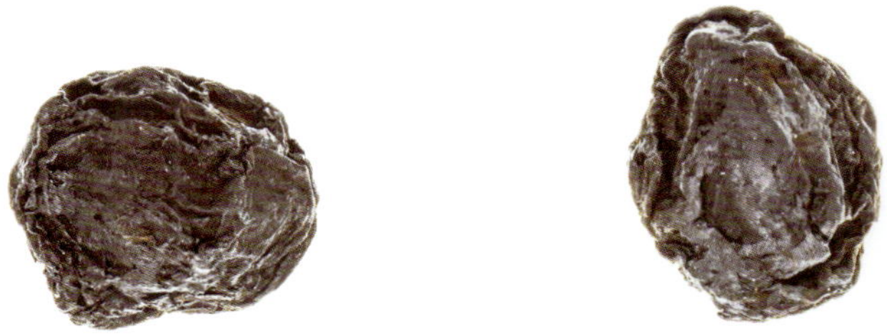

乌梅

产地：四川

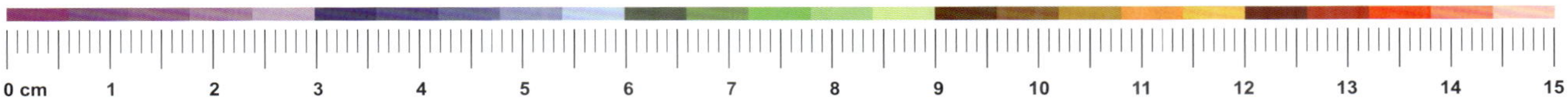
0 cm
1
2
3
4
5
6
7
8
9
10
11
12
13
14
15

凤眼草

【基　　原】苦木科植物臭椿 *Ailanthus altissima* (Mill.) Swingle 的干燥成熟果实。

【采收加工】秋季果实成熟时采摘，干燥。

【主要产地】全国大部分地区均产。

【炮制方法】取原药材，筛去灰屑，除去杂质。

【饮片性状】本品呈长圆状椭圆形，薄片状，两端稍卷曲，长 3.5～4.5cm，宽 1～1.2cm，表面黄褐色，有细密的脉纹，膜质，中部有一条横向的凸纹，中央凸起呈扁球形，种子 1 枚，扁圆形，位于果翅的中部，种皮黄褐色。气微，味苦。

【功能主治】清热燥湿，止血，止痢。用于痢疾，肠风便血，尿血，崩漏，白带。

【用法用量】3～10g。

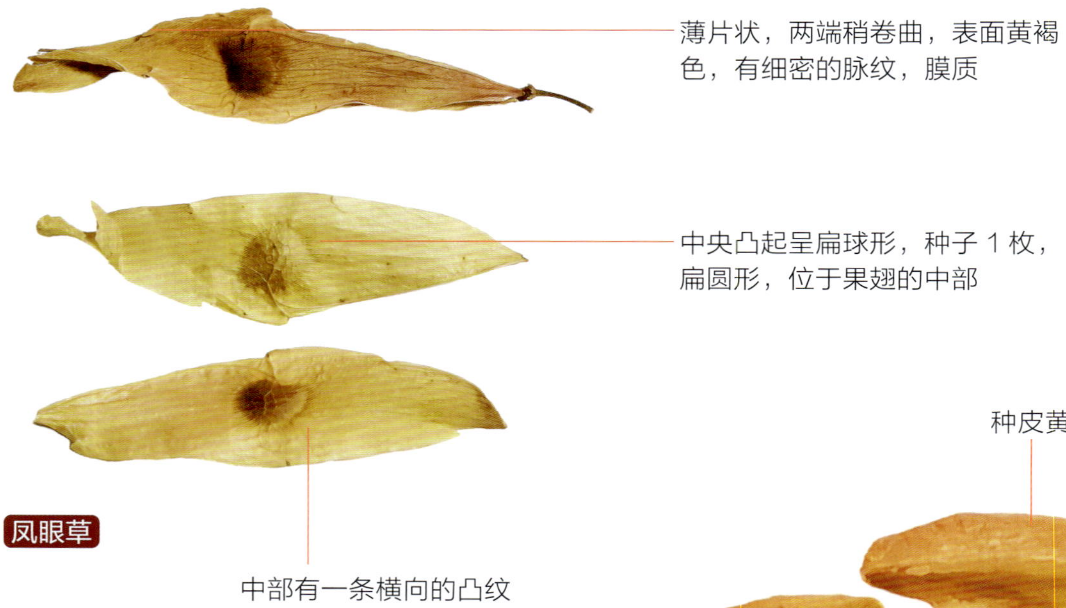

凤眼草

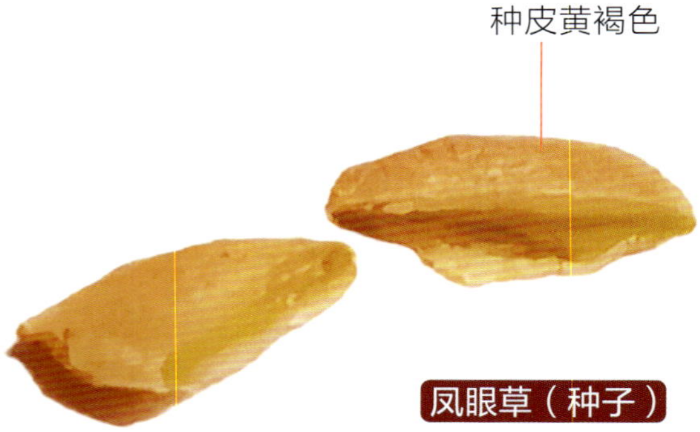

凤眼草（种子）

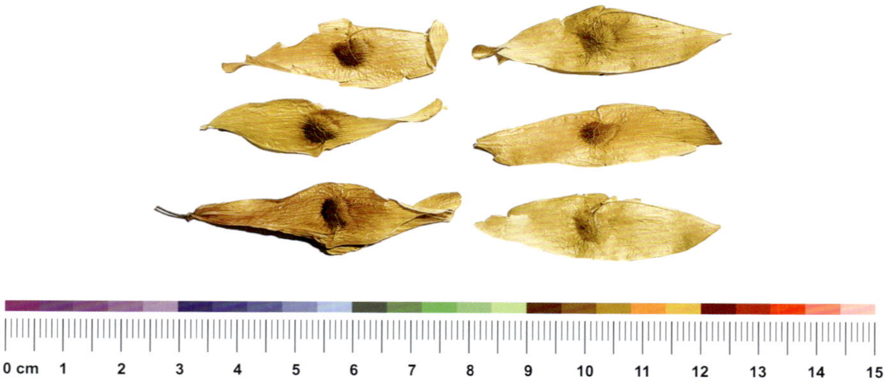

凤眼草

产地：河北

【炮制依据】《天津市中药饮片炮制规范（2018 年版）》

火麻仁

【基　　原】桑科植物大麻 *Cannabis sativa* L.的干燥成熟果实。

【采收加工】秋季果实成熟时采收，除去杂质，晒干。

【主要产地】主产于黑龙江、辽宁、吉林、四川、甘肃、云南、江苏、浙江等地。

【炮制方法】除去杂质及果皮。

【饮片性状】本品呈卵圆形，长 4～5.5mm，直径 2.5～4mm。表面灰绿色或灰黄色，有微细的白色或棕色网纹，两边有棱，顶端略尖，基部有一圆形果梗痕。果皮薄而脆，易破碎。种皮绿色，子叶乳白色，富油性。气微，味淡。

【功能主治】润肠通便。用于血虚津亏，肠燥便秘。

【用法用量】10～15g。

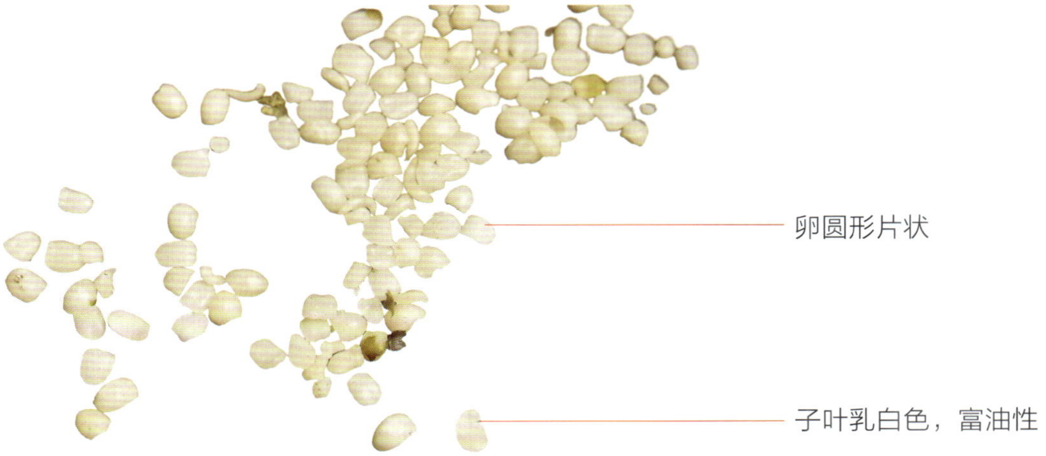

火麻仁

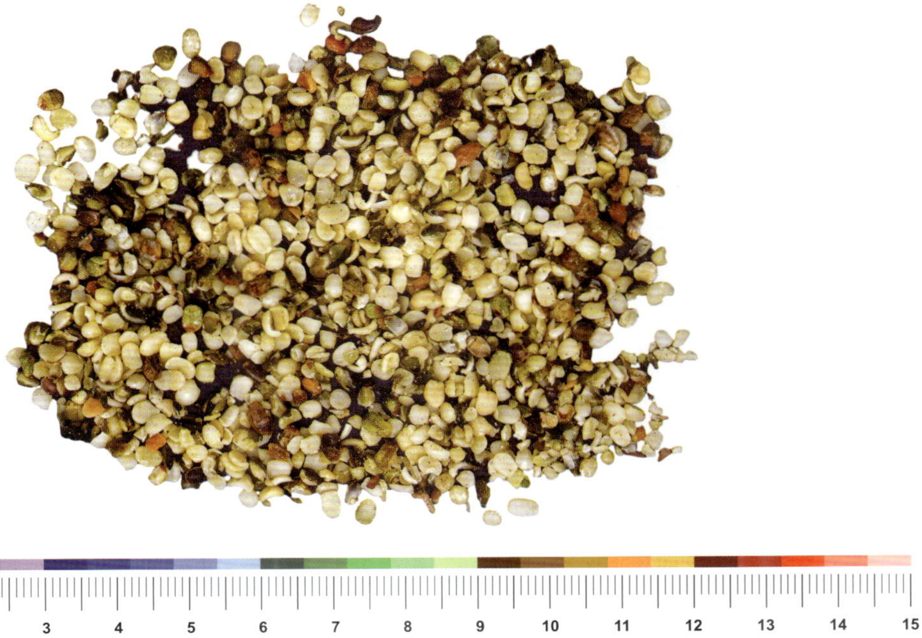

火麻仁

产地：吉林

石莲子

【基　　原】睡莲科植物莲 *Nelumbo nucifera* Gaertn. 的经霜老熟干燥果实。

【采收加工】收集坠入水中、沉于泥内的果实，洗净，晒干。

【主要产地】主产于广东、广西、四川、云南等地。

【炮制方法】取原药材，除去杂质。

【饮片性状】本品呈卵圆形或椭圆形，两头略尖，长 1.5～2cm，直径 0.8～1.2cm。表面灰棕色或灰黑色。果皮极坚硬，敲碎后，可见种子 1 粒，种皮红棕色或黄棕色，种仁黄白色，肥厚，质坚硬，粉性，内有绿色胚芽。气微，味涩、微甘。

【功能主治】清热，开胃。用于慢性痢疾，食欲不振，噤口痢。

【用法用量】6～12g，用时捣碎。

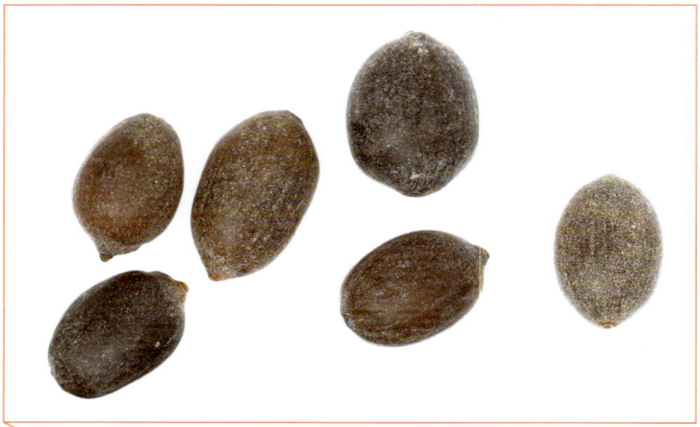

石莲子

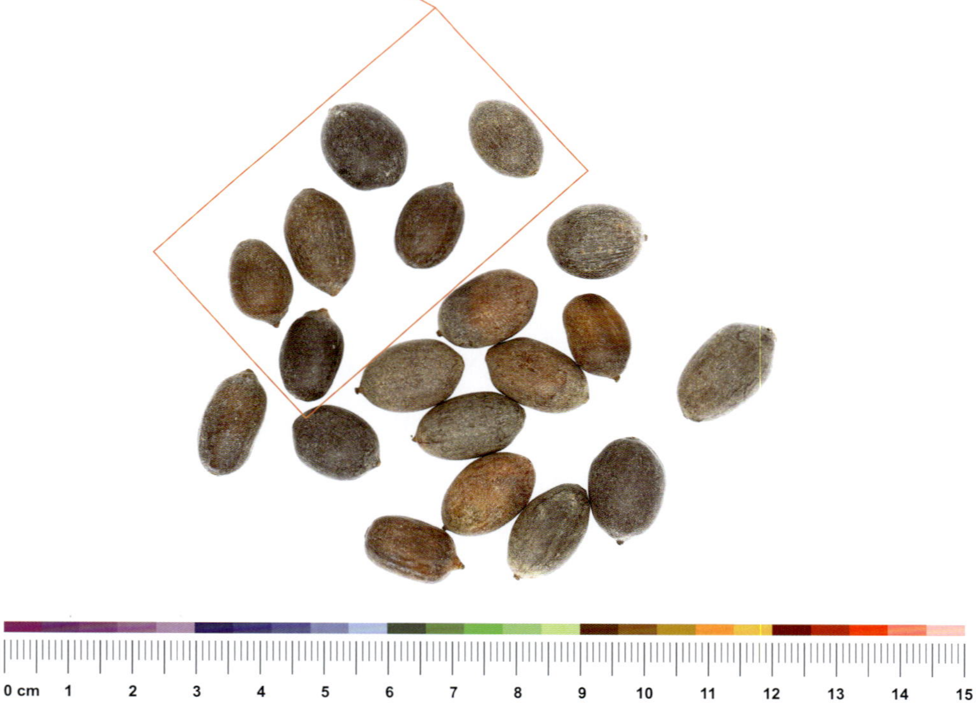

石莲子

产地：云南

【炮制依据】《北京市中药饮片炮制规范（2008 年版）》

石榴皮

【基　　原】 石榴科植物石榴 *Punica granatum* L. 的干燥果皮。

【采收加工】 秋季果实成熟后收集果皮，晒干。

【主要产地】 主产于四川、山东、陕西、安徽、新疆、云南、广西、河南、江苏等地。

【炮制方法】 **方法 1** | 除去杂质，洗净，切块，干燥。[《中华人民共和国药典（2020 年版）》]

方法 2 | 取原药材，除去杂质，洗净，闷润 8～12 小时，至内外湿度一致，切宽丝（10～15mm），干燥，筛去碎屑。或取原药材，除去杂质，洗净，干燥，加工成块。[《北京市中药饮片炮制规范（2008 年版）》]

【饮片性状】 本品呈不规则长条状或不规则块状。外表面红棕色、棕黄色或暗棕色，略有光泽，有多数疣状突起，有时可见筒状宿萼及果梗痕。内表面黄色或红棕色，有种子脱落后的小凹坑及隔瓤残迹。切面黄色或鲜黄色，略显颗粒状。气微，味苦涩。

【功能主治】 涩肠止泻，止血，驱虫。用于久泻，久痢，便血，脱肛，崩漏，带下，虫积腹痛。

【用法用量】 3～9g。

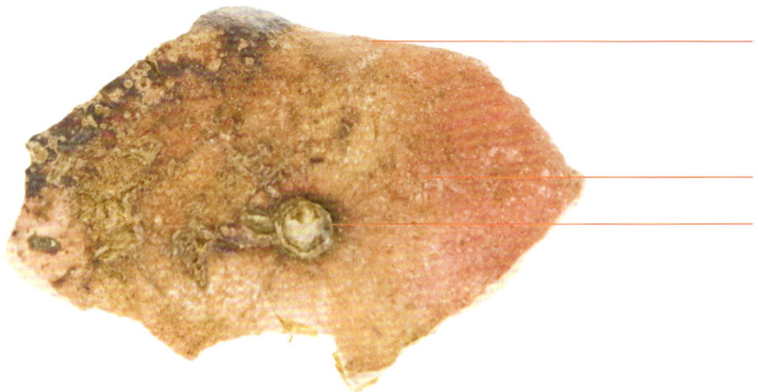

石榴皮（外表面）

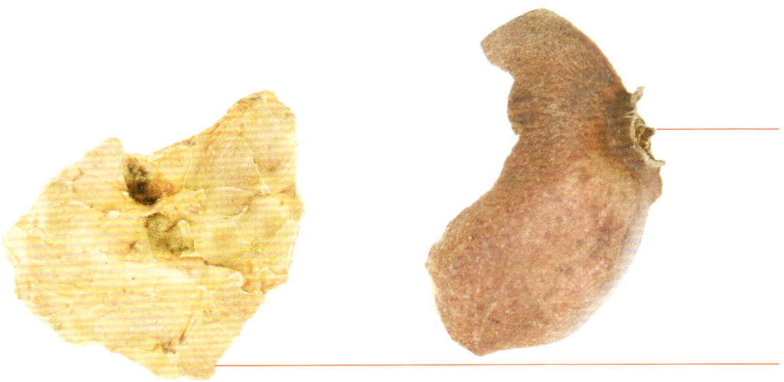

石榴皮（内表面）

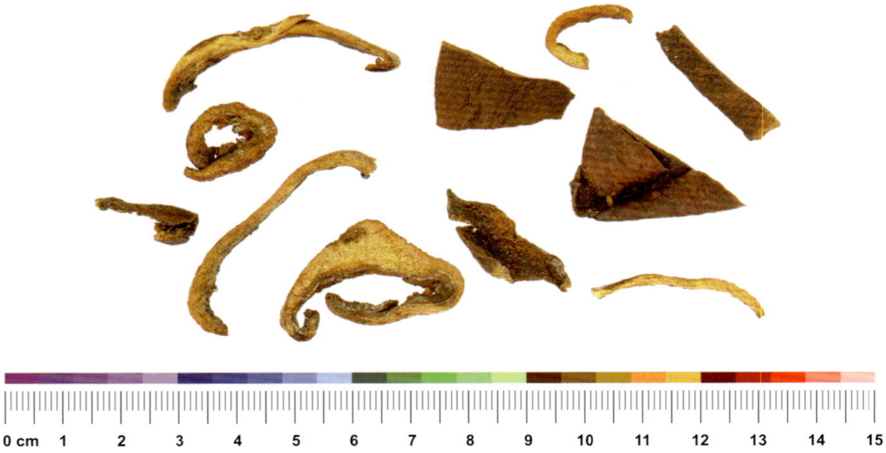

石榴皮

产地：江苏

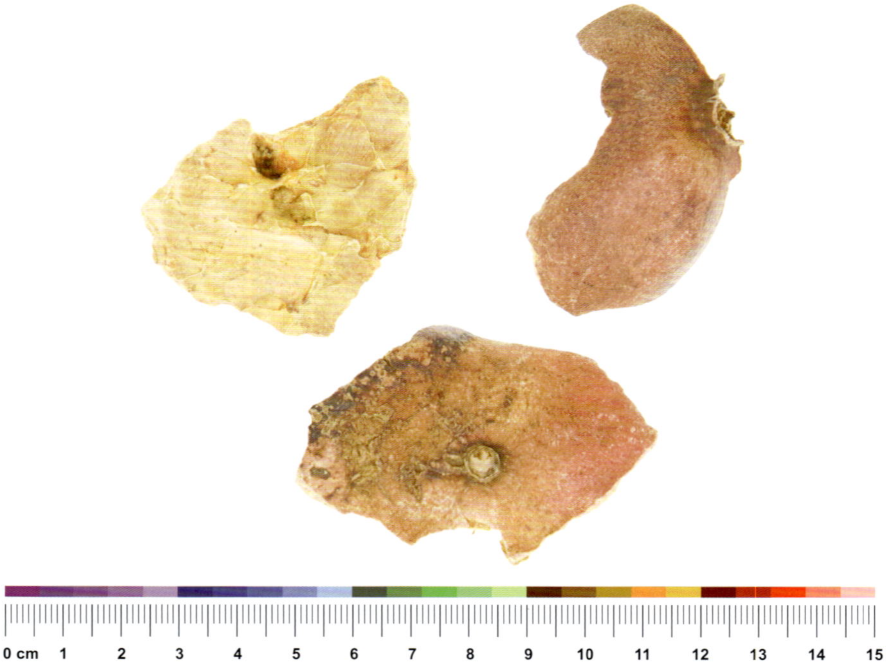

石榴皮

产地：安徽

龙眼肉

【基　　原】无患子科植物龙眼 *Dimocarpus longan* Lour. 的假种皮。

【采收加工】夏、秋二季采收成熟果实，干燥，除去壳、核，晒至干爽不黏。

【主要产地】主产于福建、广西、台湾、广东、贵州、四川、海南、云南等地。

【炮制方法】取原药材，除去杂质及残留的核、壳。

【饮片性状】本品为纵向破裂的不规则薄片，或呈囊状，长约 1.5cm，宽 2～4cm，厚约 0.1cm。棕黄色至棕褐色，半透明。外表面皱缩不平，内表面光亮而有细纵皱纹。薄片者质柔润，囊状者质稍硬。气微香，味甜。

【功能主治】补益心脾，养血安神。用于气血不足所致心悸怔忡、健忘失眠、血虚萎黄。

【用法用量】9～15g。

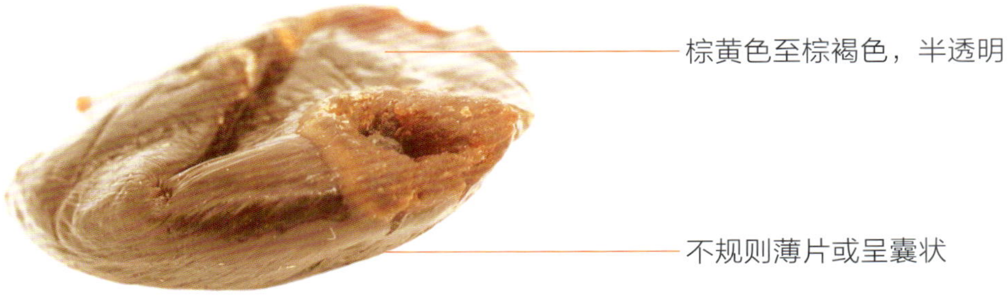

龙眼肉（外表面）

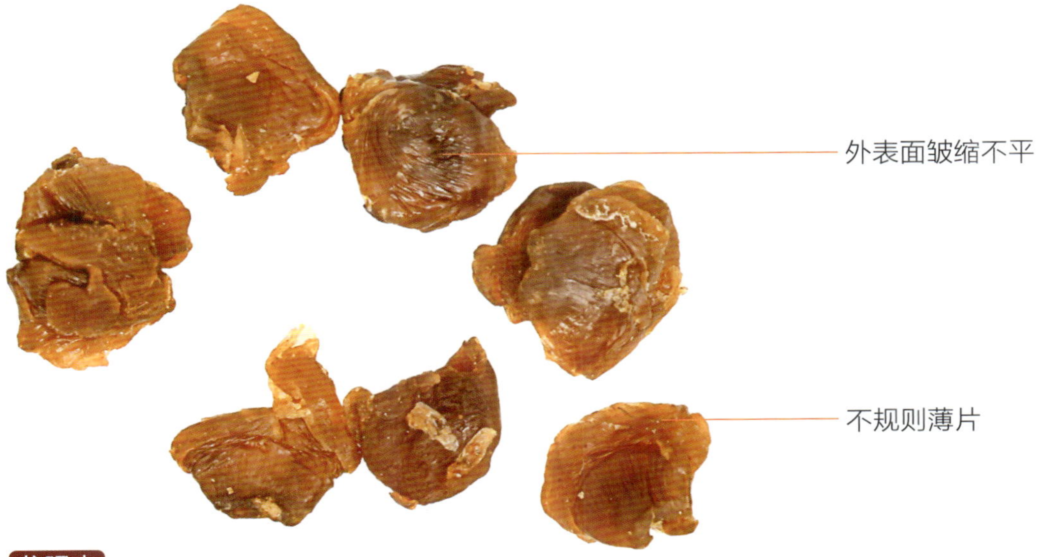

龙眼肉

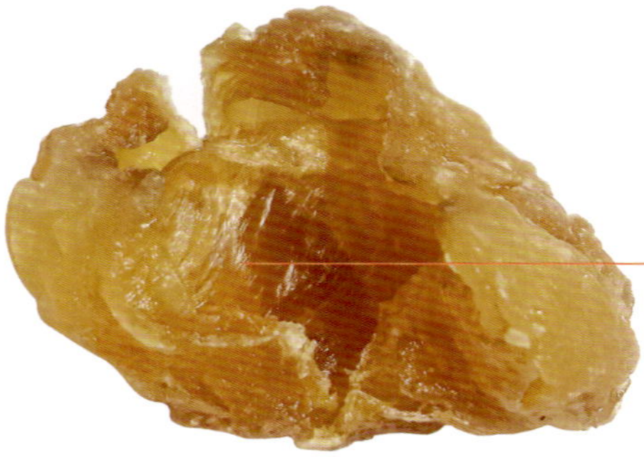

内表面光亮而有细纵皱纹

龙眼肉（内表面）

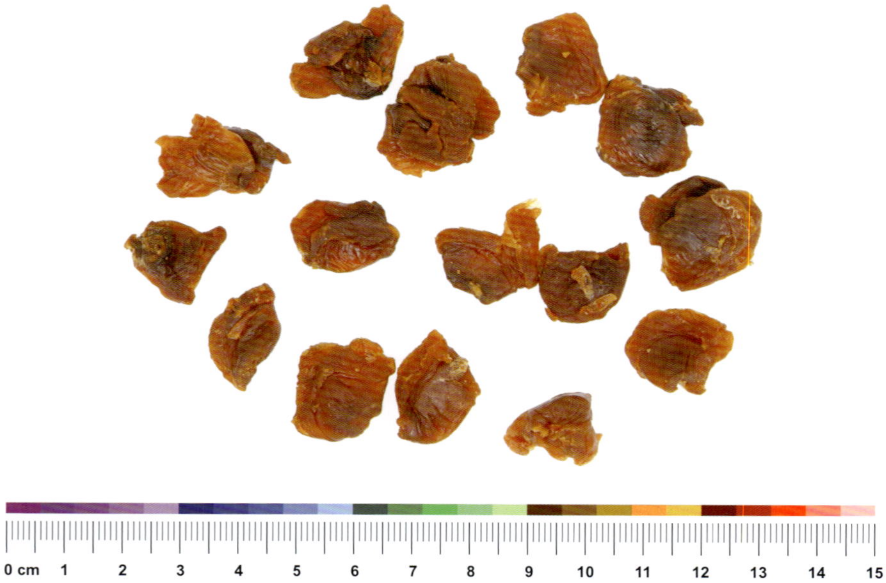

龙眼肉

产地：广西

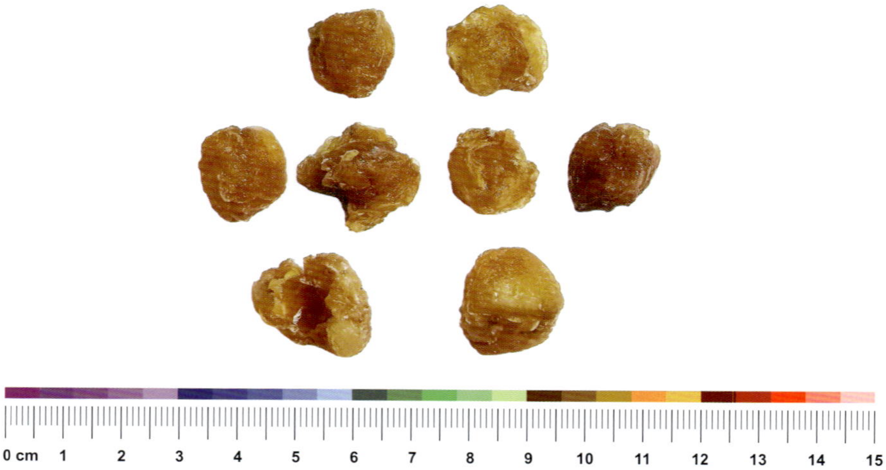

龙眼肉

产地：广东

白果

【基　　原】银杏科植物银杏 *Ginkgo biloba* L.的干燥成熟种子。

【采收加工】秋季种子成熟时采收，除去肉质外种皮，洗净，稍蒸或略煮后，烘干。

【主要产地】主产于江苏、广西、四川、河南、山东、湖北、辽宁等地。

【炮制方法】取原药材，除去杂质，筛去灰屑，用时捣碎。

【饮片性状】本品略呈椭圆形，一端稍尖，另一端钝，长 1.5～2.5cm，宽 1～2cm，厚约 1cm。表面黄白色或淡棕黄色，平滑，具 2～3 条棱线。中种皮（壳）骨质，坚硬。内种皮膜质，种仁宽卵球形或椭圆形，一端淡棕色，另一端金黄色，横断面外层黄色，胶质样，内层淡黄色或淡绿色，粉性，中间有空隙。气微，味甘、微苦。

【功能主治】敛肺定喘，止带缩尿。用于痰多喘咳，带下白浊，遗尿，尿频。

【用法用量】5～10g。

【使用注意】生食有毒。

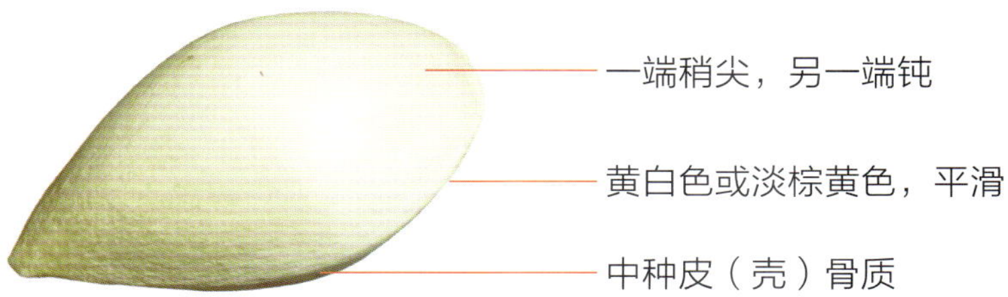

白果（外表面）

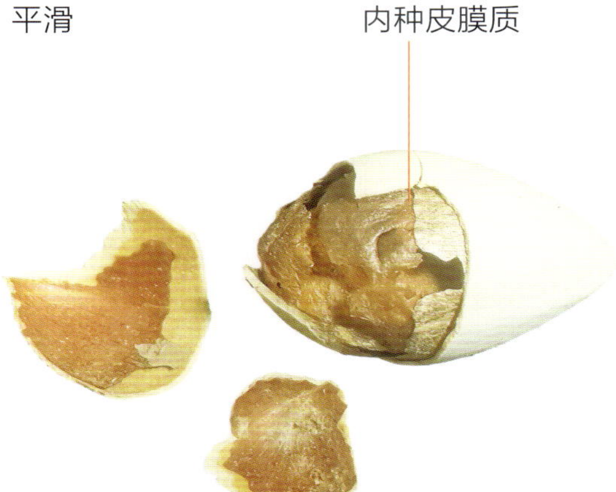

白果（断面）

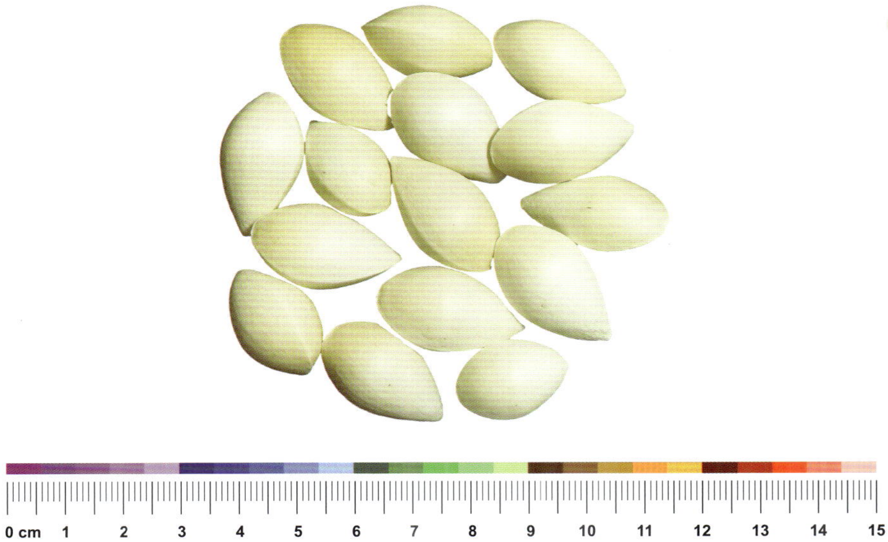

白果

产地：江苏

【炮制依据】《北京市中药饮片炮制规范（2008 年版）》

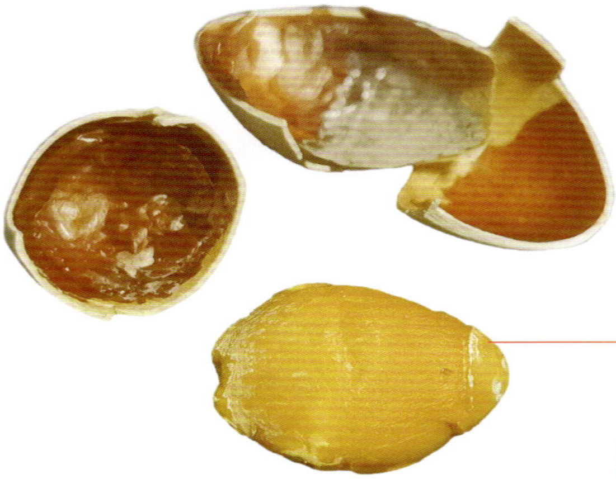

白果（种仁）

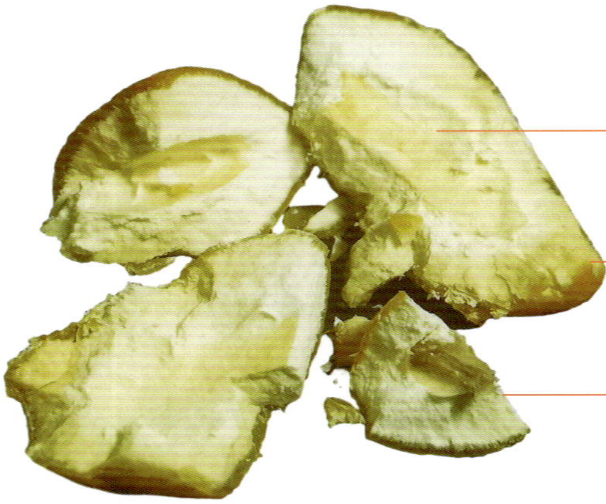

白果（种仁断面）

白果（发霉）

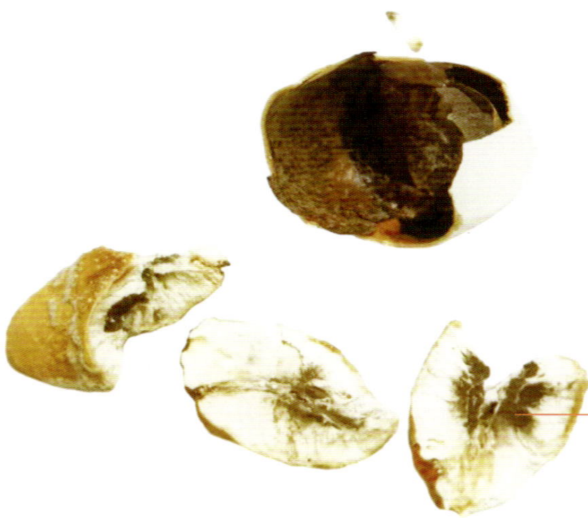

白果仁

【基　　原】银杏科植物银杏 *Ginkgo biloba* L. 干燥成熟种子的炮制品。

【炮制方法】取白果，除去杂质及硬壳，用时捣碎。

【饮片性状】本品种仁宽卵球形或椭圆形，有残留膜质内种皮，一端淡棕色，另一端金黄色。质地较硬。横断面胶质样，外层黄色，内层淡黄色，粉性，中间有空隙。气微，味甘、微苦。

【功能主治】敛肺定喘，止带缩尿。用于痰多喘咳，带下白浊，遗尿，尿频。

【用法用量】5～10g。

【使用注意】生食有毒。

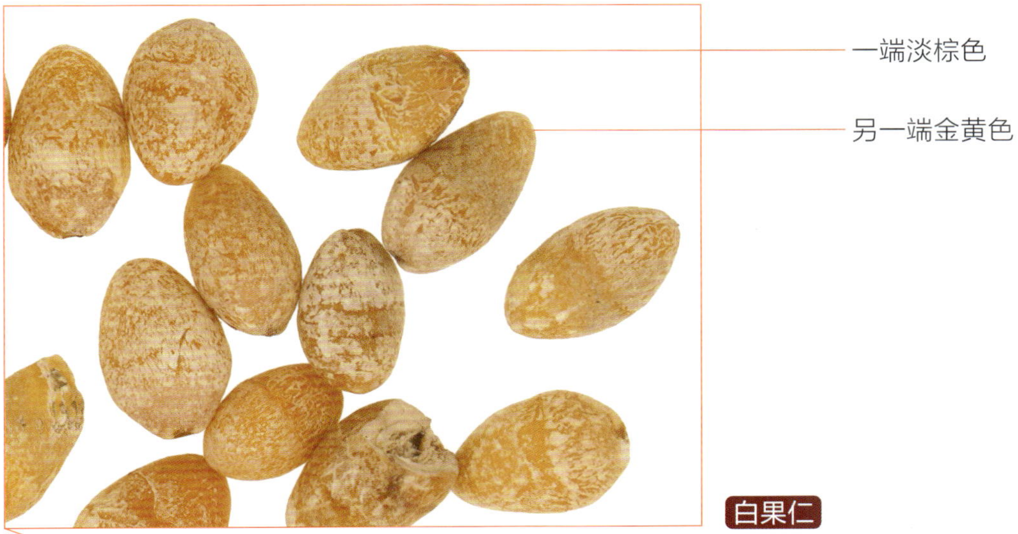

白果仁

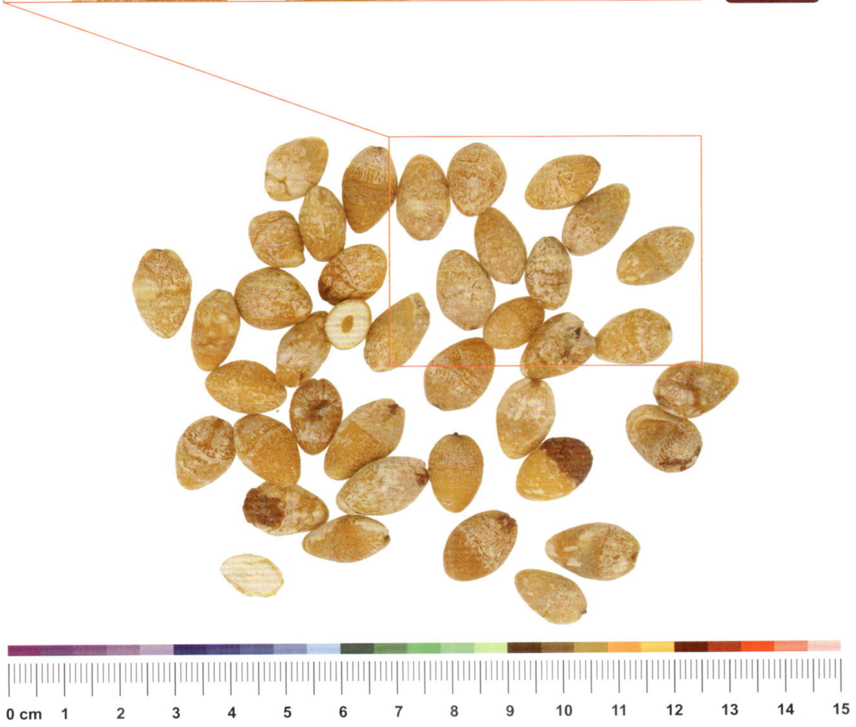

白果仁
产地：江苏

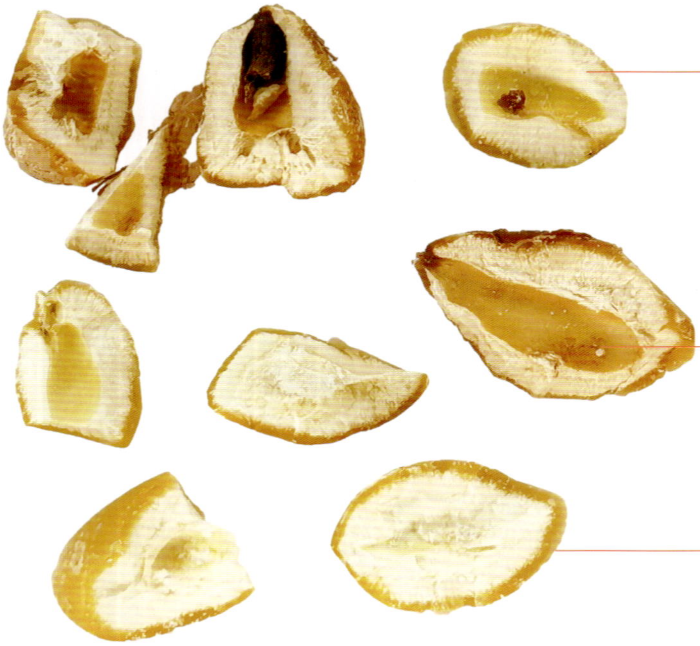

白果仁（断面）

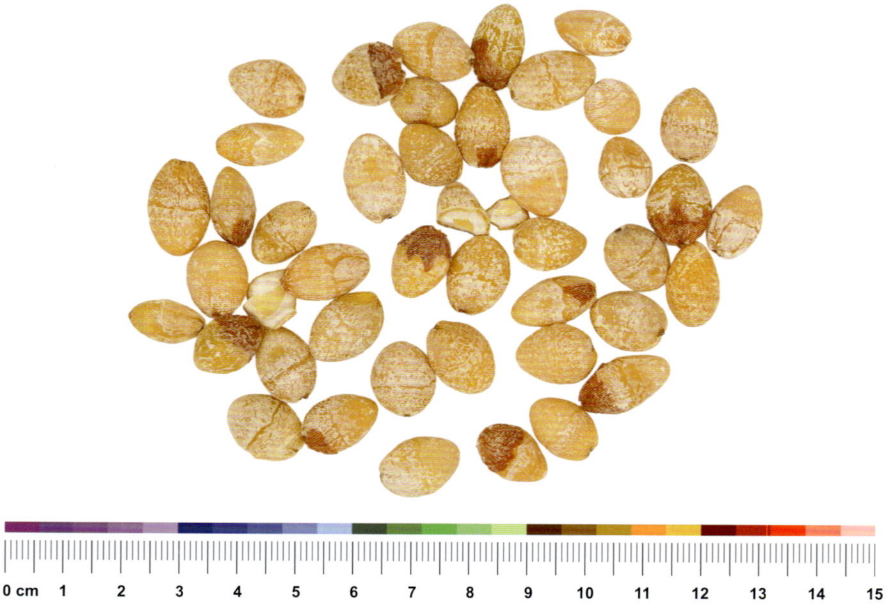

白果仁

产地：河北

瓜蒌

【基　　原】葫芦科植物栝楼 *Trichosanthes kirilowii* Maxim. 或双边栝楼 *Trichosanthes rosthornii* Harms 的干燥成熟果实。

【采收加工】秋季果实成熟时，连果梗剪下，置通风处阴干。

【主要产地】主产于辽宁、北京、天津、河北、山西、内蒙古、山东、江苏、安徽、浙江、福建、上海、广东、广西、海南、陕西、甘肃、四川、贵州、云南等地。

【炮制方法】压扁，切丝或切块。

【饮片性状】本品呈不规则的丝或块状。外表面橙红色或橙黄色，皱缩或较光滑；内表面黄白色，有红黄色丝络。果瓤橙黄色，与多数种子黏结成团。具焦糖气，味微酸、甜。

【功能主治】清热涤痰，宽胸散结，润燥滑肠。用于肺热咳嗽，痰浊黄稠，胸痹心痛，结胸痞满，乳痈，肺痈，肠痈，大便秘结。

【用法用量】9～15g。

【使用注意】不宜与川乌、制川乌、草乌、制草乌、附子同用。

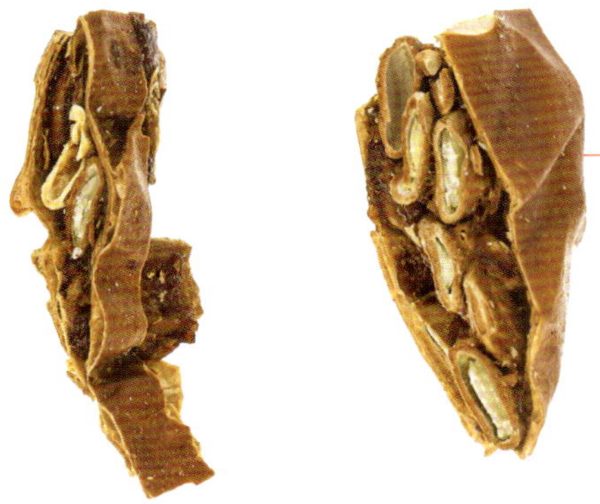

瓜蒌

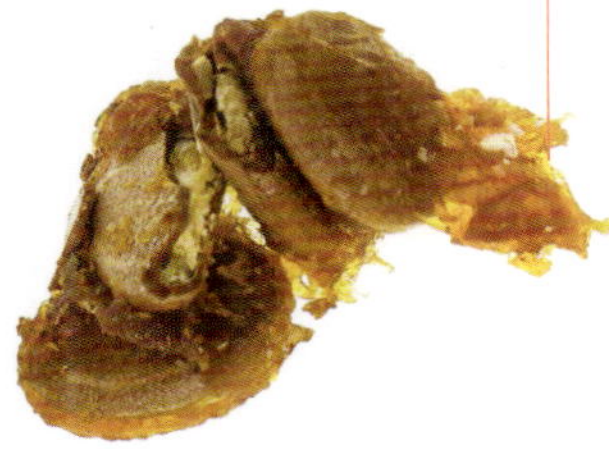

瓜蒌（种子）

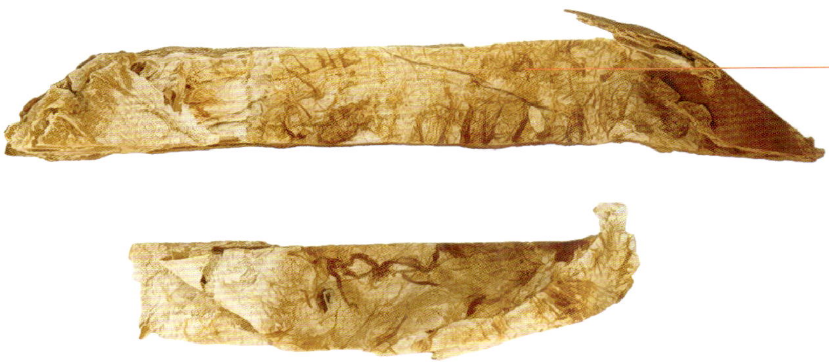

瓜蒌（内表面）

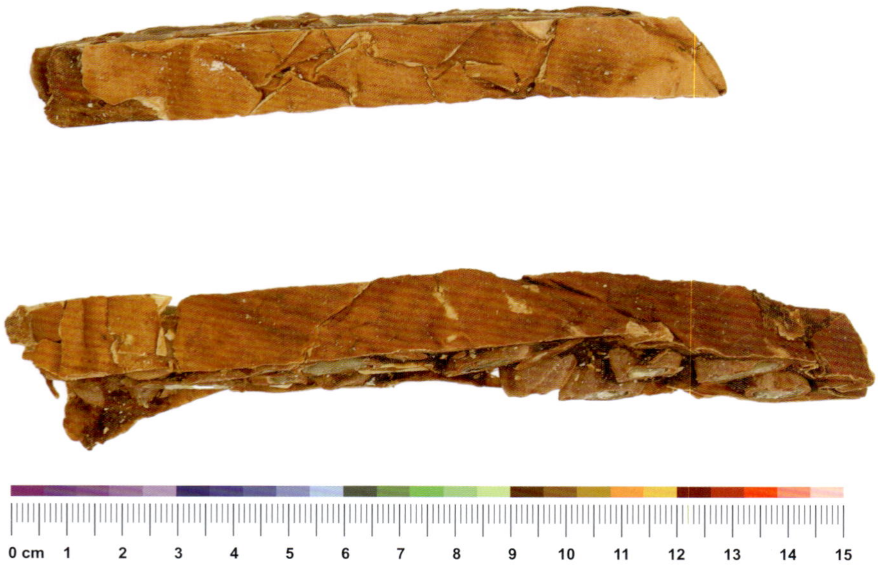

瓜蒌

产地：河北

瓜蒌（虫蛀）

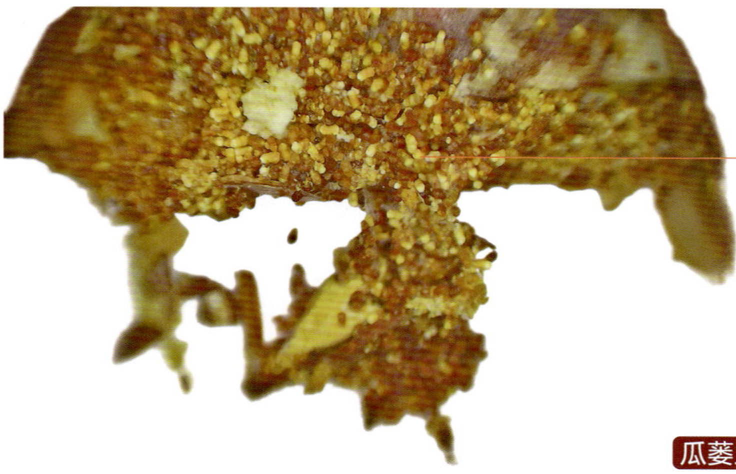

瓜蒌虫蛀（1∶20）

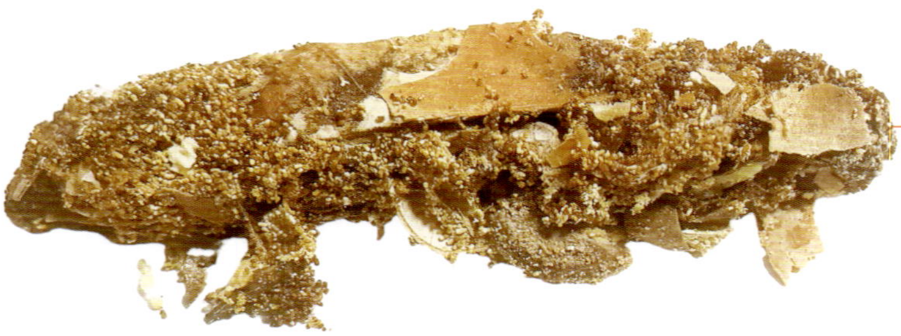

瓜蒌虫蛀

瓜蒌皮

【基　　原】葫芦科植物栝楼 *Trichosanthes kirilowii* Maxim. 或双边栝楼 *Trichosanthes rosthornii* Harms 干燥成熟种子的炮制品。

【采收加工】秋季采摘成熟果实，剖开，除去果瓤及种子，阴干。

【炮制方法】洗净，稍晾，切丝，晒干。

【饮片性状】本品呈丝条状，边缘向内卷曲。外表面橙红色或橙黄色，皱缩，有时可见残存果梗；内表面黄白色，有红黄色丝络。质较脆，易折断。具焦糖气，味淡、微酸。

【功能主治】清热化痰，利气宽胸。用于痰热咳嗽，胸闷胁痛。

【用法用量】6～10g。

【使用注意】不宜与川乌、制川乌、草乌、制草乌、附子同用。

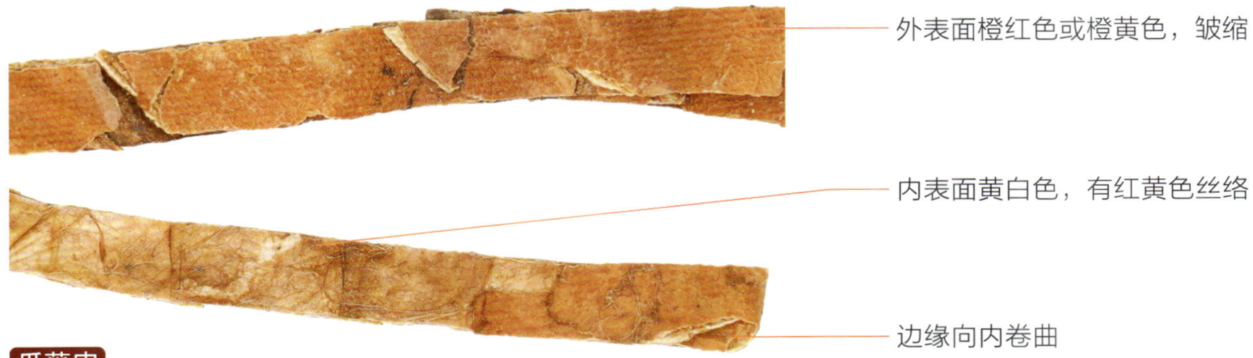

瓜蒌皮

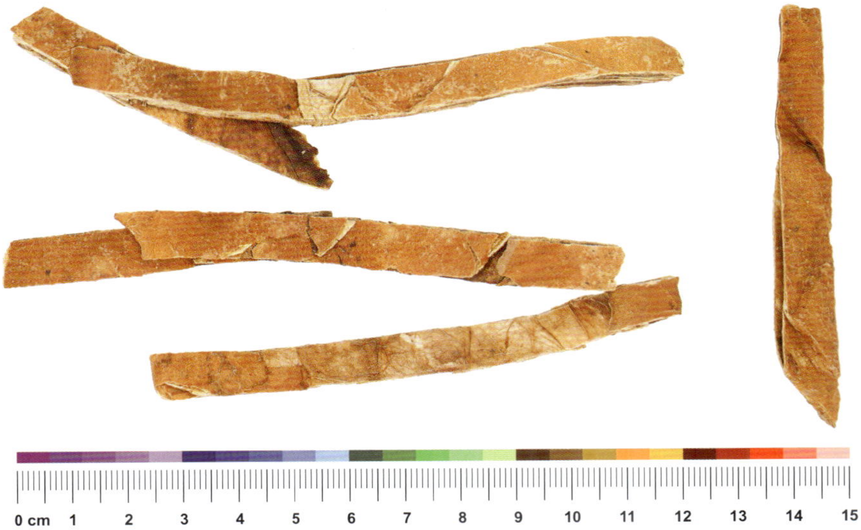

瓜蒌皮

产地：安徽

蜜瓜蒌子

【基　　原】 葫芦科植物栝楼 *Trichosanthes kirilowii* Maxim. 或双边栝楼 *Trichosanthes rosthornii* Harms 干燥成熟种子的炮制品。

【采收加工】 秋季采摘成熟果实，剖开，取出种子，洗净，晒干。

【炮制方法】 取炼蜜（嫩蜜），用适量沸水稀释后，淋入净瓜蒌子中，拌匀，闷润 2～4 小时，置热锅内，用文火炒至鼓起，不黏手为度，取出，晾凉。每 100kg 净瓜蒌子，用炼蜜 3kg。

【饮片性状】 本品呈扁平椭圆形，长 12～15mm，宽 6～10mm，厚度约 3.5mm。表面棕褐色，略鼓起，微显光泽，沿边缘有 1 圈沟纹，顶端较尖，有种脐，基部钝圆或较狭。种皮坚硬；内种皮膜质，灰绿色，子叶 2 片，黄白色，富油性。气略焦香，味淡。

【功能主治】 润肺止咳。用于燥咳痰黏。

【用法用量】 9～15g。用时捣碎。

【使用注意】 不宜与乌头类药材同用。

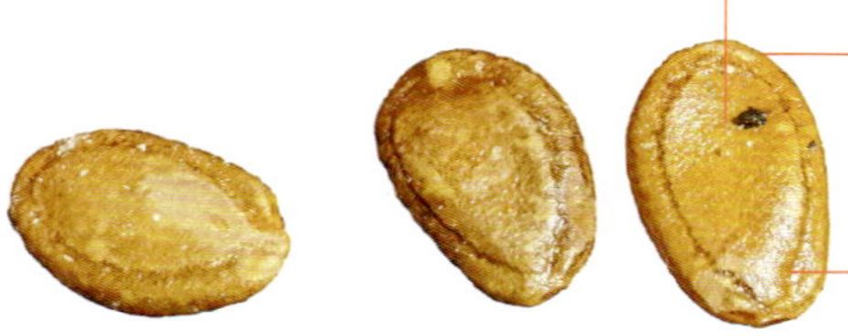

蜜瓜蒌子（外表面）

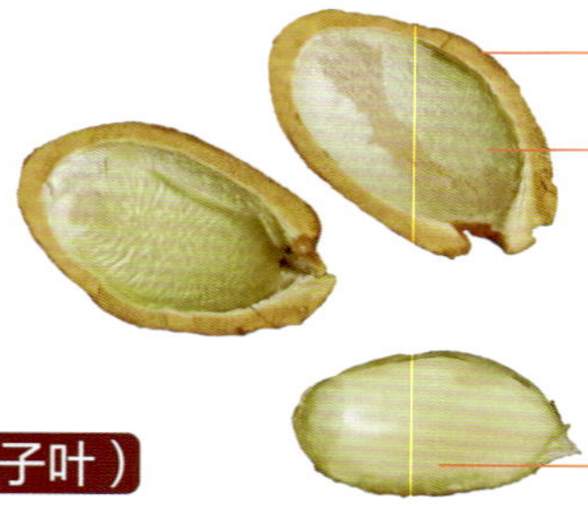

蜜瓜蒌子（子叶）

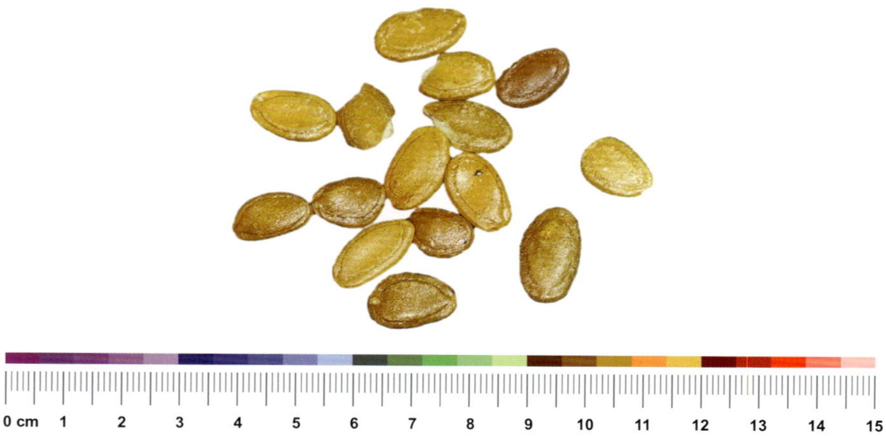

蜜瓜蒌子

产地：山东

冬瓜皮

【基　　原】葫芦科植物冬瓜 *Benincasa hispida*（Thunb.）Cogn. 的干燥外层果皮。

【采收加工】食用冬瓜时，洗净，削取外层果皮，晒干。

【主要产地】全国各地均产。

【炮制方法】除去杂质，洗净，切块或宽丝，干燥。

【饮片性状】本品为不规则的碎片，常向内卷曲，大小不一。外表面灰绿色或黄白色，被有白霜，有的较光滑不被白霜；内表面较粗糙，有的可见筋脉状维管束。体轻，质脆。气微，味淡。

【功能主治】利尿消肿。用于水肿胀满，小便不利，暑热口渴，小便短赤。

【用法用量】9～30g。

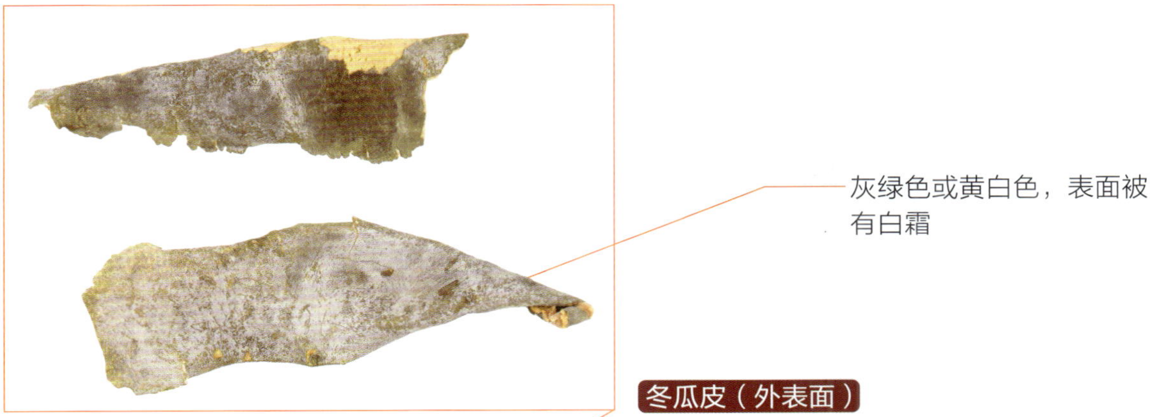

冬瓜皮（外表面）

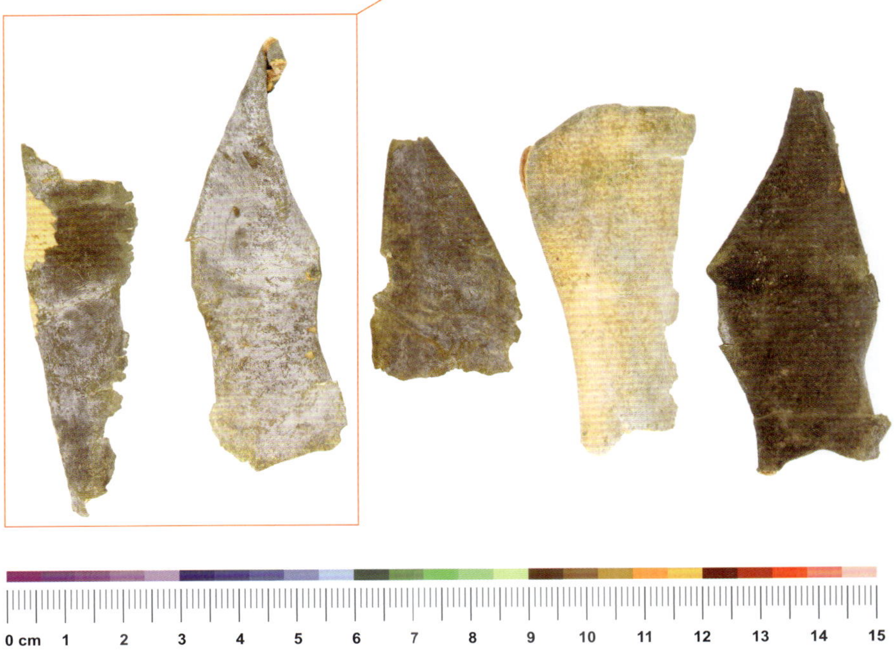

冬瓜皮

产地：安徽

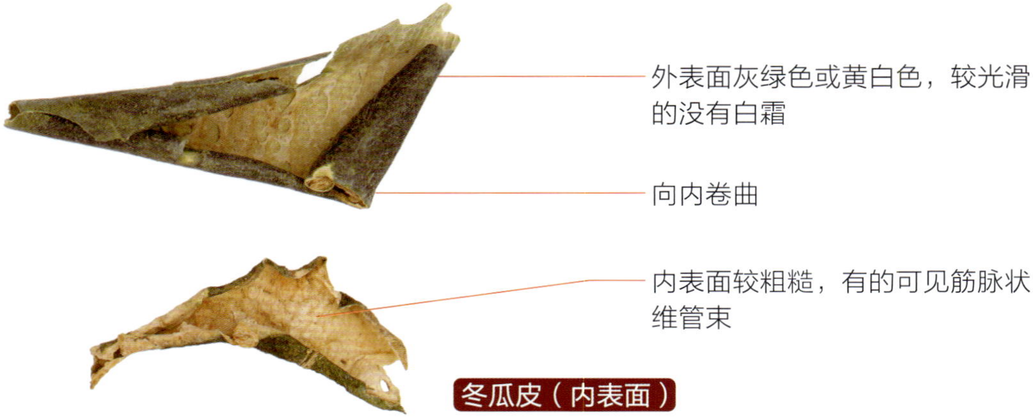

冬瓜皮（内表面）

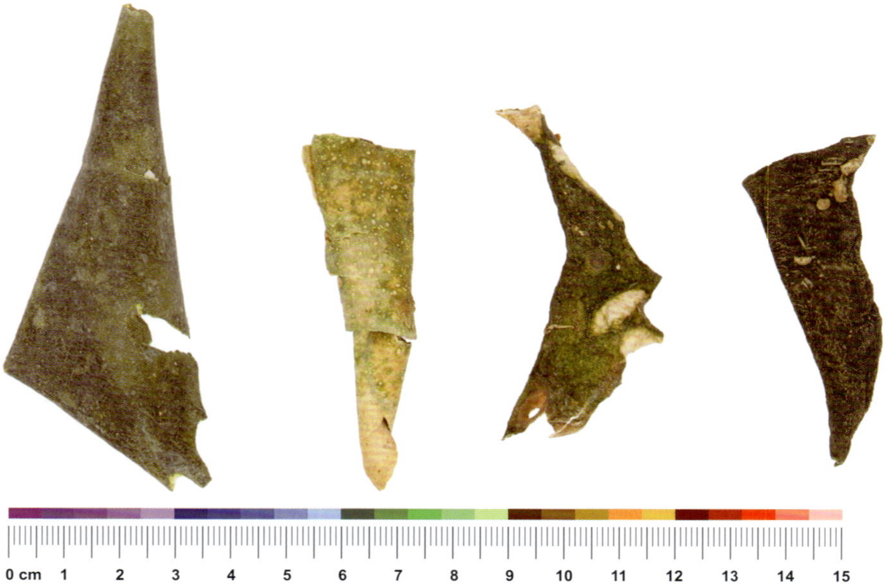

冬瓜皮

产地：河北

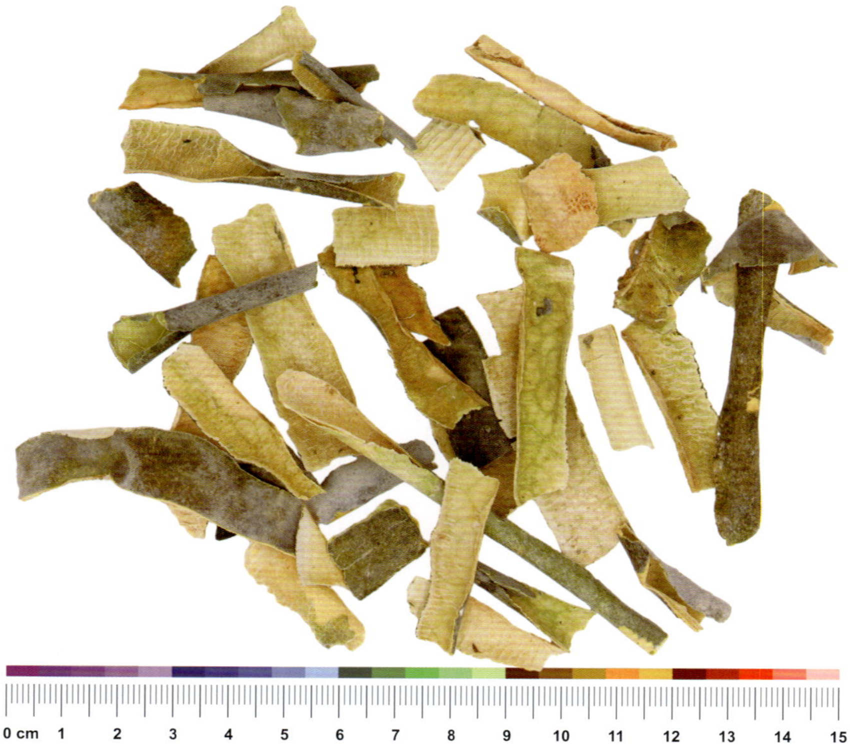

冬瓜皮

产地：北京

母丁香

【基　　原】桃金娘科植物丁香 *Eugenia caryophyllata* Thunb. 的干燥近成熟果实。

【采收加工】果将熟时采摘，晒干。

【主要产地】主产于广西、广东、海南、云南等地。

【炮制方法】除去杂质，用时捣碎。

【饮片性状】本品呈卵圆形或长椭圆形，长 1.5～3cm，直径 0.5～1cm。表面黄棕色或褐棕色，有细皱纹；顶端有四个宿存萼片向内弯曲成钩状；基部有果梗痕；果皮与种仁可剥离，种仁由两片子叶合抱而成，棕色或暗棕色，显油性，中央具一明显的纵沟；内有胚，呈细杆状。质较硬，难折断。气香，味麻辣。

【功能主治】温中降逆，补肾助阳。用于脾胃虚寒所致呃逆呕吐、食少吐泻、心腹冷痛，肾虚阳痿。

【用法用量】9～15g。

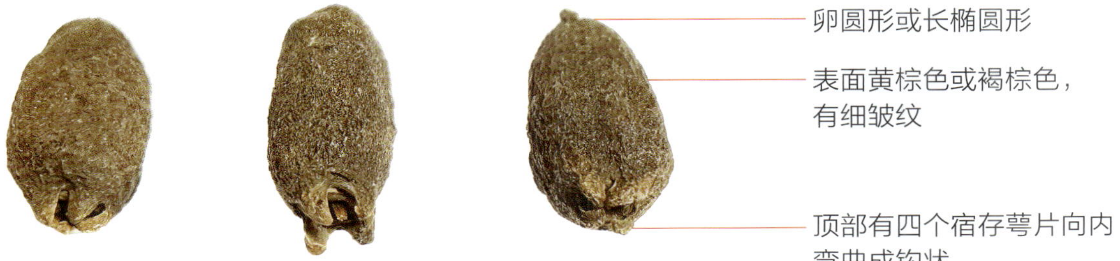

母丁香（顶部）

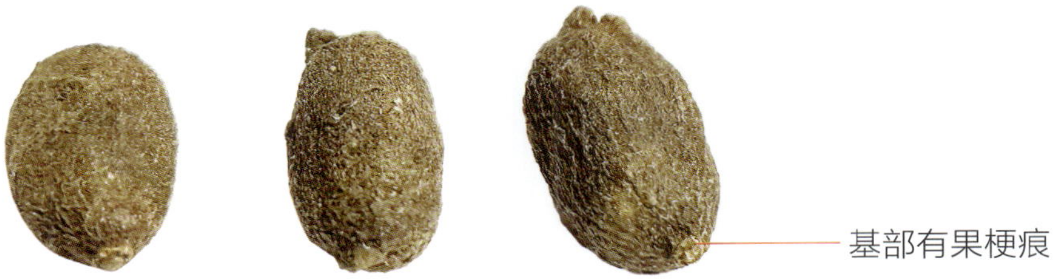

母丁香（基部）

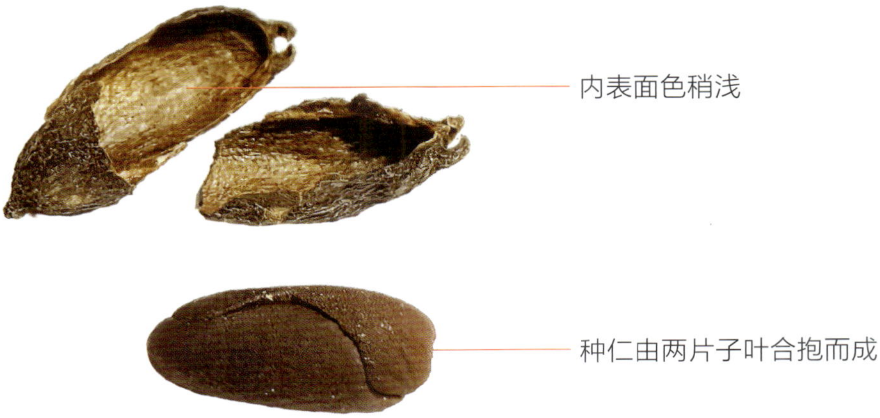

母丁香（种仁）

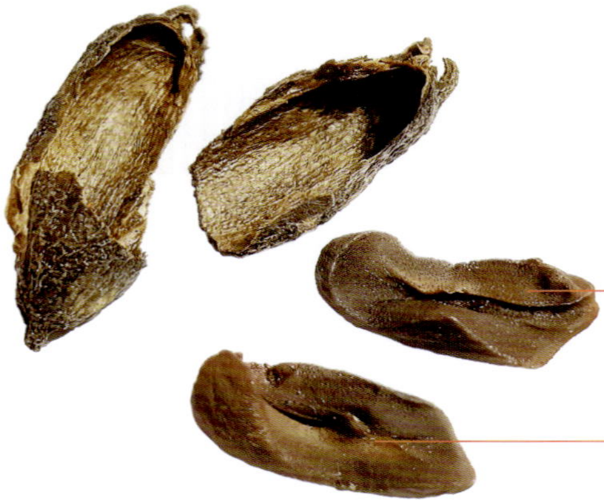

母丁香（种子内部）

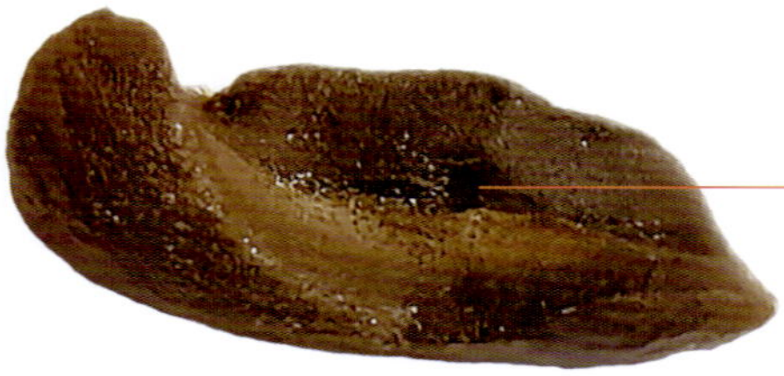

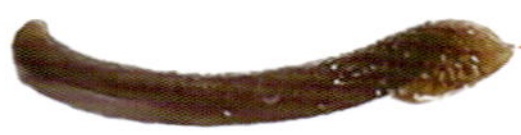

母丁香（胚）

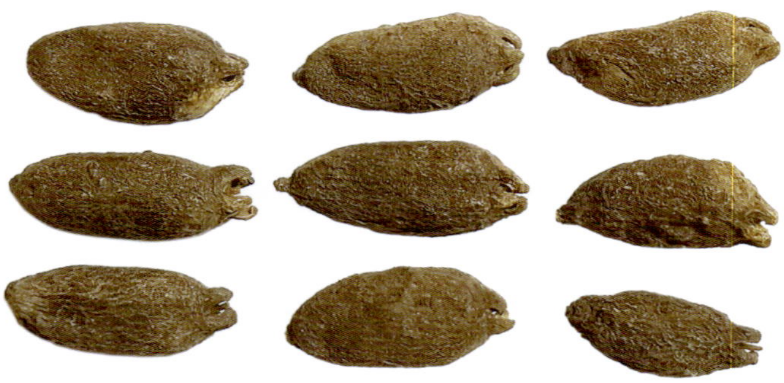

母丁香

产地：海南

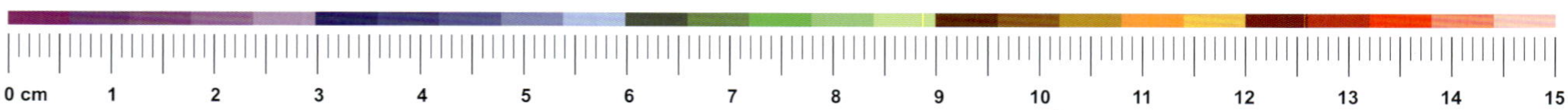

丝瓜络

【基　　原】 葫芦科植物丝瓜 *Luffa cylindrica*（L.）Roem. 的干燥成熟果实的维管束。

【采收加工】 夏、秋二季果实成熟、果皮变黄、内部干枯时采摘，除去外皮和果肉，洗净，晒干，除去种子。

【主要产地】 全国各地均产。

【炮制方法】 除去残留种子及外皮，切段。

【饮片性状】 本品为丝状维管束交织而成，多呈条状，略弯曲，长 30～70cm，直径 7～10cm。表面黄白色。体轻，质韧，有弹性，不能折断。横切面可见子房 3 室，呈空洞状。气微，味淡。

【功能主治】 祛风，通络，活血，下乳。用于痹痛拘挛，胸胁胀痛，乳汁不通，乳痈肿痛。

【用法用量】 5～12g。

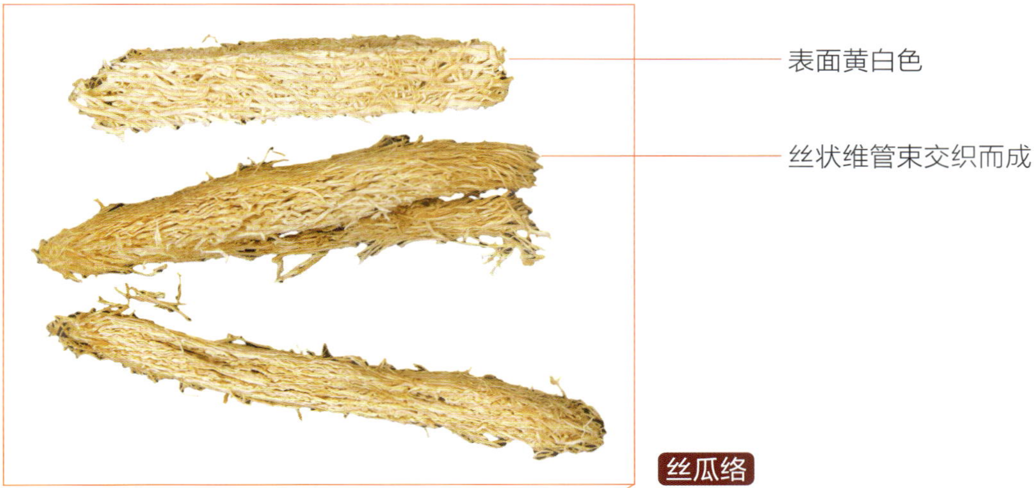

丝瓜络

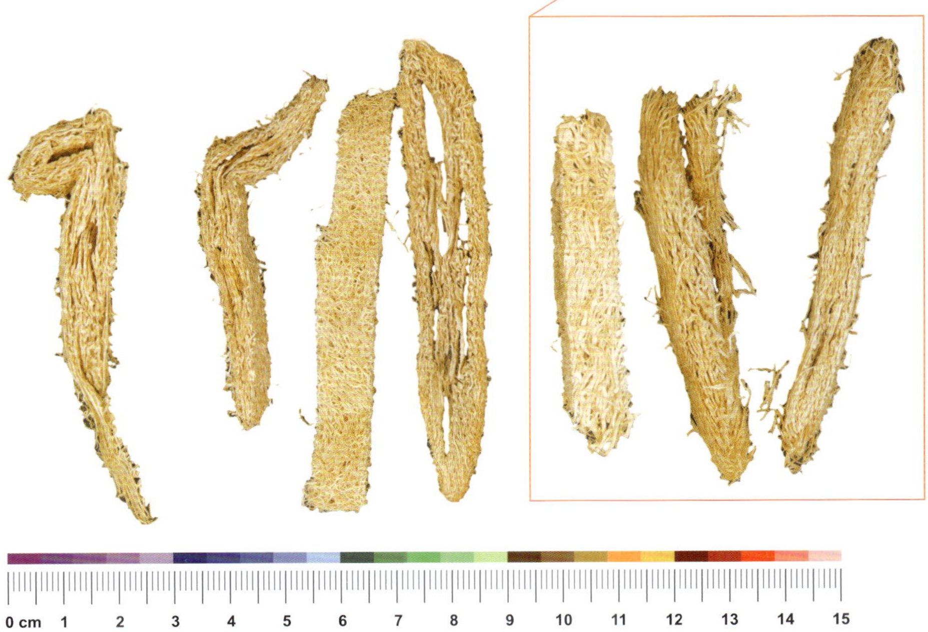

丝瓜络

产地：广西

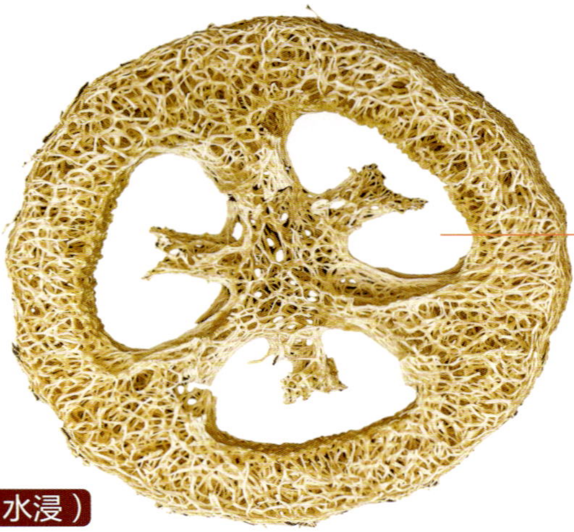

丝瓜络（水浸）

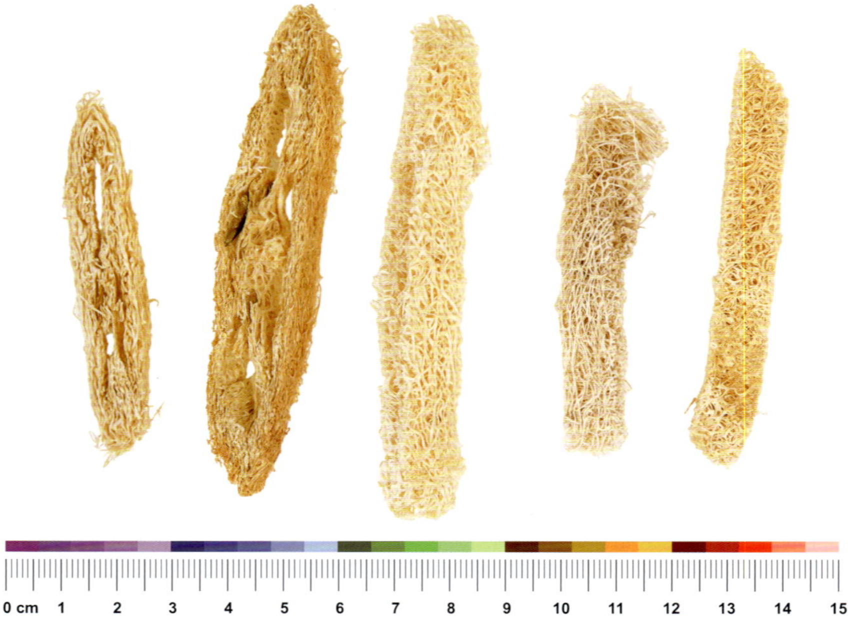

丝瓜络

产地：浙江

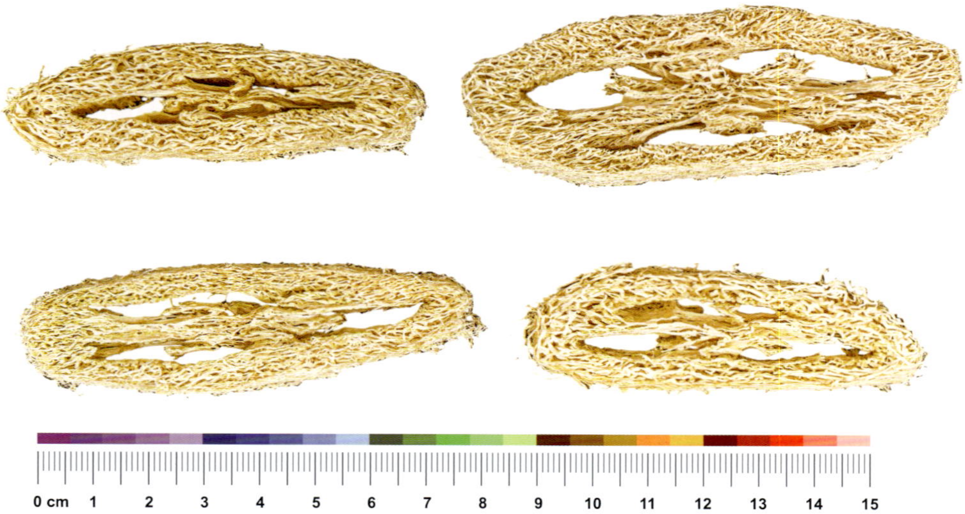

丝瓜络

产地：江苏

地肤子

【基　　原】藜科植物地肤 *Kochia scoparia*（L.）Schrad. 的干燥成熟果实。

【采收加工】秋季果实成熟时采收植株，晒干，打下果实，除去杂质。

【主要产地】主产于黑龙江、吉林、辽宁、河北、山东、山西、陕西、河南、安徽、江苏、甘肃等地。

【炮制方法】取原药材，除去杂质，筛去灰屑。

【饮片性状】本品呈扁球状五角星形，直径 1～3mm。外被宿存花被，表面灰绿色或浅棕色，周围具膜质小翅 5 枚，背面中心有微突起的点状果梗痕及放射状脉纹 5～10 条；剥离花被，可见膜质果皮，半透明。种子扁卵形，长约 1mm，黑色。气微，味微苦。

【功能主治】清热利湿，祛风止痒。用于小便涩痛，阴痒带下，风疹，湿疹，皮肤瘙痒。

【用法用量】9～15g。外用适量，煎汤熏洗。

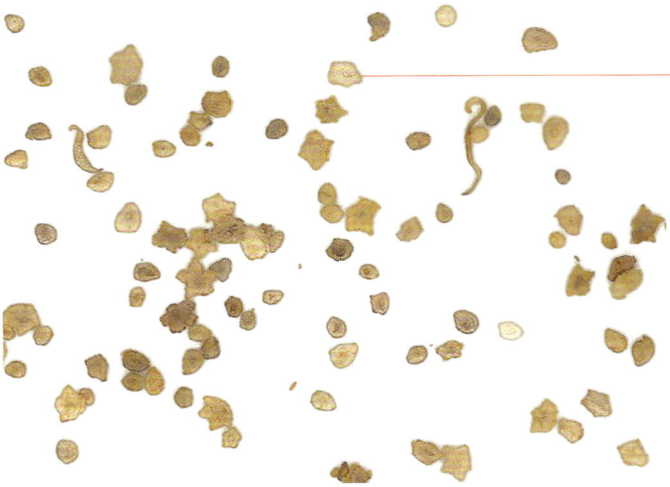

地肤子

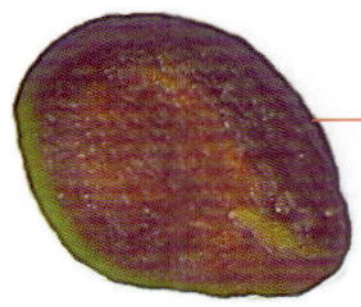

地肤子（种子）

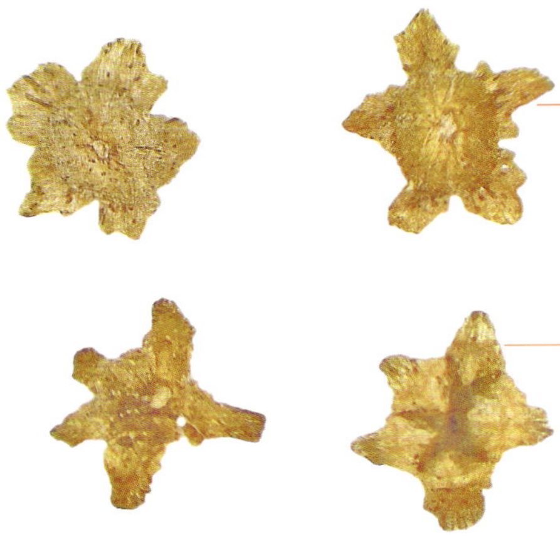

地肤子（1∶25）

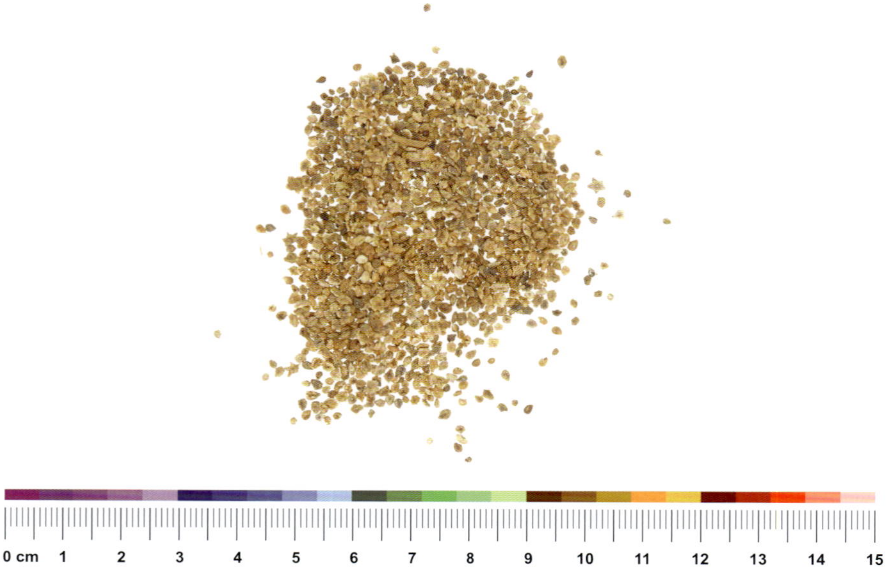

地肤子

产地：山西

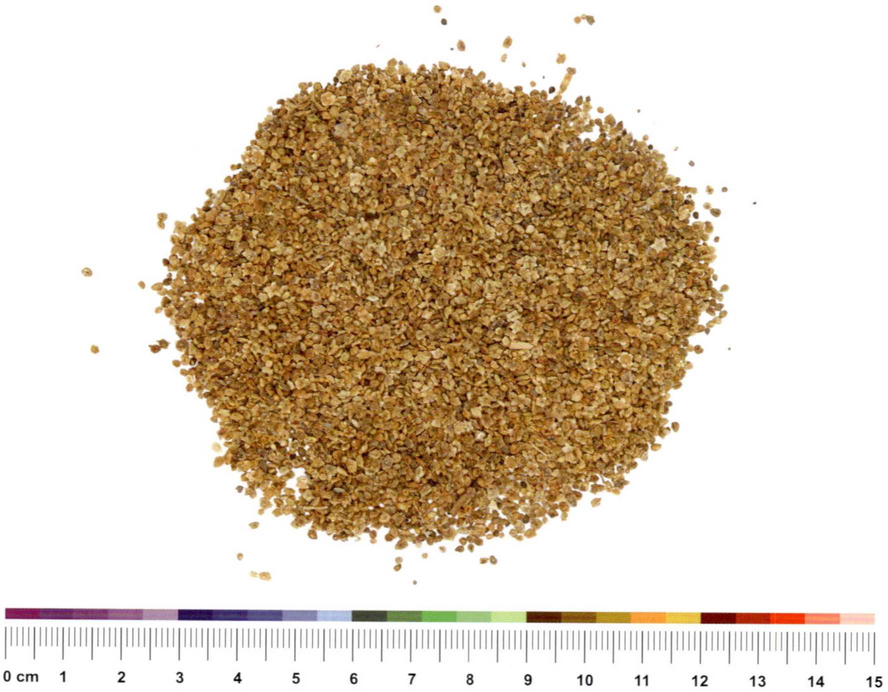

地肤子

产地：河北

西青果

【基　　原】使君子科植物诃子 *Terminalia chebula* Retz. 的干燥幼果。

【采收加工】9～10 月采收幼果或收集被风吹落者，蒸煮后晒干。

【主要产地】主产于云南、广西、四川、西藏、广东等地。

【炮制方法】方法 1 ｜除去杂质，或破碎，或润软切碎，干燥。[《中国人民共和国药典（2020 年版）》]

方法 2 ｜取原药材，除去杂质。[《北京市中药饮片炮制规范（2008 年版）》]

【饮片性状】本品呈长卵形，略扁，长 1.5～3cm，直径 0.5～1.2cm。表面黑褐色，具有明显的纵皱纹，一端较大，另一端略小，钝尖，下部有果梗痕。质坚硬。断面褐色，有胶质样光泽，果核不明显，常有空心，小者黑褐色，无空心。气微，味苦涩，微甘。

【功能主治】清热，生津，解毒。用于肺阴虚，白喉，喉炎，扁桃体炎，菌痢。

【用法用量】1.5～4.5g，用时捣碎。

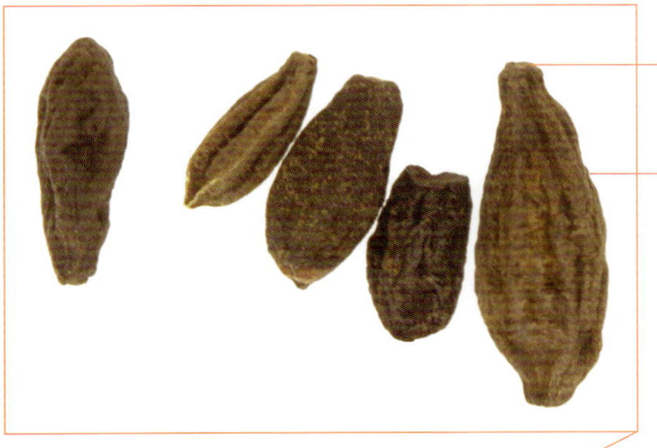

西青果

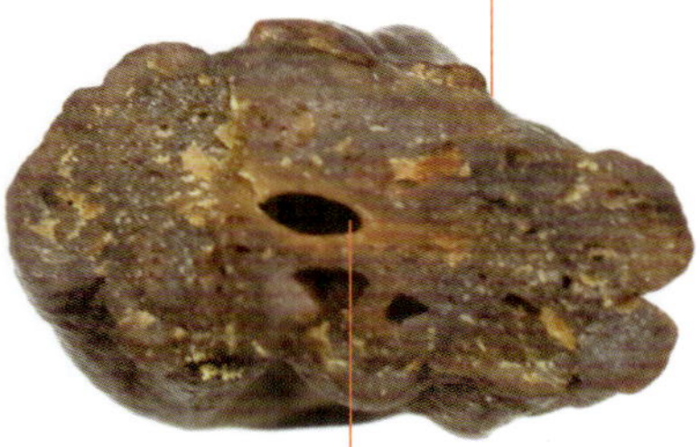

西青果（横切面）

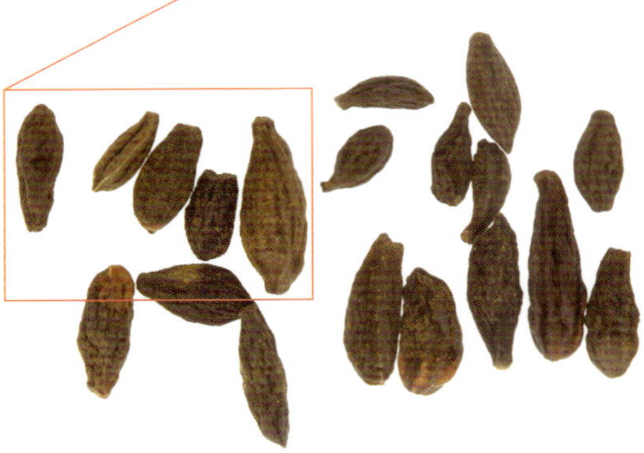

西青果

产地：西藏

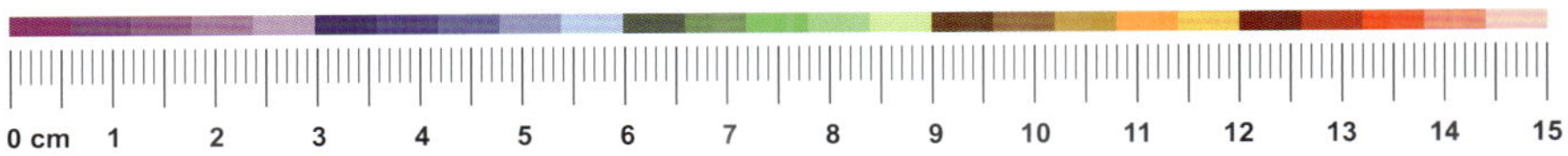

麦芽

【基　　原】禾本科植物大麦 *Hordeum vulgare* L. 的成熟果实经发芽干燥的炮制加工品。

【采收加工】将麦粒用水浸泡，保持适宜温、湿度，待幼芽长至约 0.5cm 时，晒干或低温干燥。

【主要产地】主产于辽宁、黑龙江、吉林、河南、河北、浙江、江苏、北京、广东等地。

【炮制方法】除去杂质。

【饮片性状】本品呈梭形，长 0.8～1.2cm，直径 0.3～0.4cm。表面淡黄色，背面为外稃包围，具 5 脉；腹面为内稃包围。除去内、外稃后，腹面有 1 条纵沟；基部胚根处生出幼芽和须根，幼芽长披针状条形，长约 0.5cm。须根数条，纤细而弯曲。质硬，断面白色，粉性。气微，味微甘。

【功能主治】行气消食，健脾开胃，回乳消胀。生麦芽健脾和胃，疏肝行气。用于脾虚食少，乳汁郁积。

【用法用量】10～15g；回乳炒用 60g。

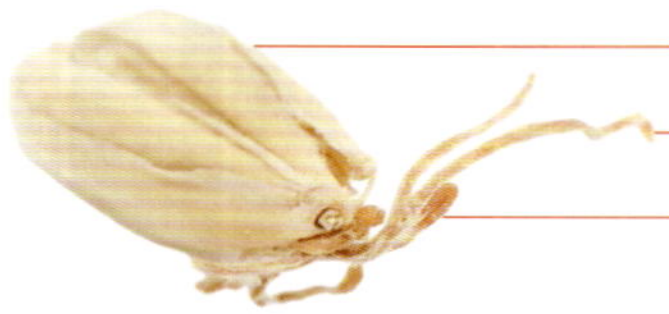

麦芽（背面）

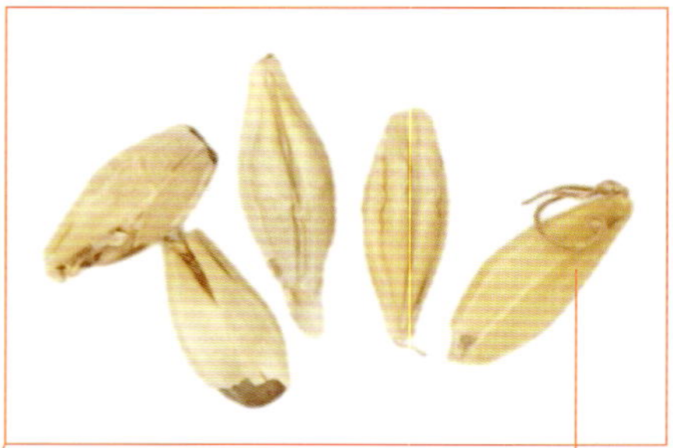

麦芽（腹面）

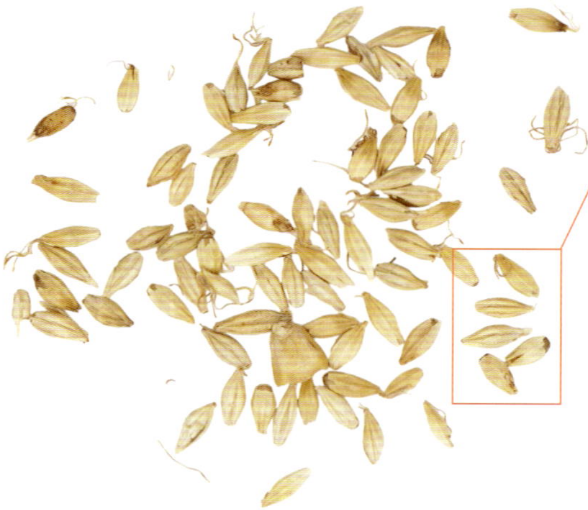

麦芽

产地：北京

炒麦芽

【基　　原】禾本科植物大麦 *Hordeum vulgare* L. 的成熟果实经发芽干燥的炮制加工品。

【炮制方法】取净麦芽，照清炒法炒至棕黄色，放凉，筛去灰屑。

【饮片性状】本品呈梭形，长 0.8～1.2cm，直径 0.3～0.4cm。表面棕黄色，偶有焦斑。背面为外稃包围，具 5 脉；腹面为内稃包围。除去内、外稃后，腹面有 1 条纵沟；基部胚根处生出幼芽和须根，多已脱落。质硬，断面黄白色，粉性。有香气，味微苦。

【功能主治】行气，消食，回乳。用于食积不消，妇女断乳。

【用法用量】10～15g；回乳炒用 60g。

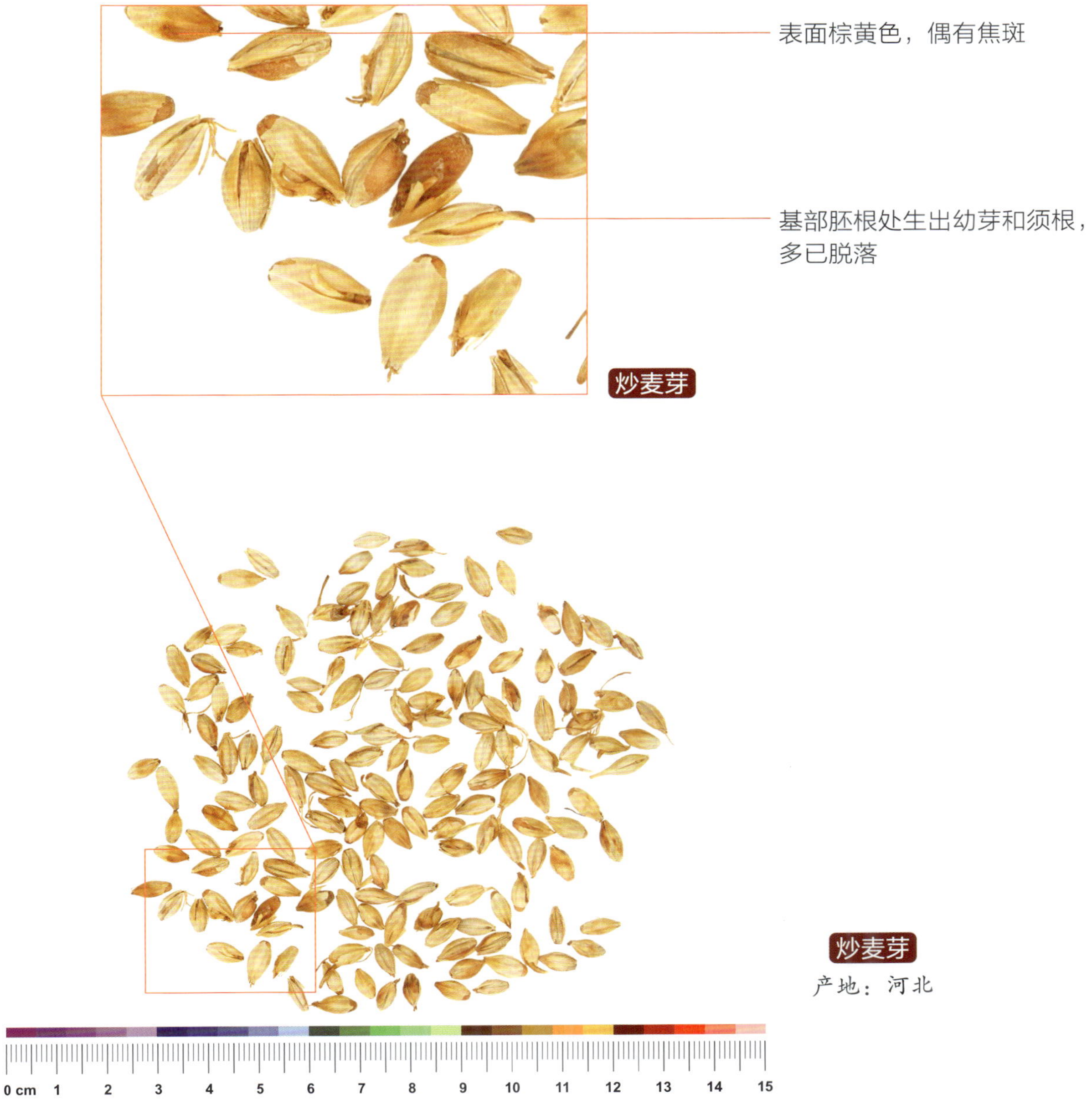

炒麦芽
产地：河北

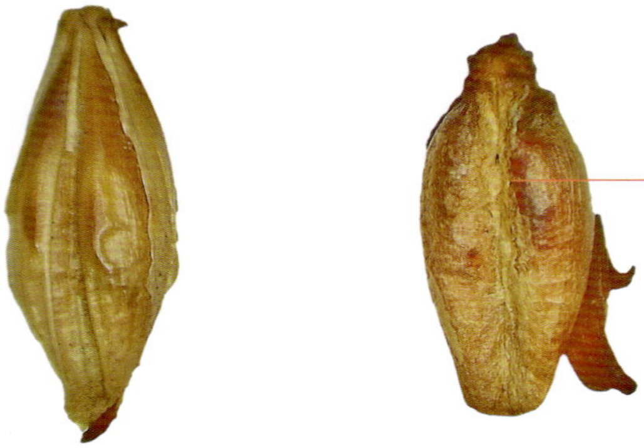

除去内、外稃后，腹面有1条纵沟

炒麦芽（1∶25）

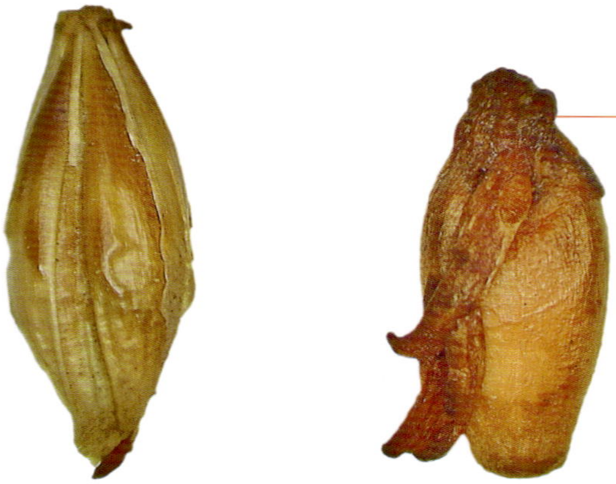

基部胚根处生出幼芽和须根

炒麦芽（胚根）（1∶25）

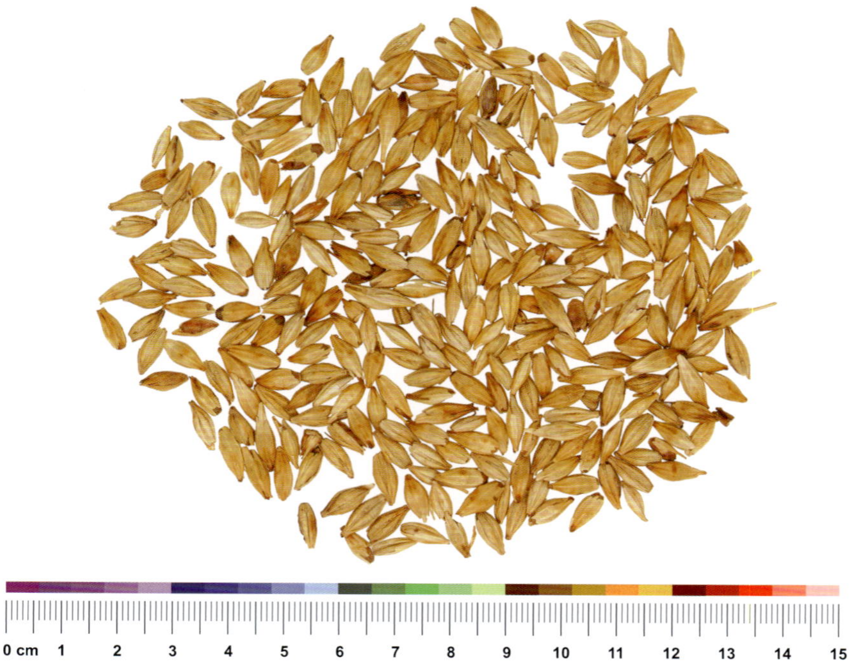

炒麦芽

产地：北京

焦麦芽

【基　　原】禾本科植物大麦 *Hordeum vulgare* L. 的成熟果实经发芽干燥的炮制加工品。

【炮制方法】取净麦芽，照清炒法炒至焦褐色，放凉，筛去灰屑。

【饮片性状】本品呈梭形，长 0.8～1.2cm，直径 0.3～0.4cm。表面焦褐色，有焦斑。背面为外稃包围，具 5 脉；腹面为内稃包围。除去内、外稃后，腹面有 1 条纵沟。质硬，断面白色，粉性。有焦香气，味微苦。

【功能主治】消食化滞。用于食积不消，脘腹胀痛。

【用法用量】10～15g。

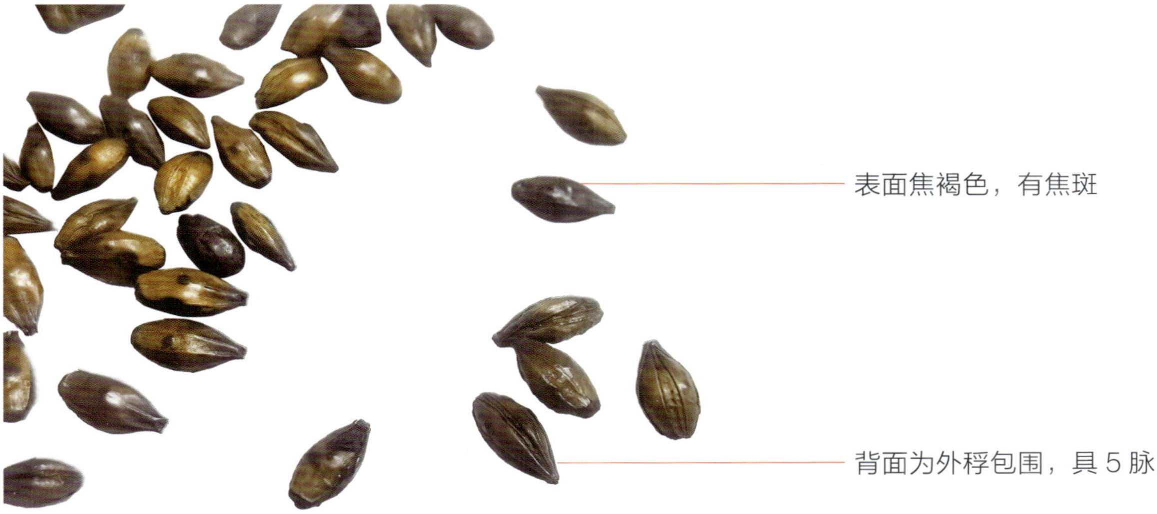

焦麦芽

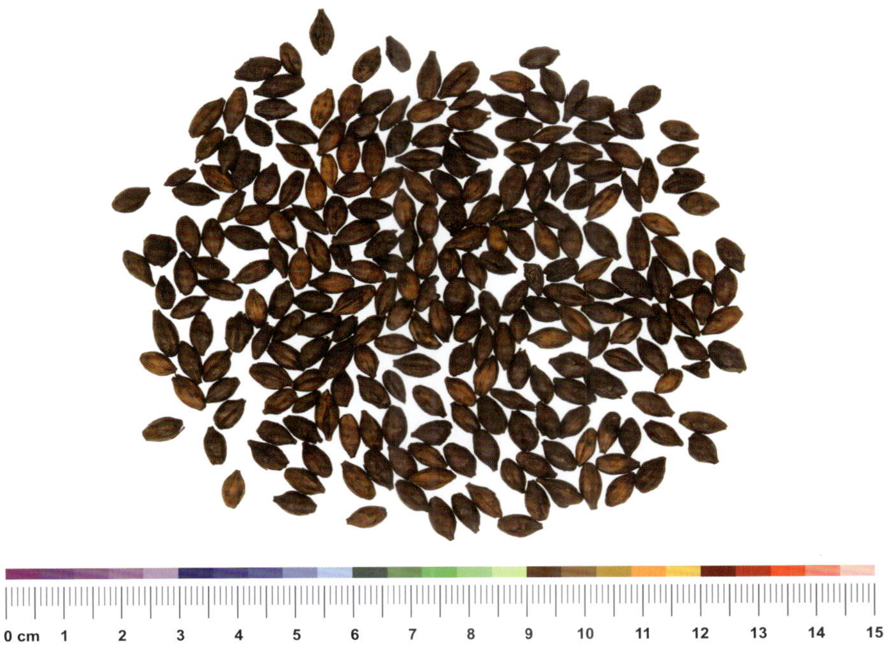

焦麦芽

产地：河北

赤小豆

【基　　原】豆科植物赤小豆 *Vigna umbellata* Ohwi et Ohashi 或赤豆 *Vigna angularis* Ohwi et Ohashi 的干燥成熟种子。

【采收加工】秋季果实成熟而未开裂时拔取全株，晒干，打下种子，除去杂质，再晒干。

【主要产地】全国各地均有栽培。

【炮制方法】除去杂质，筛去灰屑。

【饮片性状】赤小豆｜呈长圆形而稍扁，长 0.5～0.8cm，直径 0.3～0.5cm。表面紫红色，无光泽或微有光泽；一侧有线形突起的种脐，偏向一端，白色，约为全长 2/3，中间凹陷成纵沟；另一侧有 1 条不明显的棱脊。质硬，不易破碎。子叶 2 片，乳白色。气微，味微甘。

赤豆｜呈短圆柱形，两端较平截或钝圆，直径 0.4～0.6cm。表面暗棕红色，有光泽，种脐不突起。

【功能主治】利水消肿，解毒排脓。用于水肿胀满，脚气浮肿，黄疸，尿赤，风湿热痹，痈肿疮毒，肠痈腹痛。

【用法用量】9～30g。外用适量，研末调敷。

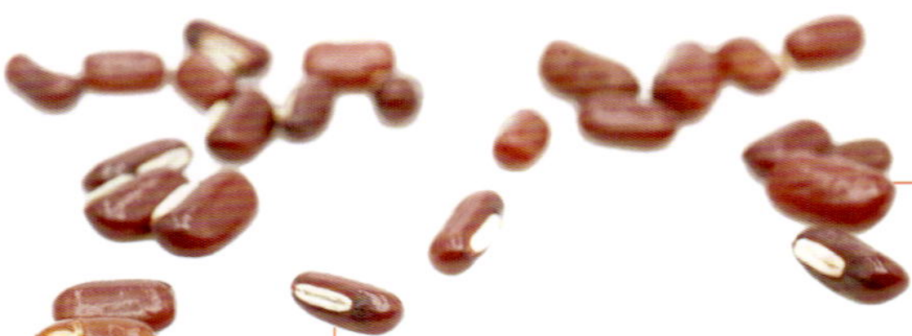

赤小豆（赤小豆）

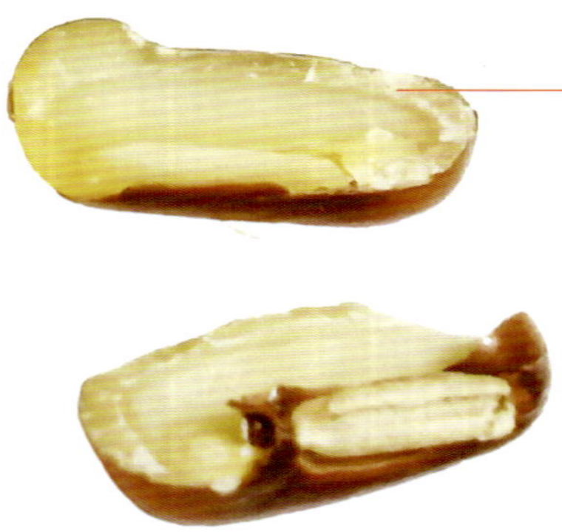

赤小豆（赤小豆）断面

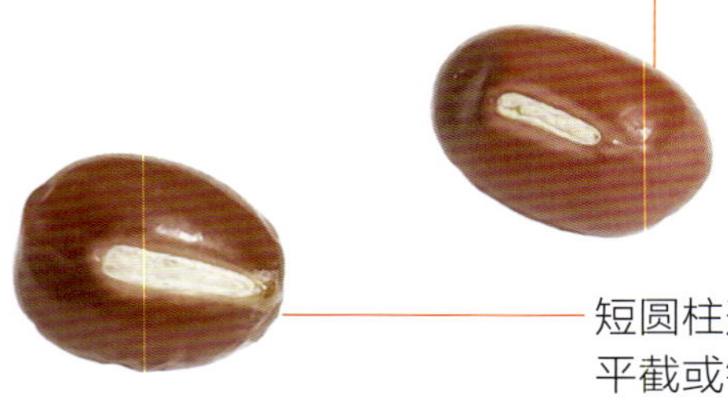

赤小豆（赤豆）

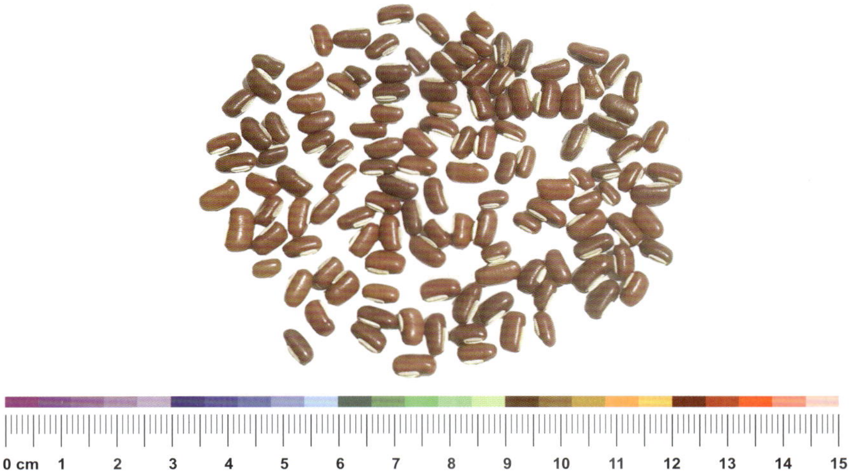

赤小豆

产地：河北

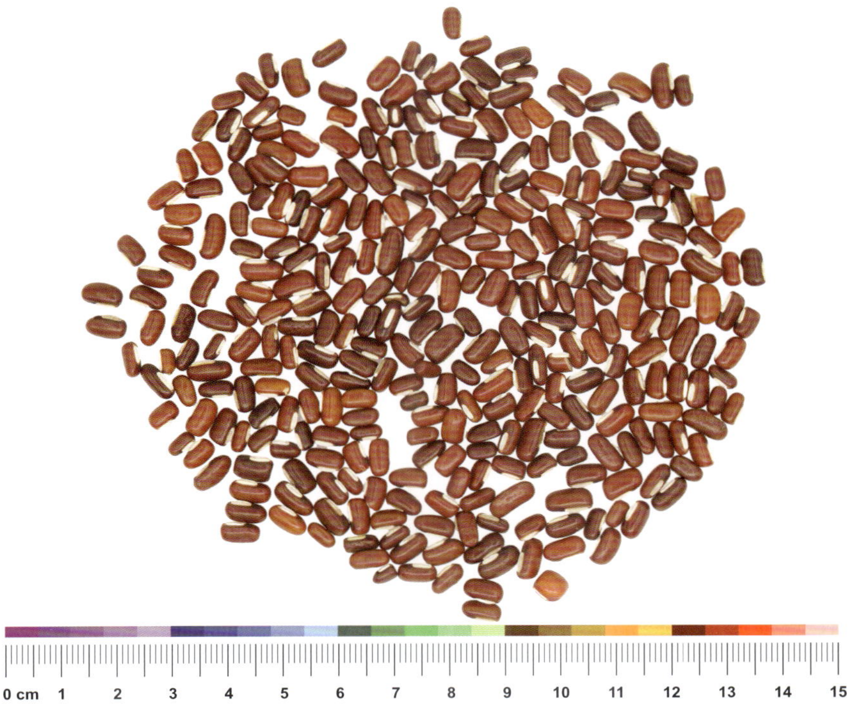

赤小豆（赤小豆）

产地：广东

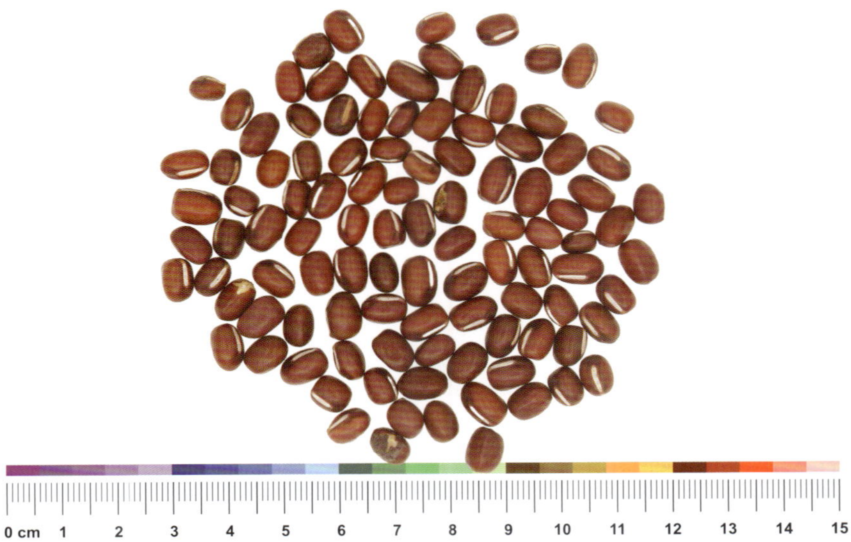

赤小豆（赤豆）

产地：北京

花椒

【基　　原】芸香科植物青椒 *Zanthoxylum schinifolium* Sieb. et Zucc. 或花椒 *Zanthoxylum bungeanum* Maxim. 的干燥成熟果皮。

【采收加工】秋季采收成熟果实，晒干，除去种子和杂质。

【主要产地】主产于四川、陕西、河南、河北、辽宁、山东、山西、云南、湖北、湖南等地。

【炮制方法】除去椒目、果柄等杂质。

【饮片性状】**青椒**｜多为2～3个上部离生的小蓇葖果，集生于小果梗上，蓇葖果球形，沿腹缝线开裂，直径0.3～0.4cm。外表面灰绿色或暗绿色，散有多数油点和细密的网状隆起皱纹；内表面类白色，光滑。内果皮常由基部与外果皮分离。残存种子呈卵形，长0.3～0.4cm，直径0.2～0.3cm，表面黑色，有光泽。气香，味微甜而辛。

花椒｜蓇葖果多单生，直径4～5mm。外表面紫红色或棕红色，散有多数疣状突起的油点，直径0.5～1mm，对光观察半透明；内表面淡黄色。香气浓，味麻辣而持久。

【功能主治】温中止痛，杀虫止痒。用于脘腹冷痛，呕吐泄泻，虫积腹痛；外治湿疹，阴痒。

【用法用量】3～6g。外用适量，煎汤熏洗。

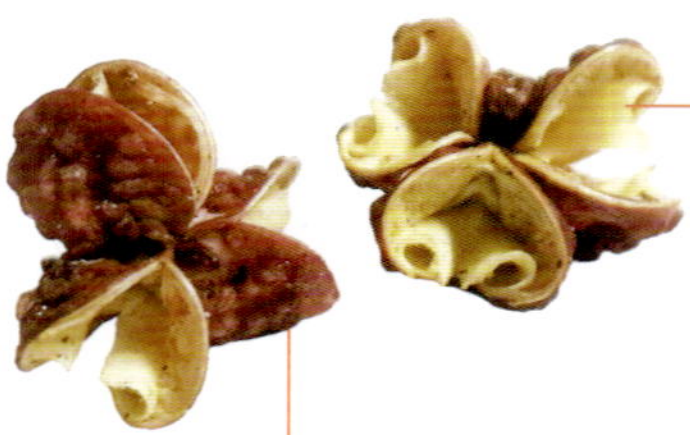

花椒（花椒）表面

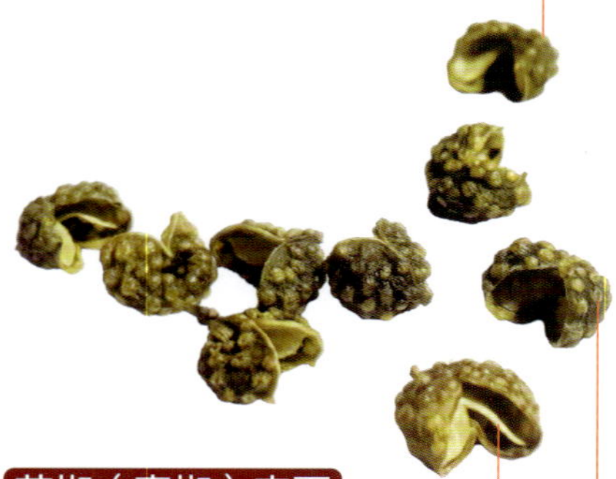

花椒（青椒）表面

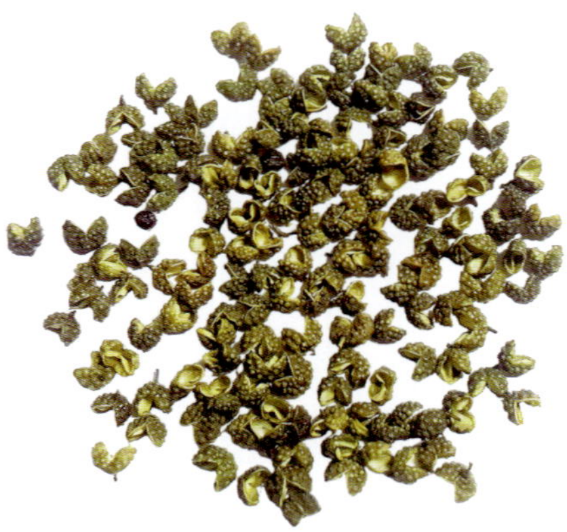

花椒（青椒）

产地：山西

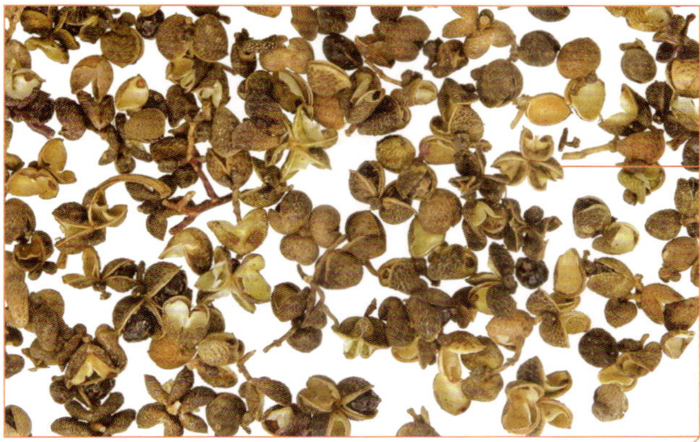

花椒（青椒）

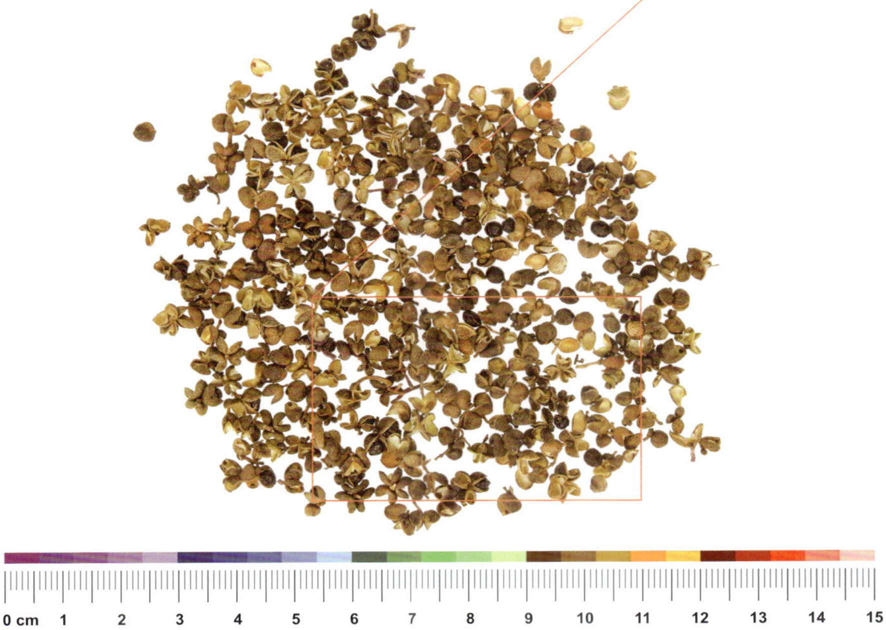

花椒（青椒）

产地：辽宁

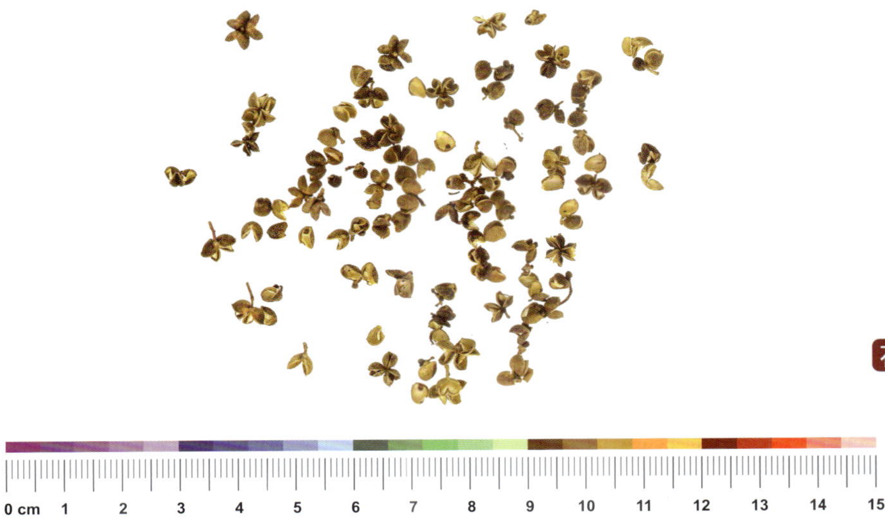

花椒（青椒）

产地：河北

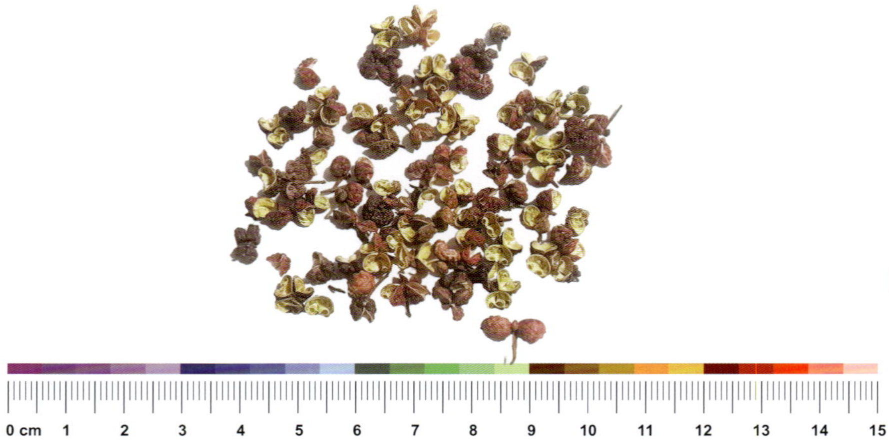

花椒（花椒）

产地：河北

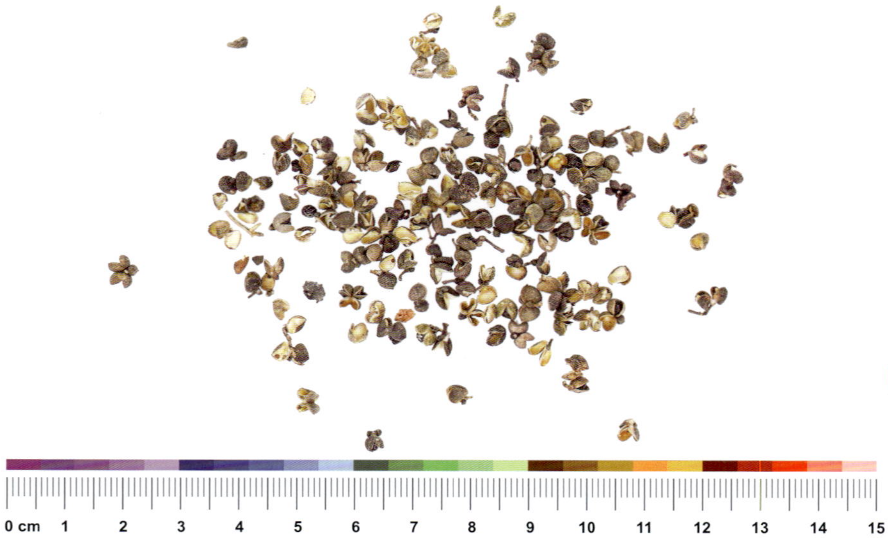

花椒（青椒）

产地：四川

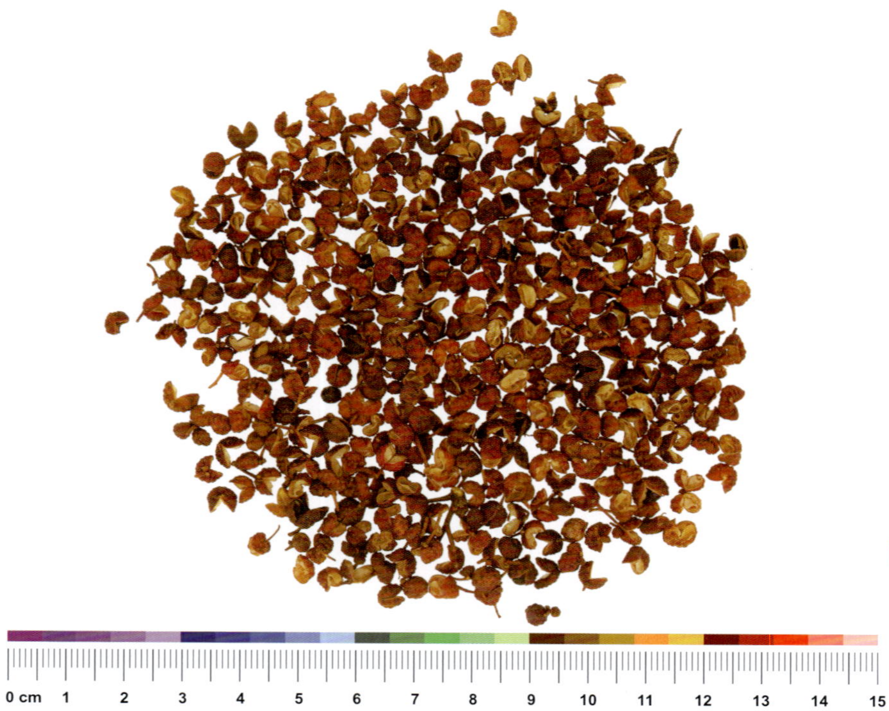

花椒（花椒）

产地：四川

椒目

【基　　原】芸香科植物青椒 *Zanthoxylum schinifolium* Sieb. et Zucc. 或花椒 *Zanthoxylum bungeanum* Maxim. 的干燥成熟种子。

【采收加工】秋季采收成熟果实，晒干，取出种子。

【炮制方法】取原药材，除去杂质。

【饮片性状】本品呈卵圆形，长 0.3～0.4cm，直径 0.2～0.3cm。表面黑色，有光泽。剥去种皮，可见乳白色的种仁，富油性。气微香，味稍麻辣。

【功能主治】利水消肿，祛痰平喘。用于水肿胀满，哮喘。

【用法用量】3～6g。

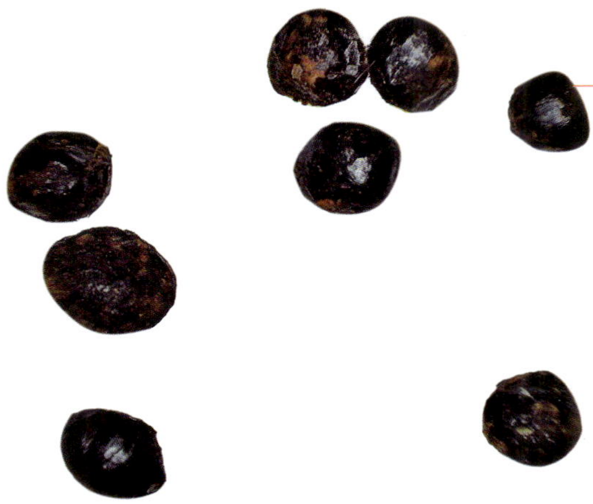

椒目（1∶25）

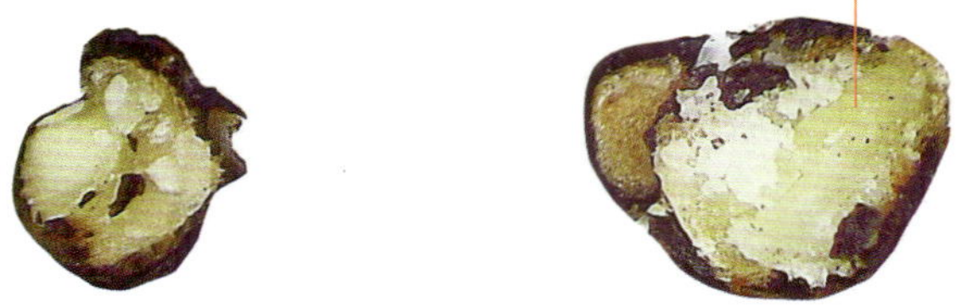

椒目（断面）（1∶25）

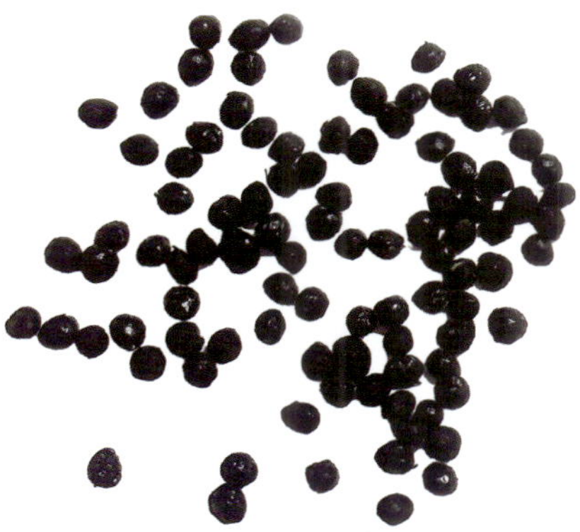

椒目

产地：四川

【炮制依据】《北京市中药饮片炮制规范（2008 年版）》

豆蔻

【基　　原】姜科植物白豆蔻 *Amomum kravanh* Pierre ex Gagnep. 或爪哇白豆蔻 *Amomum compactum* Soland ex Maton 的干燥成熟果实。按产地不同分为“原豆蔻”和“印尼白蔻”。

【采收加工】秋季果实成熟时采收。

【主要产地】原豆蔻主产于泰国、柬埔寨等地；印尼白蔻主产于广东、广西、海南、云南等地，进口品主产于印度尼西亚。

【炮制方法】除去杂质。用时捣碎。

【饮片性状】**原豆蔻**丨呈类球形，直径 1.2～1.8cm。表面黄白色至淡黄棕色，有 3 条较深的纵向槽纹，顶端有突起的柱基，基部有凹下的果柄痕，两端均具浅棕色绒毛。果皮体轻，质脆，易纵向裂开，内分 3 室，每室含种子约 10 粒；种子呈不规则多面体，背面略隆起，直径 0.3～0.4cm，表面暗棕色，有皱纹，并被有残留的假种皮。气芳香，味辛凉略似樟脑。

印尼白蔻丨个略小，表面黄白色，有的微显紫棕色。果皮较薄，种子瘦瘪。气味较弱。

【功能主治】化湿行气，温中止呕，开胃消食。用于湿浊中阻，不思饮食，或湿温初起，胸闷不饥，以及寒湿呕逆、胸腹胀痛、食积不消。

【用法用量】3～6g，后下。

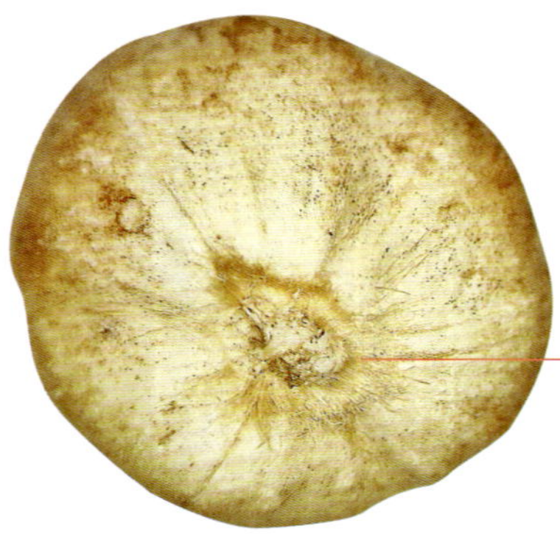
顶端柱基附近具浅棕色绒毛

豆蔻（原豆蔻）顶部（1:25）

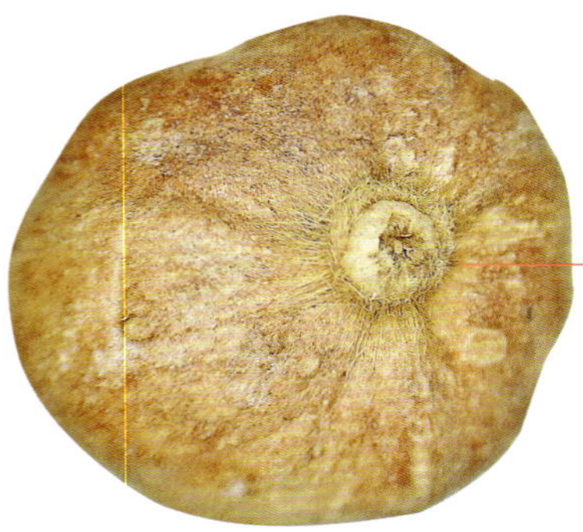
基部果柄痕周围具浅棕色绒毛

豆蔻（原豆蔻）底部（1:25）

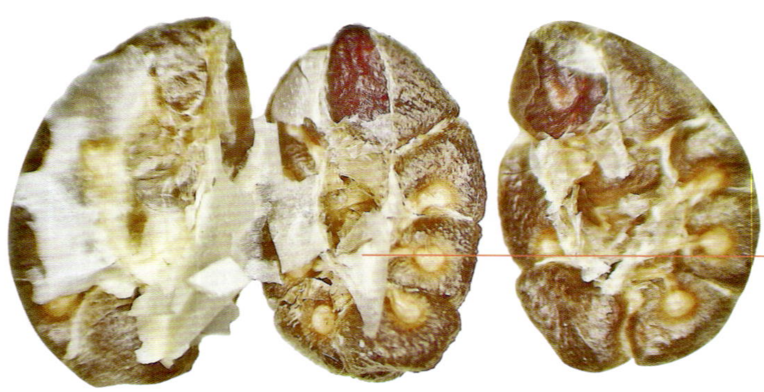
残留的假种皮

豆蔻（原豆蔻）（1:25）

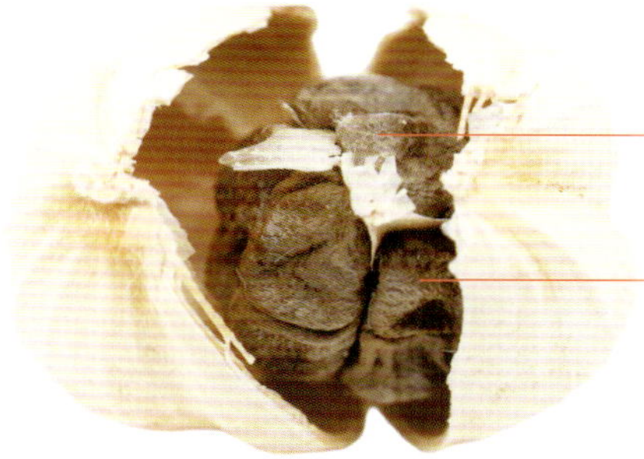

种子呈不规则多面体，背面略隆起

种子表面暗棕色，有皱纹，并被有残留的假种皮

豆蔻（原豆蔻）

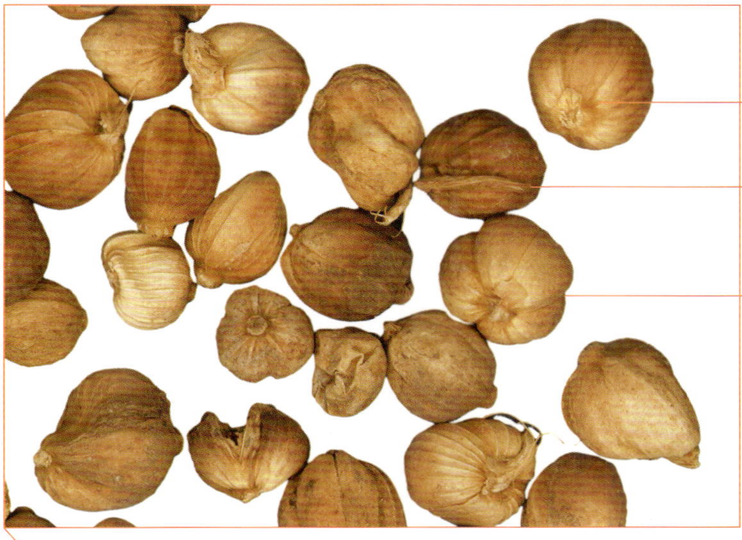

基部有凹下的果柄痕

顶端有突起的柱基

表面黄白色至淡黄棕色，有 3 条较深的纵向槽纹

豆蔻（原豆蔻）

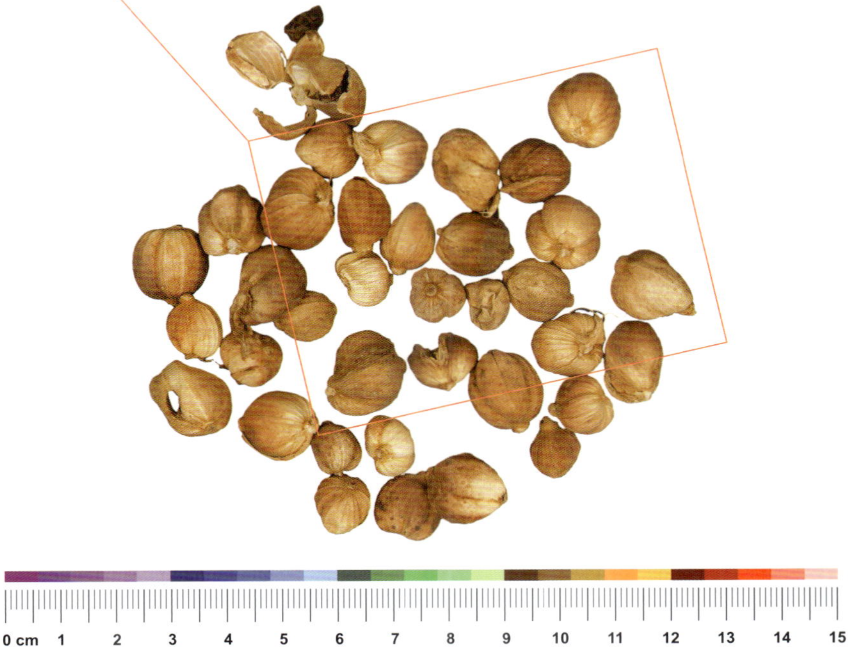

豆蔻（原豆蔻）

产地：广西

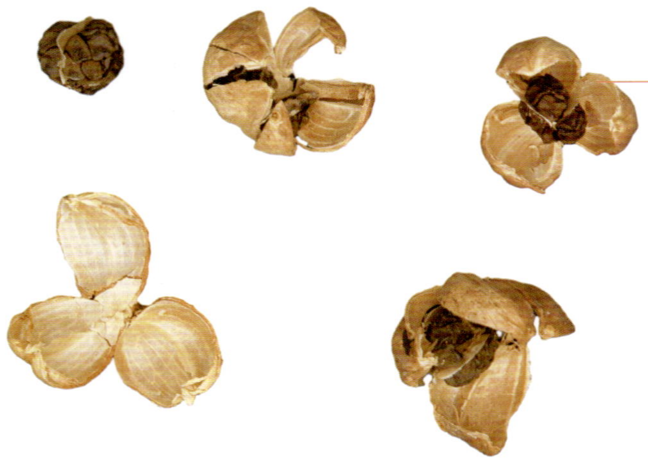
果实内分 3 室，每室含种子约 10 粒

豆蔻（原豆蔻）

豆蔻（发霉）

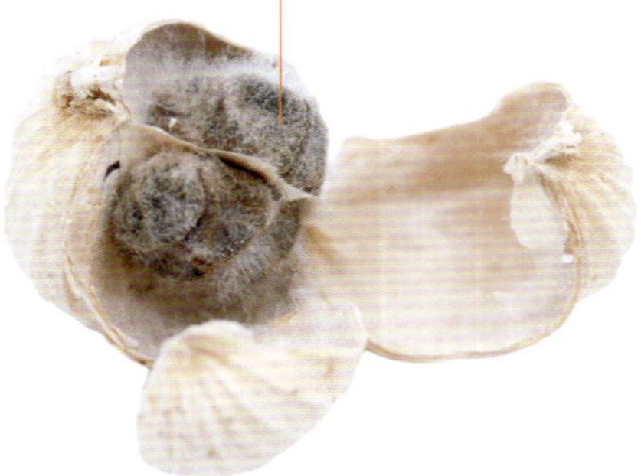
种子表面附有白色菌丝

豆蔻（原豆蔻）发霉

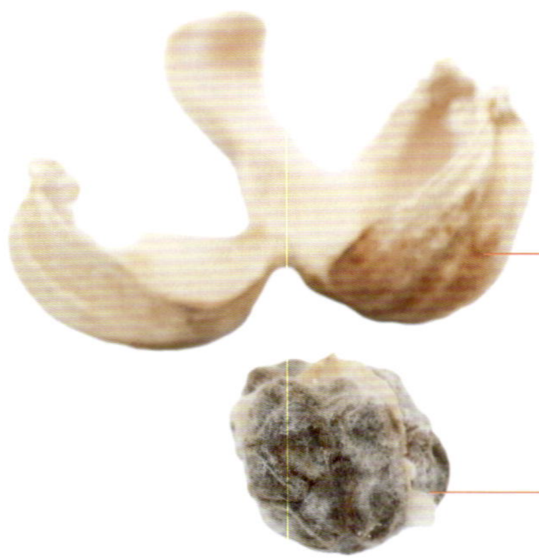
豆蔻表面变化不明显
种子表面附有白色菌丝

豆蔻（原豆蔻）发霉

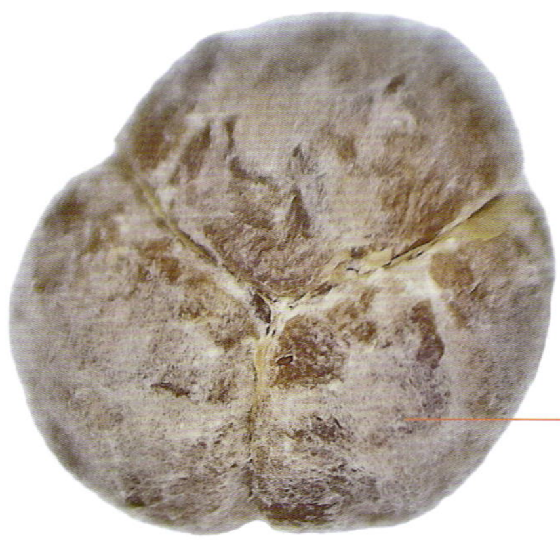
菌丝

豆蔻（原豆蔻）发霉（1∶25）

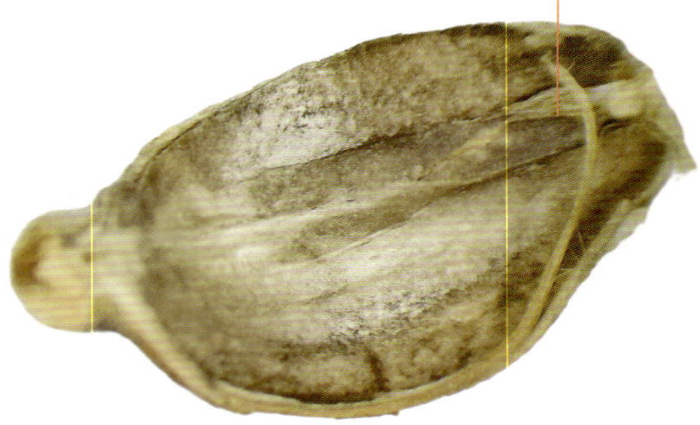
种皮内表面颜色加深，偶见黑斑

豆蔻（原豆蔻）发霉种皮内表面（1∶25）

连翘

【基　　原】木犀科植物连翘 *Forsythia suspensa*（Thunb.）Vahl 的干燥果实。

【采收加工】秋季果实初熟尚带绿色时采收，除去杂质，蒸熟，晒干，习称“青翘”；果实熟透时采收，晒干，除去杂质，习称“老翘”。

【主要产地】主产于河北、山西、陕西、山东、安徽、河南、湖北、四川等地。

【炮制方法】除去杂质及枝梗，筛去脱落的种子及灰屑。

【饮片性状】本品呈长卵形至卵形，稍扁，长1.5～2.5cm，直径0.5～1. 3cm。表面有不规则的纵皱纹和多数突起的小斑点，两面各有 1 条明显的纵沟。顶端锐尖，基部有小果梗或已脱落。

青翘丨多不开裂，表面绿褐色，突起的灰白色小斑点较少；质硬，种子多数，黄绿色，细长，一侧有翅。

老翘丨自顶端开裂或裂成两瓣，表面黄棕色或红棕色，内表面多为浅黄棕色，平滑，具一纵隔；质脆；种子棕色，多已脱落。气微香，味苦。

【功能主治】清热解毒，消肿散结，疏散风热。用于痈疽，瘰疬，乳痈，丹毒，风热感冒，温病初起，温热入营，高热烦渴，神昏发斑，热淋涩痛。

【用法用量】6～15g。

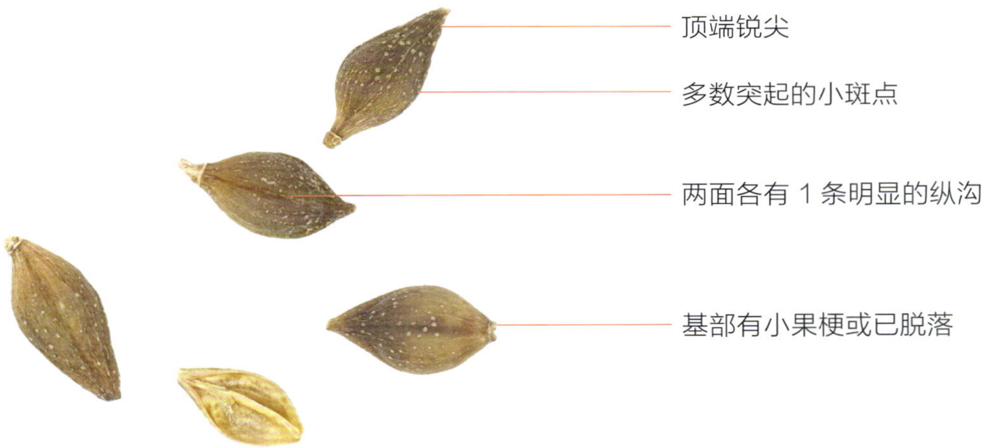

连翘（青翘）

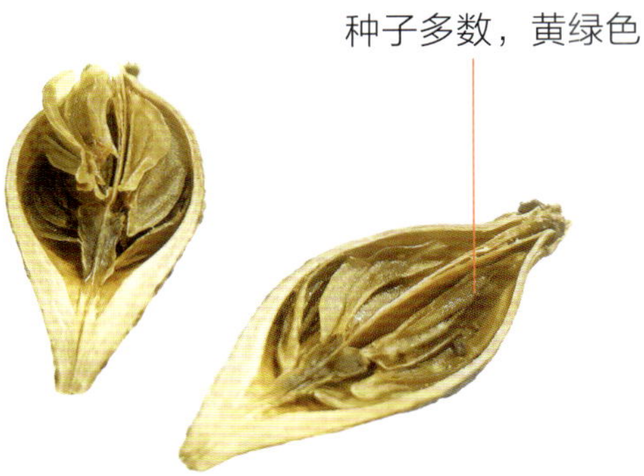

连翘（青翘）断面

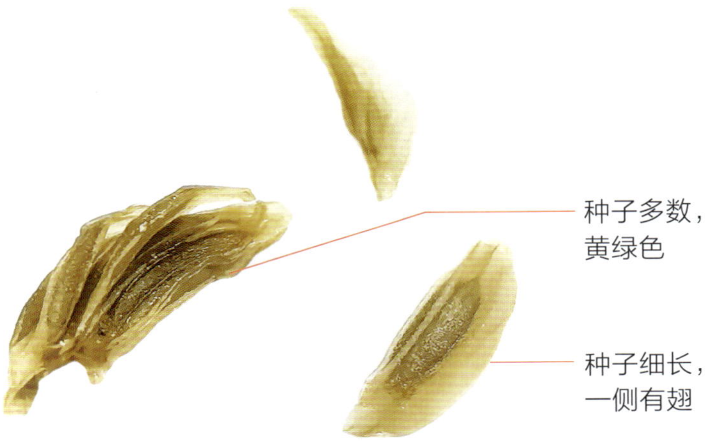

连翘（青翘）种子

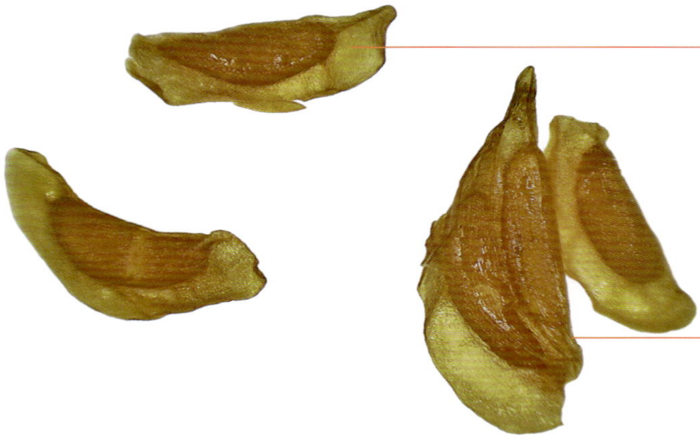

连翘（青翘）种子（1∶25）

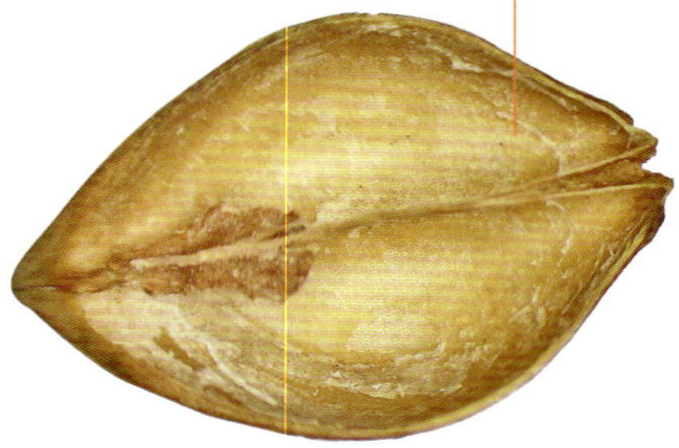

连翘（老翘）果皮（1∶25）

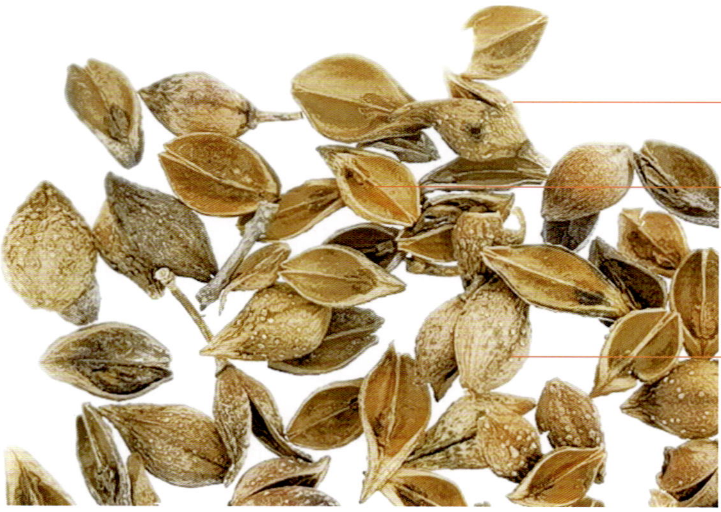

连翘（老翘）

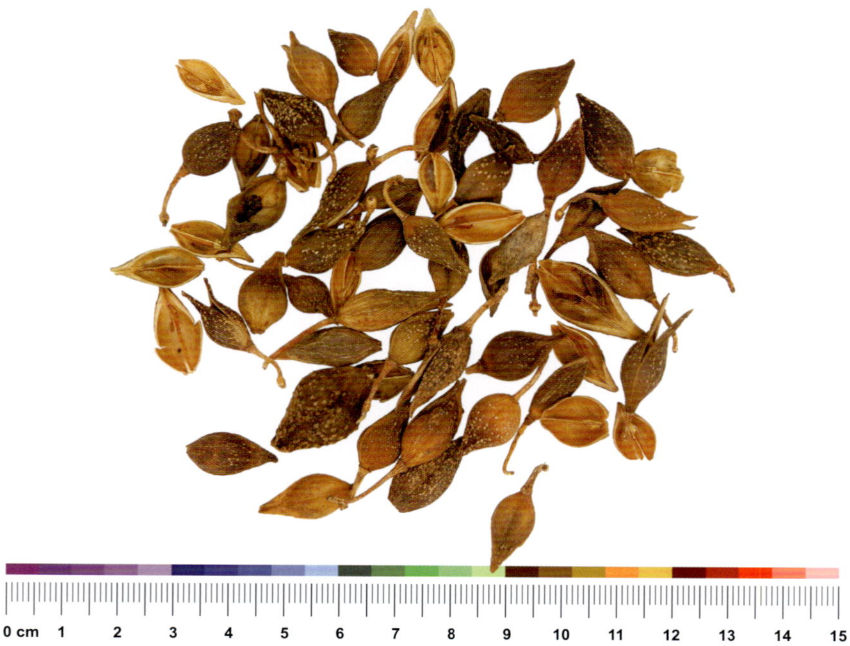

连翘（青翘）

产地：山西

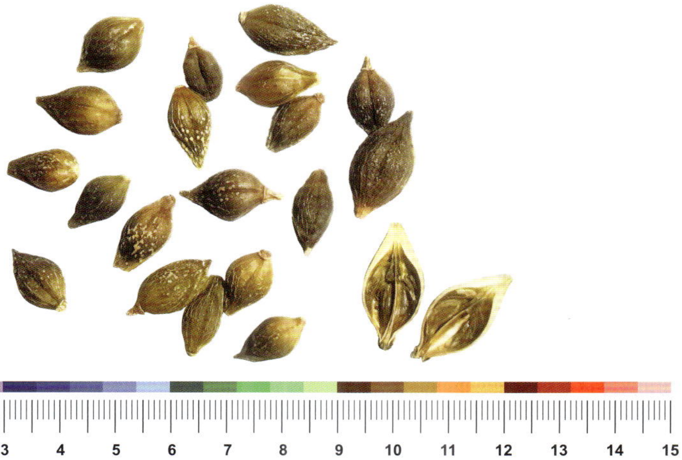

连翘（青翘）

产地：河北

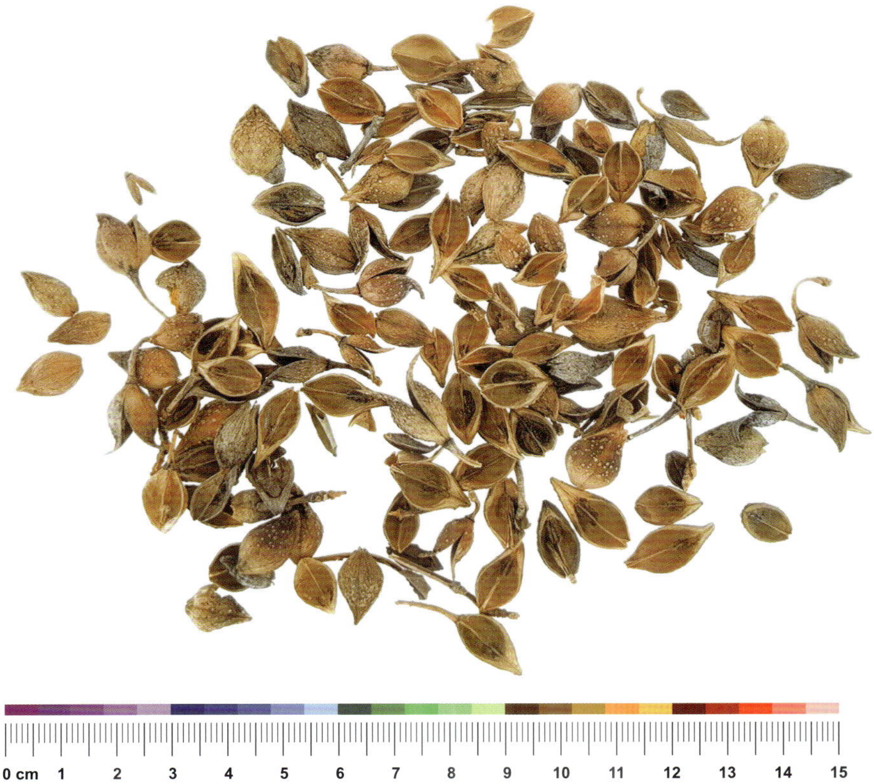

连翘（老翘）

产地：河北

连翘（提取过）

提取过的连翘形如连翘，多破碎，颜色较浅，质地酥脆，表面特征不明显，气微，味淡。

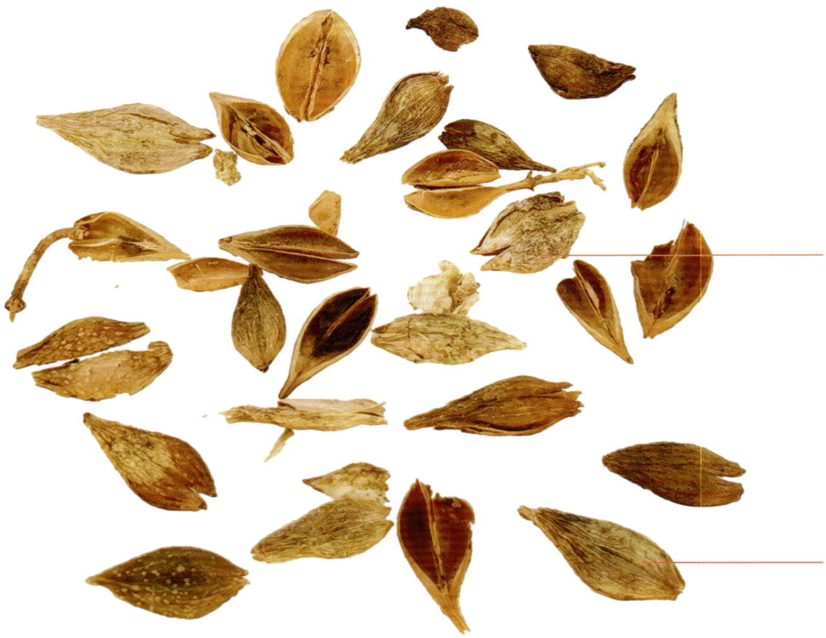

提取过的连翘

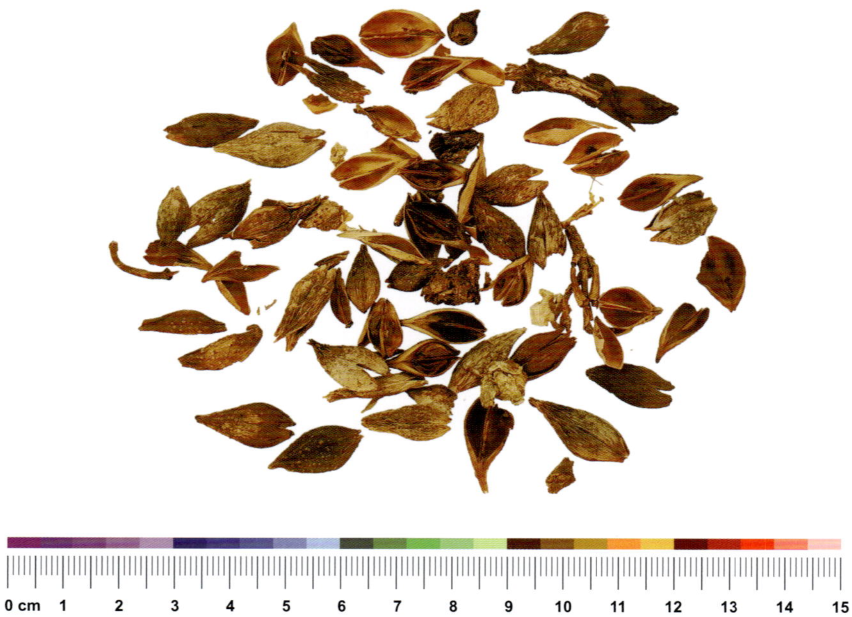

提取过的连翘

佛手

【基　　原】芸香科植物佛手 *Citrus medica* L. var. sarcodactylis Swingle 的干燥果实。

【采收加工】秋季果实尚未变黄或变黄时采收，纵切成薄片，晒干或低温干燥。

【主要产地】主产于福建、广东、广西、四川、江苏、浙江等地。

【炮制方法】除去杂质；或润透，切丝，干燥。

【饮片性状】本品为类椭圆形或卵圆形的薄片，或不规则的丝条，常皱缩或卷曲，薄片长 6～10cm，宽 3～7cm，厚 0.2～0.4cm。顶端稍宽，常有 3～5 个手指状的裂瓣，基部略窄，有的可见果梗痕。丝长 0.4～10cm，宽 0.2～1cm，厚 0.2～0.4cm。外皮黄绿色或橙黄色，有皱纹和油点。果肉浅黄白色或浅黄色，散有凹凸不平的线状或点状维管束。质硬而脆，受潮后柔韧。气香，味微甜后苦。

【功能主治】疏肝理气，和胃止痛，燥湿化痰。用于肝胃气滞所致胸胁胀痛、胃脘痞满、食少呕吐、咳嗽痰多。

【用法用量】3～10g。

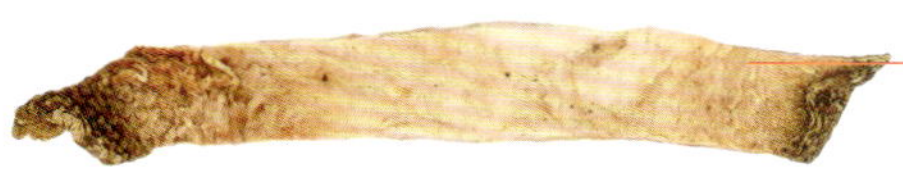

佛手（切面）

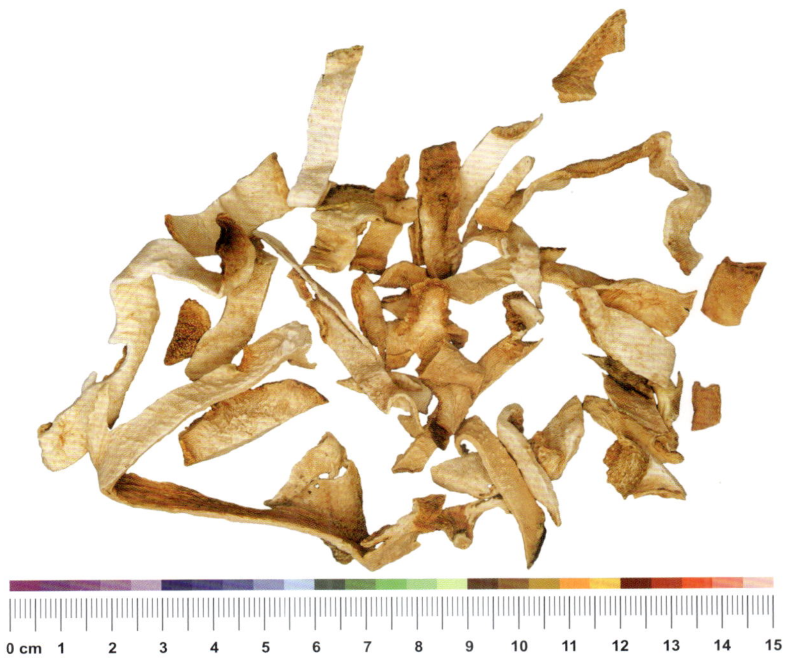

佛手

产地：广东

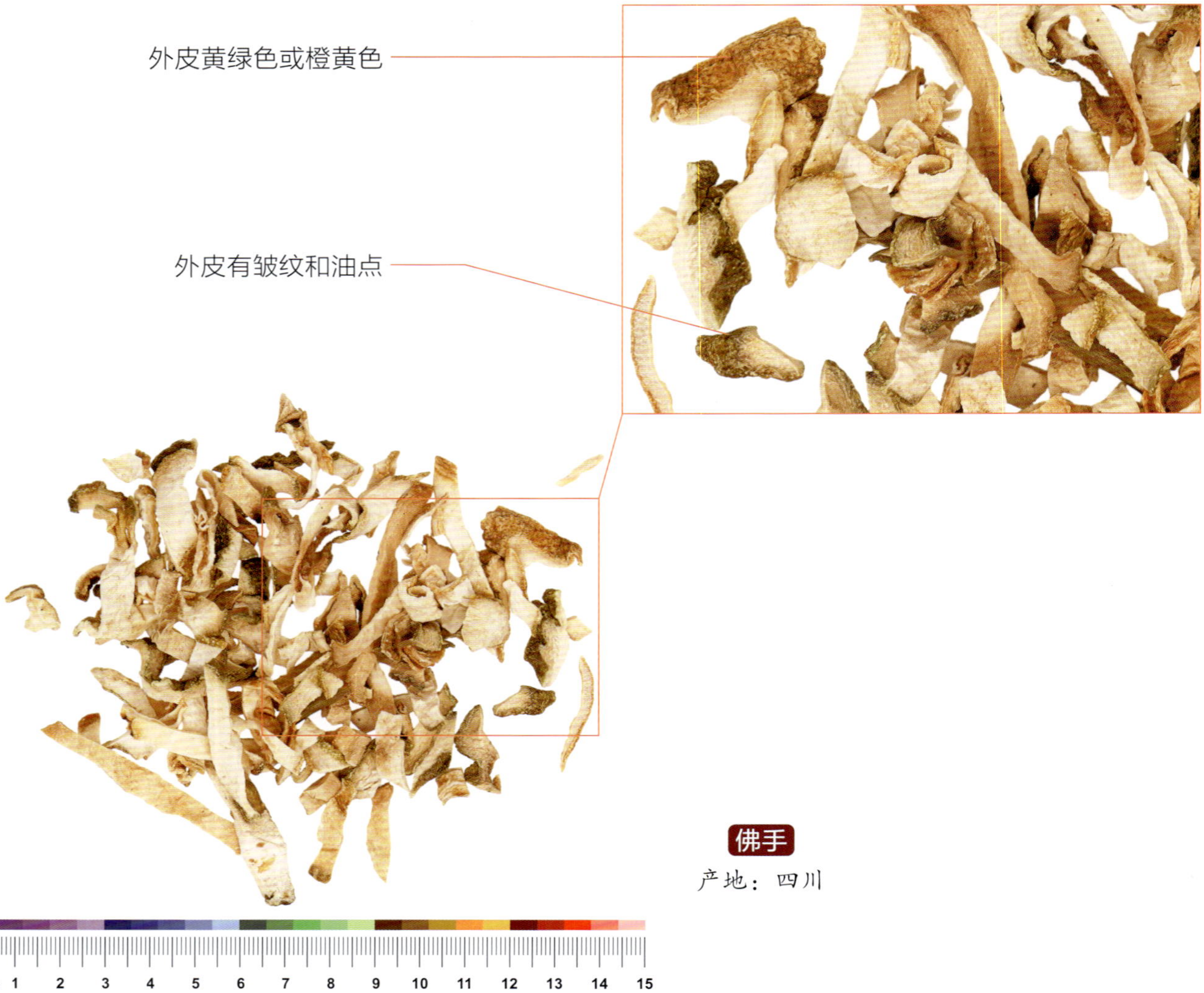

佛手

产地：四川

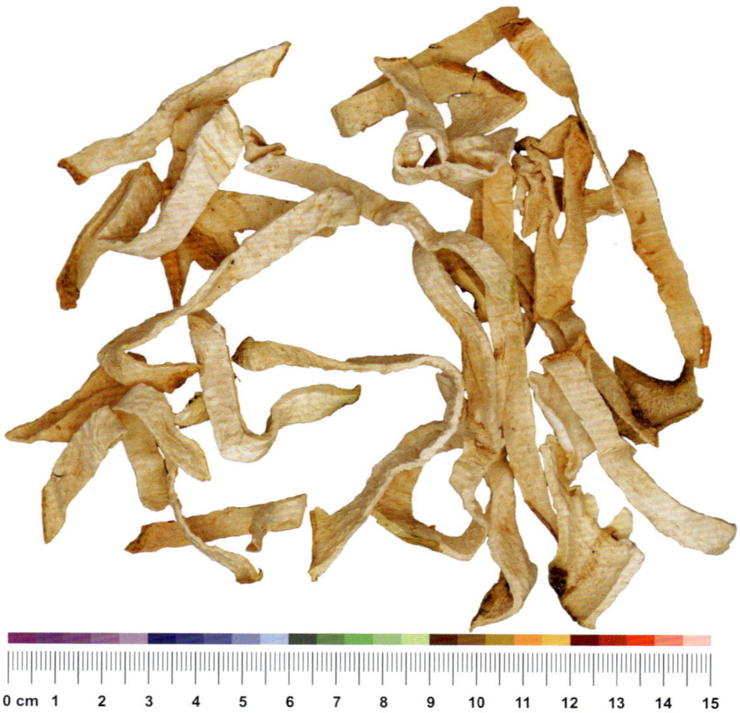

佛手

产地：广西

谷芽

【基　　原】禾本科植物粟 *Setaria italica*（L.）Beauv. 的成熟果实经发芽干燥的炮制加工品。

【采收加工】将粟谷用水浸泡后，保持适宜的温、湿度，待须根长至约 0.6cm 时，晒干或低温干燥。

【主要产地】我国南北地区均有栽培。

【炮制方法】除去杂质。

【饮片性状】本品呈类圆球形，直径约 0.2cm，顶端钝圆，基部略尖。外壳为革质的稃片，淡黄色，具点状皱纹，下端有初生的细须根，长 0.3～0.6cm，剥去稃片，内含淡黄色或黄白色颖果（小米）1 粒。气微，味微甘。

【功能主治】消食和中，健脾开胃。用于食积不消，腹胀口臭，脾胃虚弱，不饥食少。

【用法用量】9～15g。

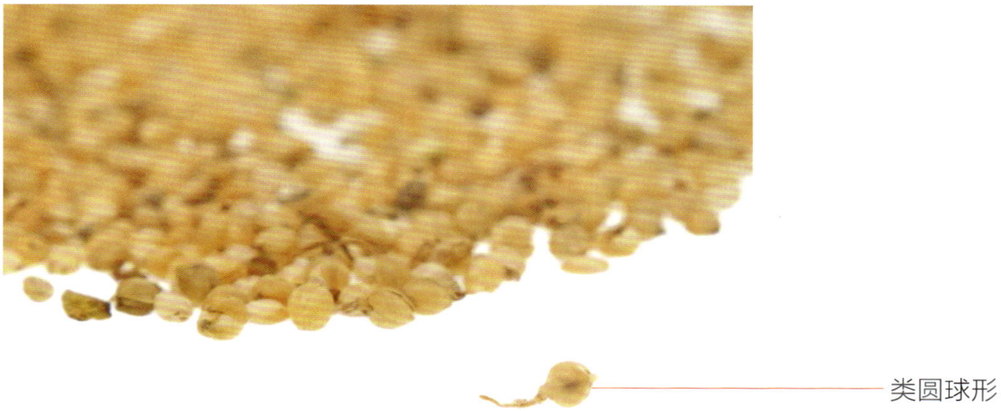

谷芽

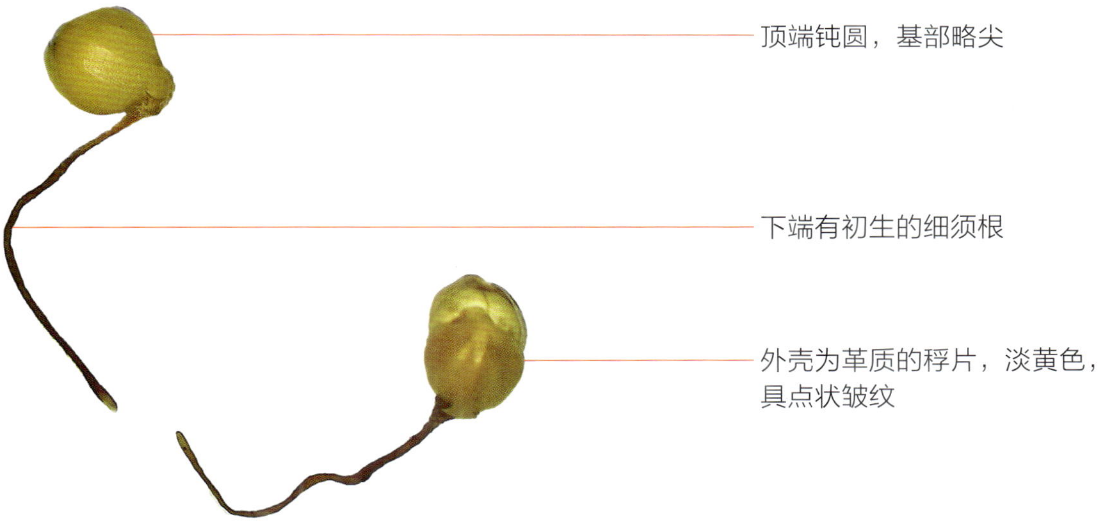

谷芽（1∶25）

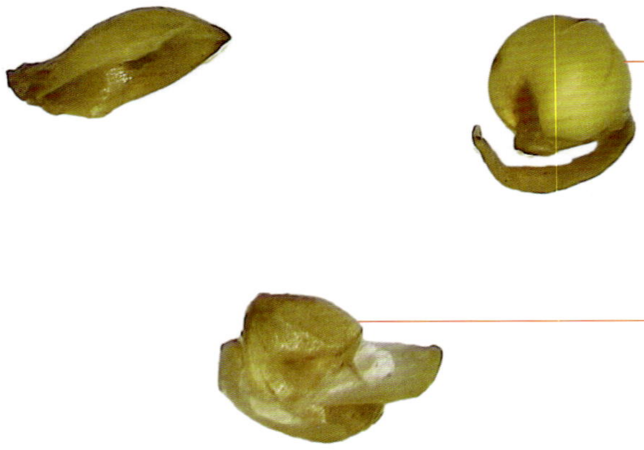
剥去稃片，内含淡黄色或
黄白色颖果
外壳为革质的稃片

谷芽（1∶25）

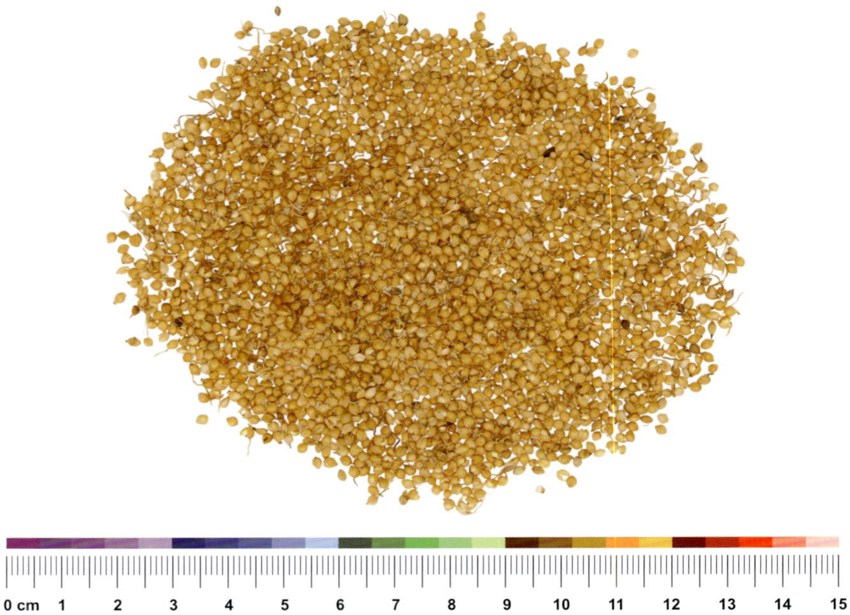

谷芽
产地：北京

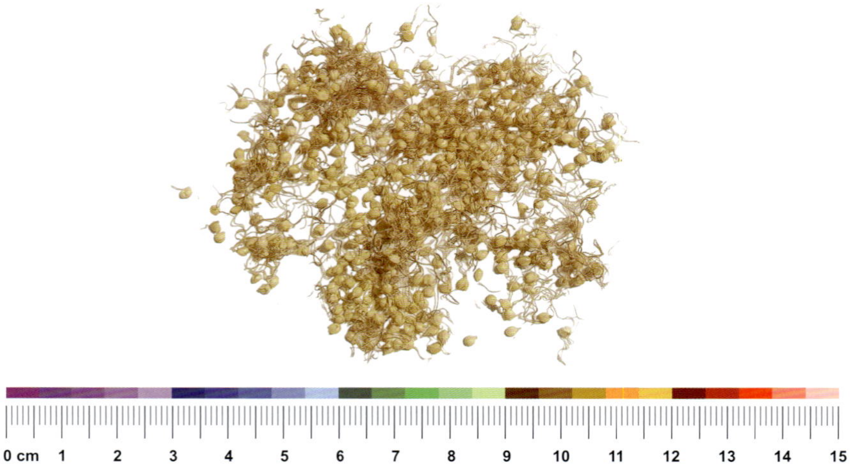

谷芽
产地：江苏

炒谷芽

【基　　原】 禾本科植物粟 *Setaria italica*（L.）Beauv. 的成熟果实经发芽干燥的炮制品。

【炮制方法】 取净谷芽，置热锅内，用文火炒至表面深黄色、微鼓起时，取出，晾凉。

【饮片性状】 本品呈类圆球形，直径约 0.2cm，顶端钝圆，基部略尖。外壳为革质的稃片，表面深黄色，具点状皱纹，下端有初生的细须根，长 0.3～0.6cm，剥去稃片，内含淡黄色或黄白色颖果（小米）1 粒。有香气，味微苦。

【功能主治】 健脾消食。偏于消食，用于脾虚不饥，食少。

【用法用量】 9～15g。

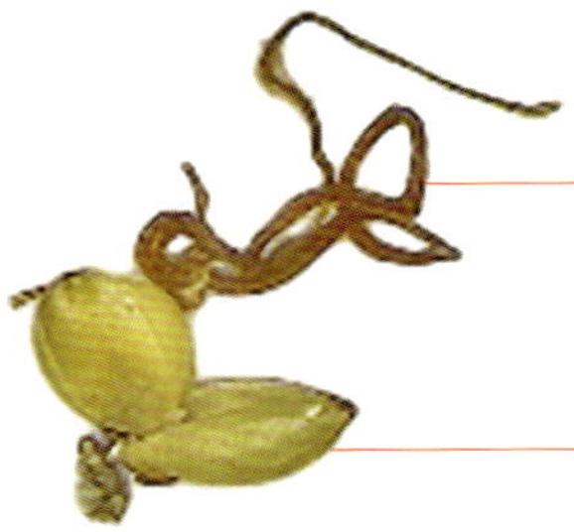

炒谷芽（1∶25）

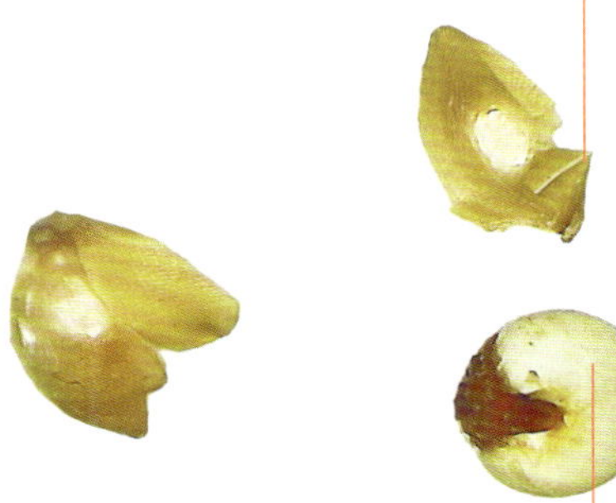

炒谷芽（断面）（1∶25）

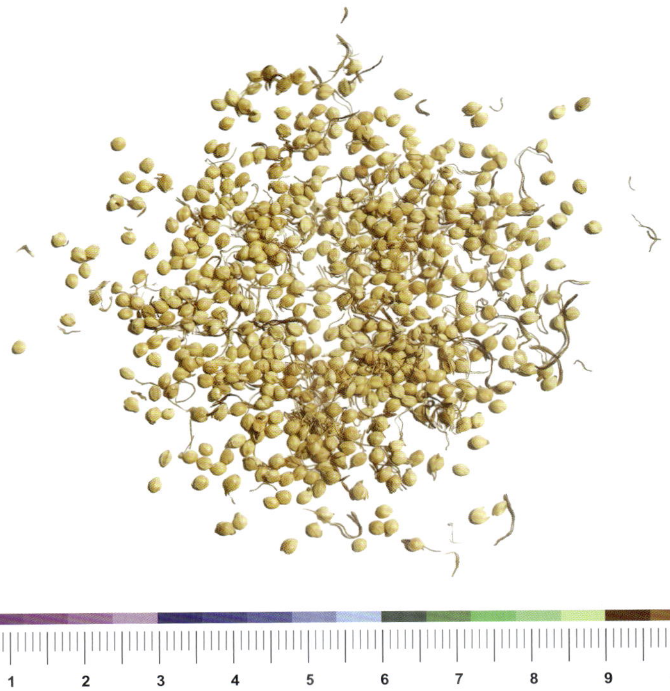

炒谷芽

产地：江苏

焦谷芽

【基　　原】禾本科植物粟 *Setaria italica*（L.）Beauv. 的成熟果实经发芽干燥的炮制品。

【炮制方法】取净谷芽，置热锅内，用武火炒至表面焦褐色、鼓起时，喷淋清水少许，熄灭火星，取出，晾干。

【饮片性状】本品呈类圆球形，直径约 0.2cm，顶端钝圆，基部略尖。外壳为革质的稃片，表面焦褐色。具焦香气。

【功能主治】消食止泻。用于食积不化或饮食停滞，腹满，便溏。

【用法用量】9～15g。

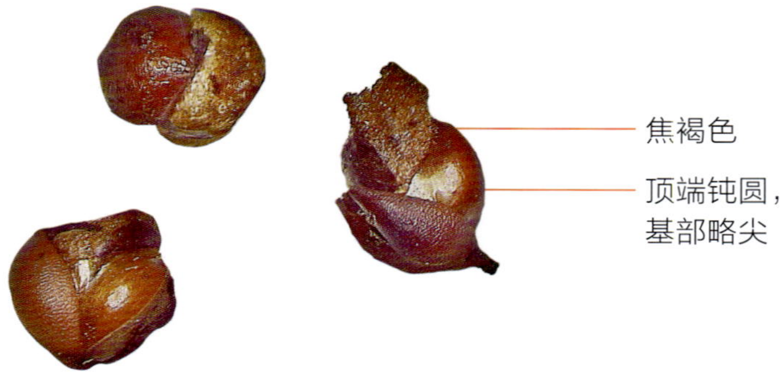

焦谷芽（1∶25）

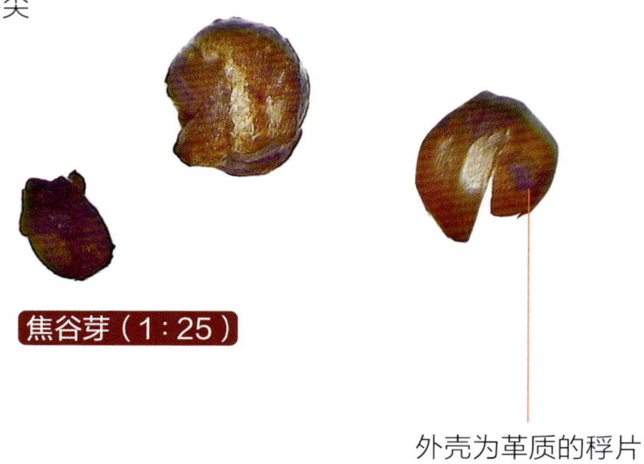

焦谷芽（1∶25）

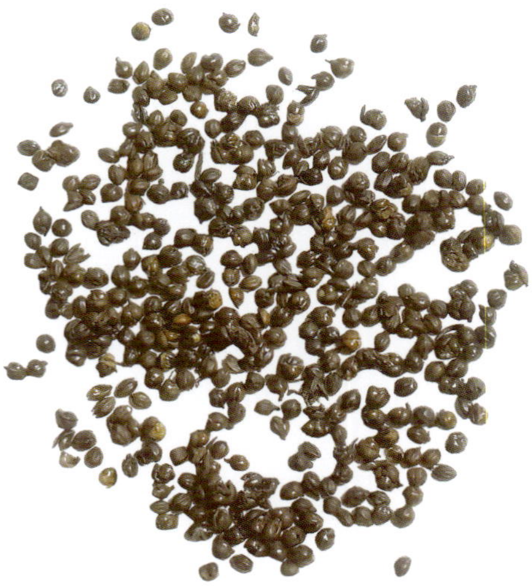

焦谷芽

产地：江苏

沙苑子

【基　　原】豆科植物扁茎黄芪*Astragalus complanatus* R. Br. 的干燥成熟种子。

【采收加工】秋末冬初果实成熟尚未开裂时采割植株，晒干，打下种子，除去杂质，再晒干。

【主要产地】主产于东北、华北、河南、陕西、宁夏、甘肃、江苏、四川等地。

【炮制方法】除去杂质，洗净，干燥。

【饮片性状】本品略呈肾形而稍扁，长 2～2.5mm，宽 1.5～2mm，厚约 1mm。表面光滑，褐绿色或灰褐色，边缘一侧微凹处具圆形种脐。质坚硬，不易破碎。子叶 2 片，淡黄色，胚根弯曲，长约 1mm。气微，味淡，嚼之有豆腥味。

【功能主治】补肾助阳，固精缩尿，养肝明目。用于肾虚腰痛，遗精，早泄，遗尿，尿频，带下白浊，眩晕，目暗昏花。

【用法用量】9～15g。

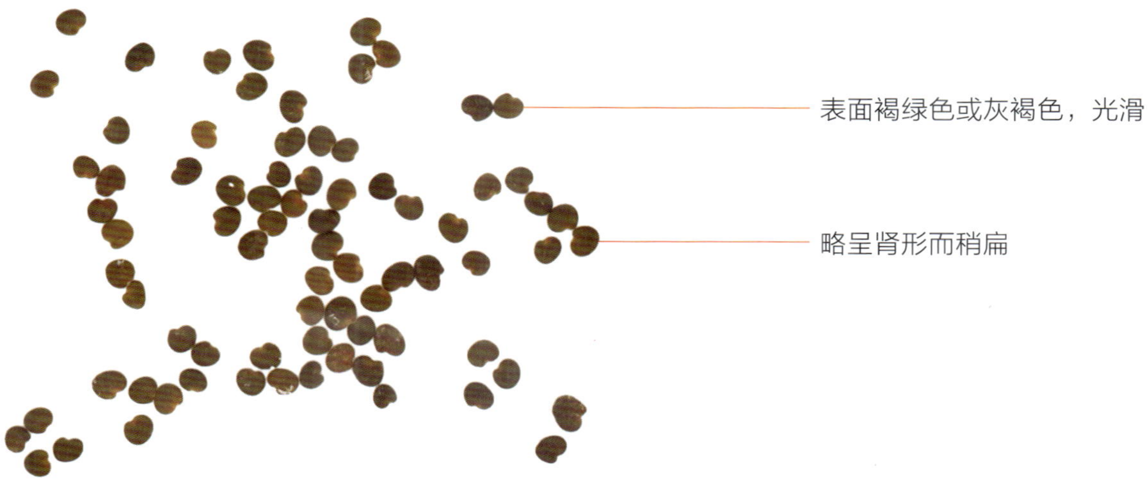

沙苑子

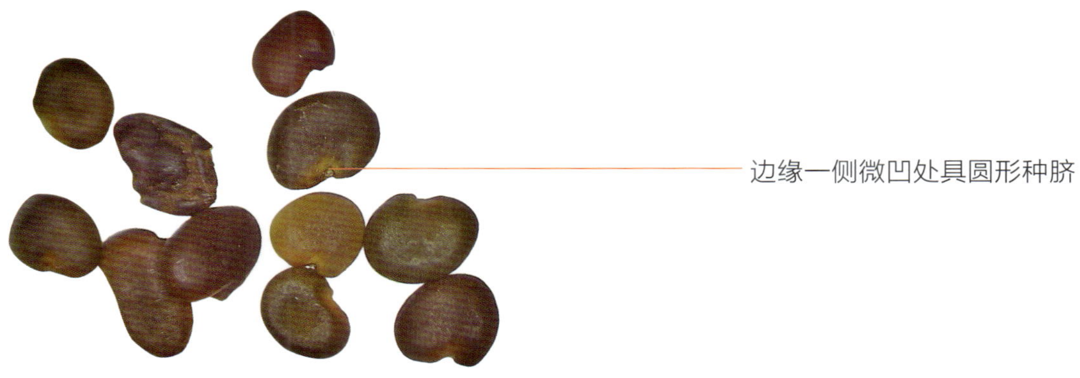

沙苑子（1∶25）

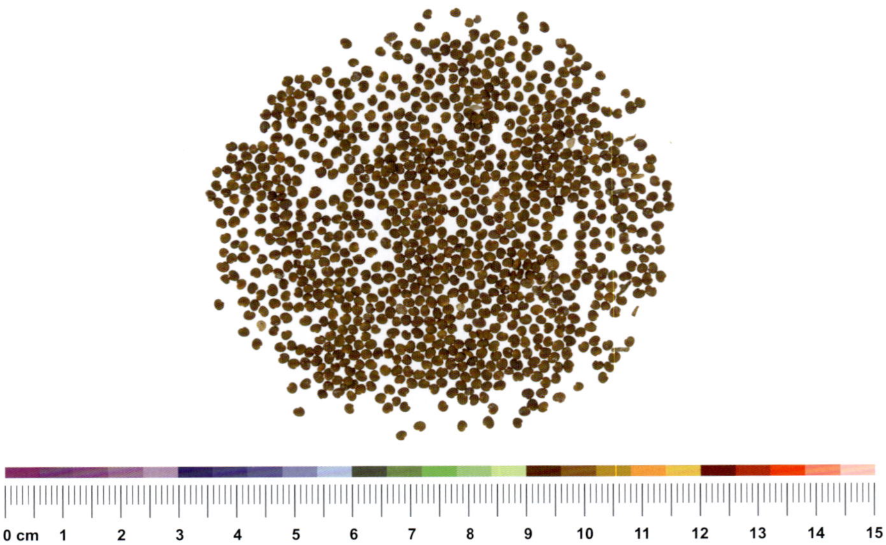

沙苑子

产地：河北

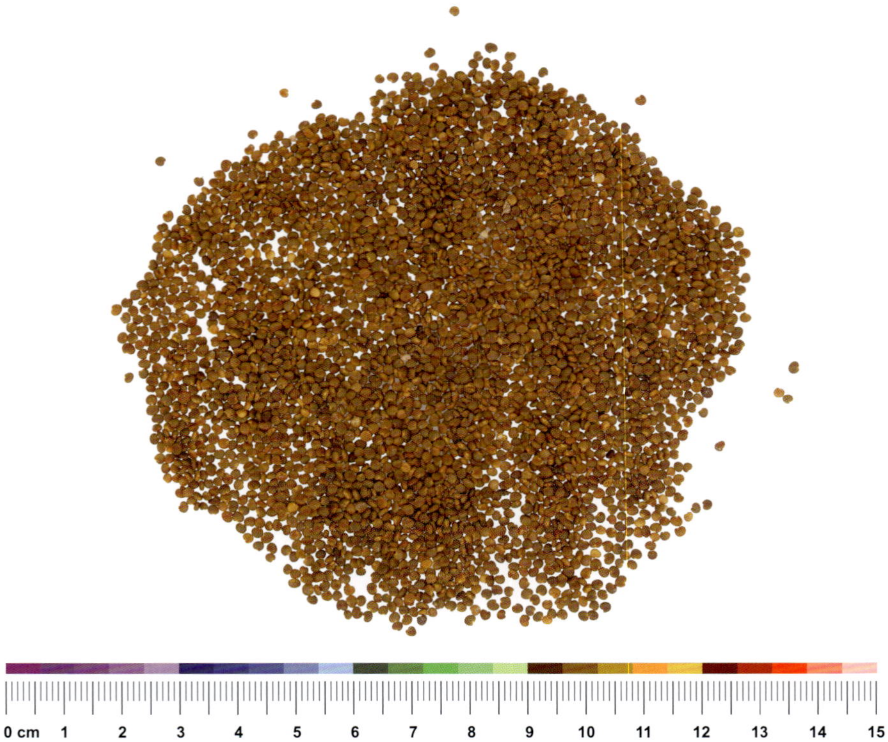

沙苑子

产地：陕西

诃子肉

【基　　原】使君子科植物诃子 *Terminalia chebula* Retz. 或绒毛诃子 *Terminalia chebula* Retz. var. *tomentella* Kurt. 的干燥成熟果实。

【采收加工】秋、冬二季果实成熟时采收，除去杂质，晒干。

【主要产地】主产于广东、云南、西藏、广西等地。

【炮制方法】取净诃子，稍浸，闷润，去核，干燥。

【饮片性状】本品呈全裂或半裂开的扁长梭形、扁长圆形或扁卵圆形，横断裂开的锥形或不规则块状。外表面棕色、黄褐色或暗棕褐色；内表面暗棕色、暗黄褐色或暗棕褐色，粗糙，凹凸不平。质坚脆，可碎断。气微，味微酸、涩后甜。

【功能主治】涩肠止泻，敛肺止咳，降火利咽。用于久泻久痢，便血脱肛，肺虚喘咳，久嗽不止，咽痛音哑。

【用法用量】3～10g。

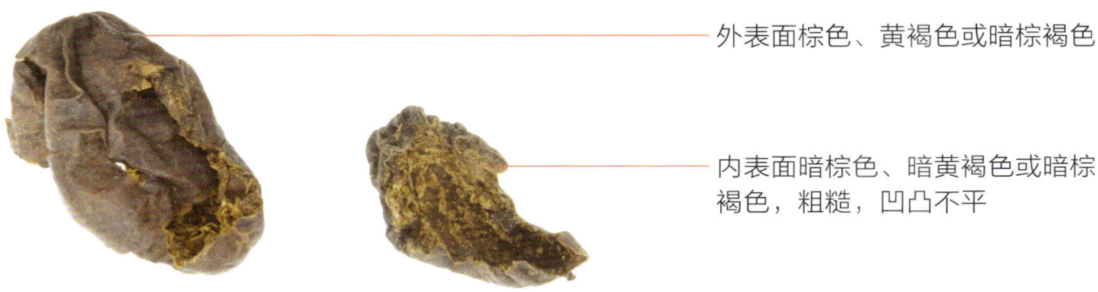

诃子肉

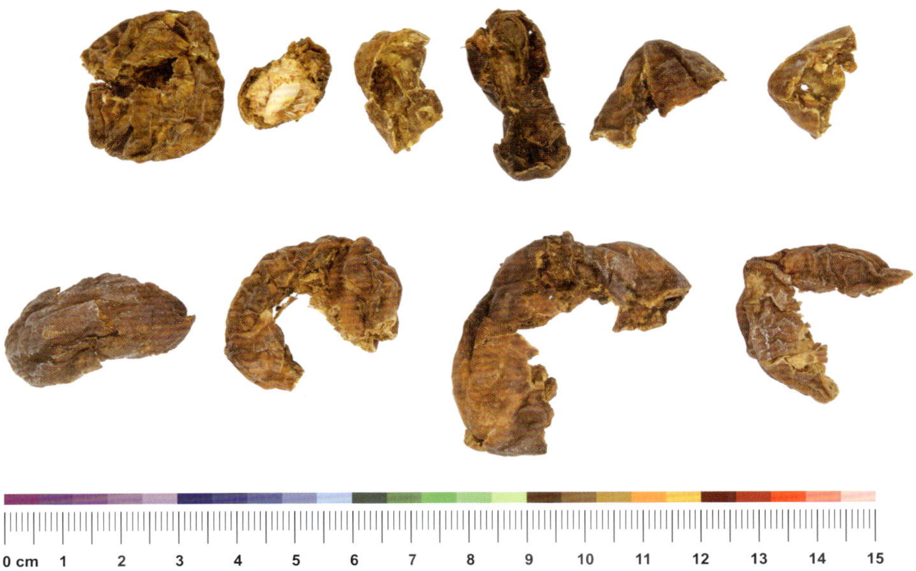

诃子肉

产地：广东

陈皮

【基　　原】芸香科植物橘 *Citrus reticulata* Blanco 及其栽培变种的干燥成熟果皮。药材分为“陈皮”和“广陈皮”。

【采收加工】陈皮｜采摘成熟果实，剥取果皮，晒干或低温干燥。

广陈皮｜冬季果实成熟时采摘，剥取果皮，切成三瓣或四瓣，阴干。

【主要产地】陈皮｜主产于福建、浙江、广东、广西、江西、湖南、贵州、云南、四川等地。

广陈皮｜主产于广东（新会）。

【炮制方法】陈皮｜除去杂质，喷淋水，润透，切丝，干燥。

广陈皮｜取原药材，除去杂质，刷去白浮膜，去柄，掰成碎块。

【饮片性状】陈皮｜呈不规则的条状或丝状。外表面橙红色或红棕色，有细皱纹和凹下的点状油室。内表面浅黄白色，粗糙，附黄白色或黄棕色筋络状维管束。质稍硬而脆。气香，味辛、苦。

广陈皮｜本品呈不规则的片状，外表面红棕色至红褐色，粗糙，多皱缩，有密集且大而深陷的圆形小凹点；内表面黄白色至淡黄褐色，有分布不均的筋络，也有微凹入的小点。质脆。香气浓郁，味苦、辛。

【功能主治】理气健脾，燥湿化痰。用于脘腹胀满，食少吐泻，咳嗽痰多。

【用法用量】3～10g。

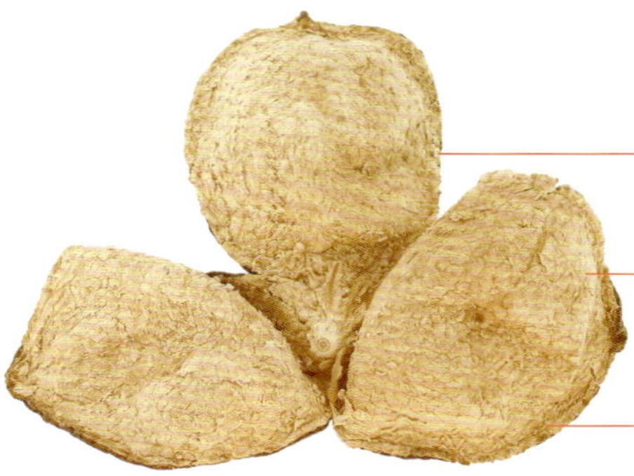

广陈皮（内表面）

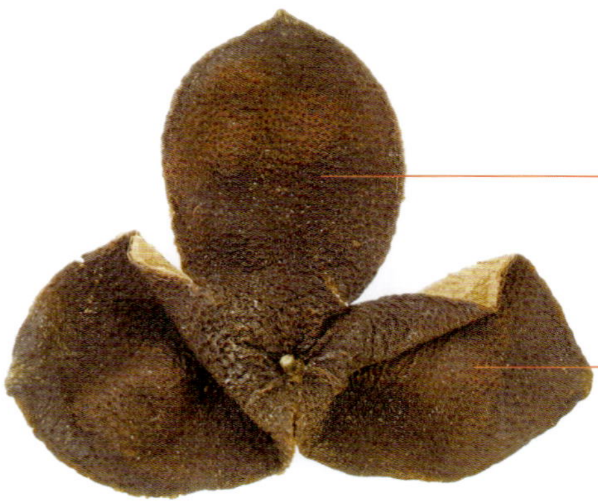

广陈皮（外表面）

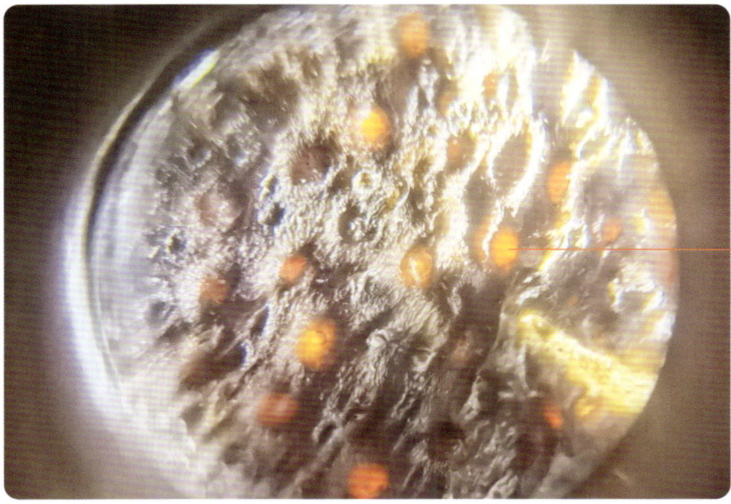

点状油室较大，对光照视，透明清晰

广陈皮（外表面）（1∶20）

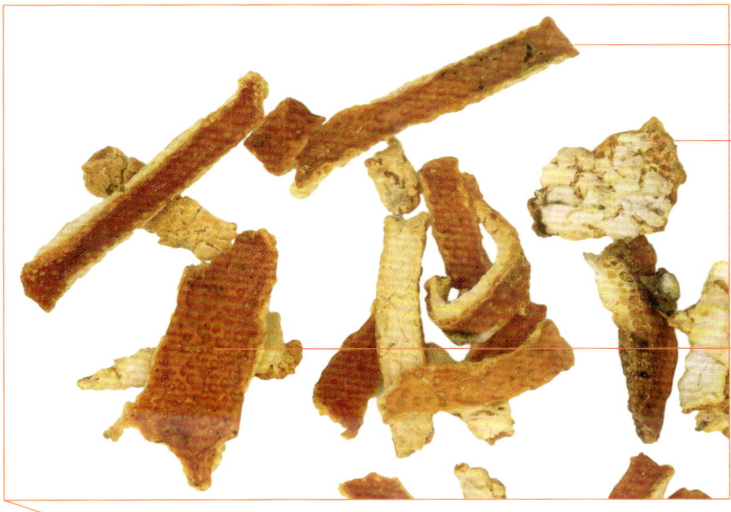

橙红色或红棕色

内表面浅黄白色，粗糙

细皱纹和凹下的点状油室

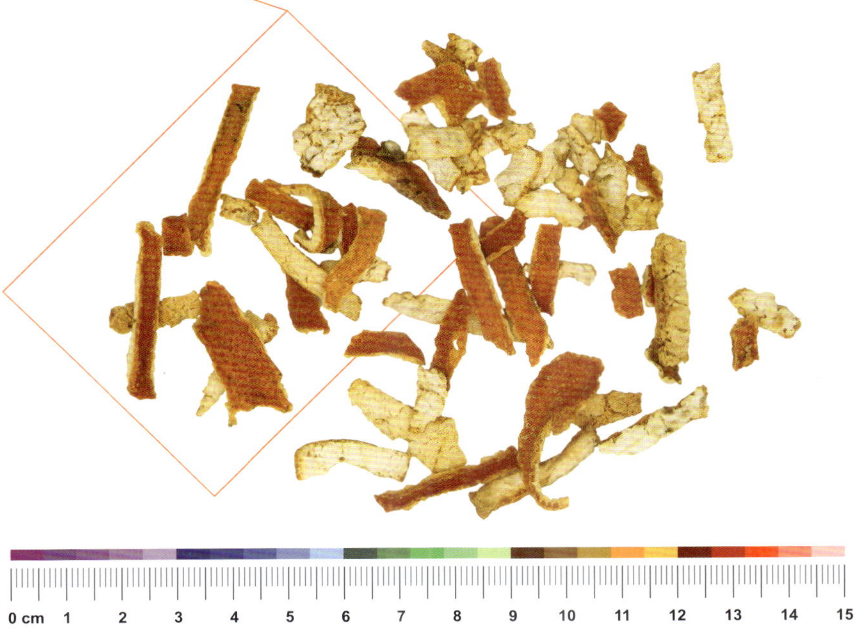

陈皮

产地：四川

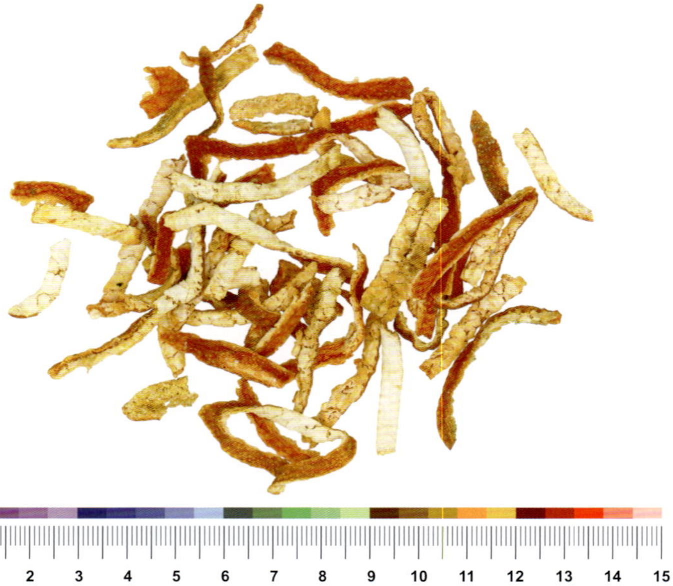

陈皮

产地：广东

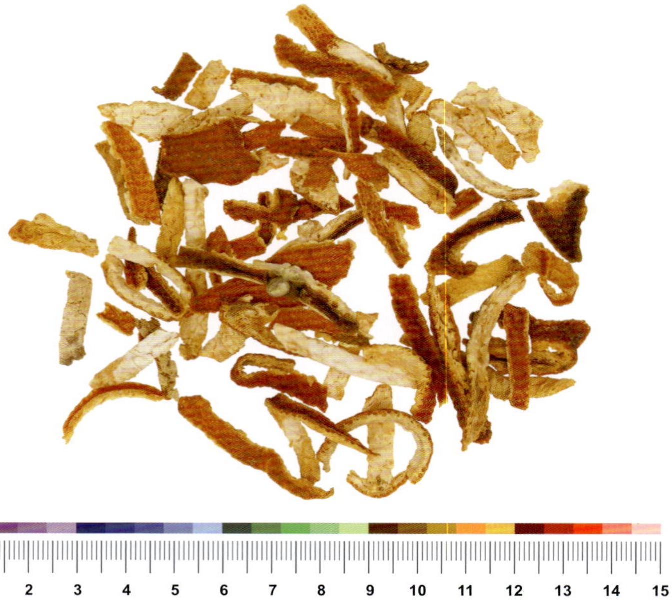

陈皮

产地：浙江

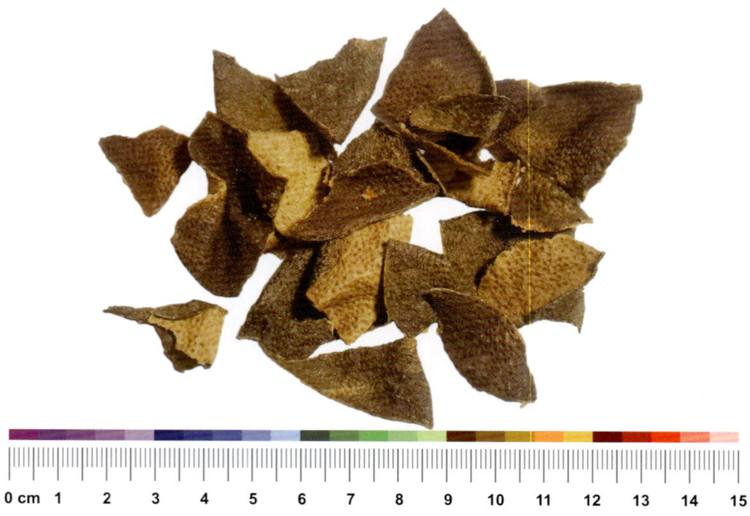

广陈皮

产地：广东

【炮制依据】《北京市中药饮片炮制规范（1986 年版）》

橙皮（混淆品）

【基　　原】芸香科植物甜橙 *Citrus sinensis*（L.）Osbeck 的干燥成熟果皮。

【产地加工】秋季或春初收集剥下的果皮，清水洗净，晒干或低温干燥。

【炮制方法】取原药材，除去杂质，喷淋，润透，切丝，干燥。

【饮片性状】本品呈不规则的条状、丝状或片块状，厚 0.1～0.6cm，外表面红棕色、黄棕色或黄绿色，具细皱纹和凹下或凸起的点状油室。内表面白色至黄白色，较平整，附黄棕色或黄白色筋络状维管束。质脆，易折断，断面可见棕红色点状油室。气香，味辛、苦。

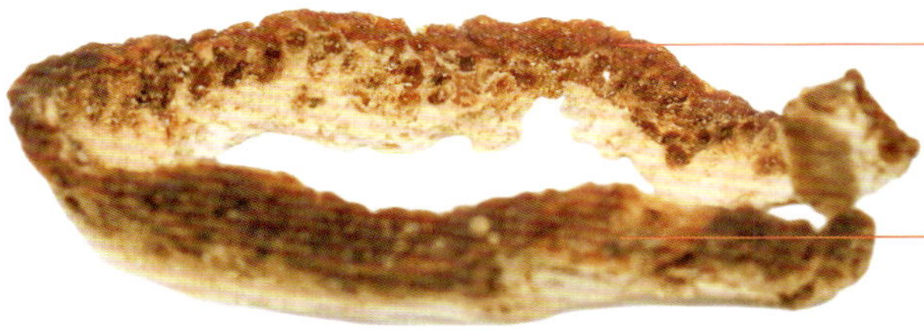

橙皮

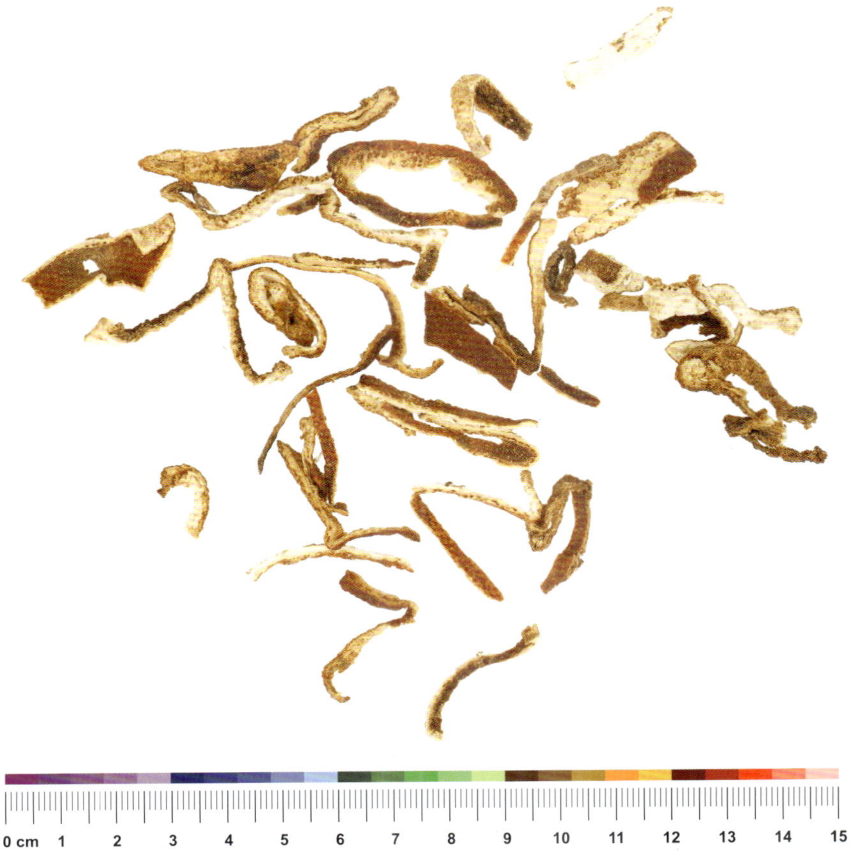

橙皮

产地：四川

【炮制依据】《安徽省中药饮片炮制规范（2019 年版）》

陈皮炭

【基　　原】芸香科植物橘 *Citrus reticulata* Blanco及其栽培变种干燥成熟果皮的炮制品。

【炮制方法】取陈皮丝，置热锅内，用武火炒至黑褐色，喷淋清水少许，熄灭火星，取出晾干。

【饮片性状】本品呈丝状。外表面黑褐色，有细皱纹和凹下的点状油室；内表面粗糙；断面棕褐色，质松脆易碎。气微，味淡。

【功能主治】止血，化痰。用于痰中带血。

【用法用量】3～9g。

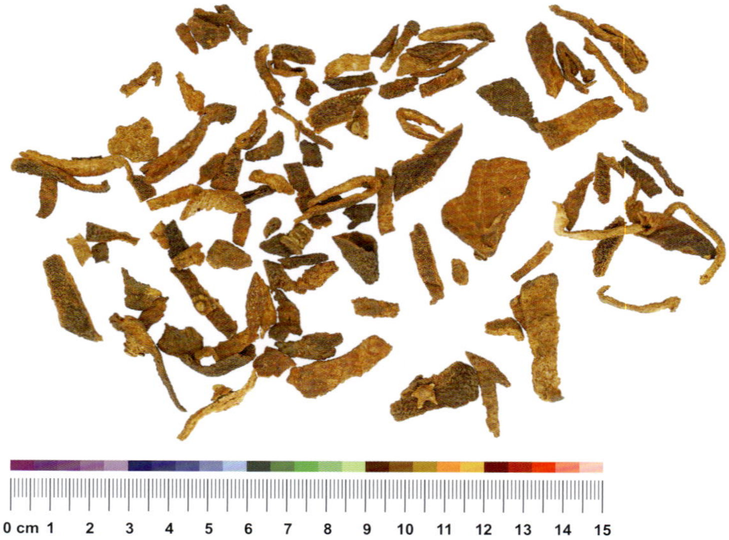

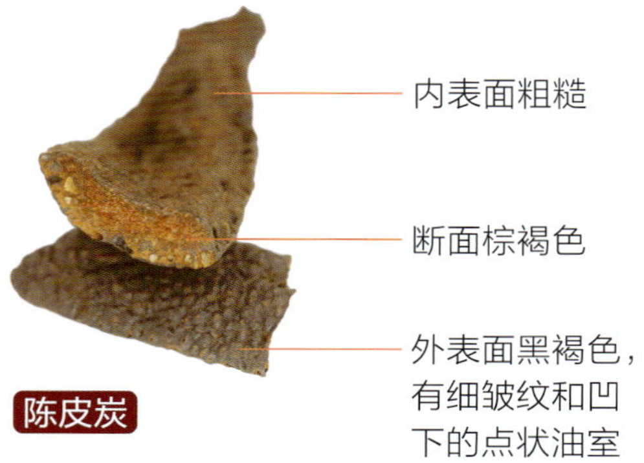

陈皮炭

产地：广东

【炮制依据】《北京市中药饮片炮制规范（2008年版）》

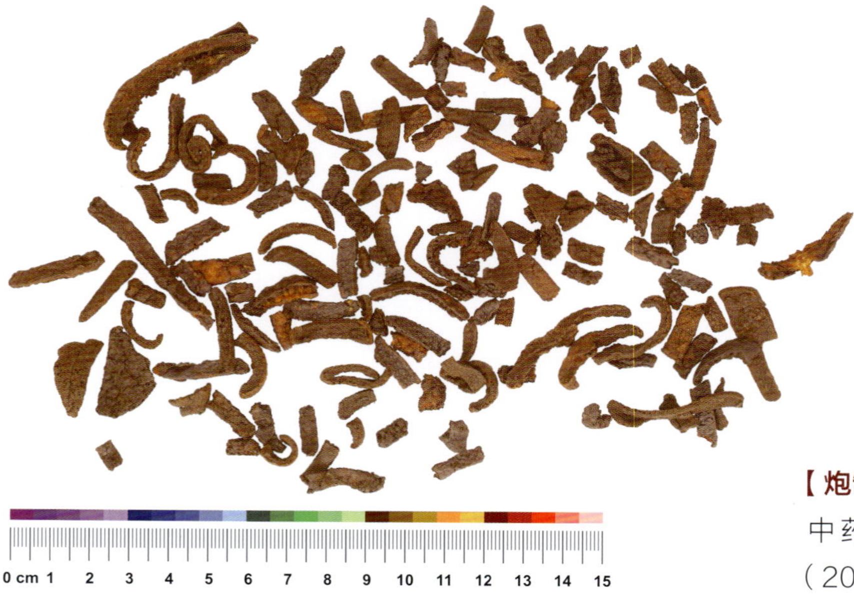

陈皮炭

产地：四川

【炮制依据】《北京市中药饮片炮制规范（2008年版）》

青果

【基　　原】橄榄科植物橄榄 *Canarium album* Raeusch. 的干燥成熟果实。

【采收加工】秋季果实成熟时采收，干燥。

【主要产地】主产于广东、广西、福建、台湾、四川、浙江等地。

【炮制方法】除去杂质，洗净，干燥。用时打碎。

【饮片性状】本品呈纺锤形，两端钝尖，长 2.5～4cm，直径 1～1.5cm。表面棕黄色或黑褐色，有不规则皱纹。果肉灰棕色或棕褐色，质硬。果核梭形，暗红棕色，具纵棱；内分 3 室，各有种子 1 粒，种皮黄棕色至棕褐色，膜质，种仁黄白色，油润。气微，果肉味涩，久嚼微甜。

【功能主治】清热解毒，利咽，生津。用于咽喉肿痛，咳嗽痰黏，烦热口渴，鱼蟹中毒。

【用法用量】5～10g。

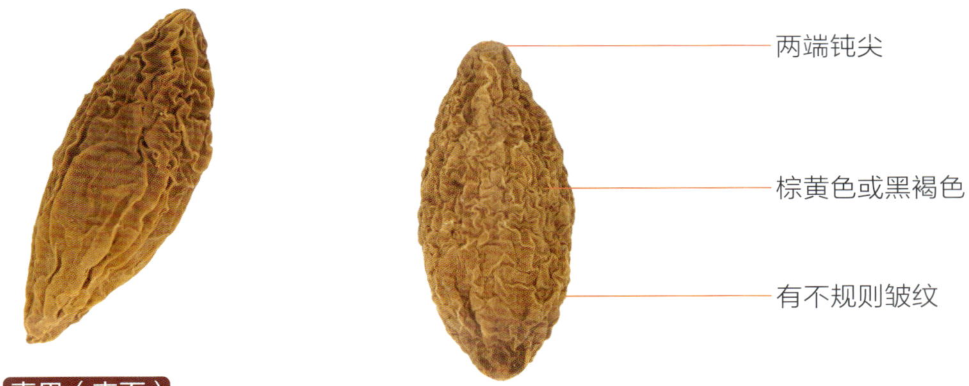

青果（表面）

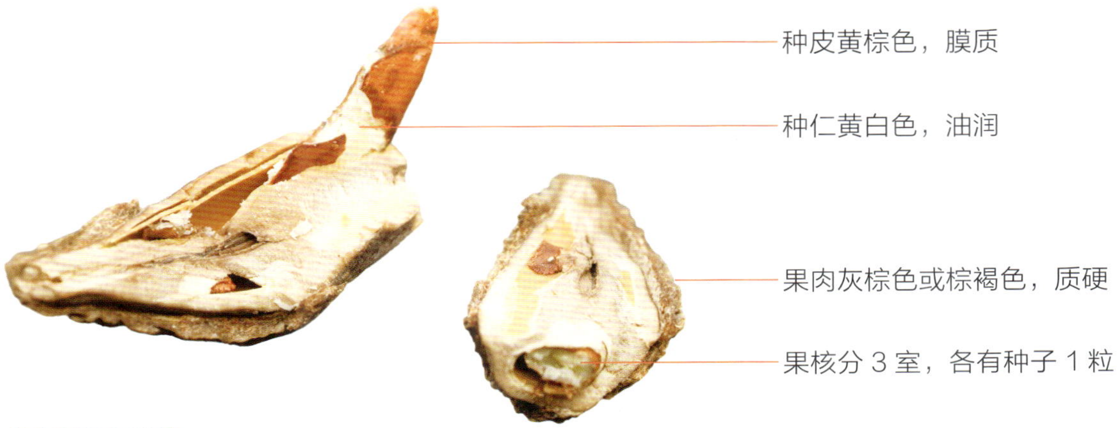

青果（断面）

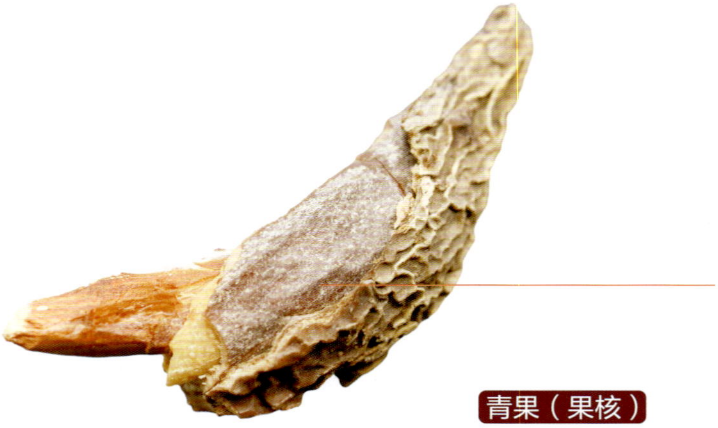

青果（果核）

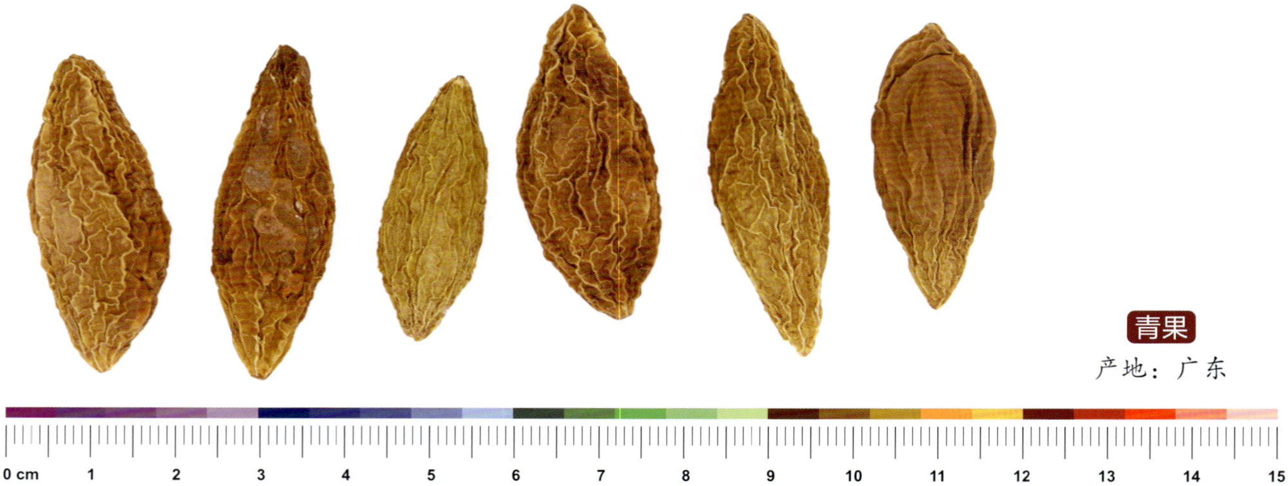

青果

产地：广东

抽葫芦

【基　　原】葫芦科植物瓢葫芦 *Lagenaria siceraria*（Molina）Standl.var. *depressa*（Ser.）Hara 及小葫芦 *Lagenaria siceraria*（Molina）Standl. var.*microcarpa*（Naud.）Hara 的近成熟果实的干燥果皮。

【采收加工】秋季采摘，除去果瓤及种子，晒干。

【主要产地】全国各地均有种植。

【炮制方法】取原药材，除去果柄及残留种子，洗净，加工成中块，干燥。

【饮片性状】本品为不规则块片，厚 0.3～0.6cm。外表皮淡绿色或黄白色，有皱纹或光滑。内表面白色，带有海绵状白瓤。折断面黄白色。体轻，质硬。气微，味淡。

【功能主治】利尿，消肿。用于水肿，四肢、面目浮肿，腹水肿胀，小便不利。

【用法用量】15～30g。[《北京市中药饮片炮制规范（2008 年版）》]

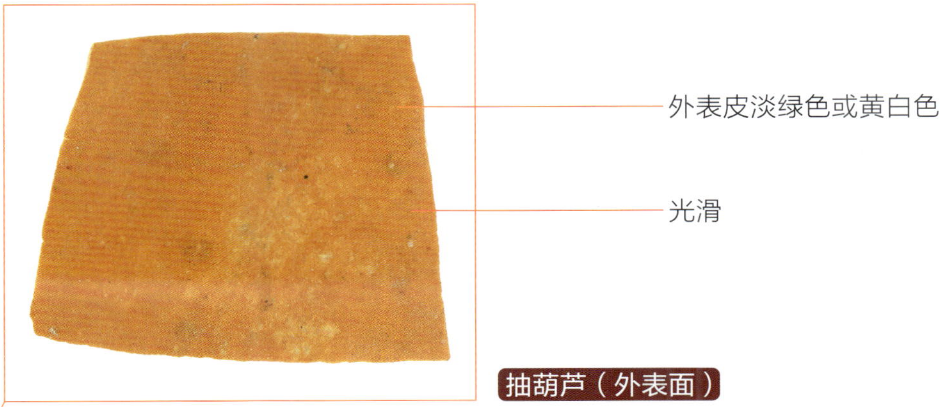

抽葫芦（外表面）

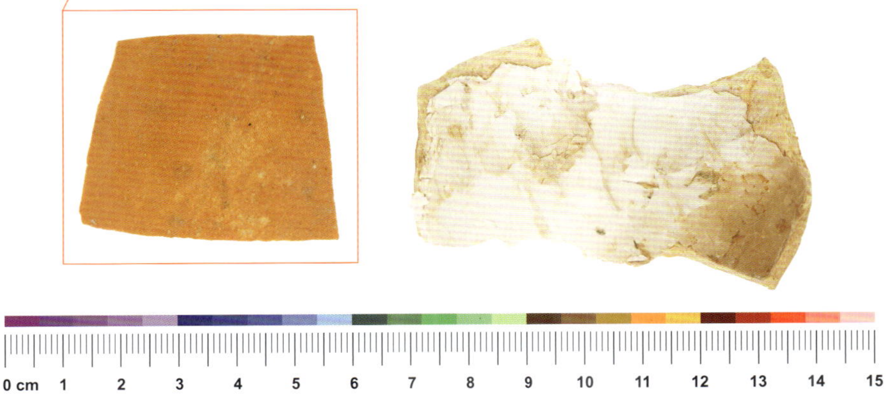

抽葫芦

产地：河北

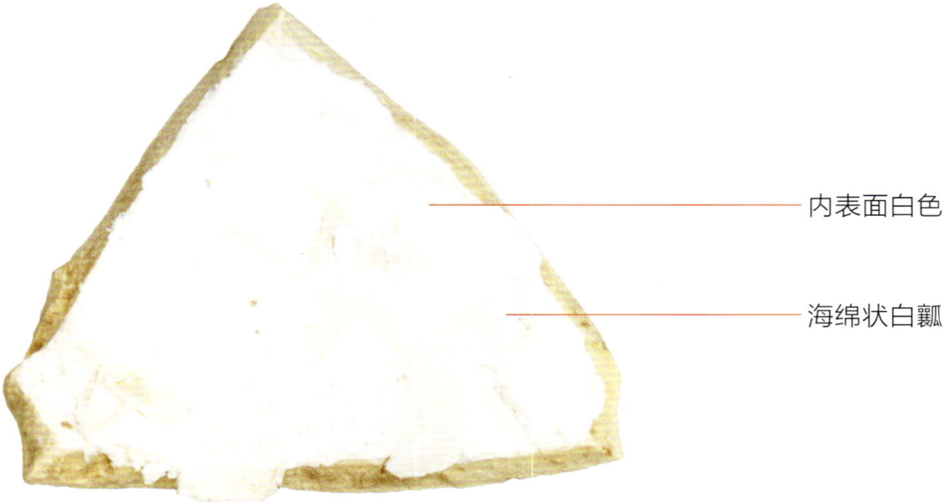

抽葫芦（内表面）

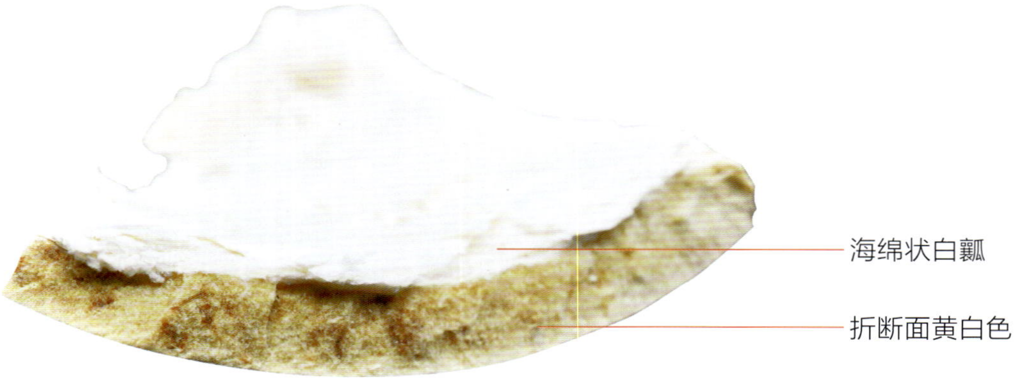

抽葫芦（断面）

苦楝子

【基　　原】楝科植物楝树 *Melia azedarach* L.的干燥、成熟果实。

【采收加工】冬季果实成熟时采收，晒干。

【主要产地】主产于河北、河南、山东、湖北、湖南、广西、江西、云南、四川等地。

【炮制方法】取原药材，除去杂质。

【饮片性状】本品呈长椭圆形，表面淡黄棕色至棕黑色，微有光泽，多皱缩，具深棕色小点。顶端钝圆，微下陷，有花柱残痕，基部凹陷，有果梗痕。外果皮革质，果肉松软，淡黄色至棕褐色，带黏性。果核椭圆形，质坚硬，一端平截，一端尖，有5～6条纵棱。内含种子5～6枚，气特异，味酸、苦。

【功能主治】疏肝行气止痛，驱虫。用于胸胁、脘腹胀痛，疝痛，虫积腹痛。

【用法用量】4.5～9g，用时捣碎。

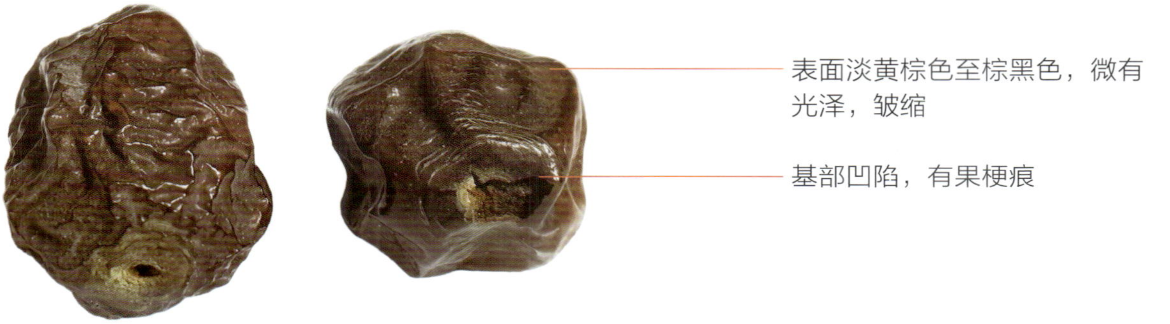

苦楝子（基部）

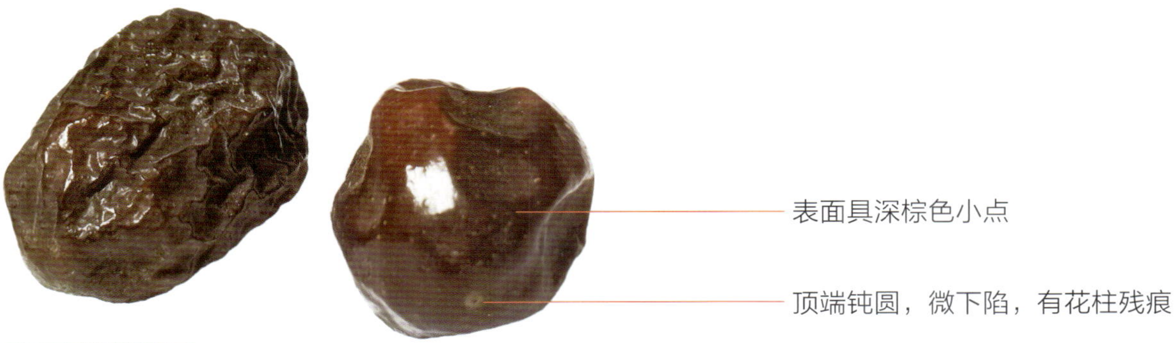

苦楝子（顶端）

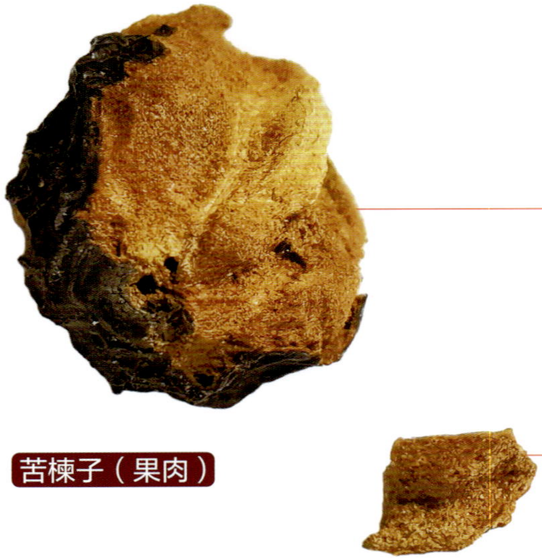

果肉松软，淡黄色至棕褐色

果核质坚硬，有纵棱

苦楝子（果肉）

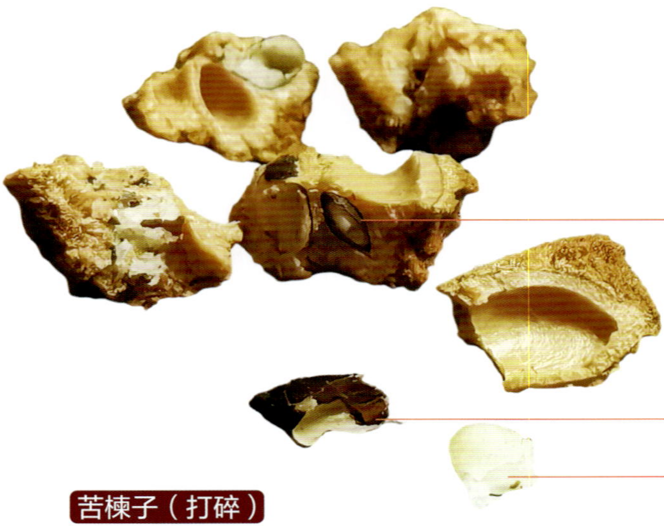

果核内含种子 5～6 枚

种皮棕褐色至棕黑色

子叶白色，油润

苦楝子（打碎）

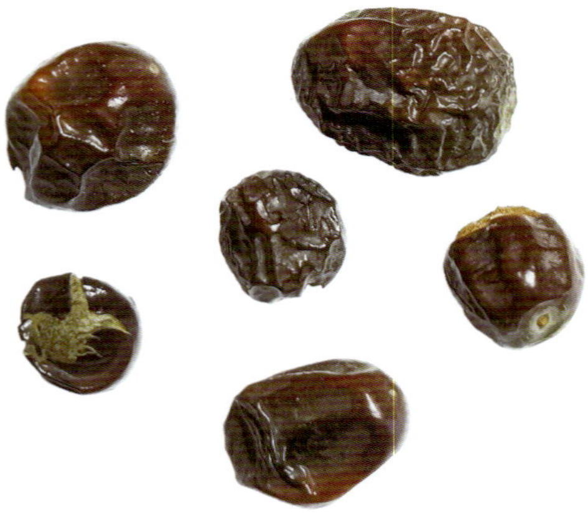

苦楝子

产地：广西

【炮制依据】《北京市中药饮片炮制规范（2008 年版）》

苘麻子

【基　　原】锦葵科植物苘麻 *Abutilon theophrasti* Medic. 的干燥成熟种子。

【采收加工】秋季采收成熟果实，晒干，打下种子，除去杂质。

【主要产地】主产于四川、湖北、河南、江苏等地。

【炮制方法】除去杂质。

【饮片性状】本品呈三角状肾形，长 3.5～6mm，宽 2.5～4.5mm，厚 1～2mm。表面灰黑色或暗褐色，有白色稀疏绒毛，凹陷处有类椭圆状种脐，淡棕色，四周有放射状细纹。种皮坚硬，子叶 2 片，重叠折曲，富油性。气微，味淡。

【功能主治】清热解毒，利湿，退翳。用于赤白痢疾，淋证涩痛，痈肿疮毒，目生翳膜。

【用法用量】3～9g。

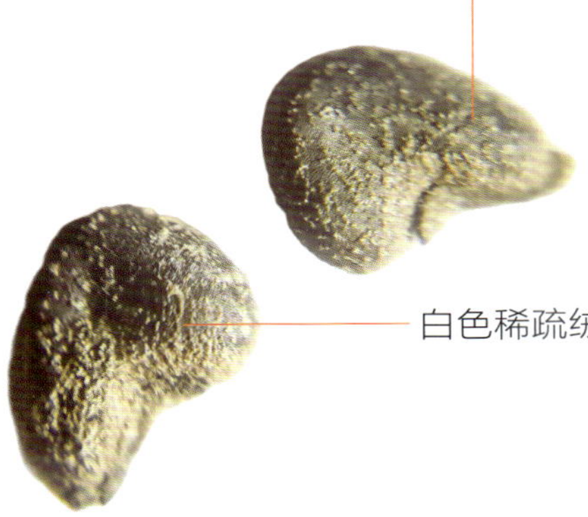

苘麻子（表面）（1∶20）

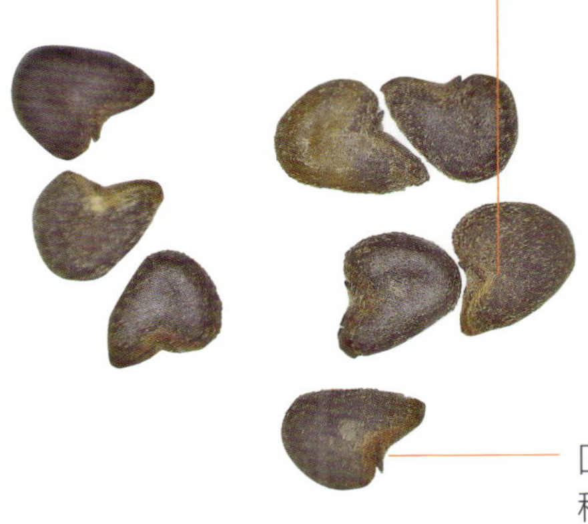

苘麻子（种脐）（1∶25）

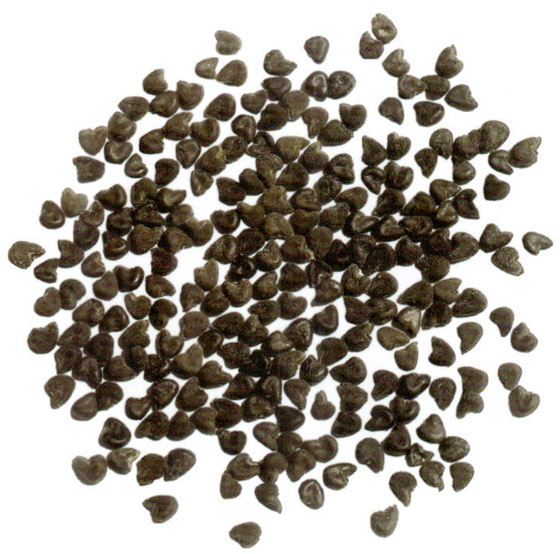

苘麻子

产地：四川

郁李仁

【基　　原】蔷薇科植物欧李 *Prunus humilis* Bge.、郁李 *Prunus japonica* Thunb. 或长柄扁桃 *Prunus pedunculata* Maxim. 的干燥成熟种子。前二种习称“小李仁”，后一种习称“大李仁”。

【采收加工】夏、秋二季采收成熟果实，除去果肉和核壳，取出种子，干燥。

【主要产地】主产于黑龙江、吉林、辽宁、内蒙古、河北、山东等地。

【炮制方法】除去杂质。用时捣碎。

【饮片性状】小李仁 | 呈卵形，长 5～8mm，直径 3～5mm。表面黄白色或浅棕色，一端尖，另一端钝圆。尖端一侧有线形种脐，圆端中央有深色合点，自合点处向上具多条纵向维管束脉纹。种皮薄，子叶 2 片，乳白色，富油性。气微，味微苦。

大李仁 | 长 6～10mm，直径 5～7mm。表面黄棕色。

【功能主治】润肠通便，下气利水。用于津枯肠燥，食积气滞，腹胀便秘，水肿，脚气，小便不利。

【用法用量】6～10g。

【使用注意】孕妇慎用。

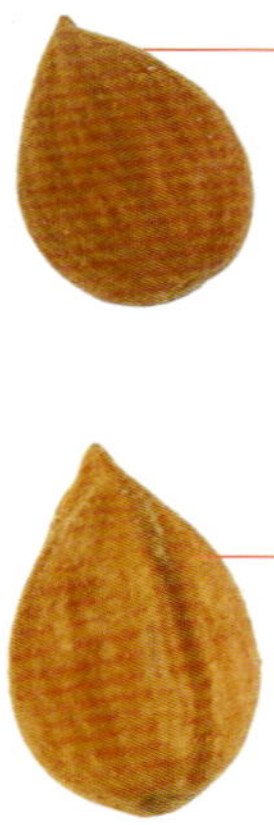

郁李仁

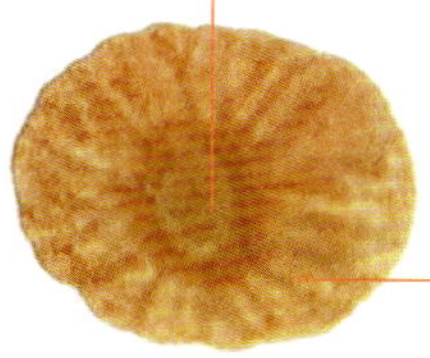

郁李仁（合点）

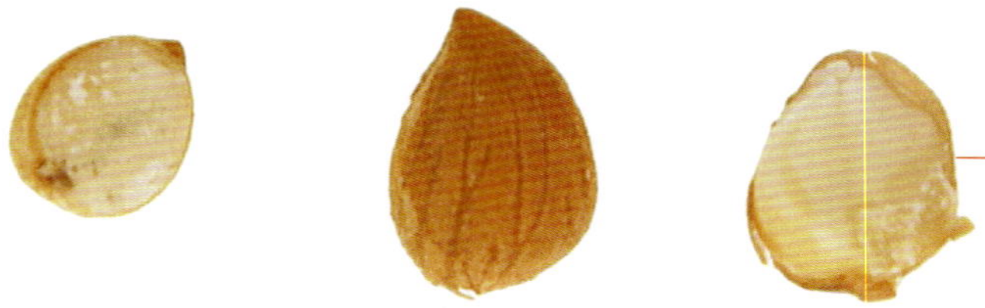

郁李仁（断面）

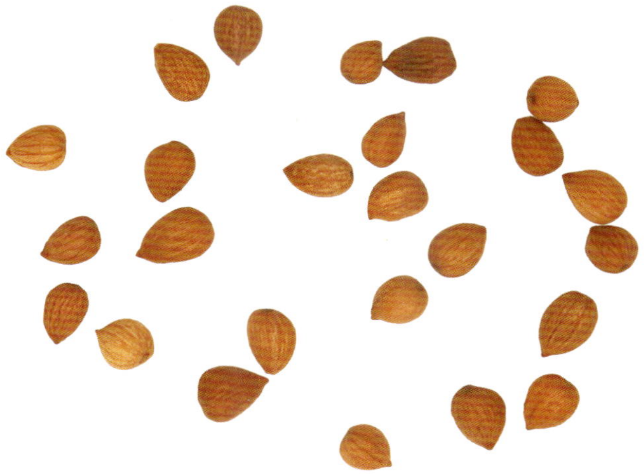

郁李仁

产地：河北

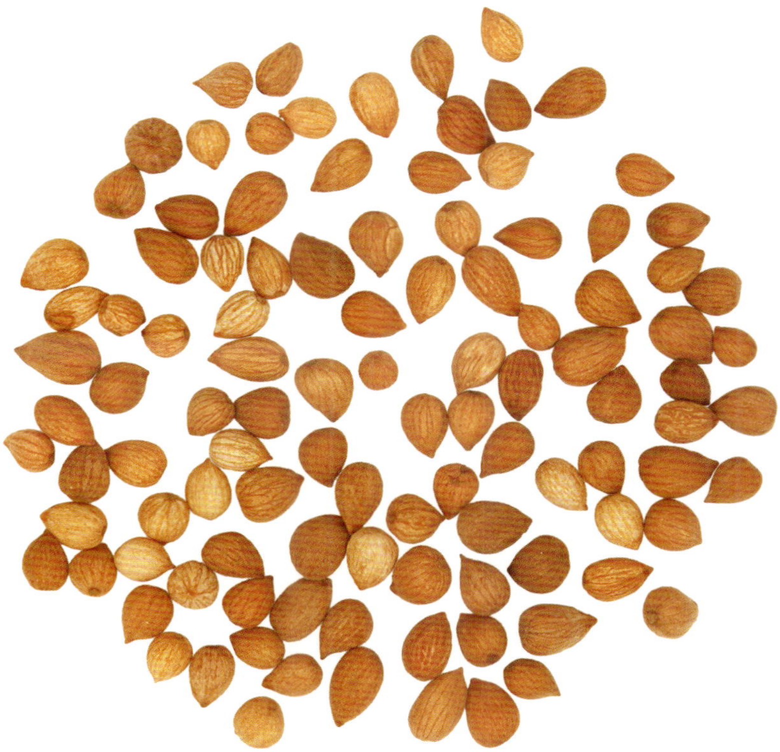

郁李仁

产地：内蒙古

罗汉果

【基　　原】葫芦科植物罗汉果 *Siraitia grosuenorii*（Swingle）C. Jeffreyex A. M. Lu et Z. Y. Zhang 的干燥果实。

【采收加工】秋季果实由嫩绿色变为深绿色时采收，晾数天后，低温干燥。

【主要产地】主产于广西、广东、湖南等地。

【炮制方法】除去杂质。

【饮片性状】本品呈卵形、椭圆形或球形，长 4.5～8.5cm，直径 3.5～6cm。表面褐色、黄褐色或绿褐色，有深色斑块和黄色柔毛，有的具 6～11 条纵纹。顶端有花柱残痕，基部有果梗痕。体轻，质脆，果皮薄，易破。果瓤（中、内果皮）海绵状，浅棕色。种子扁圆形，多数，长约 1.5cm，宽约 1.2cm；浅红色至棕红色，两面中间微凹陷，四周有放射状沟纹，边缘有槽。气微，味甜。

【功能主治】清热润肺，利咽开音，滑肠通便。用于肺热燥咳，咽痛失音，肠燥便秘。

【用法用量】9～15g。

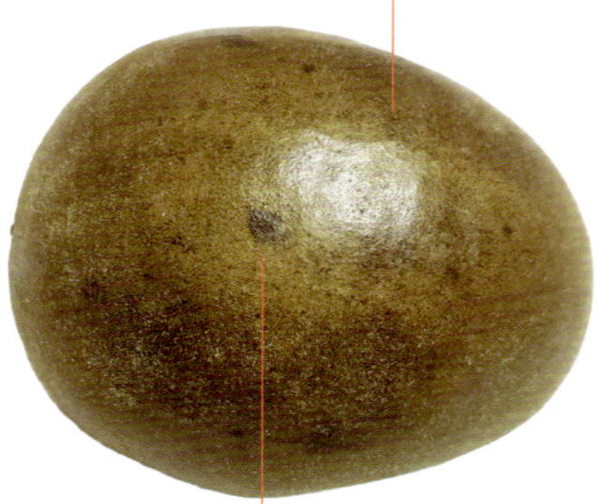

罗汉果

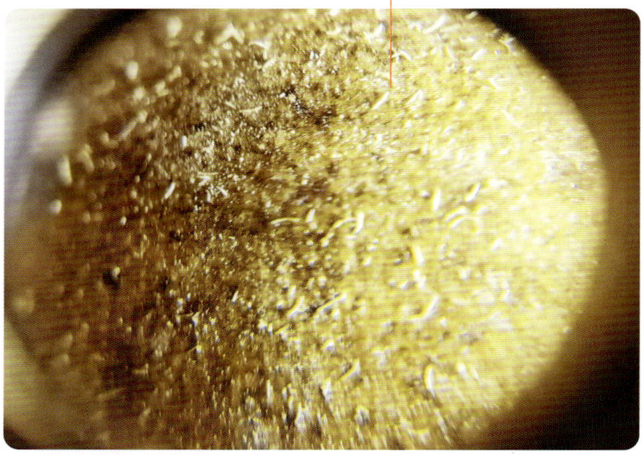

罗汉果（1:20）

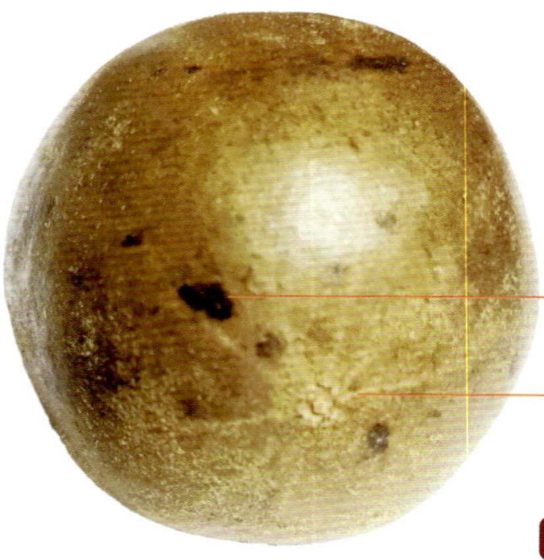

罗汉果（基部）

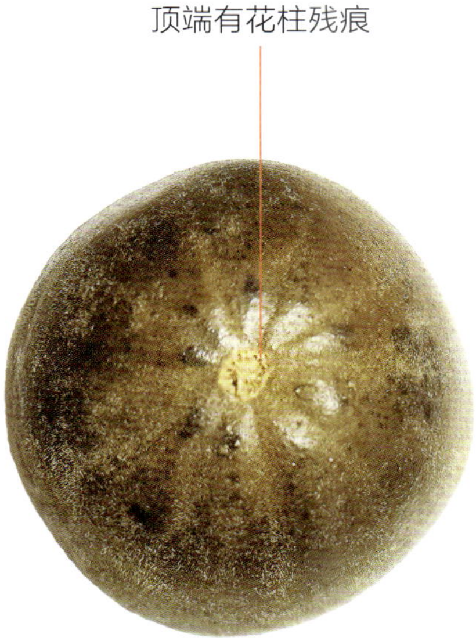

罗汉果（顶端）

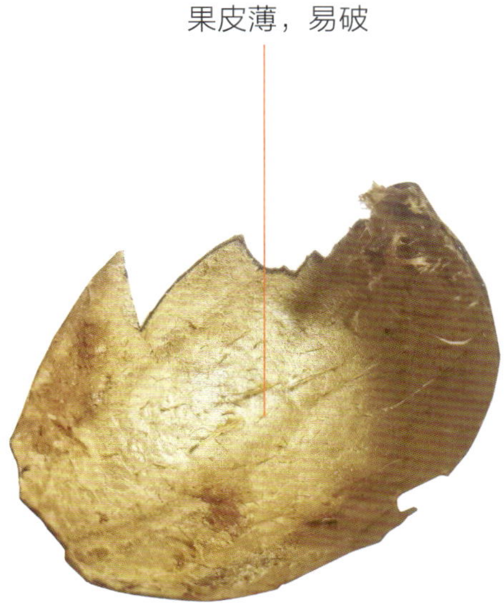

罗汉果（断面）

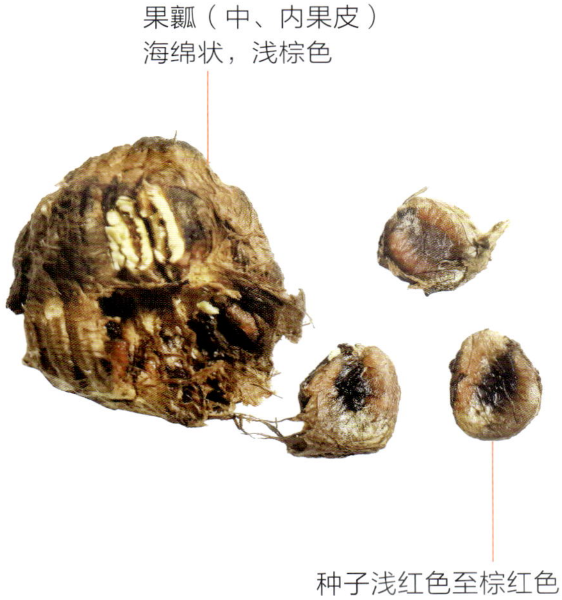

罗汉果（果肉和种子）

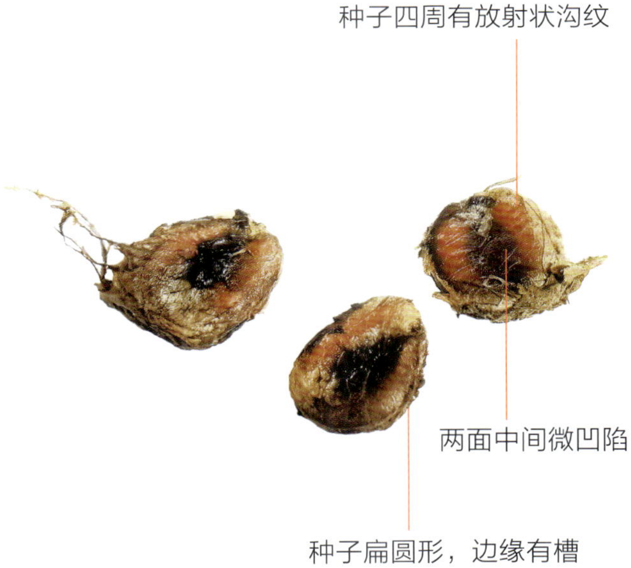

罗汉果（种子）

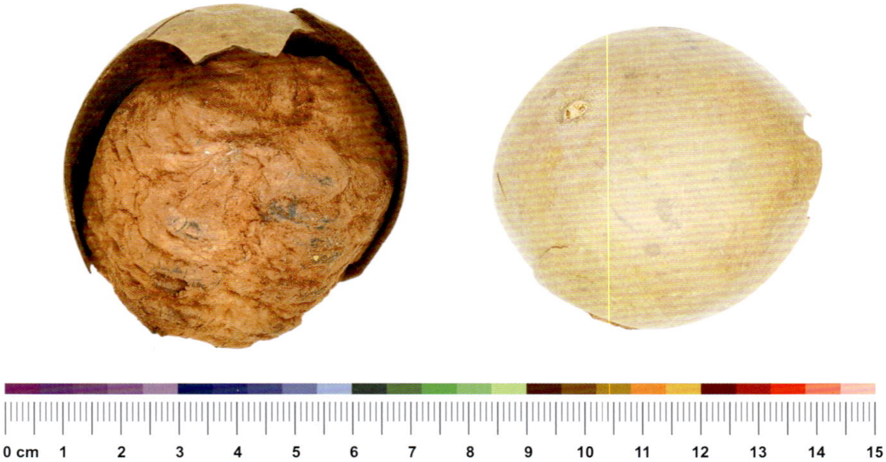

罗汉果

产地：广东

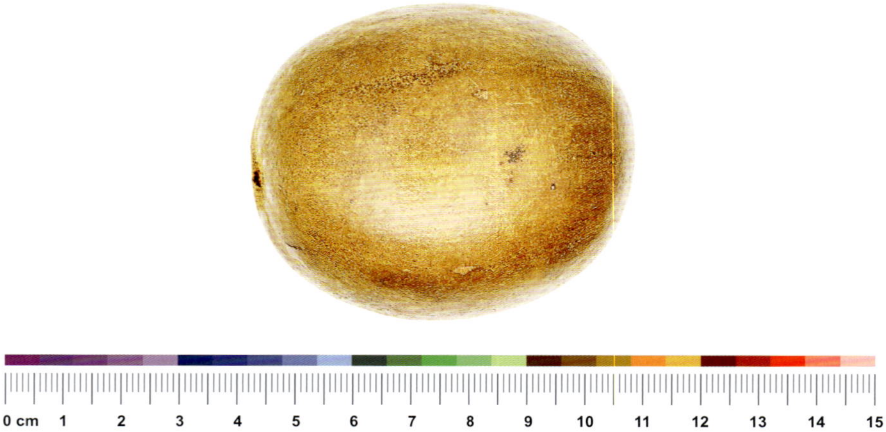

罗汉果

产地：广西

制吴茱萸

【基　　原】芸香科植物吴茱萸 *Euodia rutaecarpa*（Juss.）Benth.、石虎 *Euodia rutaecarpa*（Juss.）Benth. var. officinalis（Dode）Huang 或疏毛吴茱萸 *Euodia rutaecarpa*（Juss.）Benth. var. bodinieri（Dode）Huang 干燥近成熟果实的炮制品。

【采收加工】8～11月果实尚未开裂时，剪下果枝，晒干或低温干燥，除去枝、叶、果梗等杂质。

【主要产地】吴茱萸主产于陕西、甘肃、河南、安徽、浙江、福建、台湾、湖北、湖南、广东、广西、四川、贵州、云南等地；石虎主产于浙江、江西、湖北、湖南、广西、四川、贵州等地；疏毛石虎主产于江西、湖南、广东、广西及贵州。

【炮制方法】取甘草捣碎，加适量水，煎汤，去渣，加入净吴茱萸，闷润吸尽后，炒至微干，取出，干燥。每100kg吴茱萸，用甘草6kg。

【饮片性状】本品呈球形或略呈五角状扁球形，直径2～5mm。表面暗黄绿色至褐色，粗糙，有多数点状突起或凹下的油点。顶端有五角星状的裂隙，基部残留被有黄色茸毛的果梗。质硬而脆，横切面可见子房5室，每室有淡黄色种子1粒。气芳香浓郁，味辛辣而苦。

【功能主治】散寒止痛，降逆止呕，助阳止泻。用于厥阴头痛，寒疝腹痛，寒湿脚气，经行腹痛，脘腹胀痛，呕吐吞酸，五更泄泻。

【用法用量】2～5g。外用适量。

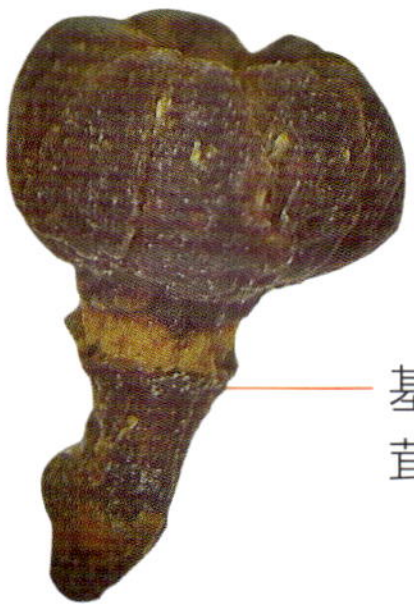

制吴茱萸（基部）（1∶25）

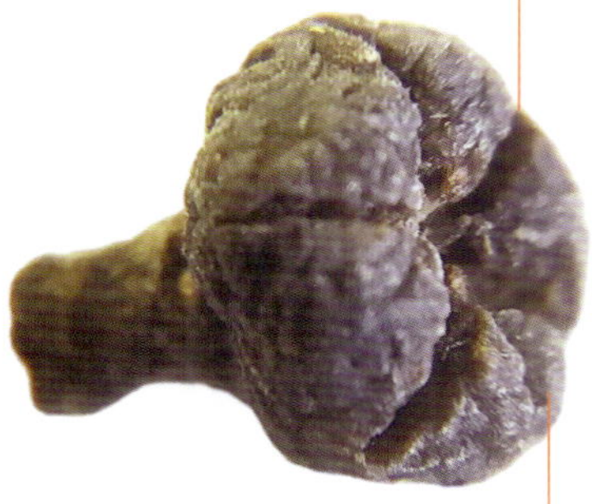

制吴茱萸（1∶20）

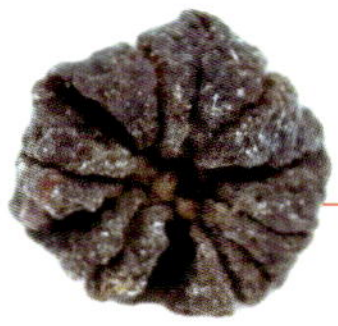

制吴茱萸

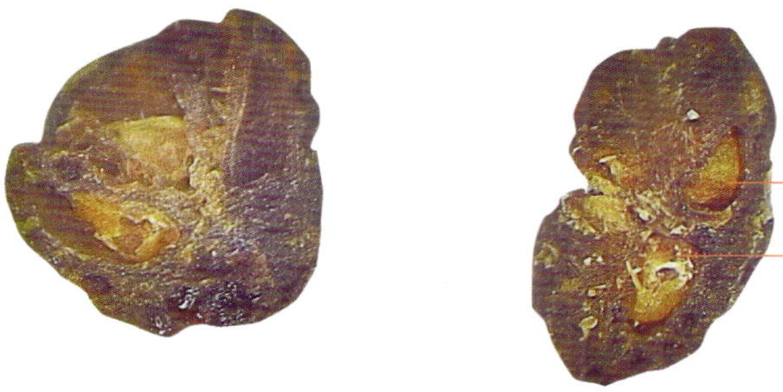

制吴茱萸（横切面）（1∶25）

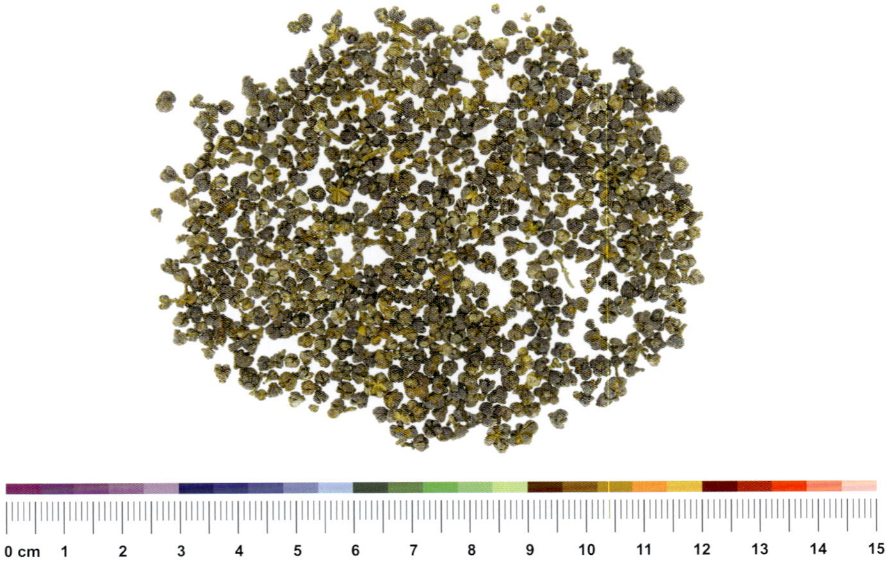

制吴茱萸

产地：贵州

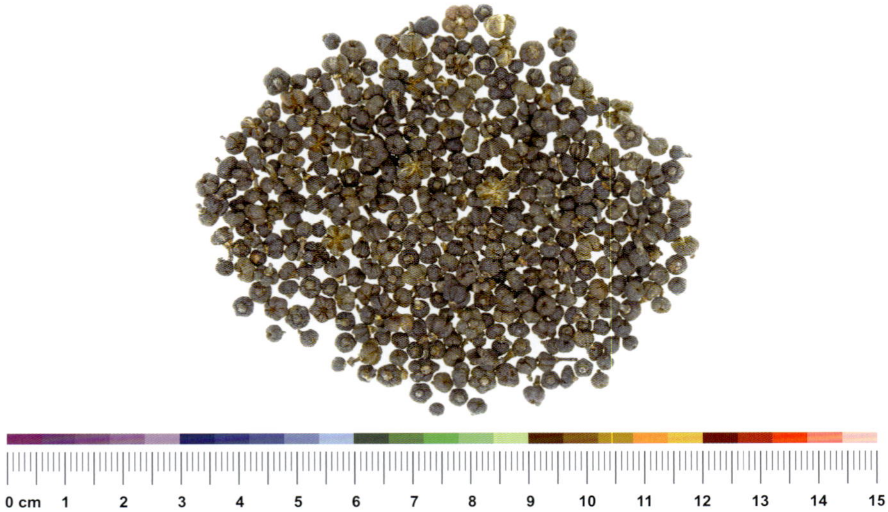

制吴茱萸

产地：河南

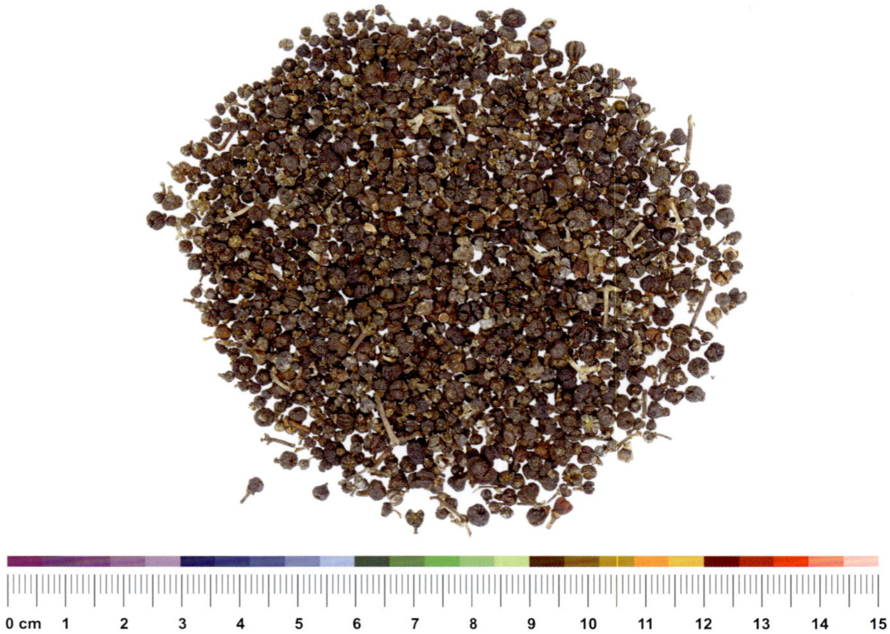

制吴茱萸

产地：广西

使君子

【基　　原】 使君子科植物使君子 *Quisqualis indica* L. 的干燥成熟果实。

【采收加工】 秋季果皮变紫黑色时采收，除去杂质，干燥。

【主要产地】 主产于福建、台湾、江西、湖南、广东、广西、四川、云南、贵州等地。

【炮制方法】 除去杂质。用时捣碎。

【饮片性状】 本品呈椭圆形或卵圆形，具 5 条纵棱，偶有 4～9 棱，长 2.5～4cm，直径约 2cm。表面黑褐色至紫黑色，平滑，微具光泽，种皮脱落处为黄白色。顶端狭尖，基部钝圆，有明显的圆形果梗痕。质坚硬，横切面多呈五角星形，棱角处壳较厚，中间呈类圆形空腔。种子长椭圆形或纺锤形，长约 2cm，直径约 1cm；表面棕褐色或黑褐色，有多数纵皱纹；种皮薄，易剥离；子叶 2 片，黄白色，有油性，断面有裂隙。气微香，味微甜。

【功能主治】 杀虫消积。用于蛔虫病，蛲虫病，虫积腹痛，小儿疳积。

【用法用量】 使君子 9～12g，捣碎入煎剂；使君子仁 6～9g，多入丸、散或单用，分 1～2 次服。小儿每岁 1～1.5 粒，炒香嚼服，1 日总量不超过 20 粒。

【使用注意】 服药时忌饮浓茶。

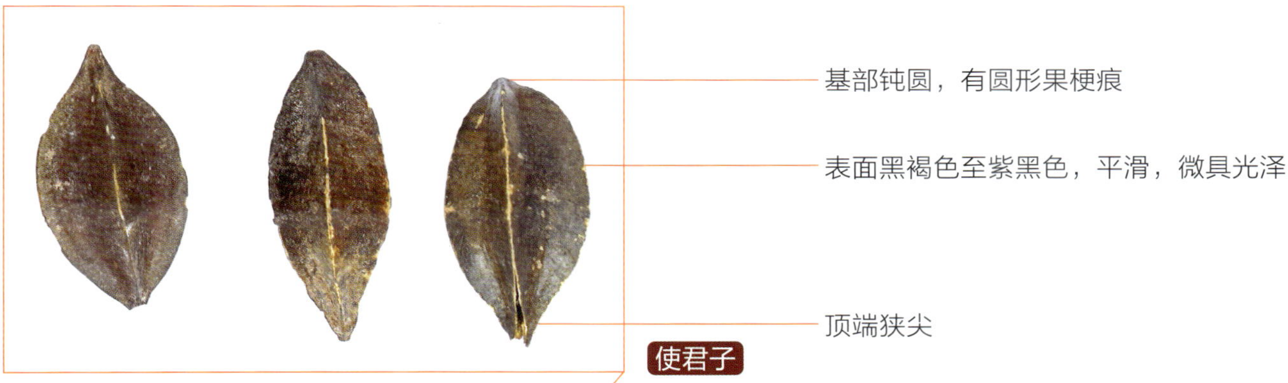

使君子

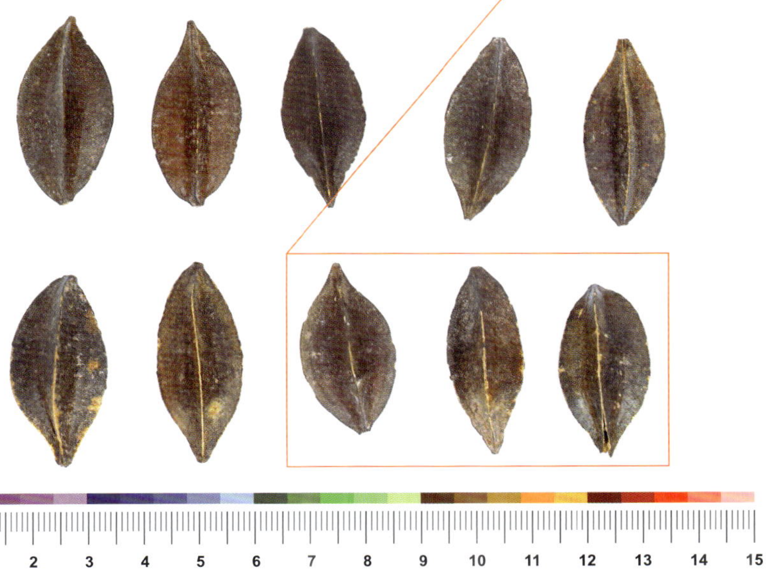

使君子

产地：江西

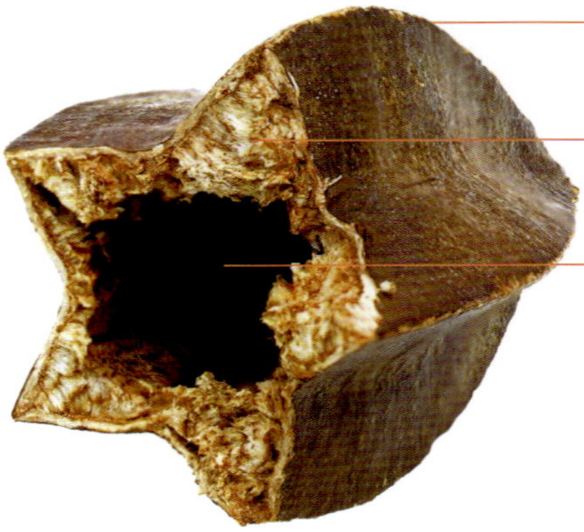
横切面呈五角星形，具 5 条纵棱
棱角处壳较厚
中间呈类圆形空腔

使君子（果皮）

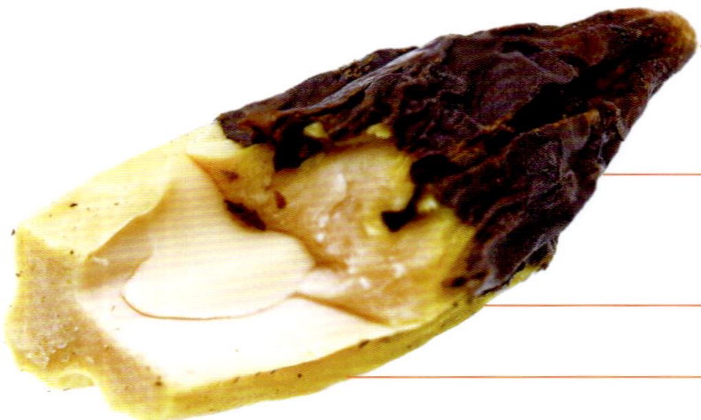
表面棕褐色或黑褐色
种皮薄，表面有多数纵皱纹
长椭圆形或纺锤形
子叶 2 片，黄白色，有油性

使君子（种子）

金樱子肉

【基　　原】蔷薇科植物金樱子 *Rosa laevigata* Michx. 的干燥成熟果实。

【采收加工】10～11 月果实成熟变红时采收，干燥，除去毛刺。

【主要产地】主产于陕西、河北、安徽、江西、江苏、浙江、湖北、湖南、广东、广西、台湾、福建、四川、云南、贵州等地。

【炮制方法】取净金樱子，略浸，润透，纵切两瓣，除去毛、核，干燥。

【饮片性状】本品呈倒卵形纵剖瓣。外表面红黄色或红棕色，有突起的棕色小点，系毛刺脱落后的残基。顶端有盘状花萼残基，下部渐尖。花托壁厚 1～2mm，内面淡黄色，残存淡黄色绒毛。气微，味甘、微涩。

【功能主治】固精缩尿，固崩止带，涩肠止泻。用于遗精，滑精，遗尿，尿频，崩漏，带下，久泻久痢。

【用法用量】6～12g。

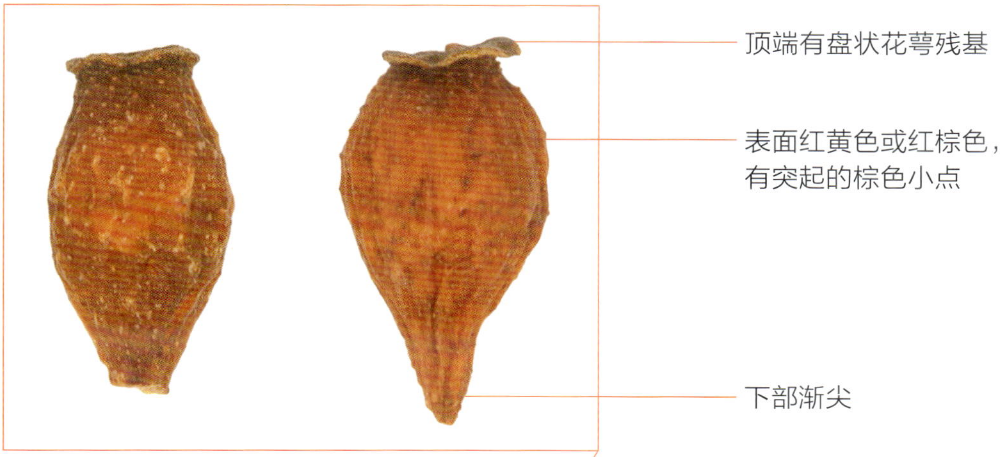

金樱子肉（外表面）

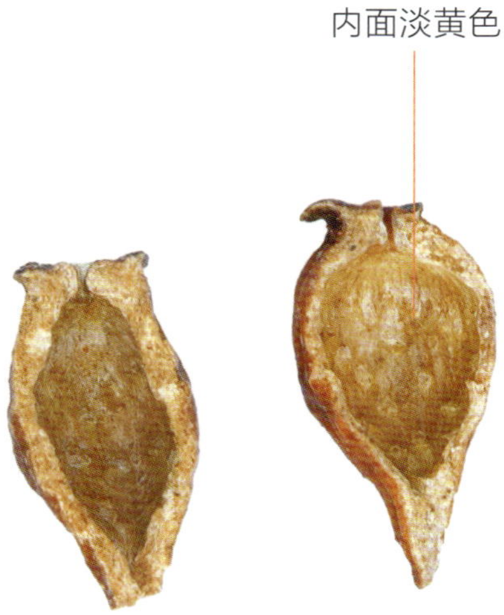

金樱子肉（内表面）

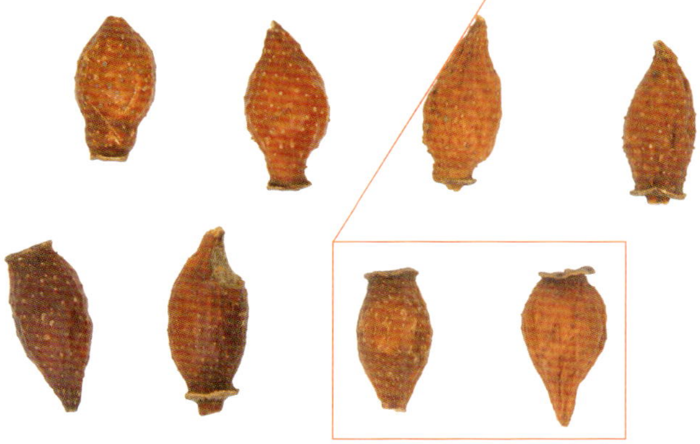

金樱子肉

产地：广东

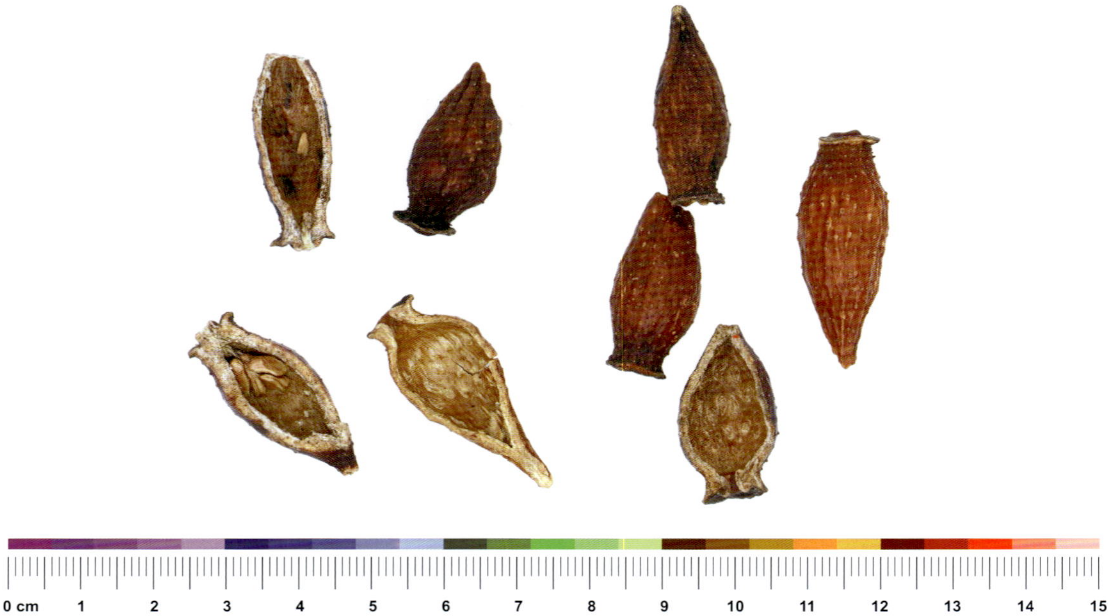

金樱子肉
产地：河北

金樱子肉（未去净毛核）

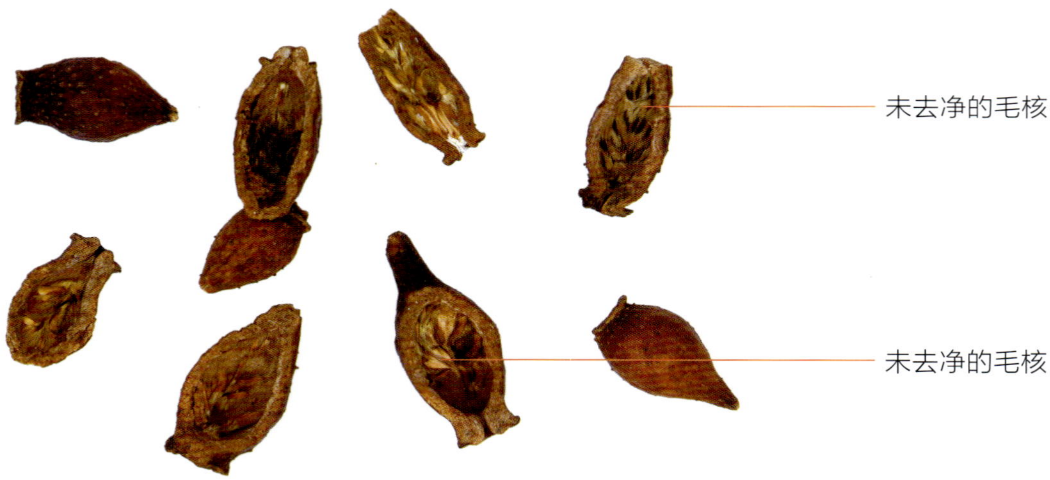

炒牛蒡子

【基　　原】菊科植物牛蒡 *Arctium lappa* L. 干燥成熟果实的炮制品。

【采收加工】秋季果实成熟时采收果序，晒干，打下果实，除去杂质，再晒干。

【主要产地】主产于河北、山西、吉林、山东、江苏、安徽、浙江、江西、广西等地。

【炮制方法】取原药材，除去杂质，置热锅内，用文火炒至略鼓起、有爆裂声并微有香气逸出时，取出，晾凉。

【饮片性状】本品呈长倒卵形，略扁，微弯曲，长0.5～0.7cm，宽0.2～0.3cm。表面灰褐色，微鼓起，带紫黑色斑点，有数条纵棱，通常中间1～2条较明显。顶端钝圆，稍宽，顶面有圆环，中间具点状花柱残迹；基部略窄，着生面色较淡。果皮较硬，子叶2片，淡黄白色，富油性。微有香气，味苦后微辛而稍麻舌。

【功能主治】疏散风热，宣肺透疹，解毒利咽。用于风热感冒，咳嗽痰多，麻疹，风疹，咽喉肿痛，痄腮，丹毒，痈肿疮毒。

【用法用量】6～12g。

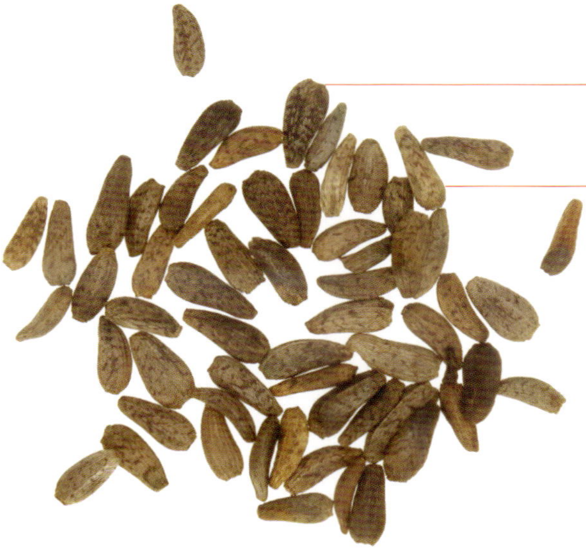

炒牛蒡子

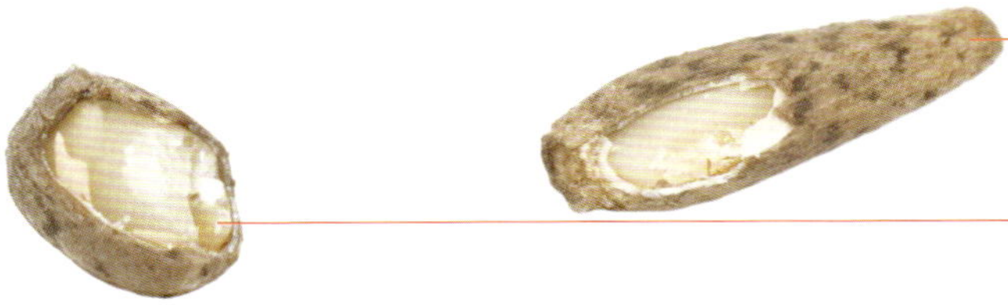

炒牛蒡子（断面）

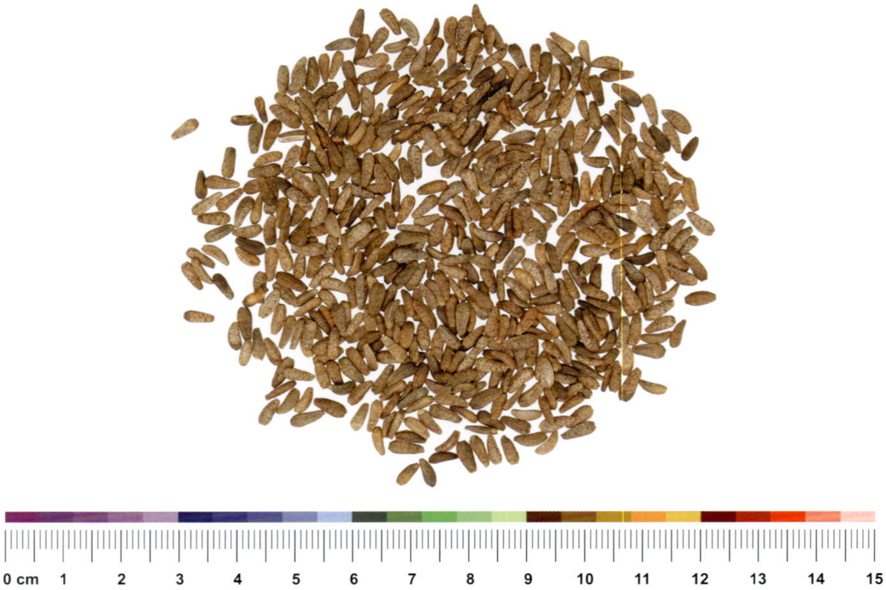

炒牛蒡子

产地：河北

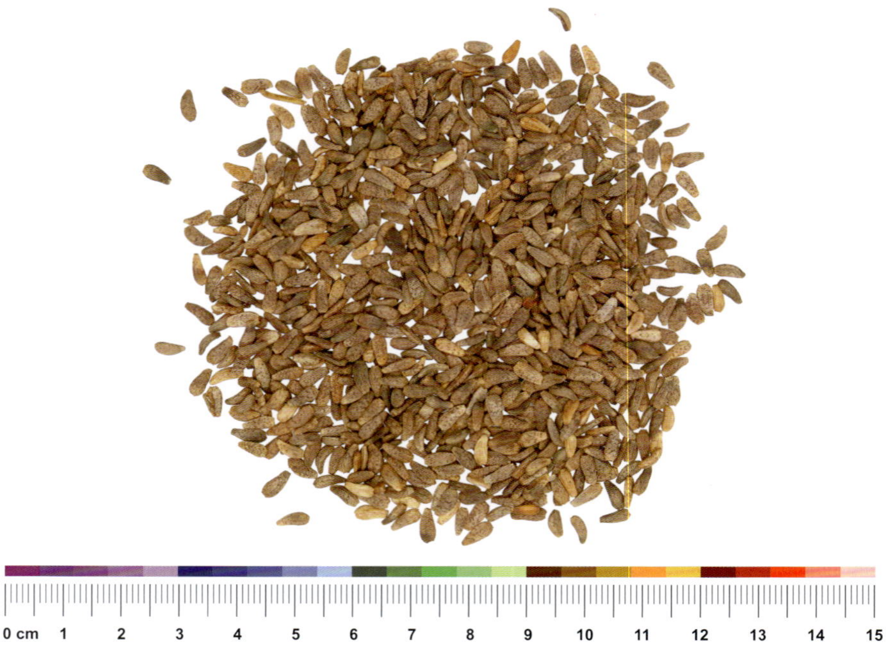

炒牛蒡子

产地：吉林

炒白扁豆

【基　　原】豆科植物扁豆 *Dolichos lablab* L. 干燥成熟种子的炮制品。

【采收加工】秋、冬二季采收成熟果实，晒干，取出种子，再晒干。

【主要产地】全国大部分地区均产。

【炮制方法】取净白扁豆，照清炒法炒至微黄色具焦斑。用时捣碎。

【饮片性状】本品呈扁椭圆形或扁卵圆形，长 8～13mm，宽 6～9mm，厚约 7mm。表面微黄色具焦斑，平滑，略有光泽，一侧边缘有隆起的白色眉状种阜。质坚硬，种皮薄而脆，子叶 2 片，肥厚，黄白色。气微，味淡，嚼之有豆腥气。

【功能主治】健脾化湿。用于脾虚泄泻，白带过多。

【用法用量】9～15g。用时捣碎。

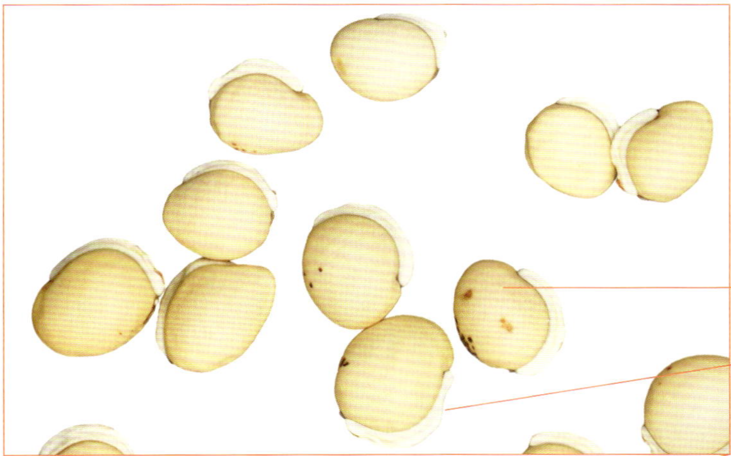

表面微黄色具焦斑，平滑，略有光泽

隆起的白色眉状种阜

炒白扁豆（种子）

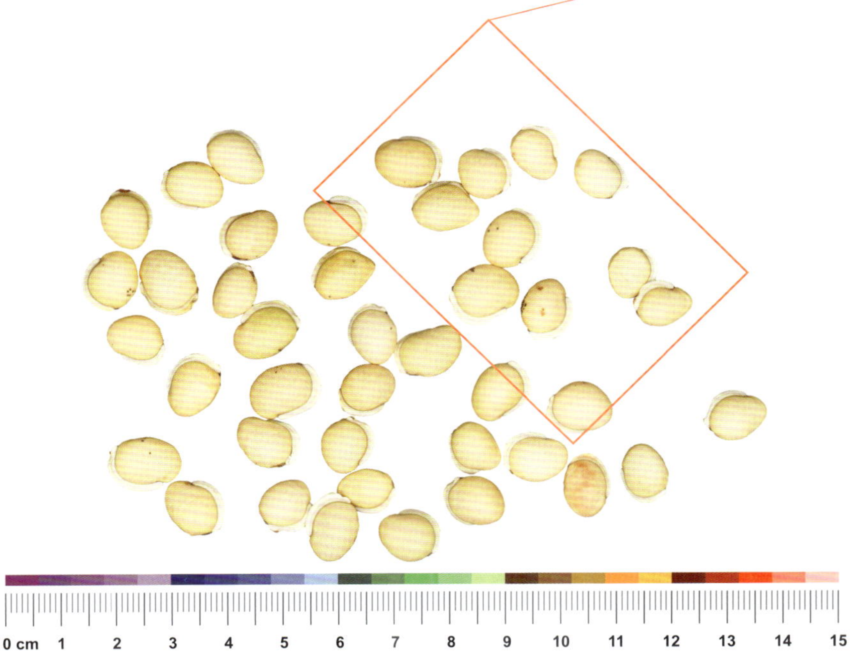

炒白扁豆

产地：陕西

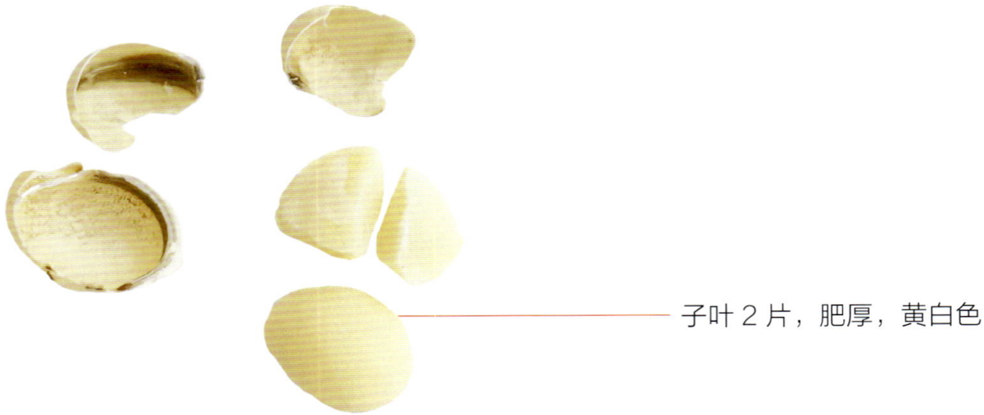

炒白扁豆（子叶）

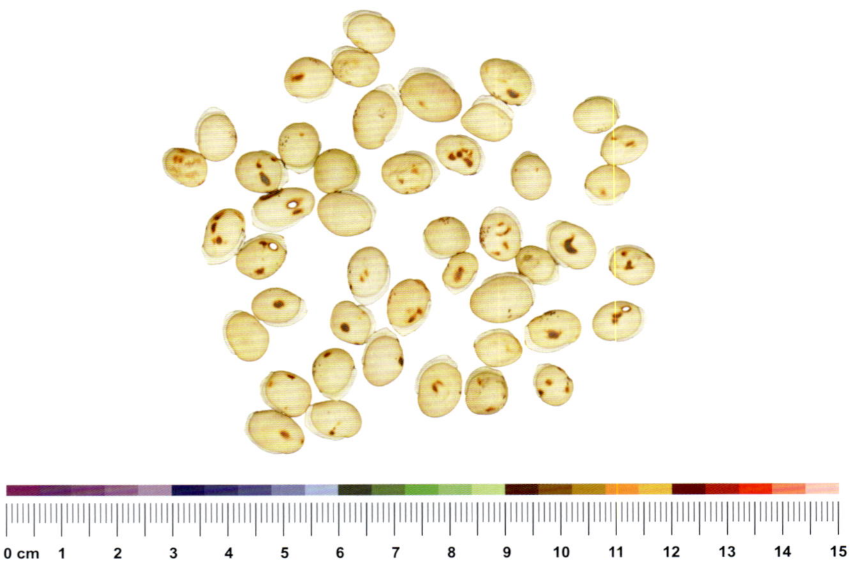

炒白扁豆

产地：云南

炒白扁豆仁

【基　　原】豆科植物扁豆 *Dolichos lablab* L. 干燥成熟种子的炮制品。

【炮制方法】取原药材，除去杂质，置沸水锅内，不断翻动，煮至种皮微鼓时，捞出，放入凉水中，搓去皮，晒干，簸去皮。

【饮片性状】本品呈扁椭圆形或扁卵圆形。表面黄白色，略光滑，一侧边缘浅凹陷。质坚硬。气微，味淡，嚼之有豆腥气。

【功能主治】健脾化湿。用于脾虚泄泻，白带过多。

【用法用量】9～15g。用时捣碎。

炒白扁豆仁

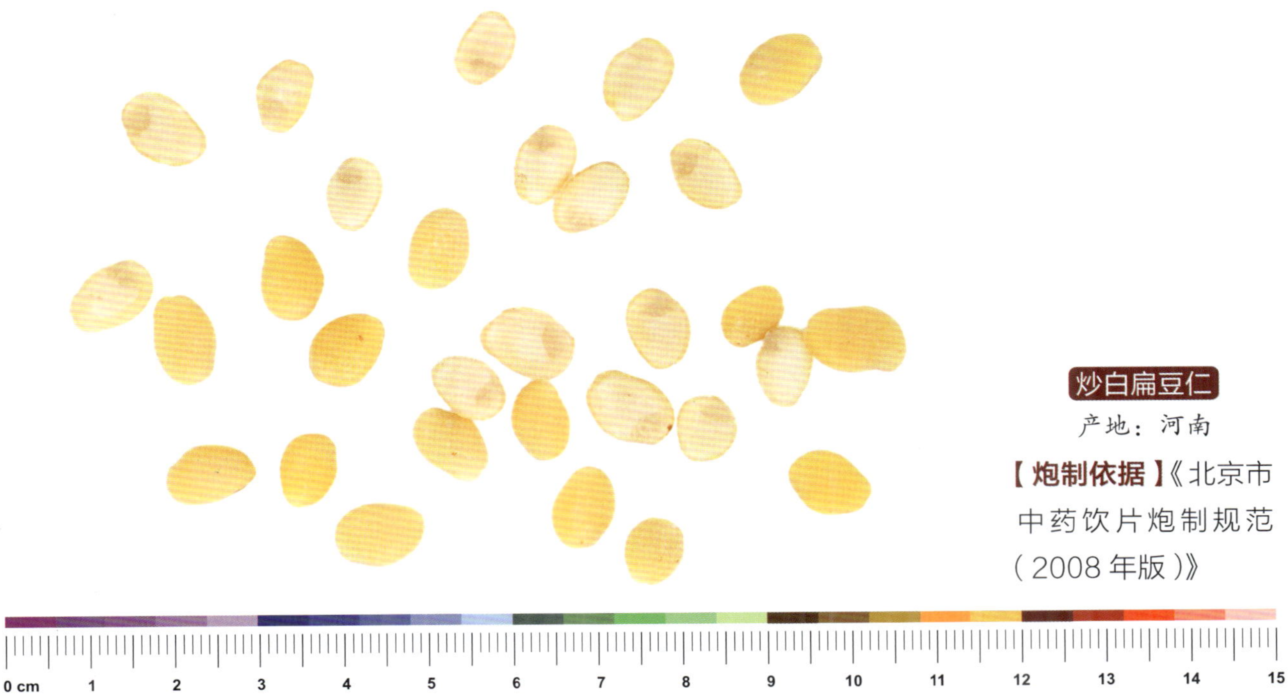

炒白扁豆仁

产地：河南

【炮制依据】《北京市中药饮片炮制规范（2008年版）》

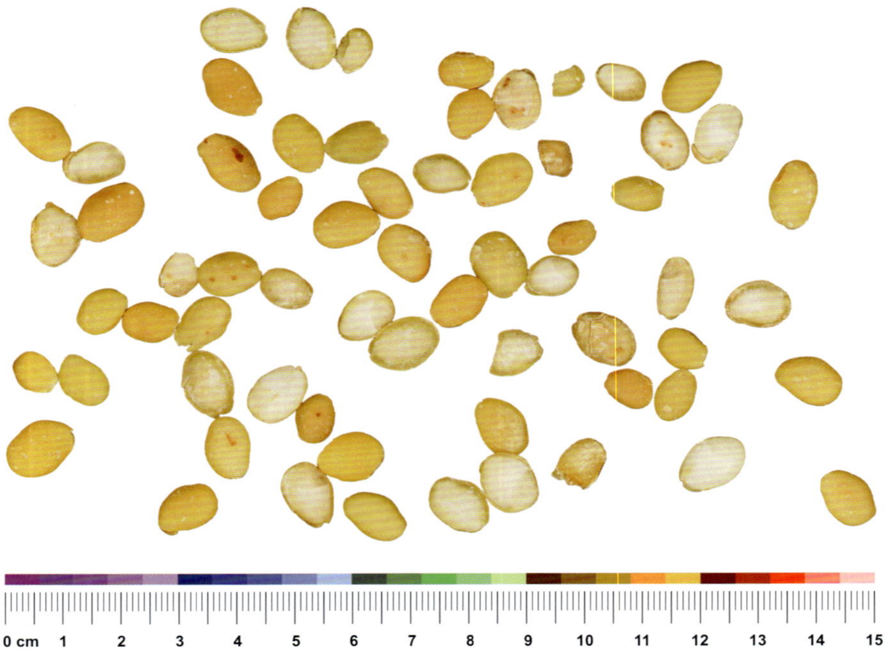

炒白扁豆仁

产地：河北

【炮制依据】《北京市中药饮片炮制规范（2008年版）》

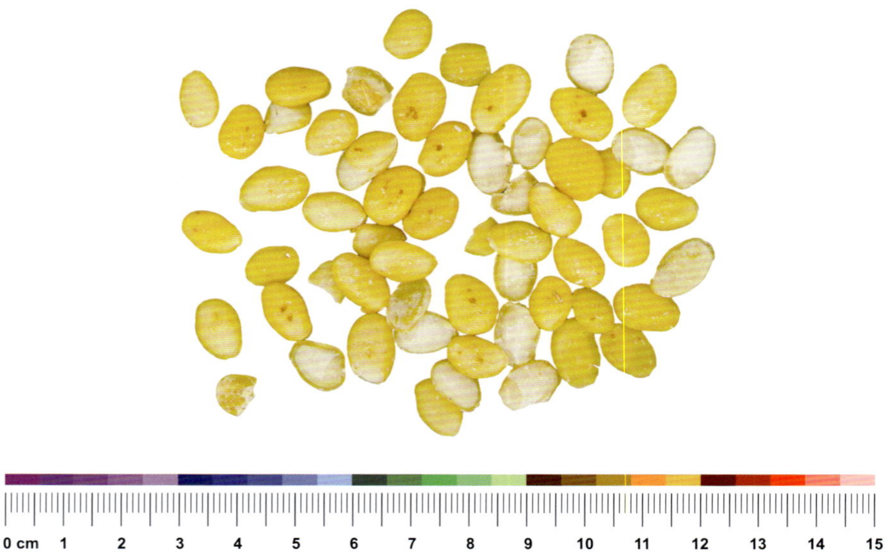

炒白扁豆仁

产地：安徽

【炮制依据】《北京市中药饮片炮制规范（2008年版）》

炒决明子

【基　　原】豆科植物钝叶决明 *Cassia obtusifolia* L. 或决明（小决明）*Cassia tora* L. 干燥成熟种子的炮制品。

【采收加工】秋季采收成熟果实，晒干，打下种子，除去杂质。

【主要产地】主产于安徽、四川、广东、浙江、广西等地。

【炮制方法】取净决明子，照清炒法炒至微鼓起、有香气。用时捣碎。

【饮片性状】决明子｜略呈菱方形或短圆柱形，两端平行倾斜，长 0.3～0.7cm，宽 0.2～0.4cm。微鼓起，表面绿褐色或暗棕色，偶见焦斑。一端较平坦，另一端斜尖，背、腹面各有 1 条突起的棱线，棱线两侧各有 1 条斜向对称而色较浅的线形凹纹。质坚硬，不易破碎。种皮薄，子叶 2 片，黄色，呈“S”形折曲并重叠。微有香气，味微苦。

小决明子｜呈短圆柱形，较小，长 3～5mm，宽 2～3mm。表面棱线两侧各有 1 片宽广的浅黄棕色带。

【功能主治】清热明目，润肠通便。用于目赤涩痛，羞明多泪，头痛眩晕，目暗不明，大便秘结。

【用法用量】9～15g。用时捣碎。

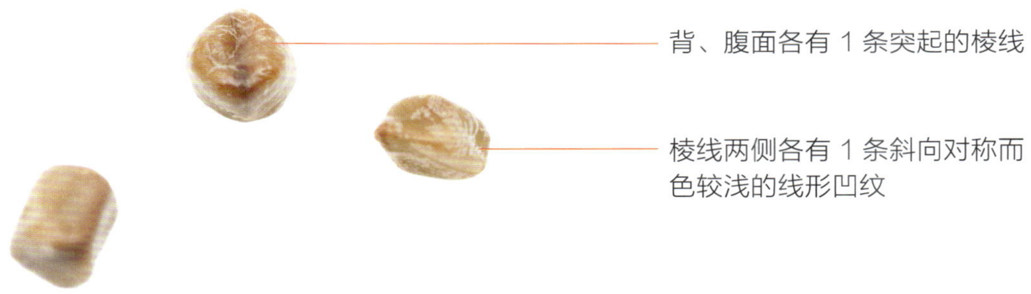

炒决明子（外表面）

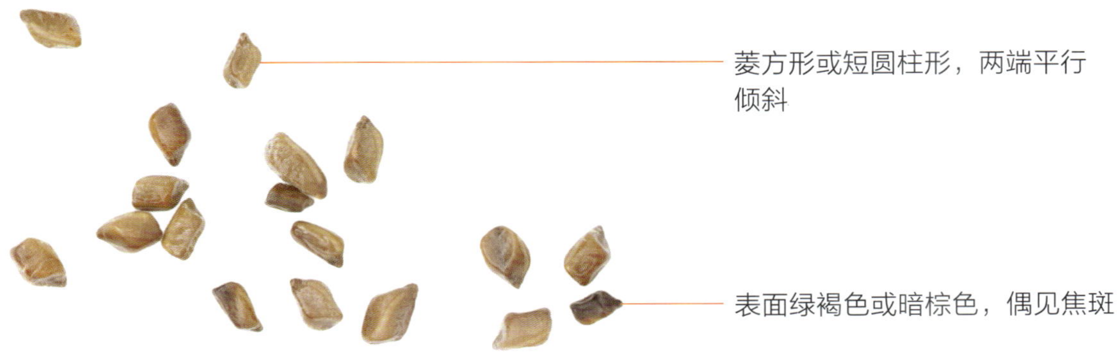

炒决明子

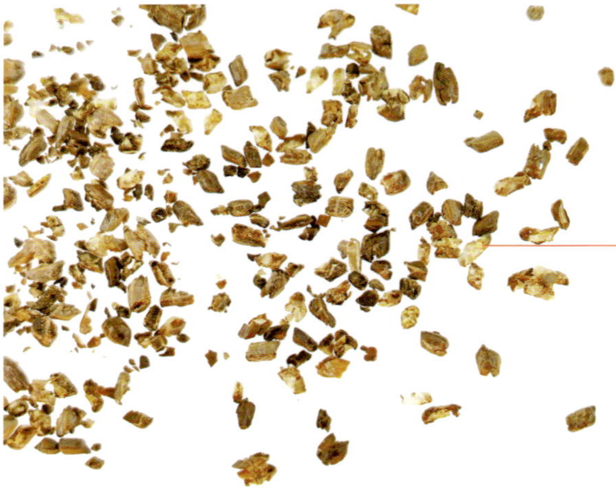

炒决明子（破碎）

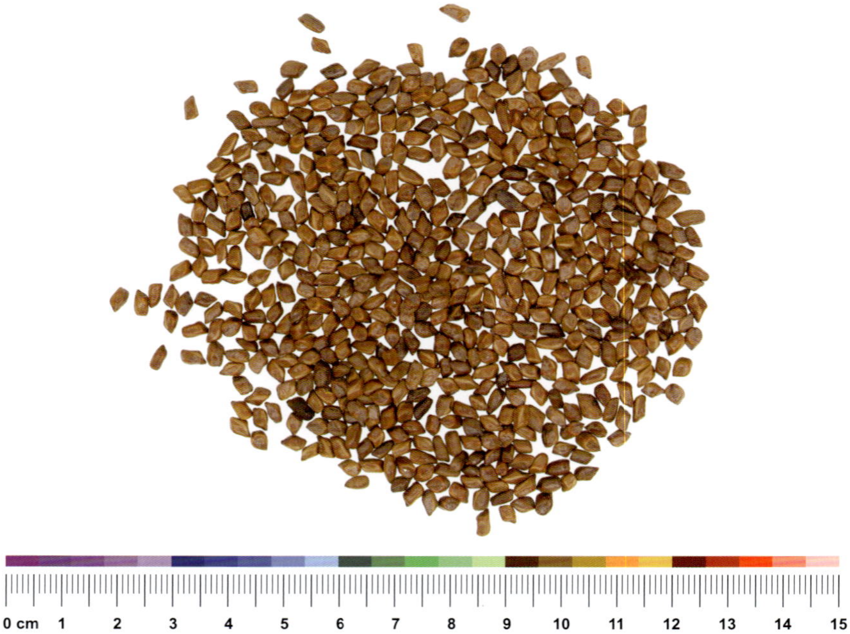

炒决明子

产地：安徽

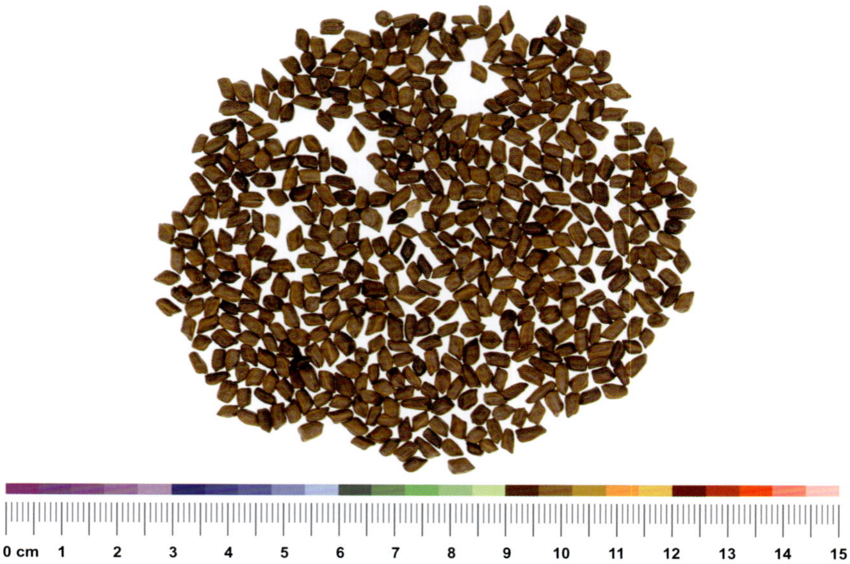

炒决明子

产地：广西

炒芥子

【基　　原】十字花科植物白芥 *Sinapis alba* L. 或芥 *Brassica juncea*（L.）Czern. et Coss. 的干燥成熟种子。前者习称“白芥子”，后者习称“黄芥子”。

【采收加工】夏末秋初果实成熟时采割植株，晒干，打下种子，除去杂质。

【主要产地】白芥子主产于山西、山东、安徽、四川等地；黄芥子全国各地均产。

【炮制方法】取净芥子，照清炒法炒至深黄色（炒白芥子）或棕褐色（炒黄芥子），有香辣气逸出。用时捣碎。

【饮片性状】**白芥子**丨呈球形，直径 1.5～2.5mm。表面深黄色，偶有焦斑，具细微的网纹，有明显的点状种脐。种皮薄而脆，破开后内有黄白色折叠的子叶，有油性。有香辣气，味辛辣。

黄芥子丨较小，直径 1～2mm。表面棕褐色，少数呈暗红棕色。研碎后加水浸湿，则产生辛烈的特异臭气。

【功能主治】温肺豁痰利气，散结通络止痛。用于寒痰咳嗽，胸胁胀痛，痰滞经络，关节麻木、疼痛，痰湿流注，阴疽肿毒。

【用法用量】3～9g。外用适量。

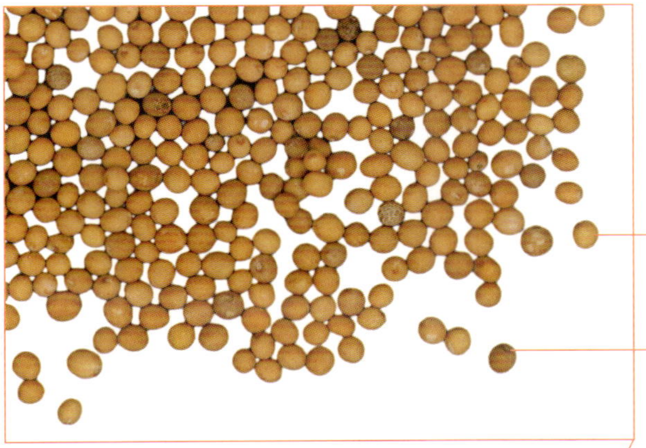

表面深黄色，偶有焦斑，具细微的网纹

有明显的点状种脐

炒白芥子（表面）

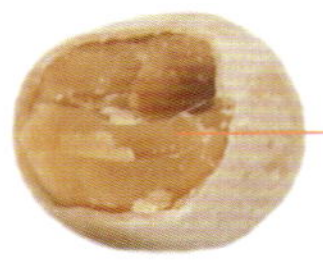

黄白色折叠的子叶，有油性

炒白芥子（断面）

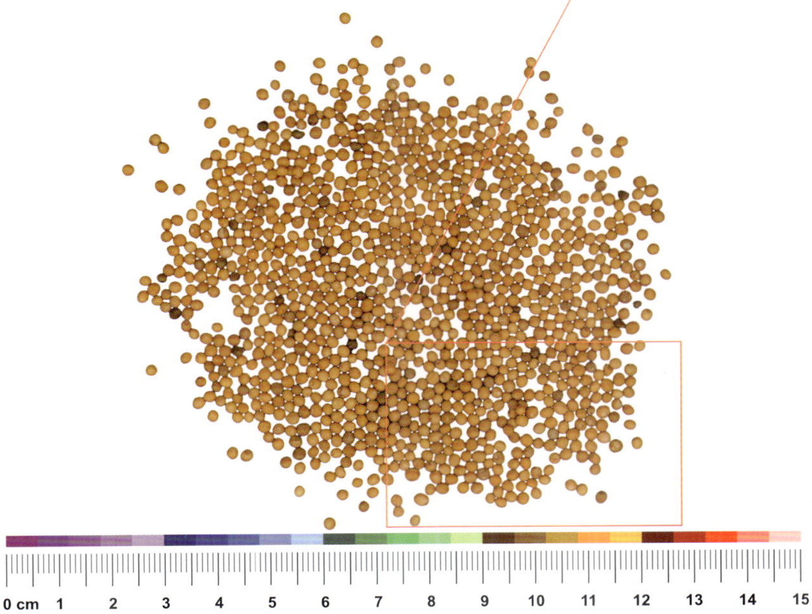

炒芥子

产地：安徽

炒苍耳子

【基　　原】菊科植物苍耳 *Xanthium sibiricum* Patr. 干燥成熟带总苞的果实。

【采收加工】秋季果实成熟时采收，干燥，除去梗、叶等杂质。

【主要产地】主产于黑龙江、辽宁、吉林、内蒙古、河北、山东、江西、湖北、江苏等地。

【炮制方法】取净苍耳子，照清炒法炒至黄褐色，去刺，筛净。

【饮片性状】本品呈纺锤形或卵圆形，长 1～1.5cm，直径 0.4～0.7cm。表面黄褐色，有刺痕。基部有果梗痕。质硬而韧，横切面中央有纵隔膜，2 室，各有 1 枚瘦果。瘦果略呈纺锤形，一面微鼓起，顶端具 1 突起的花柱基，果皮薄，灰黑色，具纵纹；一面较平坦，种皮膜质，浅灰色。子叶 2 片，黄白色，有油性。微有香气，味微苦。

【功能主治】散风寒，通鼻窍，祛风湿。用于风寒头痛，鼻塞流涕，鼻鼽，鼻渊，风疹瘙痒，湿痹拘挛。

【用法用量】3～10g。

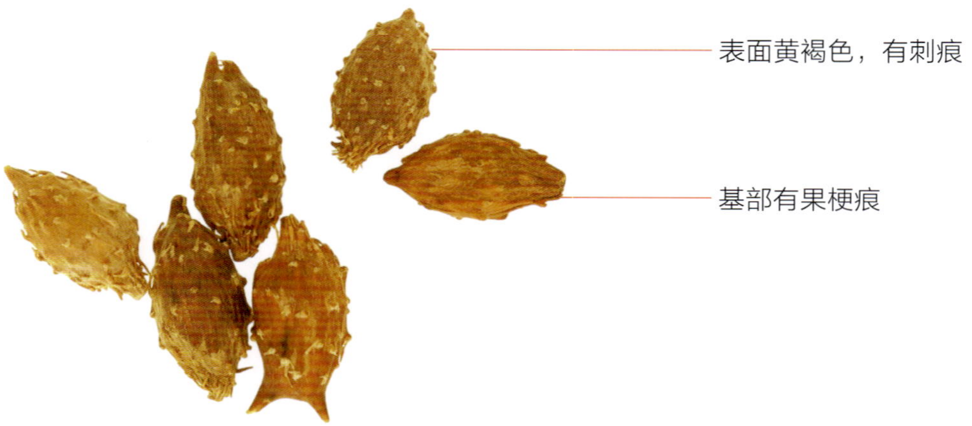

炒苍耳子（外表面）

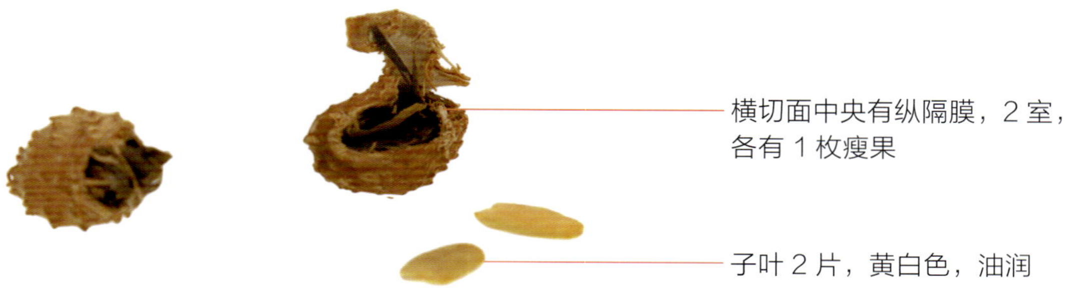

炒苍耳子（横切面）

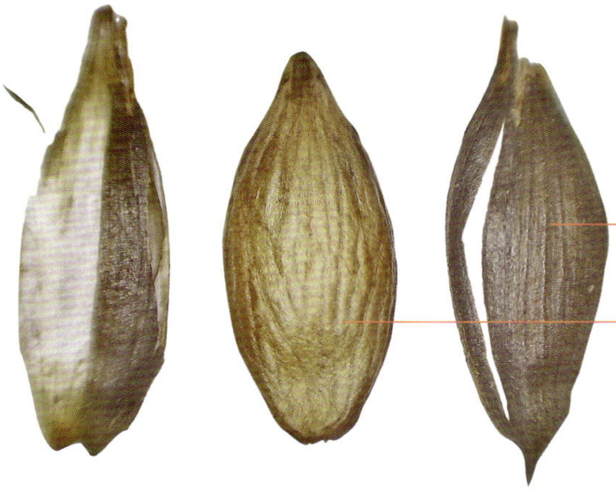
果皮薄，灰黑色，具纵纹
瘦果略呈纺锤形

炒苍耳子种子（1∶25）

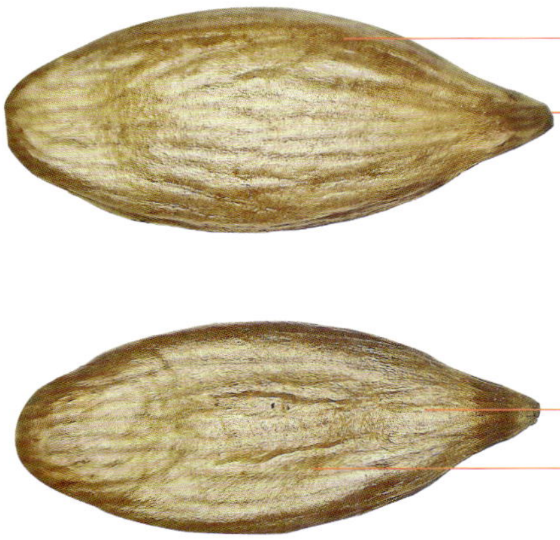
一面微鼓起
顶端具 1 突起的花柱基
种皮膜质，浅灰色
一面较平坦

炒苍耳子种子（1∶25）

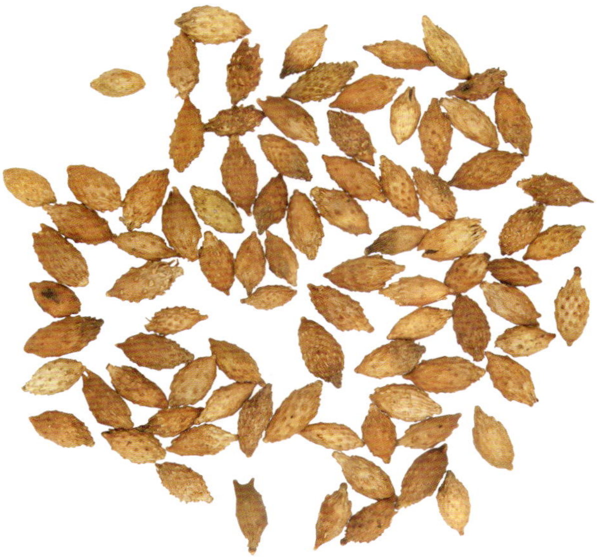

炒苍耳子

产地：山东

炒苦杏仁

【基　　原】蔷薇科植物山杏 *Prunus armeniaca* L.var.*ansu* Maxim.、西伯利亚杏 *Prunus sibirica* L.、东北杏 *Prunus mandshurica*（Maxim.）Koehne 或杏 *Prunus armeniaca* L. 干燥成熟种子的炮制品。

【采收加工】夏季采收成熟果实，除去果肉和核壳，取出种子，晒干。

【主要产地】主产于内蒙古、河北、山西、新疆、吉林、辽宁、陕西、甘肃、河南等地。

【炮制方法】取燀苦杏仁，置热锅内，用文火加热，炒至表面微黄色、略带焦斑时取出，晾凉。

【饮片性状】本品呈扁心形。表面黄色至棕黄色，微带焦斑，一端尖，另一端钝圆，肥厚，左右不对称。尖端一侧有短线形种脐，圆端合点处向上具多数脉纹，子叶 2 片，乳白色，富油性。有特异的香气，味苦。

【功能主治】降气止咳平喘，润肠通便。用于咳嗽气喘，胸满痰多，肠燥便秘。

【用法用量】5～10g，生品入煎剂后下。

【使用注意】内服不宜过量，以免中毒。

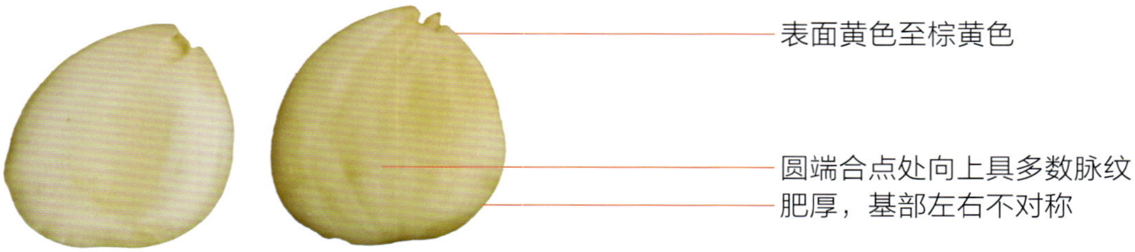

炒苦杏仁（表面）

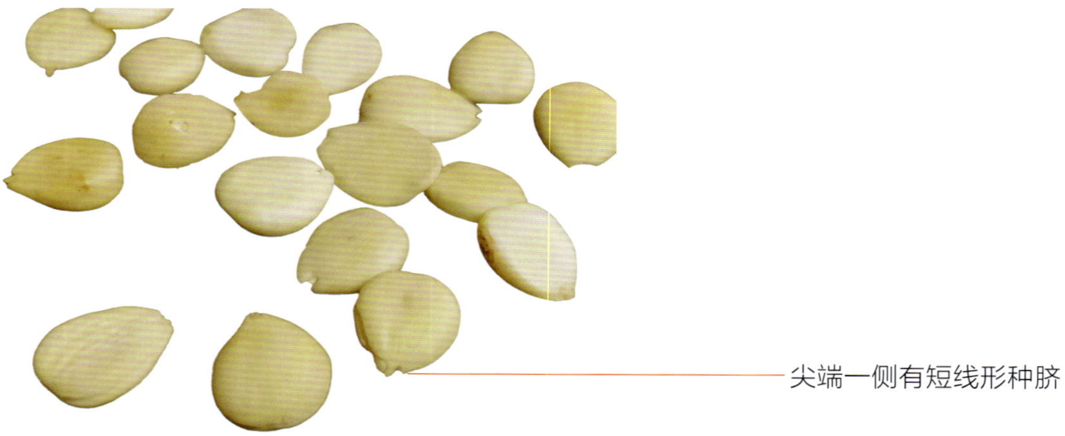

炒苦杏仁（尖端）

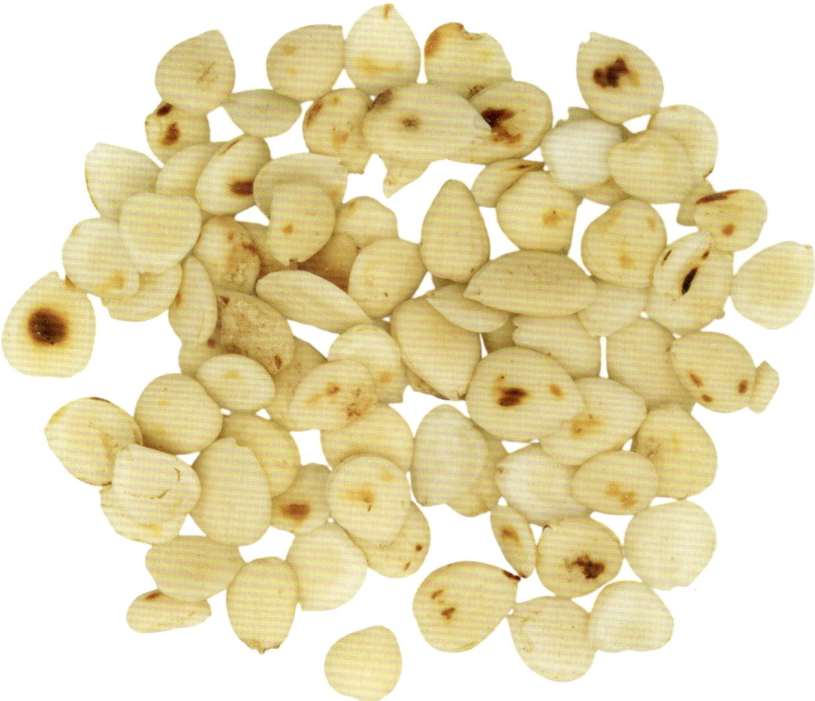

炒苦杏仁

产地：河北

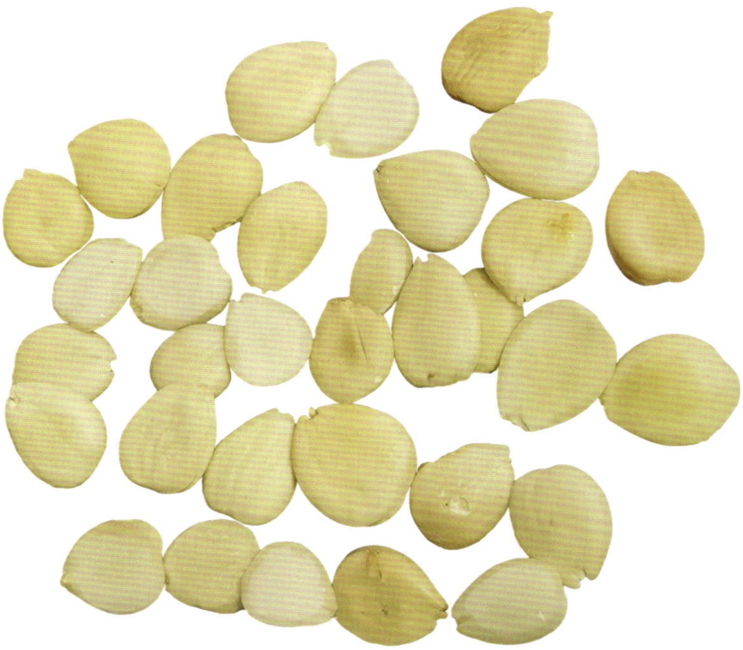

炒苦杏仁

产地：陕西

炒草果仁

【基　　原】姜科植物草果 *Amomum tsaoko* Crevost et Lemaire 的干燥成熟果实。

【采收加工】秋季果实成熟时采收，除去杂质，晒干或低温干燥。

【主要产地】主产于云南、广西、贵州等地。

【炮制方法】取原药材，除去杂质，置热锅内，用文火炒至鼓起时，取出，晾凉，去壳，取仁。

【饮片性状】本品种子呈圆锥状多面体，直径约 0.5cm；表面红棕色，外被灰白色膜质的假种皮，种脊为一条纵沟，尖端有凹状的种脐；质硬，胚乳灰白色。有特异香气，味辛、微苦。

【功能主治】燥湿温中，截疟除痰。用于寒湿内阻，脘腹胀痛，痞满呕吐，疟疾寒热，瘟疫发热。

【用法用量】3～6g。

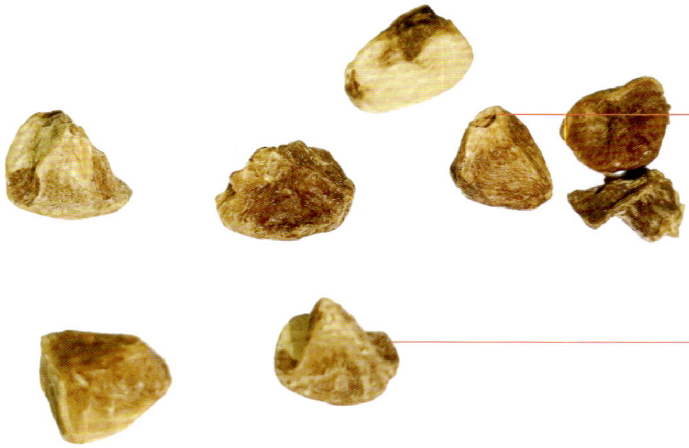

炒草果仁（种子）

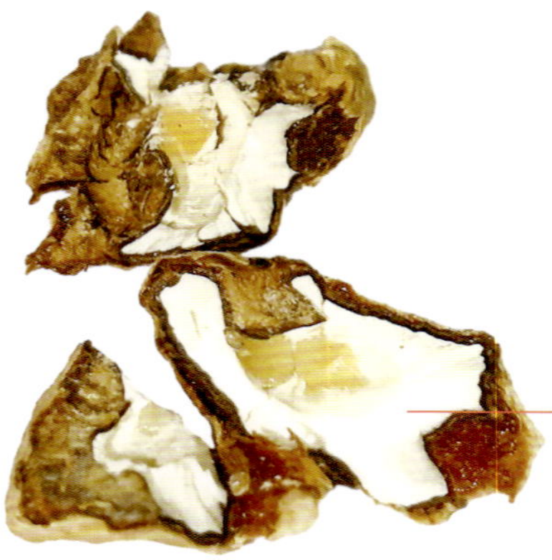

炒草果仁（胚乳）

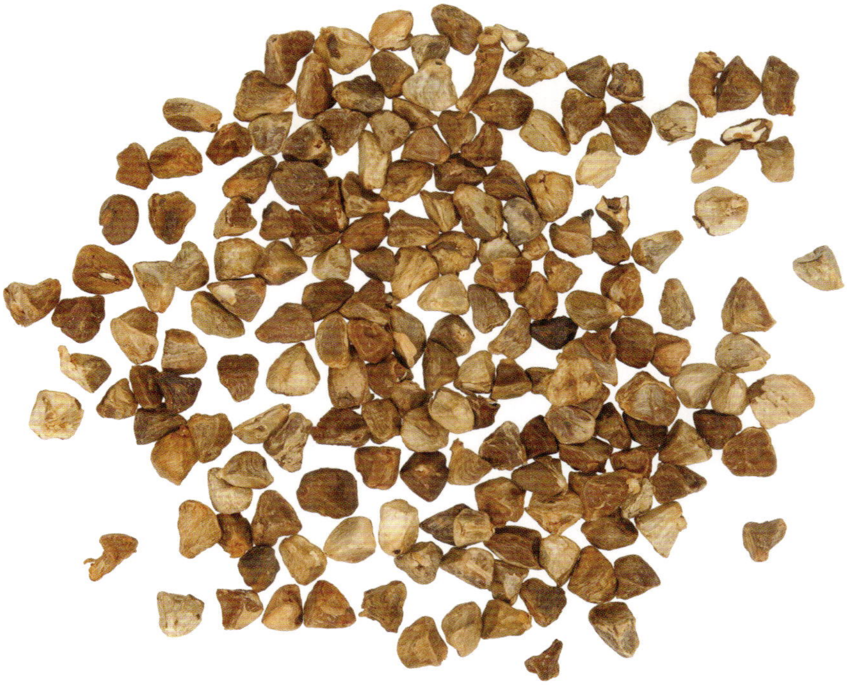

炒草果仁

产地：广西

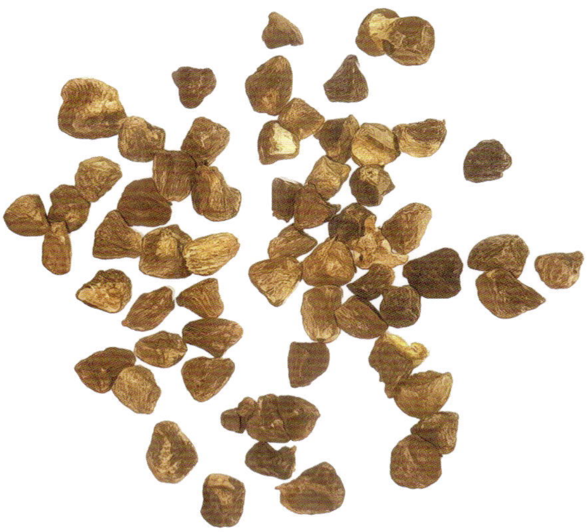

炒草果仁

产地：云南

炒牵牛子

【基　　原】旋花科植物裂叶牵牛 *Pharbitis nil*（L.）Choisy 或圆叶牵牛 *Pharbitis purpurea*（L.）Voigt 干燥成熟种子的炮制品。

【采收加工】秋末果实成熟，果壳未开裂时采割植株，晒干，打下种子，除去杂质。

【主要产地】全国各地均产。

【炮制方法】取原药材，除去杂质，置热锅内，用文火炒至表面色泽加深、微鼓起时，取出，晾凉。

【饮片性状】本品似橘瓣状，长 0.4～0.8cm，宽 0.3～0.5cm。表面黑褐色或黄棕色，稍鼓起。背面有一条浅纵沟，腹面棱线的下端有一点状种脐，微凹。质硬，横切面可见淡黄色或黄绿色皱缩折叠的子叶，微显油性。微具香气，味辛、苦，有麻感。

【功能主治】泻水通便，消痰涤饮，杀虫攻积。用于水肿胀满，二便不通，痰饮积聚，气逆喘咳，虫积腹痛。

【用法用量】3～6g。入丸、散服，每次 1.5～3g。

【使用注意】孕妇禁用；不宜与巴豆、巴豆霜同用。

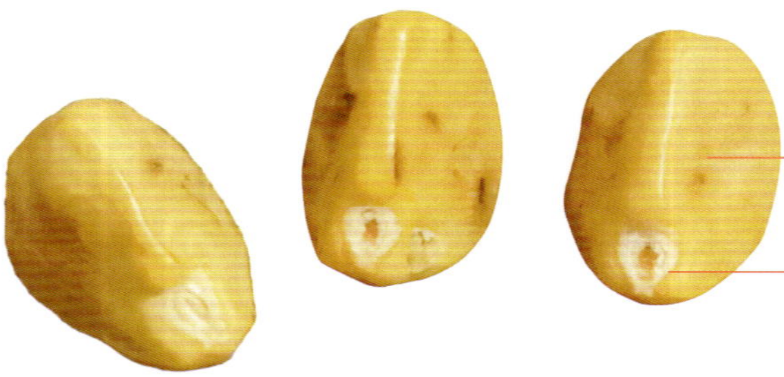

炒牵牛子（白丑）腹面

黄棕色，稍鼓起，偶见焦斑

腹面棱线的下端有一点状种脐，微凹

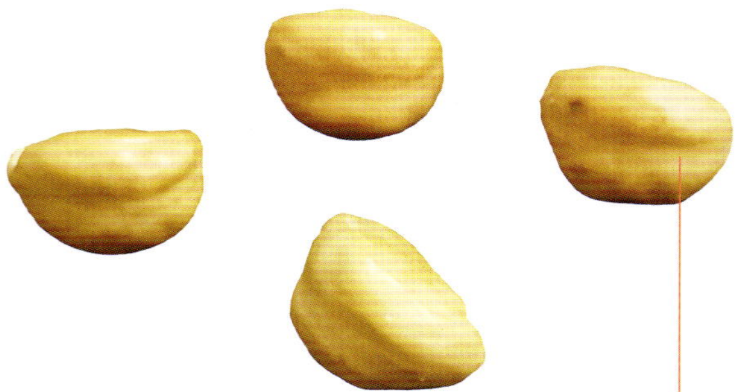

炒牵牛子（白丑）背面

背面有一条浅纵沟

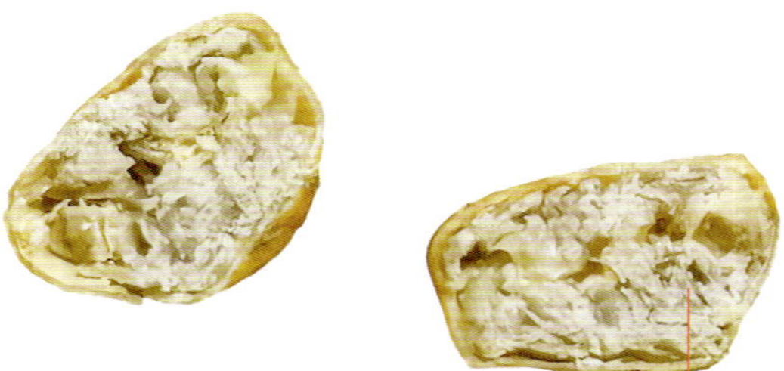

炒牵牛子（白丑）断面

切面可见淡黄色或黄绿色皱缩折叠的子叶，微显油性

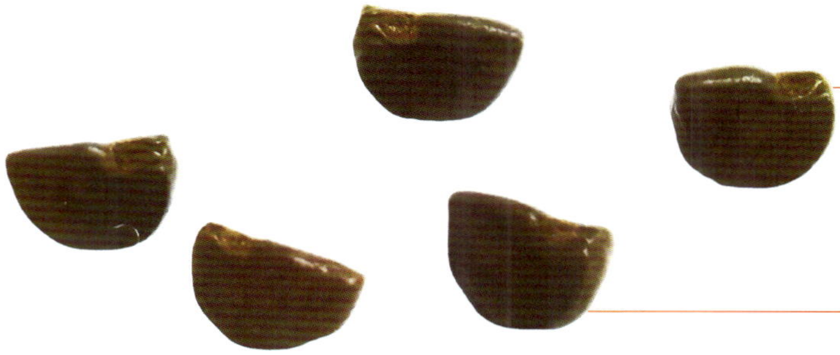

腹面棱线的下端有一点状种脐，微凹

黑褐色，稍鼓起

炒牵牛子（黑丑）表面

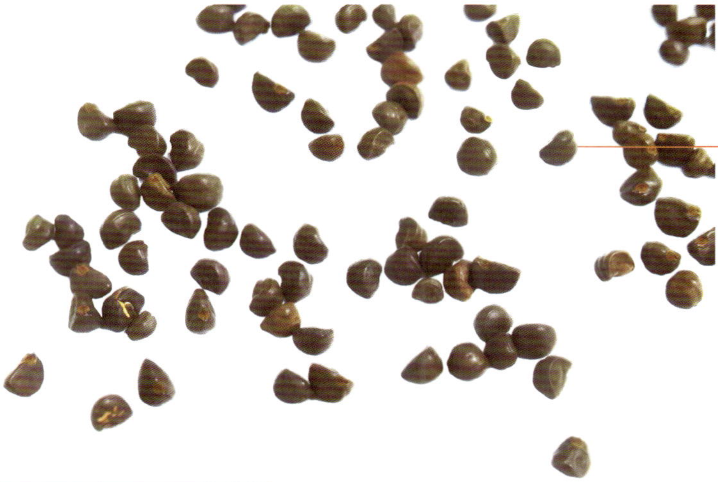

背面有一条浅纵沟

炒牵牛子（黑丑）背面

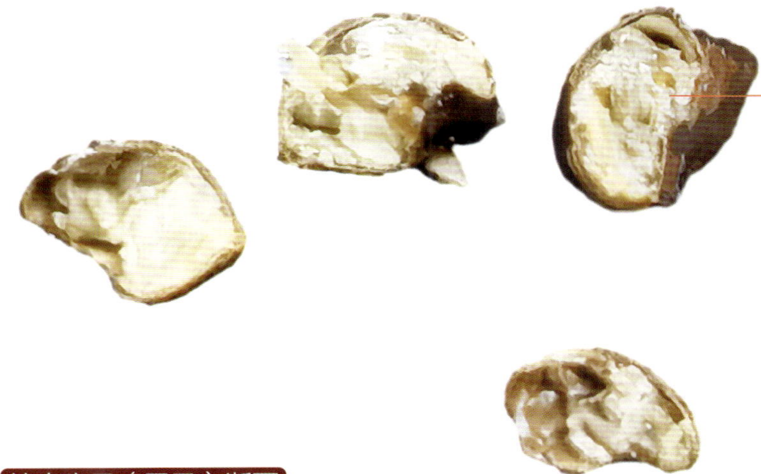

切面可见淡黄色或黄绿色皱缩折叠的子叶，微显油性

炒牵牛子（黑丑）断面

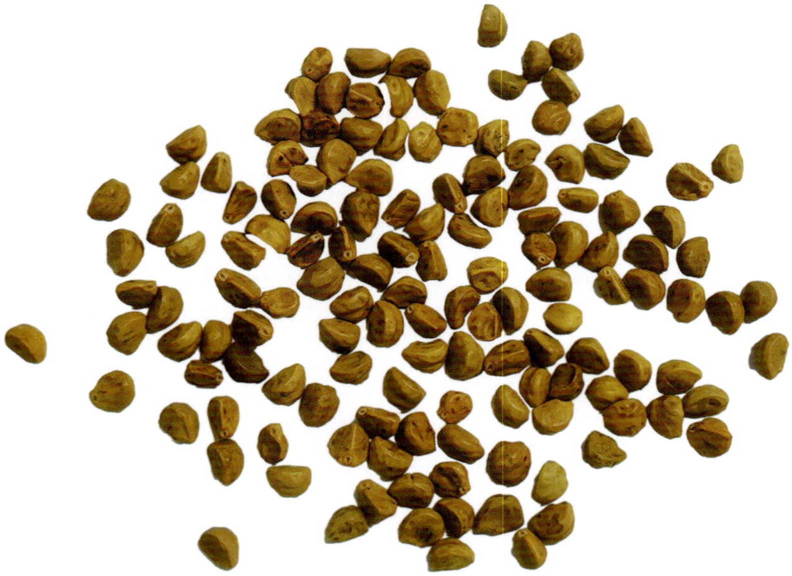

炒牵牛子（白丑）

产地：安徽

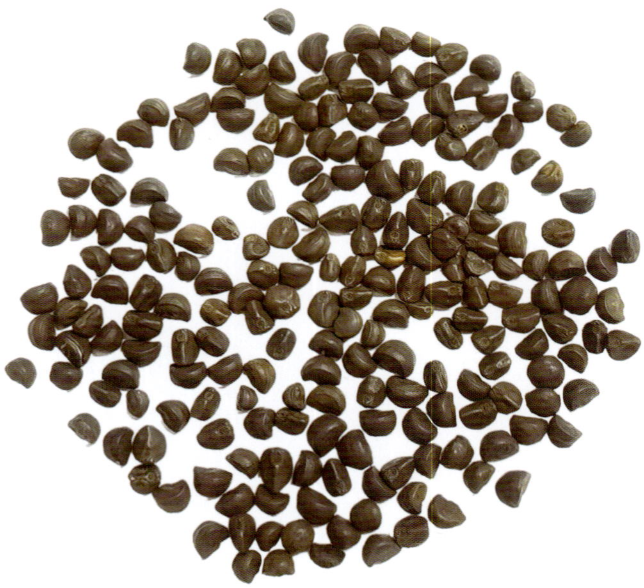

炒牵牛子（黑丑）

产地：安徽

炒莱菔子

【基　　原】十字花科植物萝卜 *Raphanus sativus* L. 干燥成熟种子的炮制品。

【采收加工】夏季果实成熟时采割植株，晒干，搓出种子，除去杂质，再晒干。

【主要产地】全国各地均产。

【炮制方法】取莱菔子，除去杂质，置热锅内，用文火炒至表面色泽加深、微鼓起时，取出，晾凉。用时捣碎。

【饮片性状】本品呈类卵圆形或椭圆形，稍扁，长 2.5～4mm，宽 2～3mm。表面黄棕色、红棕色或灰棕色。一端有深棕色圆形种脐，一侧有数条纵沟。种皮薄而脆，子叶 2 片，黄白色，有油性。气微，味淡、微苦辛。

【功能主治】消食除胀，降气化痰。用于饮食停滞，脘腹胀痛，大便秘结，积滞泻痢，痰壅喘咳。

【用法用量】5～12g。

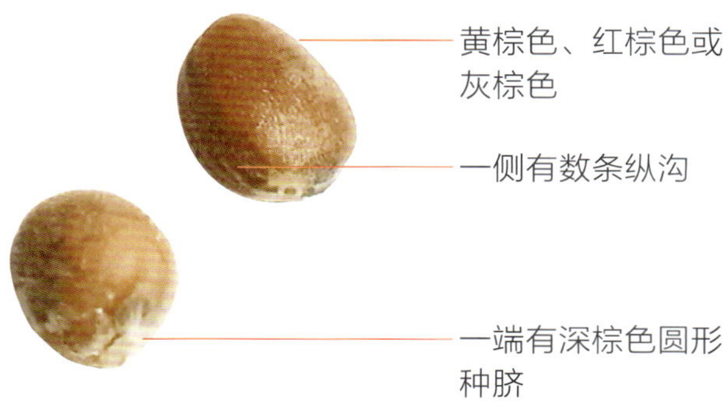

炒莱菔子（外表面）

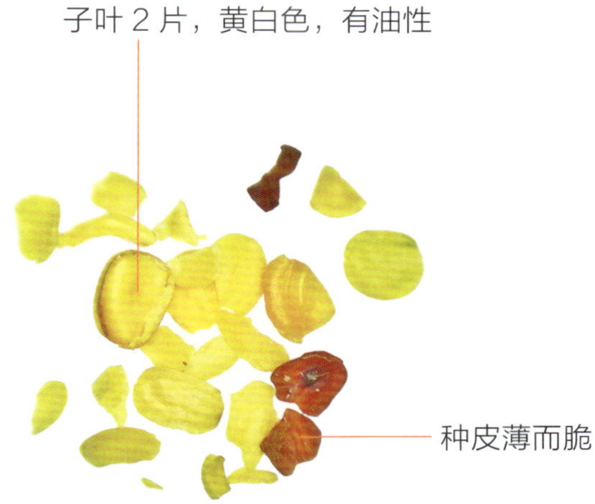

炒莱菔子（破碎）

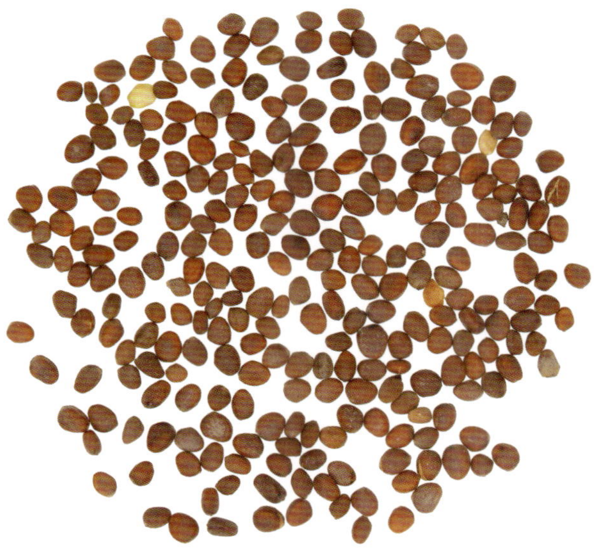

炒莱菔子

产地：河北

炒紫苏子

【基　　原】唇形科植物紫苏 *Perilla frutescem*（L.）Britt. 干燥成熟果实的炮制品。

【采收加工】秋季果实成熟时采收，除去杂质，晒干。

【主要产地】主产于湖北、江苏、河南、河北、山东、江西、浙江、四川、安徽等地。

【炮制方法】取紫苏子，除去杂质，置热锅内，用文火炒至有爆裂声，并有香气逸出时，取出，晾凉。

【饮片性状】本品呈卵圆形或类球形。表面深棕色或褐色，有微隆起的网纹。基部稍尖，有灰白色点状果梗痕。果皮薄而脆，易压碎。种子黄白色，种皮膜质，子叶 2 片，类白色，有油性。具香气，味微辛。

【功能主治】降气化痰，止咳平喘，润肠通便。用于痰壅气逆，咳嗽气喘，肠燥便秘。

【用法用量】3～10g。

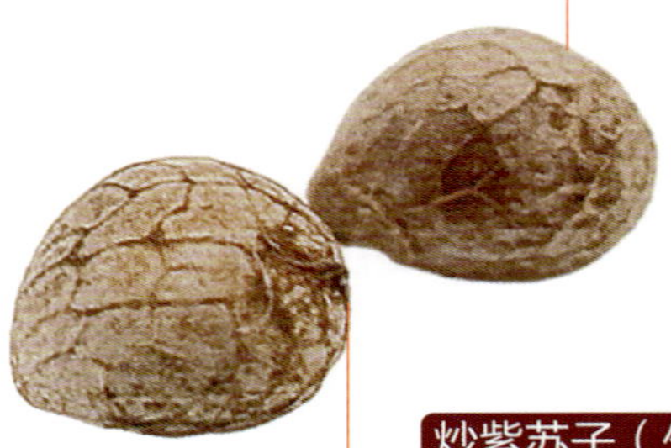

炒紫苏子（外表面）

炒紫苏子（断面）

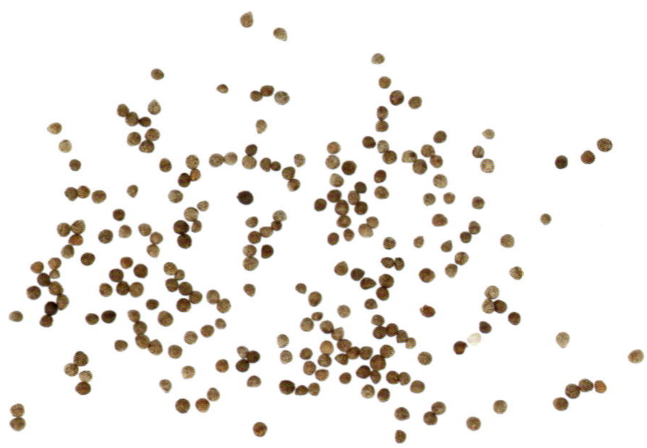

炒紫苏子

产地：安徽

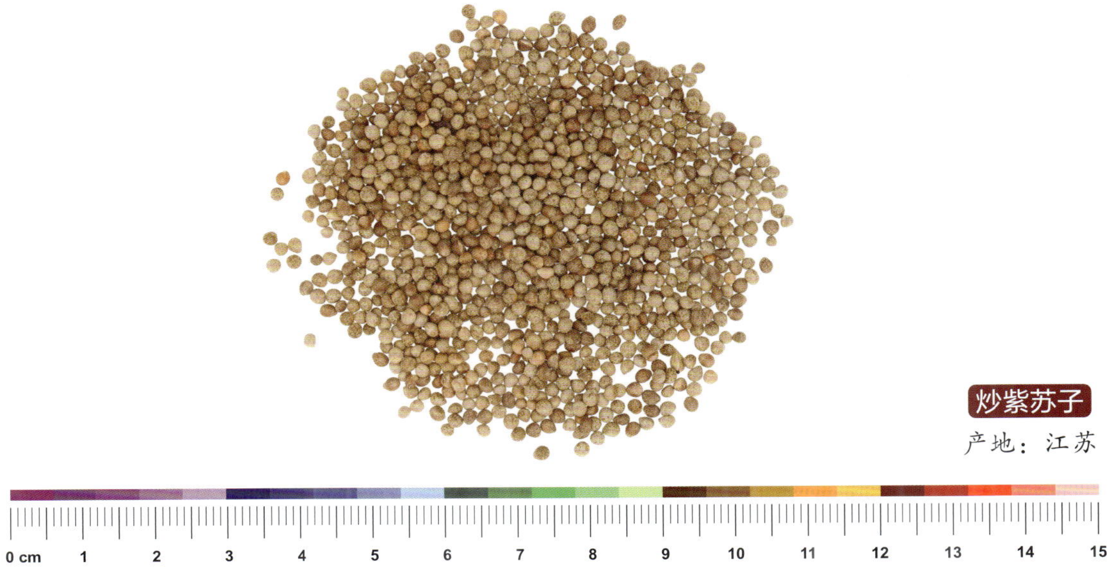

炒紫苏子

产地：江苏

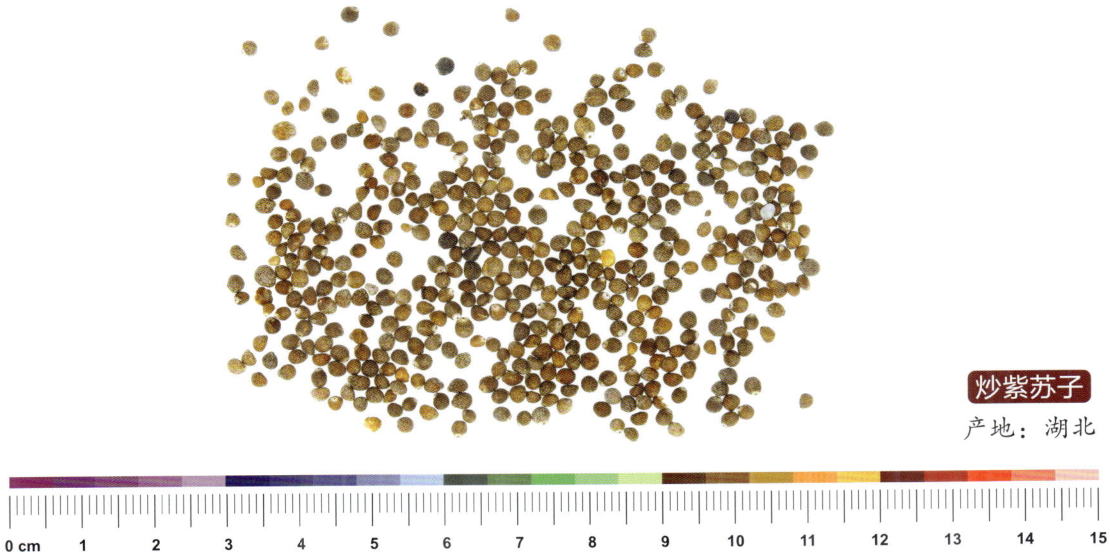

炒紫苏子

产地：湖北

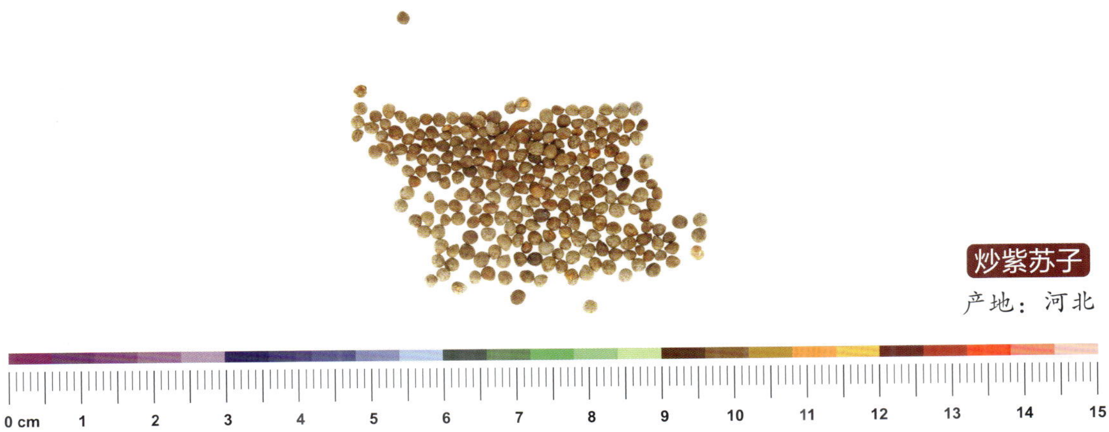

炒紫苏子

产地：河北

炒蔓荆子

【基　　原】 马鞭草科植物单叶蔓荆 *Vitex trifolia* *L. var. simplicifolia* Cham. 或蔓荆 *Vitex trifolia* L. 干燥成熟果实的炮制品。

【采收加工】 秋季果实成熟时采收，除去杂质，晒干。

【主要产地】 单叶蔓荆主产于辽宁、河北、山东、江苏、安徽、浙江、江西、福建、台湾、广东等地；蔓荆主产于福建、台湾、广东、广西、云南等地。

【炮制方法】 取净蔓荆子，置热锅内，用文火炒至表面色泽加深时，取出，晾凉。

【饮片性状】 本品呈球形，直径 0.4～0.6cm。表面黑色或黑褐色，有 4 条纵向浅沟，顶端微凹，基部有灰黑色或黑色的宿萼及短果梗。萼长为果实的 1/3～2/3，5 齿裂，其中 2 裂较深，密被茸毛。体轻，质坚韧，不易破碎，横切面可见 4 室，每室有种子 1 枚。气特异而芳香，味淡、微辛。

【功能主治】 疏散风热，清利头目。用于风热感冒头痛，齿龈肿痛，目赤多泪，目暗不明，头晕目眩。

【用法用量】 5～10g。

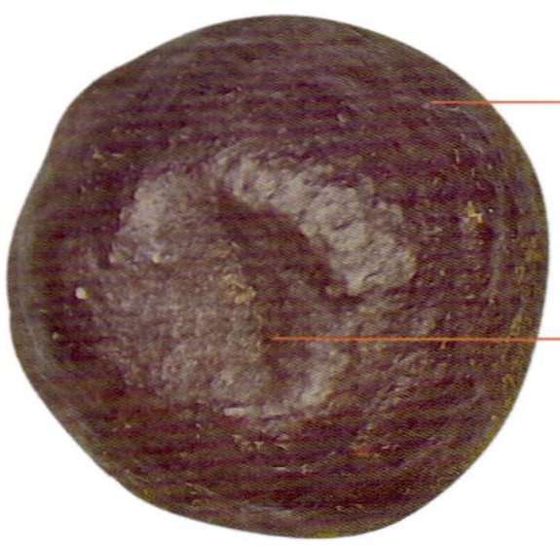

炒蔓荆子

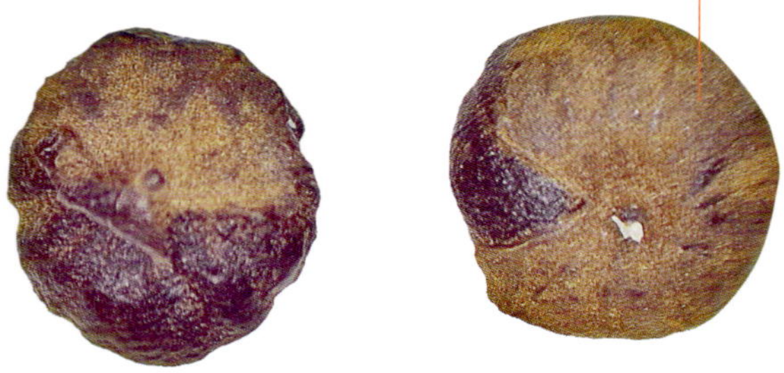
萼 5 齿裂，2 裂较深，基部有灰黑色或黑色宿萼及短果梗

炒蔓荆子（基部）（1∶25）

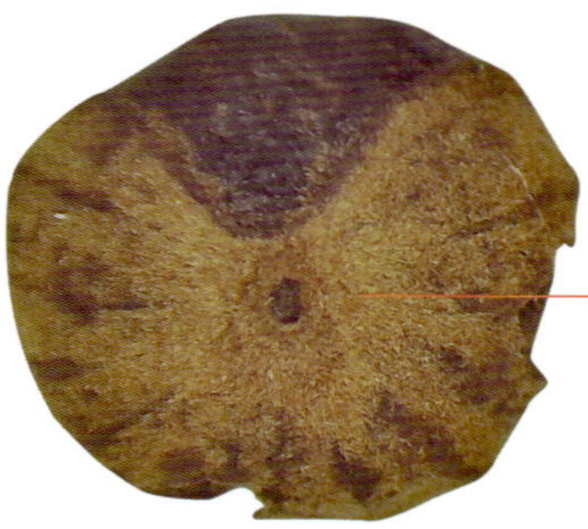
宿萼密被茸毛

炒蔓荆子（宿萼）（1∶25）

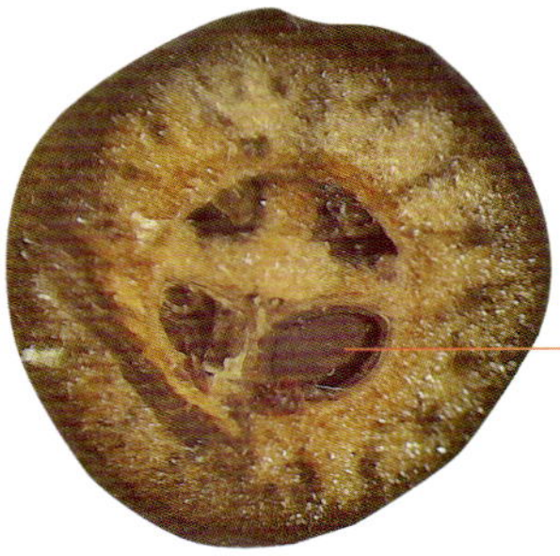

炒蔓荆子（横切面）(1∶25)

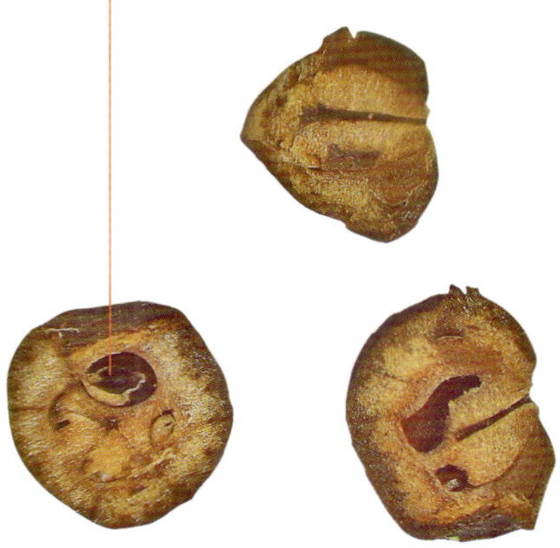

炒蔓荆子（断面）(1∶25)

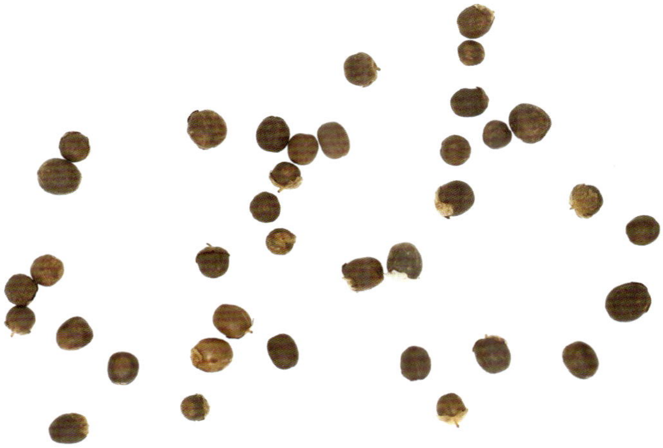

炒蔓荆子

产地：云南

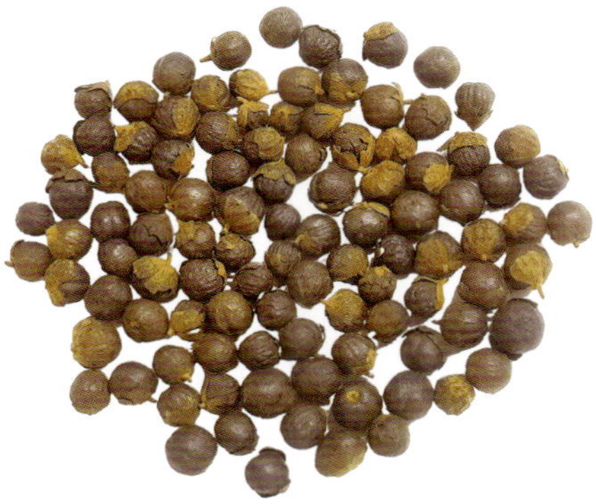

炒蔓荆子

产地：山东

炒酸枣仁

【基　　原】鼠李科植物酸枣 *Ziziphus jujuba* Mill. var. *spinosa*（Bunge）Hu ex H. F. Chou 的干燥成熟种子。

【采收加工】秋末冬初采收成熟果实，除去果肉和核壳，收集种子，晒干。

【主要产地】主产于河北、陕西、辽宁、河南、内蒙古、甘肃、山西、山东、安徽、江苏等地。

【炮制方法】取净酸枣仁，置热锅内，用文火炒至鼓起、表面色泽加深并有香气逸出时，取出，晾凉。

【饮片性状】本品呈扁圆形或扁椭圆形，长 5～9mm，宽 5～7mm，厚约 3mm。表面紫红色或紫褐色，微鼓起，微具焦斑，有光泽，有的有裂纹。有的两面均呈圆隆状突起；有的一面较平坦，中间有 1 条隆起的纵线纹，另一面稍突起。一端凹陷，可见线形种脐；另一端有细小突起的合点。种皮较脆，胚乳白色，子叶 2 片，浅黄色，富油性。略有焦香气，味淡。

【功能主治】养心补肝，宁心安神，敛汗，生津。用于虚烦不眠，惊悸多梦，体虚多汗，津伤口渴。

【用法用量】10～15g。

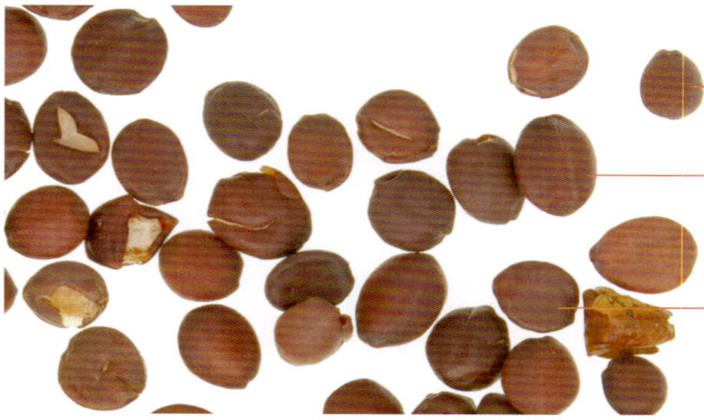

炒酸枣仁

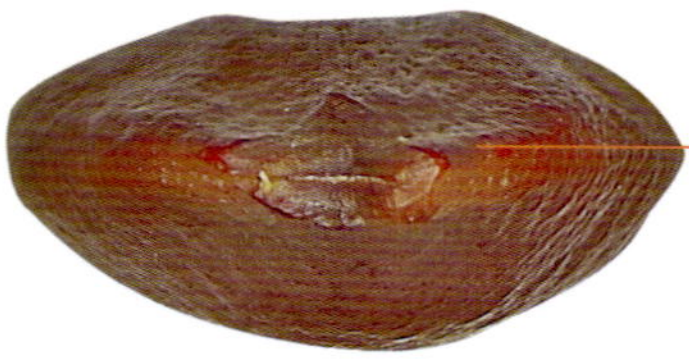

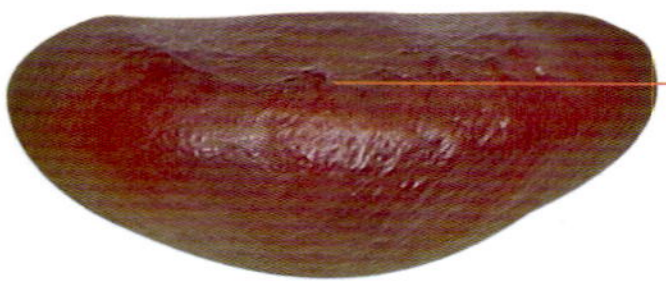

炒酸枣仁（1∶25）

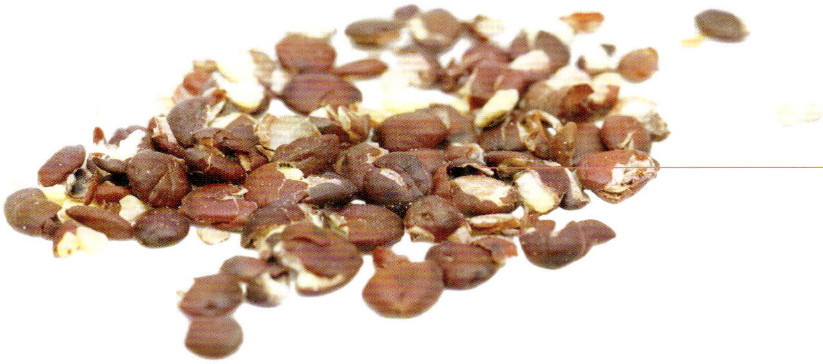

炒酸枣仁（种皮）

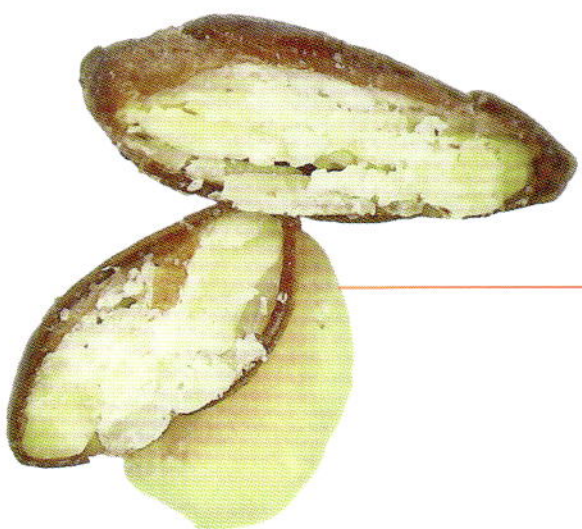

炒酸枣仁（断面）

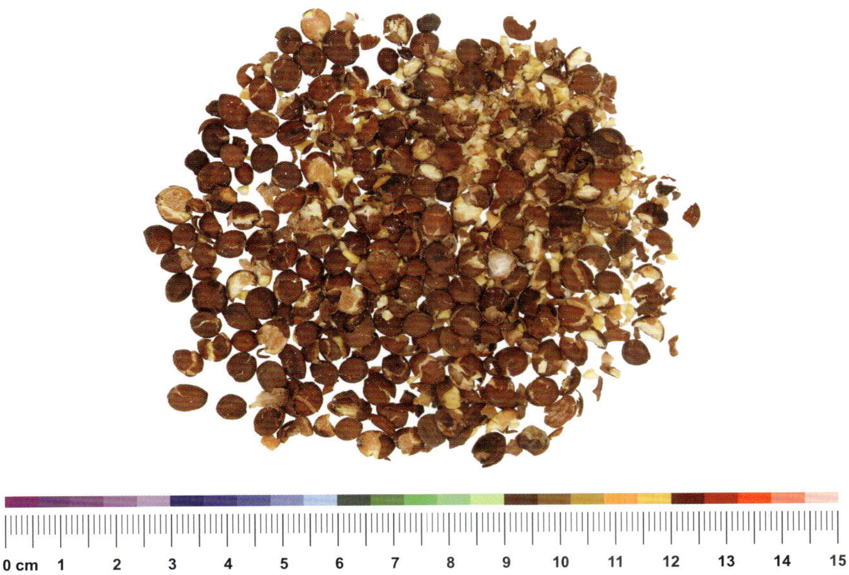

炒酸枣仁

产地：河北

炒理枣仁（混淆品）

【基　　原】鼠李科植物滇酸枣 *Ziziphus mauritiana* Lam. 成熟种子的炮制品。

【饮片性状】本品为扁圆形或扁椭圆形，宽 4～6mm，厚 1～3mm，表面黄棕色至棕紫色，偶见焦斑，光滑，有光泽，一端有小凹陷种脐，另一端有一小凸起的合点，两者之间有线状种脊；去皮后内有半透明胚乳，子叶 2 片，黄色、富油性。易碎。气微香，味微苦。

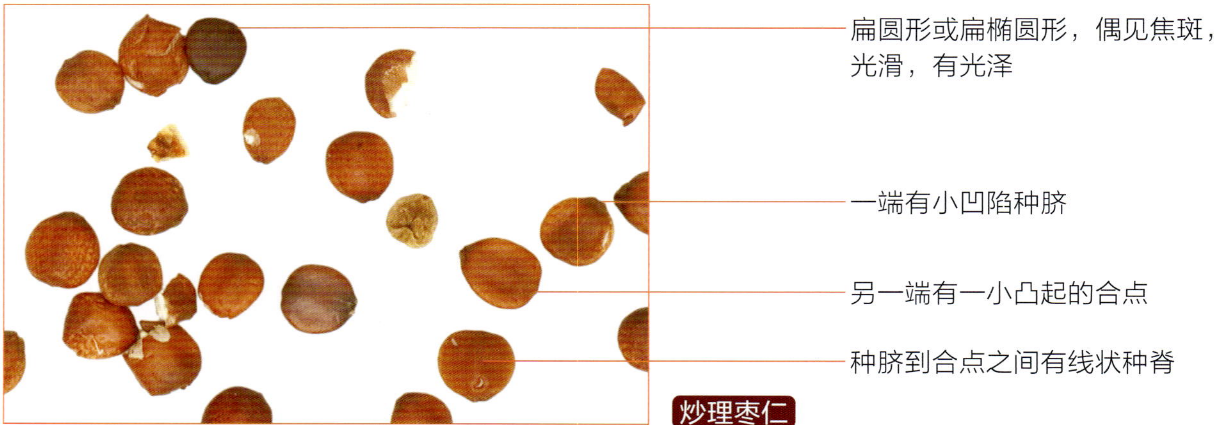

炒理枣仁

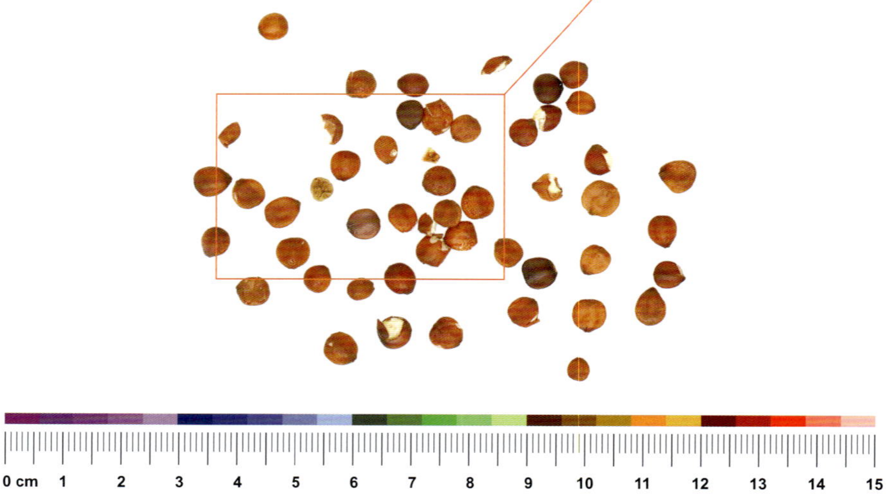

炒理枣仁

产地：云南

【炮制依据】《云南省中药饮片标准（2005 年版）》

炒稻芽

【基　　原】禾本科植物稻 *Oryza sativa* L. 的成熟果实经发芽干燥的炮制加工品。

【采收加工】将稻谷用水浸泡后，保持适宜的温、湿度，待须根长至约 1cm 时，干燥。

【主要产地】全国各地均产。

【炮制方法】取净稻芽，置热锅内，用文火炒至表面深黄色、微鼓起时，取出，晾凉。

【饮片性状】本品呈扁长椭圆形，两端略尖，长 7～9mm，直径约 3mm，外稃深黄色，偶有焦斑，有的可见细茸毛，具 5 脉。一端有 2 枚对称的白色条形浆片，长 2～3mm，于一个浆片内侧伸出弯曲的须根 1～3 条，长 0.5～1.2cm。质硬，断面白色，粉性。具香气，味淡。

【功能主治】健脾消食。用于脾虚食少。

【用法用量】9～15g。

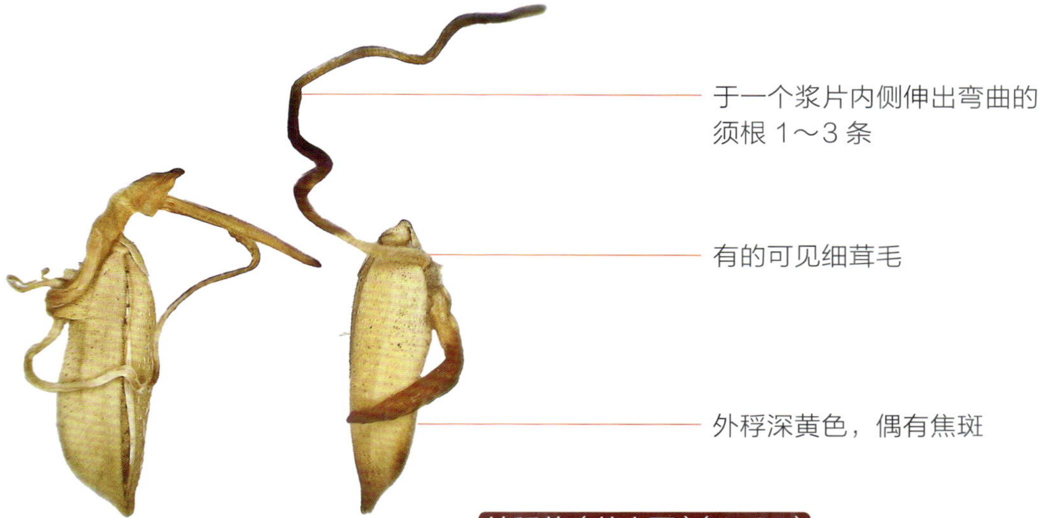

炒稻芽（外表面）（1∶25）

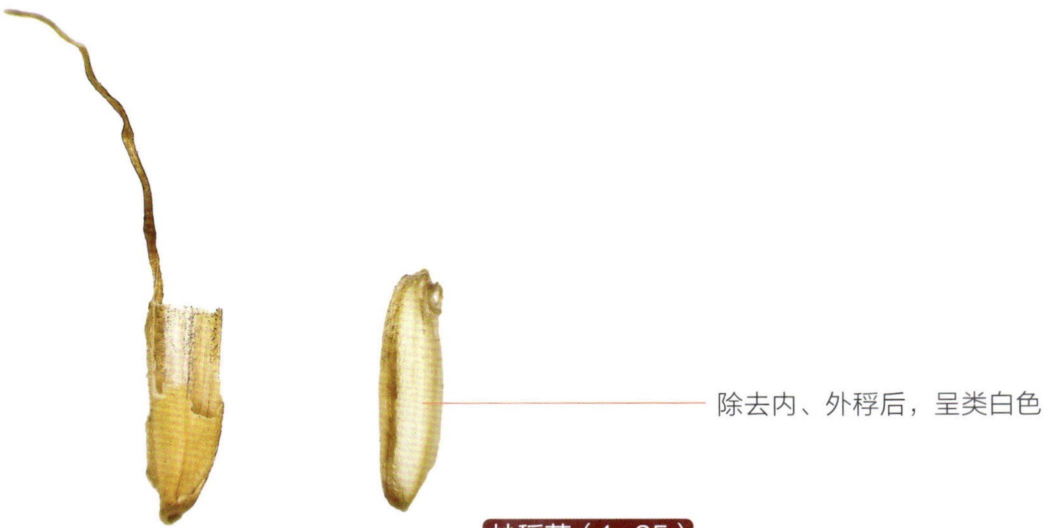

炒稻芽（1∶25）

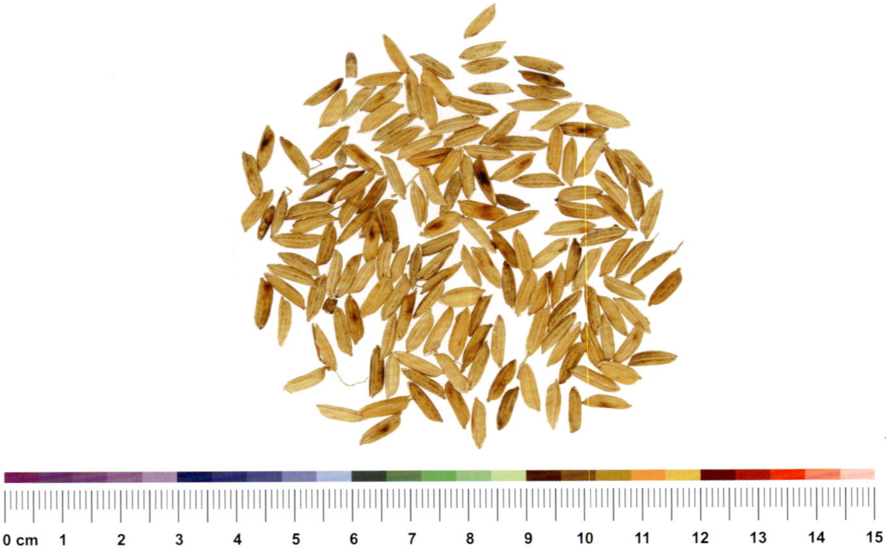

炒稻芽

产地：河北

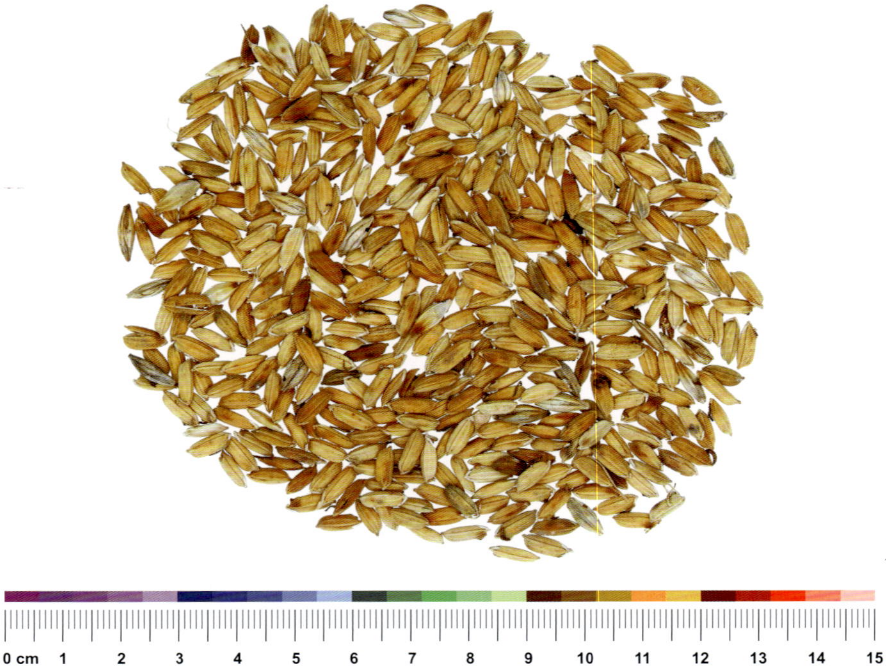

炒稻芽

产地：北京

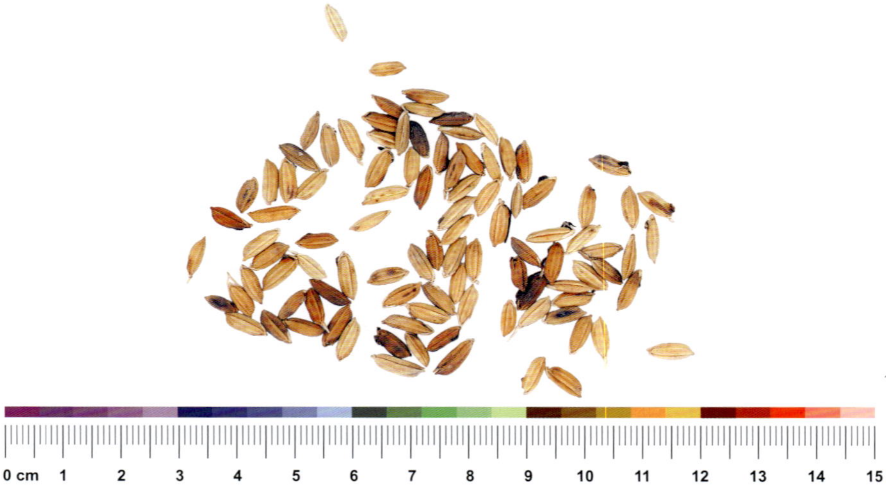

炒稻芽

产地：浙江

荜茇

【基　　原】胡椒科植物荜茇 *Piper longum* L. 的干燥近成熟或成熟果穗。

【采收加工】果穗由绿变黑时采收，除去杂质，晒干。

【主要产地】主产于云南、广东、广西等地。

【炮制方法】除去杂质。用时捣碎。

【饮片性状】本品呈圆柱形，稍弯曲，由多数小浆果集合而成，长 1.5～3.5cm，直径 0.3～0.5cm。表面黑褐色或棕色，有斜向排列整齐的小突起，基部有果穗梗残存或脱落。质硬而脆，易折断，断面不整齐，颗粒状。小浆果球形，直径约 0.1cm。有特异香气，味辛辣。

【功能主治】温中散寒，下气止痛。用于脘腹冷痛，呕吐，泄泻，寒凝气滞，胸痹心痛，头痛，牙痛。

【用法用量】1～3g。外用适量，研末塞龋齿孔中。

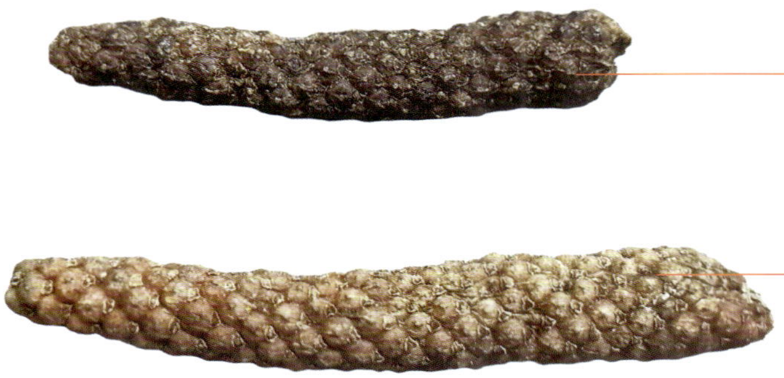

荜茇（表面）

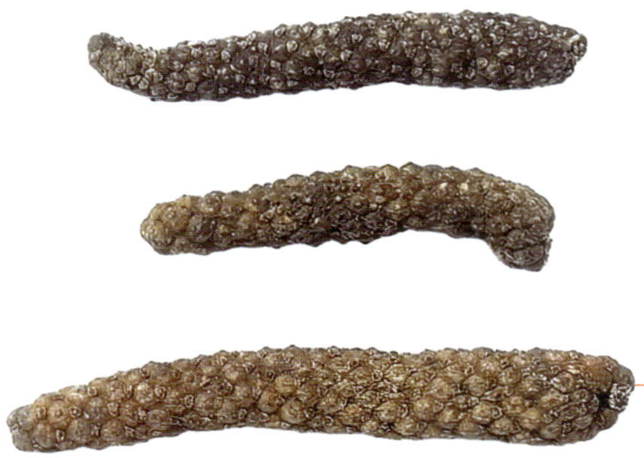

荜茇（基部）

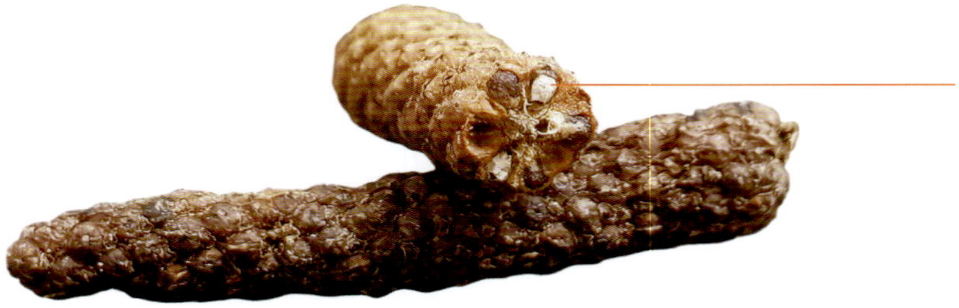

荜茇（断面）

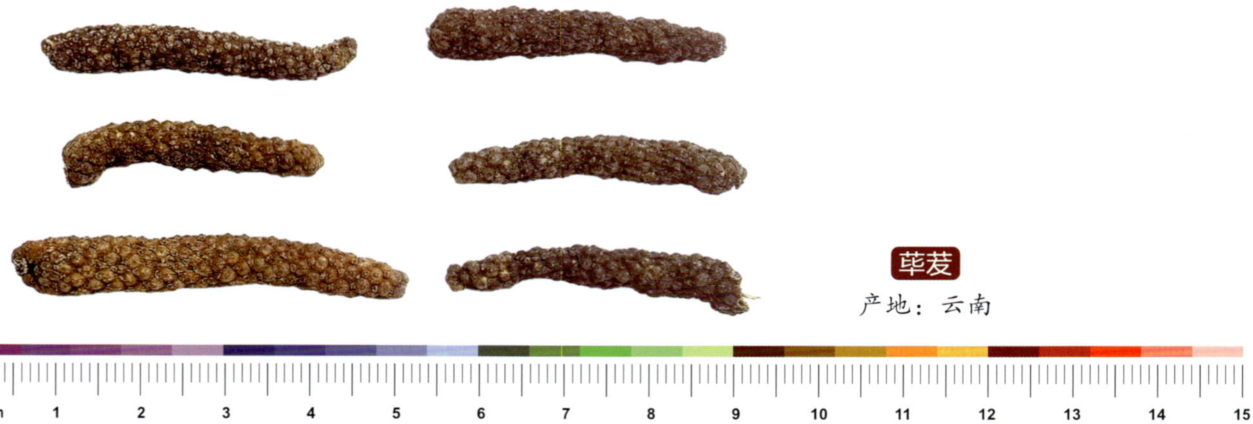

荜茇

产地：云南

草豆蔻

【基　　原】姜科植物草豆蔻 *Alpinia katsumadai* Hayata 的干燥近成熟种子。

【采收加工】夏、秋二季采收，晒至九成干，或用水略烫，晒至半干，除去果皮，取出种子团，晒干。

【主要产地】主产于海南、广西、云南等地。

【炮制方法】除去杂质。用时捣碎。

【饮片性状】本品为类球形的种子团，直径 1.5～2.7cm。表面灰褐色，中间有黄白色的隔膜，将种子团分成 3 瓣，每瓣有种子多数，粘连紧密，种子团略光滑。种子为卵圆状多面体，长 0.3～0.5cm，直径约 0.3cm，外被淡棕色膜质假种皮，种脊为一条纵沟，一端有种脐；质硬，将种子沿种脊纵剖两瓣，纵断面观呈斜心形，种皮沿种脊向内伸入部分约占整个表面积的 1/2；胚乳灰白色。气香，味辛、微苦。

【功能主治】燥湿行气，温中止呕。用于寒湿内阻，脘腹胀满冷痛，嗳气呕逆，不思饮食。

【用法用量】3～6g。

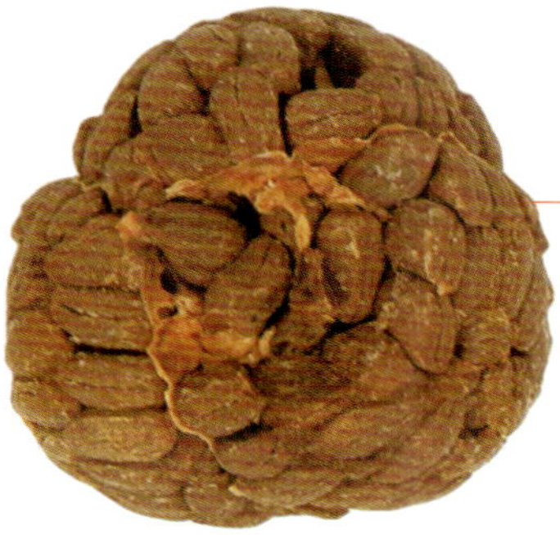

草豆蔻

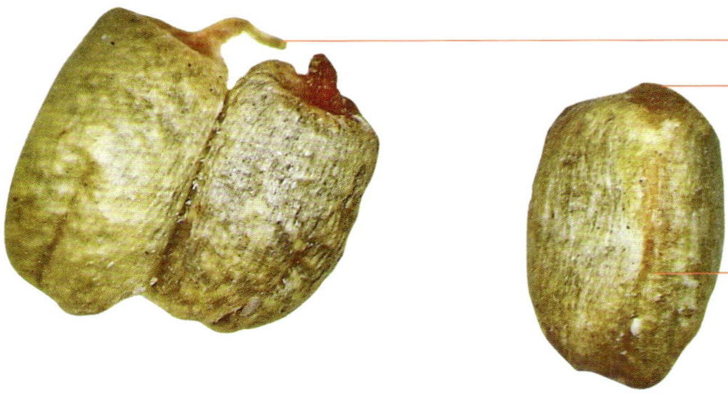

草豆蔻种子（1∶25）

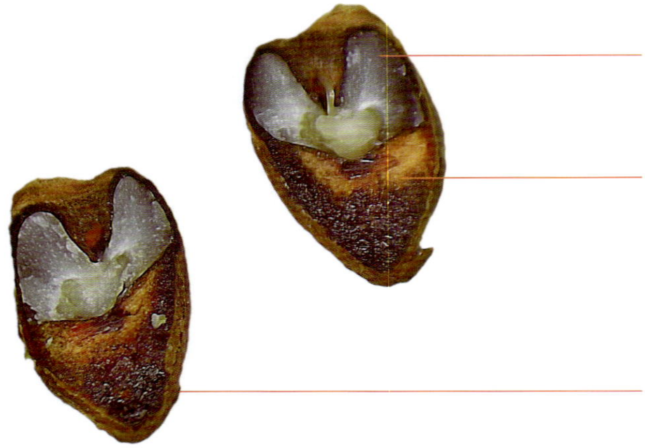
胚乳灰白色
种皮沿种脊向内伸入部分约占整个表面积的 1/2
种子沿种脊纵剖两瓣，纵断面观呈斜心形

草豆蔻（1∶25）

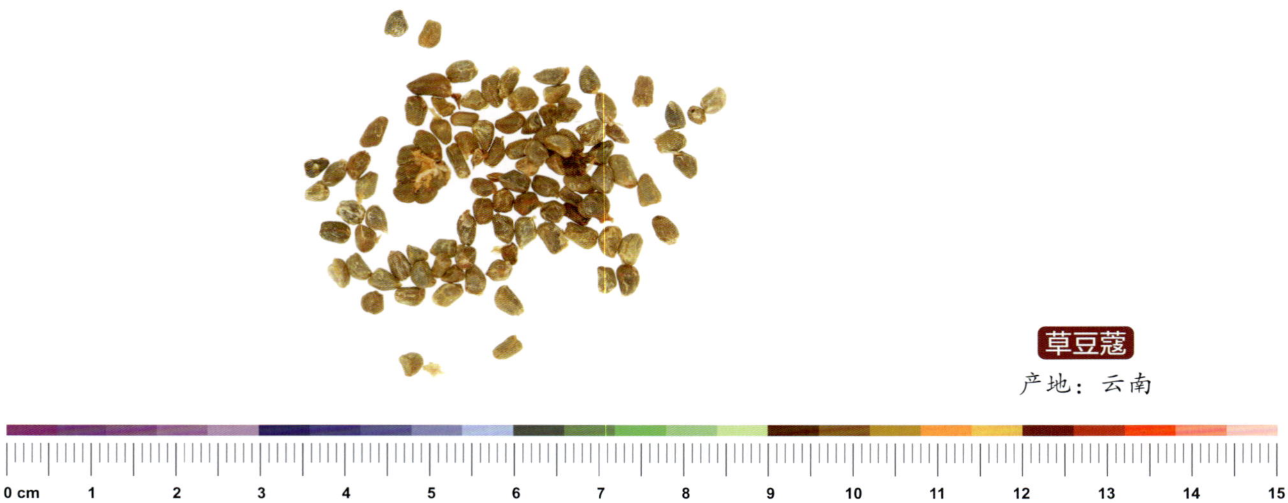

草豆蔻

产地：云南

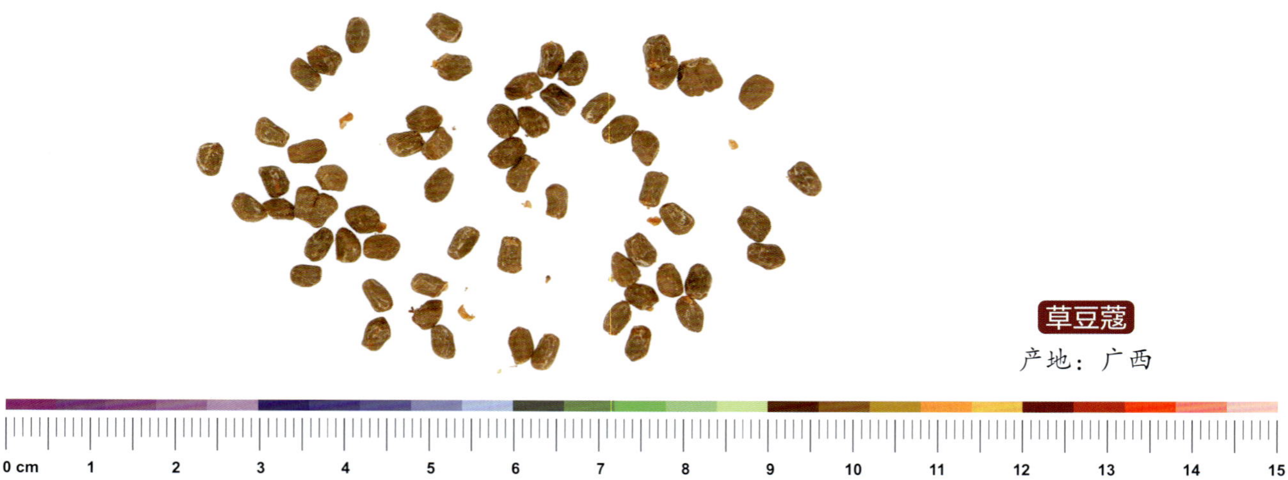

草豆蔻

产地：广西

茺蔚子

【基　　原】唇形科植物益母草*Leonurus japonicus* Houtt. 的干燥成熟果实。

【采收加工】秋季果实成熟时采割地上部分，晒干，打下果实，除去杂质。

【主要产地】主产于安徽、江苏、浙江、四川、河北等地。

【炮制方法】取原药材，除去杂质，筛去灰屑。

【饮片性状】本品呈三棱形，长2～3mm，宽约1.5mm。表面灰棕色至灰褐色，有深色斑点，一端稍宽，平截状，另一端渐窄而钝尖。果皮薄，子叶类白色，富油性。气微，味苦。

【功能主治】活血调经，清肝明目。用于月经不调，经闭痛经，目赤翳障，头晕胀痛。

【用法用量】5～10g。

【使用注意】瞳孔散大者慎用。

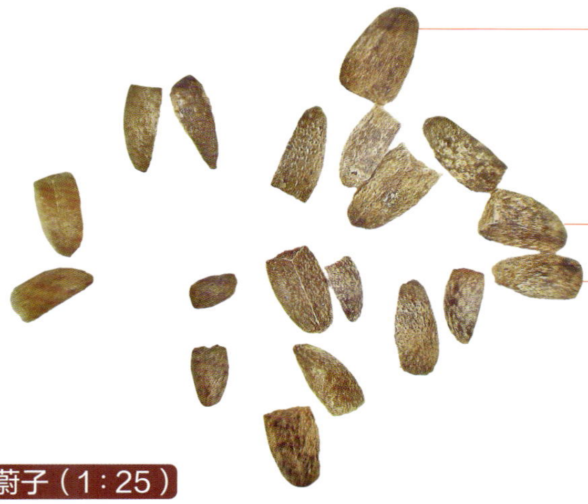

茺蔚子（1∶25）

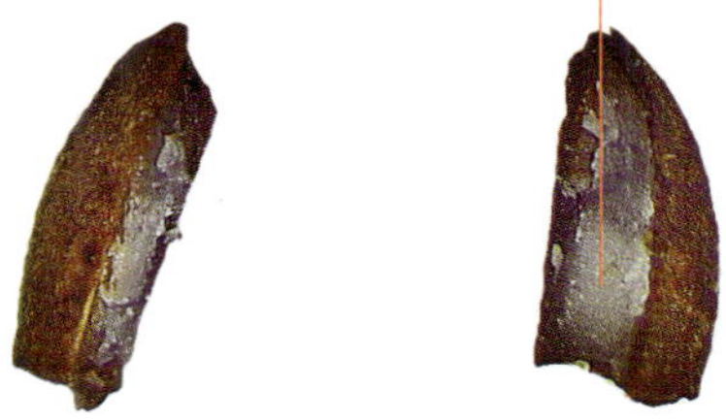

茺蔚子（断面）（1∶25）

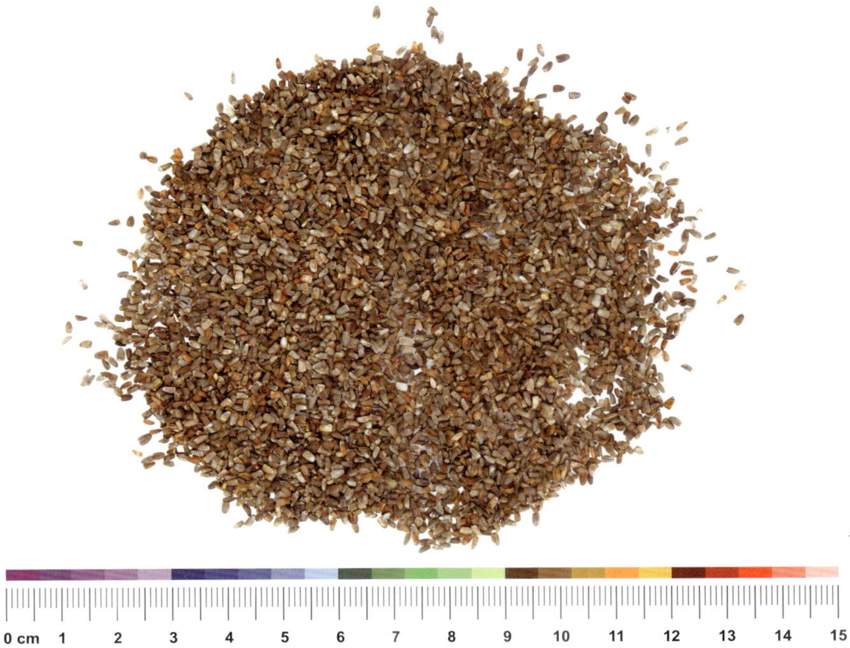

茺蔚子

产地：河北

胡椒

【基　　原】 胡椒科植物胡椒 *Piper nigrum* L. 的干燥近成熟或成熟果实。

【采收加工】 秋末至次春果实呈暗绿色时采收，晒干，为黑胡椒；果实变红时采收，用水浸渍数日，擦去果肉，晒干，为白胡椒。

【主要产地】 主产于海南、云南、广东、台湾、福建、广西等地。

【炮制方法】 取原药材，除去杂质。

【饮片性状】 **白胡椒** | 呈球形，直径 3.5～5mm。表面灰白色或淡黄白色，平滑，顶端与基部间有多数浅色线状条纹。顶端有细小花柱残迹，基部有自果轴脱落的疤痕。质硬，外果皮可剥离，内果皮灰白色或淡黄色。断面黄白色，粉性，有小空隙。气芳香，味辛辣。

黑胡椒 | 呈球形，直径 3.5～5mm。表面黑褐色，具隆起网状皱纹，顶端有细小花柱残迹，基部有自果轴脱落的疤痕。质硬，外果皮可剥离，内果皮灰白色或淡黄色。断面黄白色，粉性，有小空隙。气芳香，味辛辣。

【功能主治】 温中散寒，下气，消痰。用于胃寒呕吐，腹痛泄泻，食欲不振，癫痫痰多。

【用法用量】 0.6～1.5g，研粉吞服。外用适量。

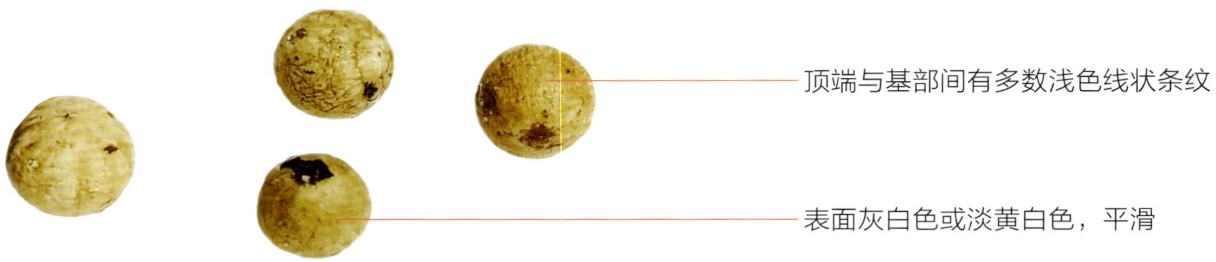

胡椒（白胡椒）

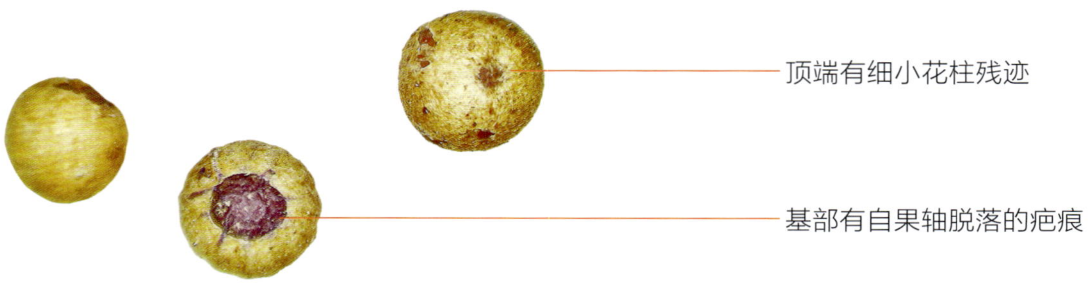

胡椒（白胡椒）（1:25）

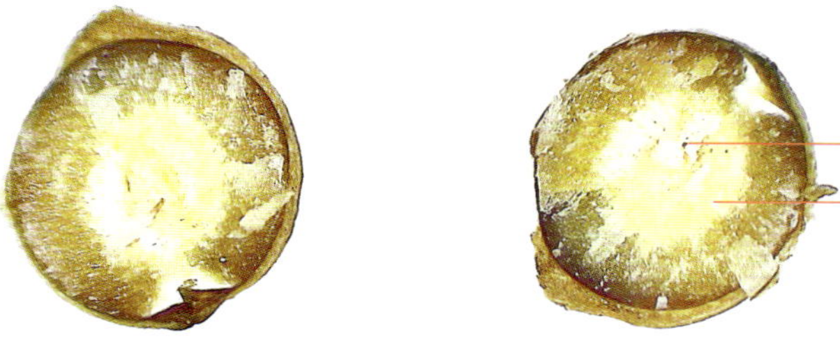
有小空隙
断面黄白色，粉性

胡椒（白胡椒断面）（1：25）

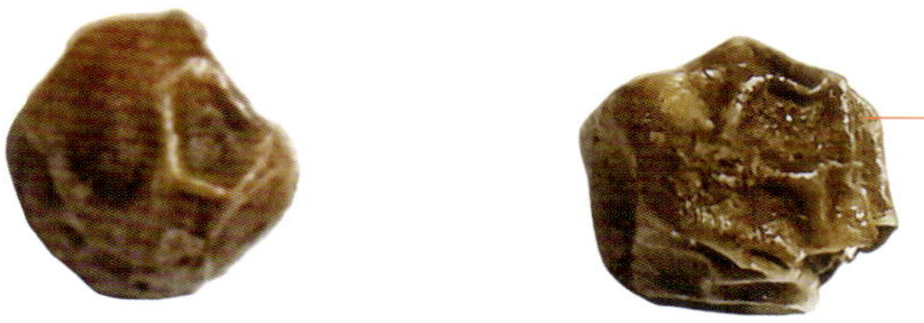
表面黑褐色

胡椒（黑胡椒）

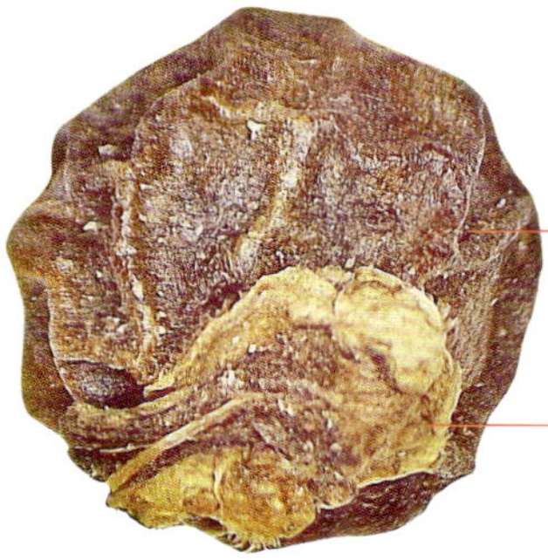
表面具隆起网状皱纹
基部有自果轴脱落的疤痕

胡椒（黑胡椒）（1：25）

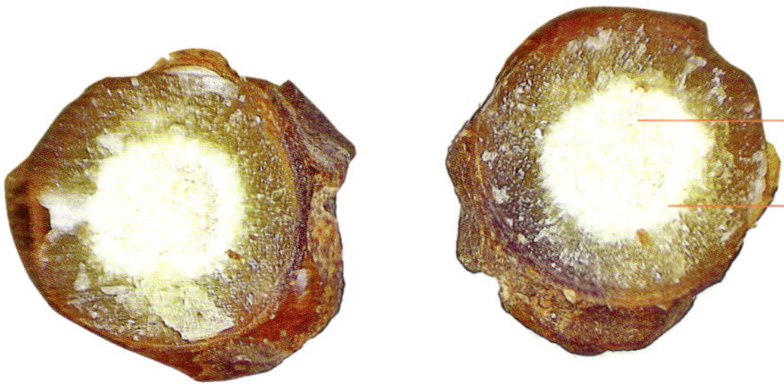
有小空隙
断面黄白色，粉性

胡椒（黑胡椒）

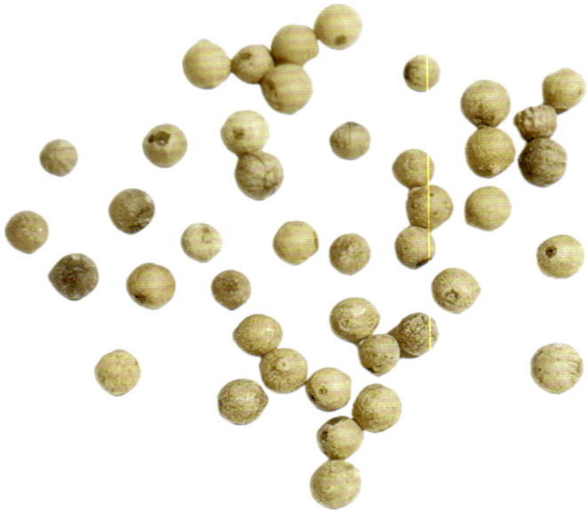

胡椒（白胡椒）

产地：海南

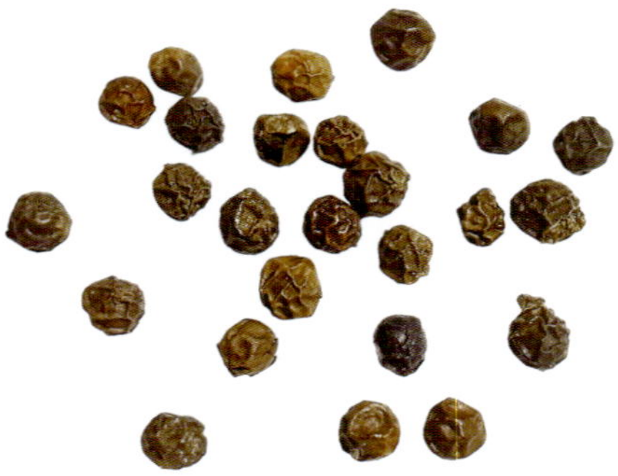

胡椒（黑胡椒）

产地：海南

荔枝核

【基　　原】无患子科植物荔枝 *Litchi chinensis* Sonn. 的干燥成熟种子。

【采收加工】夏季采摘成熟果实，除去果皮和肉质假种皮，洗净，晒干。

【主要产地】主产于福建、台湾、广东、海南、广西、云南等地。

【炮制方法】除去杂质，用时捣碎。

【饮片性状】本品呈长圆形或卵圆形，略扁，长 1.5～2.2cm，直径 1～1.5cm。表面棕红色或紫棕色，平滑，有光泽，略有凹陷及细波纹，一端有类圆形黄棕色的种脐，直径约 0.7cm。质硬。子叶 2 片，棕黄色。气微，味微甘、苦、涩。

【功能主治】行气散结，祛寒止痛。用于寒疝腹痛，睾丸肿痛。

【用法用量】5～10g。

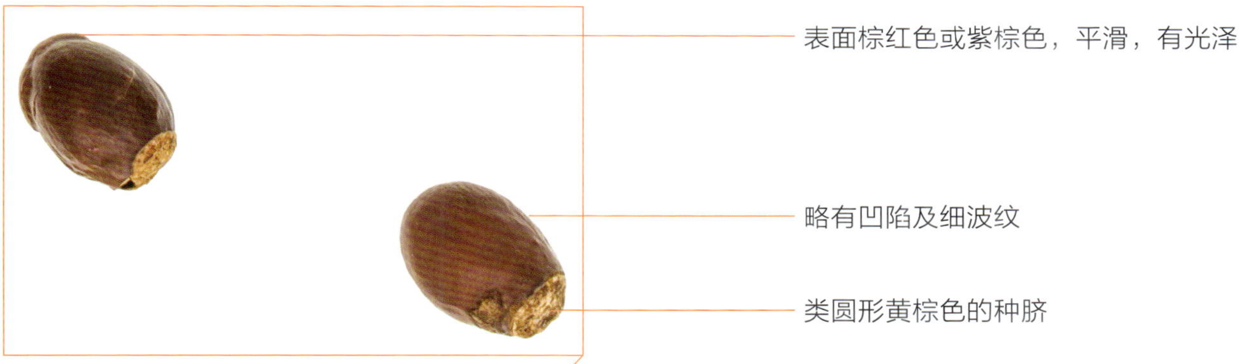

荔枝核

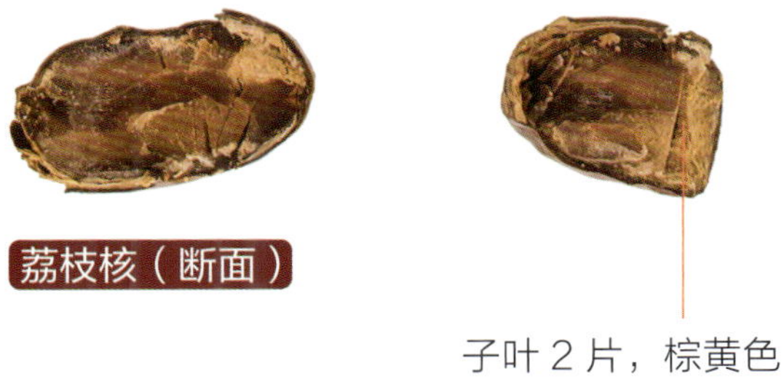

荔枝核（断面）

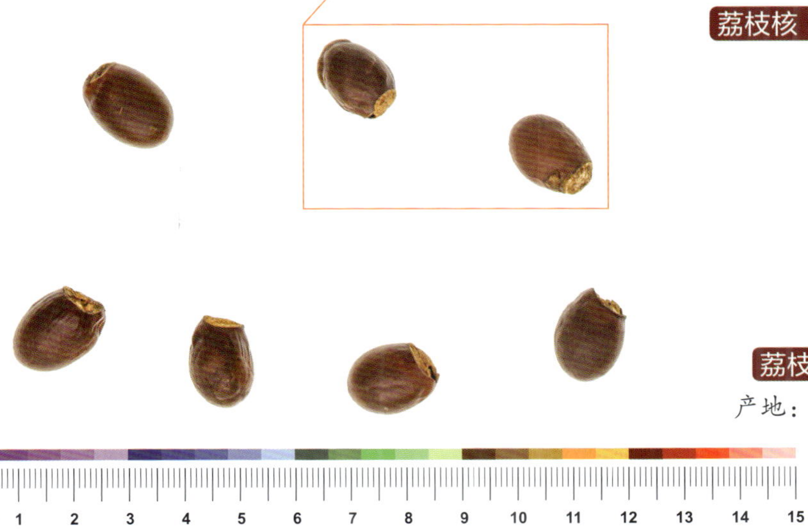

荔枝核

产地：广东

柏子仁

【基　　原】柏科植物侧柏 *Platycladus orientalis* (L.) Franco 的干燥成熟种仁。

【采收加工】秋、冬二季采收成熟种子，晒干，除去种皮，收集种仁。

【主要产地】主产于山东、河南、河北、陕西、湖北、甘肃、江苏、云南等地。

【炮制方法】除去杂质和残留的种皮。

【饮片性状】本品呈长卵形或长椭圆形，长4～7mm，直径1.5～3mm。表面黄白色或淡黄棕色，外包膜质内种皮，顶端略尖，有深褐色的小点，基部钝圆。质软，富油性。气微香，味淡。

【功能主治】养心安神，润肠通便，止汗。用于阴血不足，虚烦失眠，心悸怔忡，肠燥便秘，阴虚盗汗。

【用法用量】3～10g。

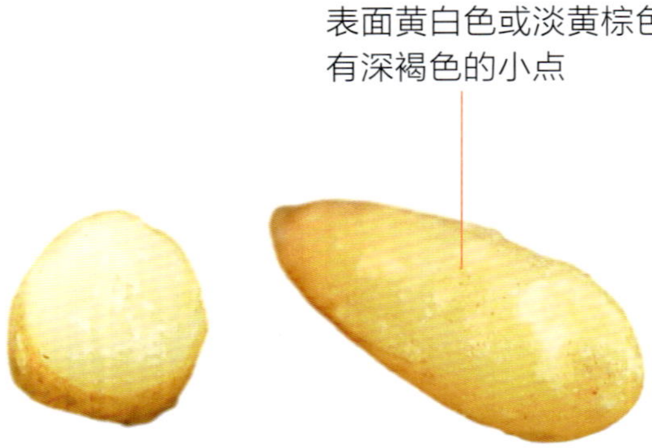

柏子仁

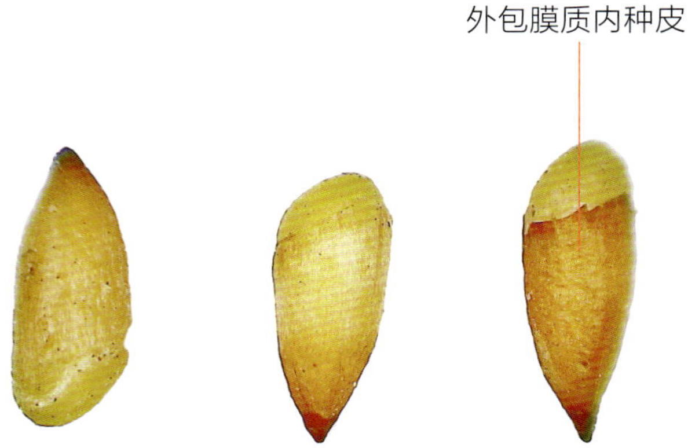

柏子仁（1:25）

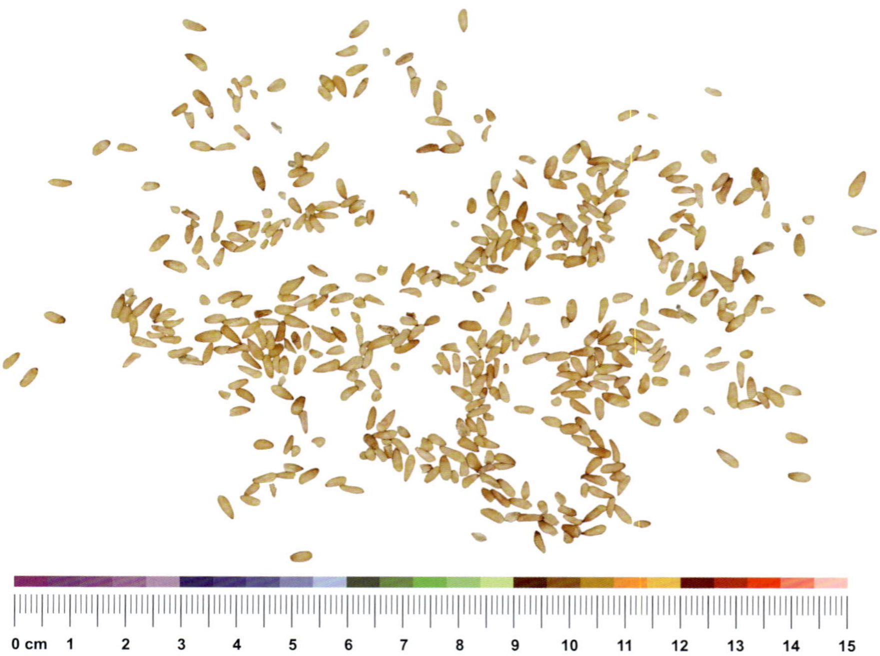

柏子仁

产地：山东

栀子

【基　　原】茜草科植物栀子 *Gardenia jasminoides* Ellis 的干燥成熟果实。

【采收加工】9～11 月果实成熟呈红黄色时采收，除去果梗和杂质，蒸至上气或置沸水中略烫，取出，干燥。

【主要产地】主产于贵州、浙江、江苏、江西、福建、湖北、湖南、四川、陕西等地。

【炮制方法】除去杂质，碾碎。

【饮片性状】本品呈长卵圆形或椭圆形，长 1.5～3.5cm，直径 1～1.5cm。表面红黄色或棕红色，具 6 条翅状纵棱，棱间常有 1 条明显的纵脉纹，并有分枝。顶端残存萼片，基部稍尖，有残留果梗。果皮薄而脆，略有光泽；内表面色较浅，有光泽，具 2～3 条隆起的假隔膜。种子多数，扁卵圆形，集结成团，深红色或红黄色，表面密具细小疣状突起。气微，味微酸而苦。

【功能主治】泻火除烦，清热利湿，凉血解毒；外用消肿止痛。用于热病心烦，湿热黄疸，淋证涩痛，血热吐衄，目赤肿痛，火毒疮疡；外治扭挫伤痛。

【用法用量】6～10g。外用生品适量，研末调敷。

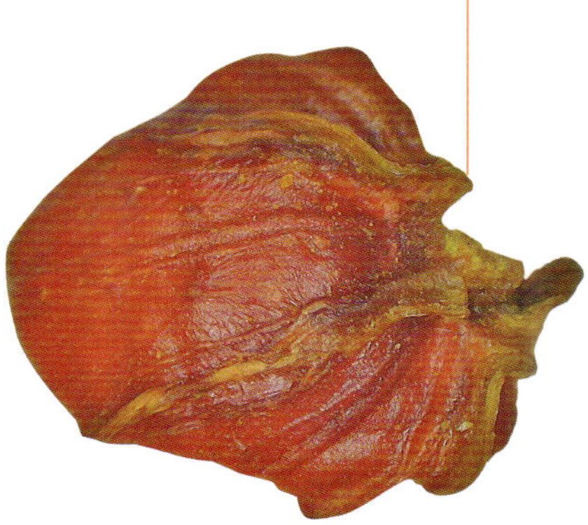

栀子（外表面）(1∶25)

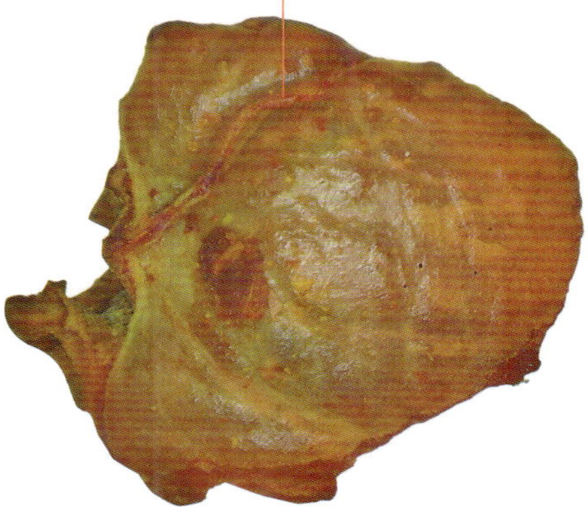

栀子（内表面）(1∶25)

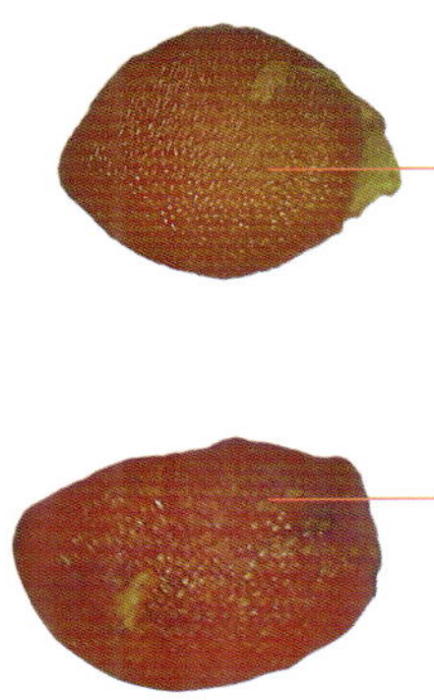

栀子（种子）(1∶25)

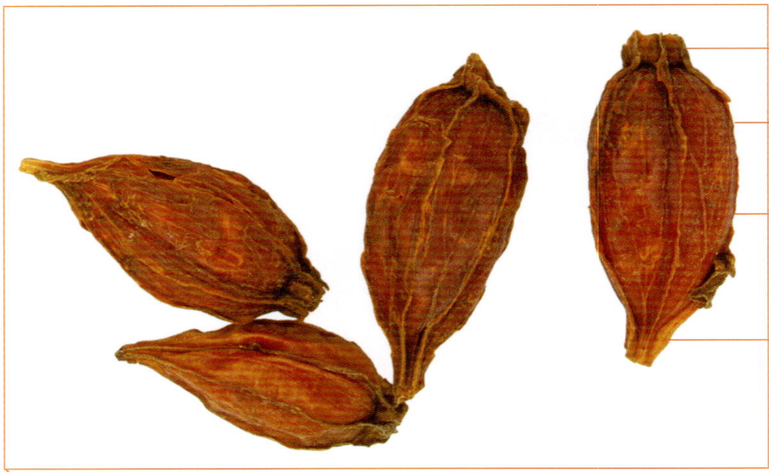
顶端残存萼片
表面红黄色或棕红色，具6条翅状纵棱
棱间常有1条明显的纵脉纹，并有分枝
基部稍尖，有残留果梗

栀子

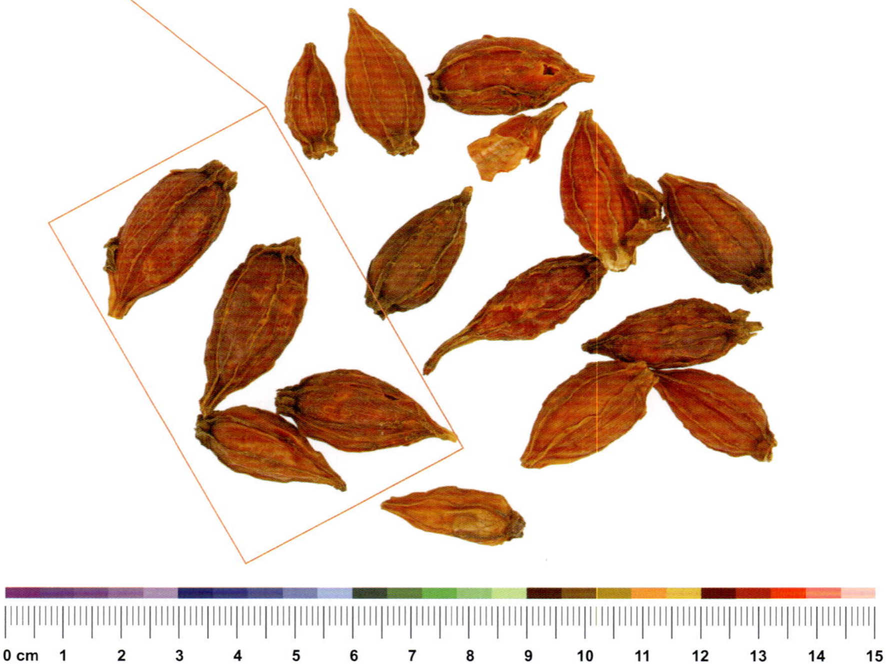
0 cm 1 2 3 4 5 6 7 8 9 10 11 12 13 14 15

栀子

产地：江西

水栀子（混淆品）

【基　　原】 茜草科植物大花栀子 *Gardenia jasminoides* Ellisvar. *grandiflora* Nakai 的干燥成熟果实。

【性状特征】 本品呈长椭圆形，长 3～5.5cm，直径 1.5～2cm。果柄长 0.5～1cm。外表面红褐色、橙红色或红黄色，略具光泽，具 6 条翅状棱，棱间具 1 条明显纵脉，果皮表面散在小的疣状突起，顶端具宿萼残基，长约 0.6cm，颜色较暗。基部稍尖，有残留果梗。果皮稍厚，内表面红黄色或鲜黄色，亦有的颜色不鲜明，有光泽，具 2～3 条隆起的假隔膜。碎断面鲜黄色，种子团含种子 110～250 粒，单粒种子扁卵圆形，深红棕色，表面密具细小疣状突起。气微，味微酸而苦。

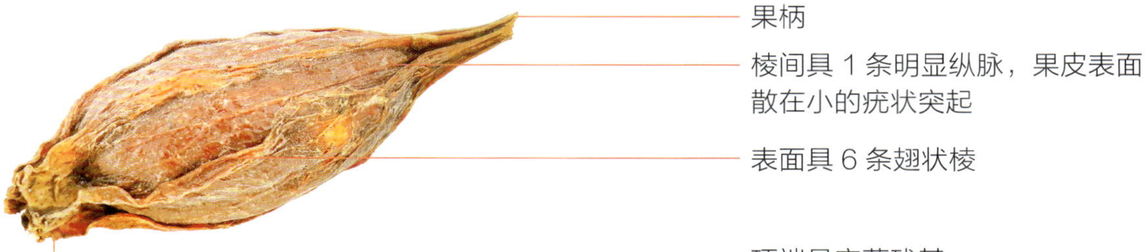

水栀子

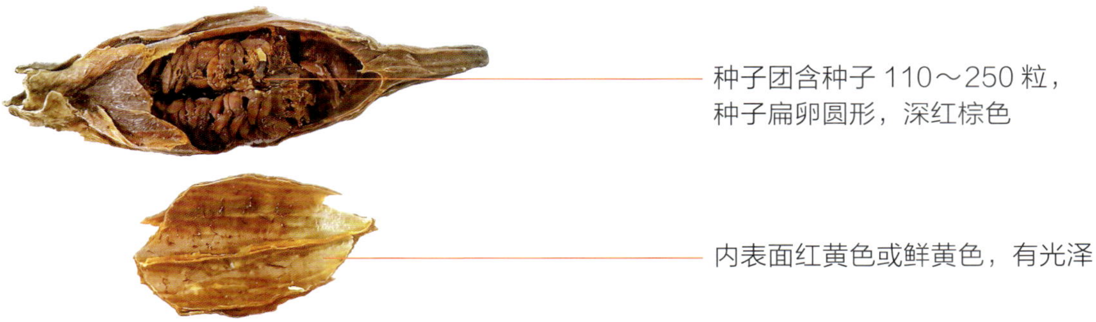

水栀子（断面）

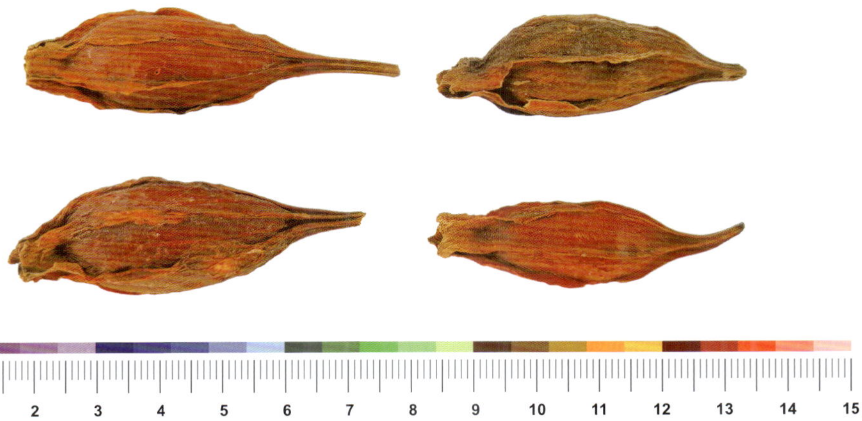

水栀子

产地：浙江

炒栀子

【基　　原】 茜草科植物栀子 *Gardenia jasminoides* Ellis 干燥成熟果实的炮制品。

【炮制方法】 取净栀子，碾碎，置热锅内，用文火炒至表面黄褐色，用鲜姜汁喷洒均匀，炒干，取出，晾凉。每 100kg 净栀子，用鲜姜 10kg。

【饮片性状】 本品为不规则的碎块，表面黄褐色，可见翅状纵棱，顶端残存萼片，基部稍尖，有时可见残留果梗。果皮薄而脆，略有光泽；内表面色较浅，有光泽，具 2～3 条隆起的假隔膜。种子多数，扁卵圆形，集结成团，深红色或红黄色，表面密具细小疣状突起。气微香，味微酸而苦。

【功能主治】 除烦止呕，和胃降逆。用于热病心烦，胃热涌吐。

【用法用量】 6～9g。

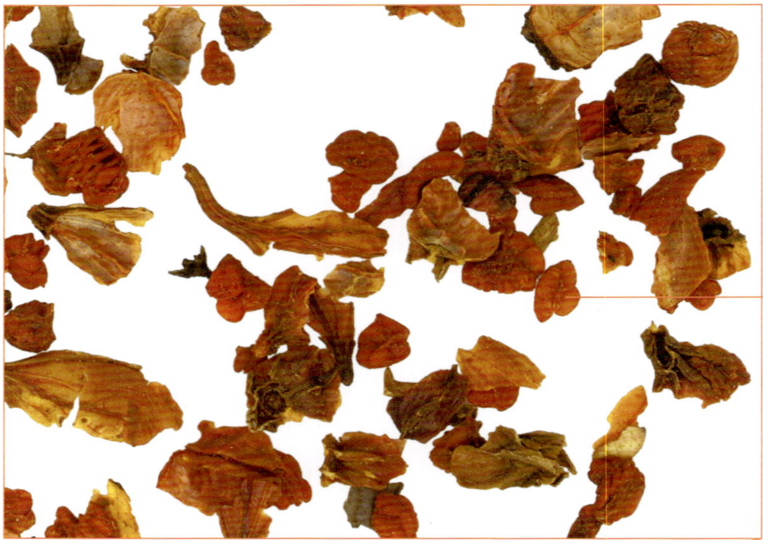

种子多数，扁卵圆形，集结成团，深红色或红黄色

炒栀子（破碎）

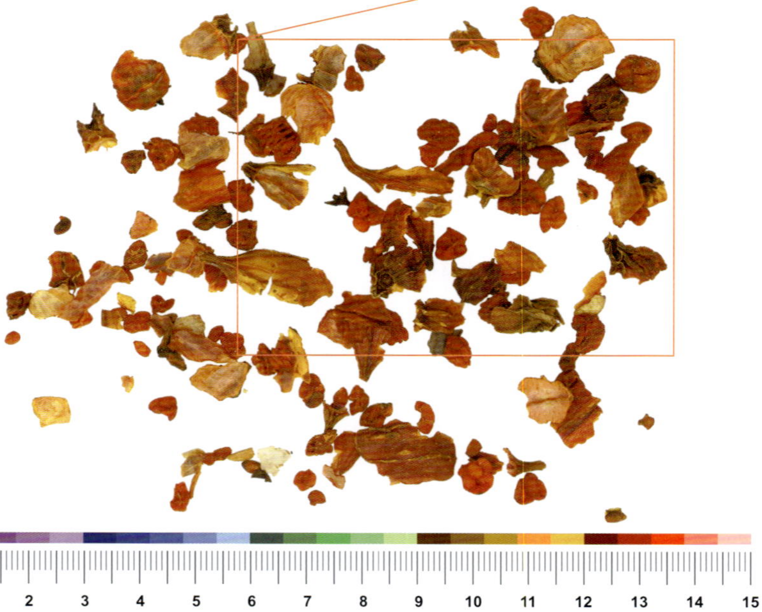

炒栀子

产地：江西

【炮制依据】《北京市中药饮片炮制规范（2008 年版）》

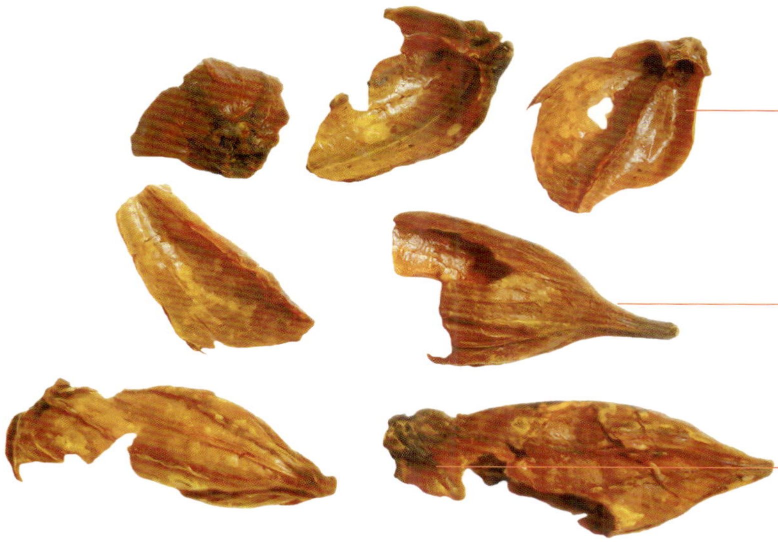

炒栀子

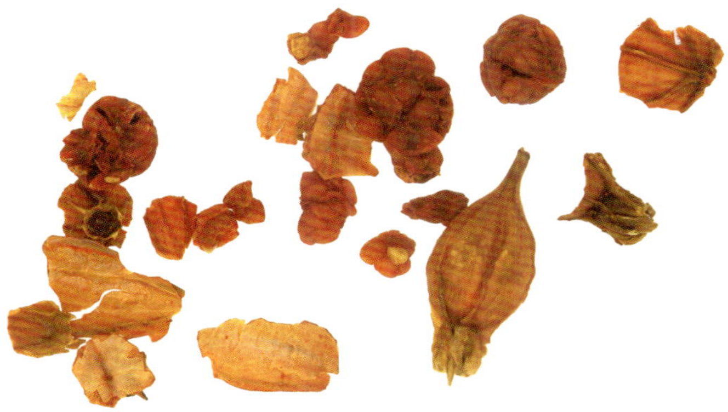

炒栀子

产地：江苏

【炮制依据】《北京市中药饮片炮制规范（2008 年版）》

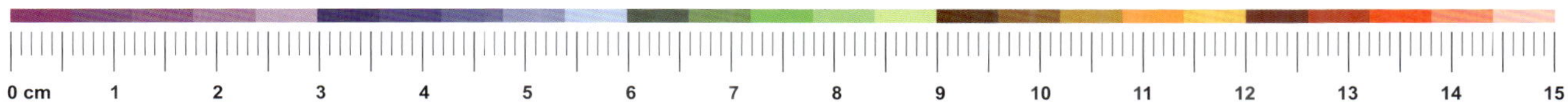

焦栀子

【基　　原】茜草科植物栀子 *Gardenia jasminoides* Ellis 干燥成熟果实的炮制品。

【炮制方法】取净栀子，碾碎，置热锅内，用中火炒至表面焦褐色或焦黑色，用鲜姜汁［鲜姜汁制法：取鲜姜 6kg，掰开洗净，捣烂，压榨取汁，姜渣加水适量，浸泡后再榨干取汁，合并姜汁（约 10L）］喷洒均匀，炒干，取出，晾凉。每 100kg 净栀子，用鲜姜 6kg。

【饮片性状】本品为不规则的碎块。表面焦褐色或焦黑色，可见翅状纵棱，顶端残存萼片，基部稍尖，有时可见残留果梗。果皮薄而脆，内表面棕色，种子团棕色或棕褐色。气微，味微酸而苦。

【功能主治】凉血止血。用于血热吐衄，尿血，崩漏。

【用法用量】6～9g。

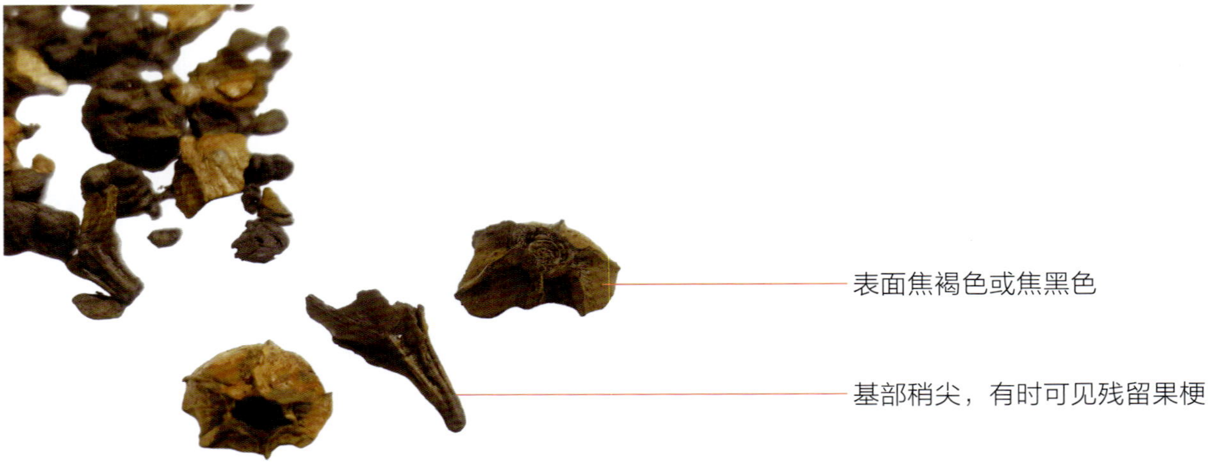

焦栀子

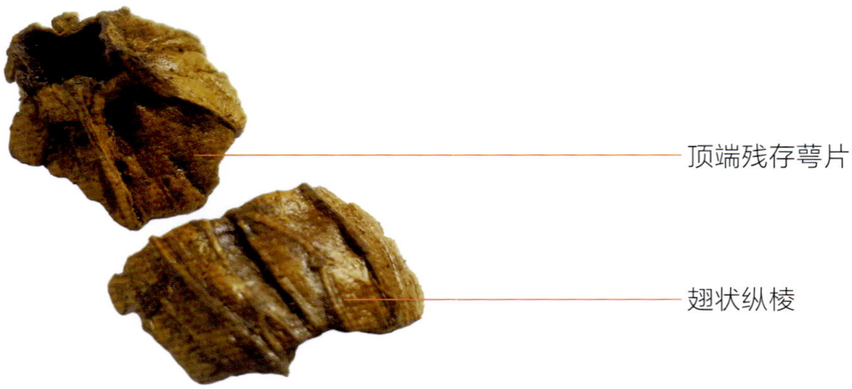

焦栀子（果皮）

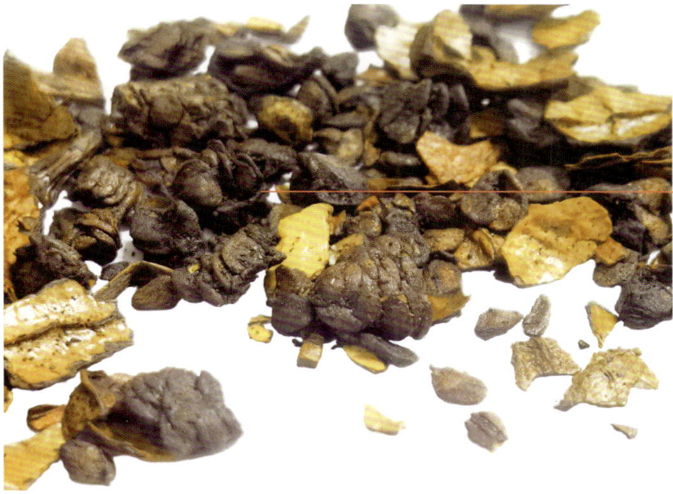

种子团棕色或棕褐色

焦栀子（种子团）

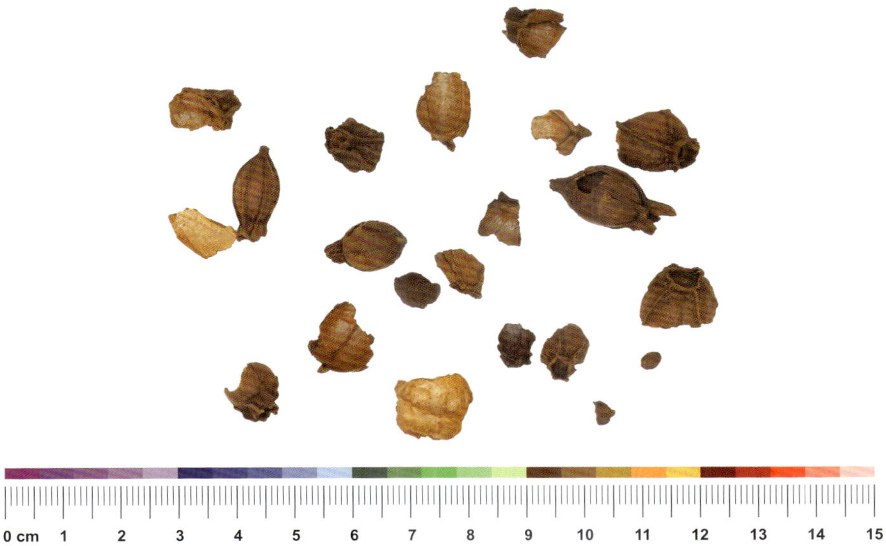

焦栀子

产地：江苏

【炮制依据】《北京市中药饮片炮制规范（2008 年版）》

枸杞子

【基　　原】 茄科植物宁夏枸杞 *Lycium barbarum* L. 的干燥成熟果实。

【采收加工】 夏、秋二季果实呈红色时采收，热风烘干，除去果梗，或晾至皮皱后，晒干，除去果梗。

【主要产地】 主产于宁夏、甘肃、陕西、新疆等地。

【炮制方法】 取原药材，除去杂质及果梗。

【饮片性状】 本品呈类纺锤形或椭圆形，长6～20mm，直径3～10mm。表面红色或暗红色，顶端有小突起状花柱痕，基部有白色果梗痕。果皮柔韧，皱缩；果肉肉质，柔润。种子20～50粒，类肾形，扁而翘，长1.5～1.9mm，宽1～1.7mm，表面浅黄色或棕黄色。气微，味甜。

【功能主治】 滋补肝肾，益精明目。用于虚劳精亏，腰膝酸痛，眩晕耳鸣，阳痿遗精，内热消渴，血虚萎黄，目昏不明。

【用法用量】 6～12g。

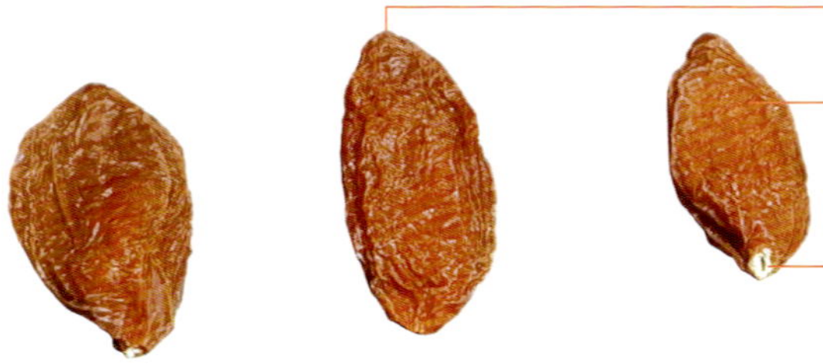

枸杞子

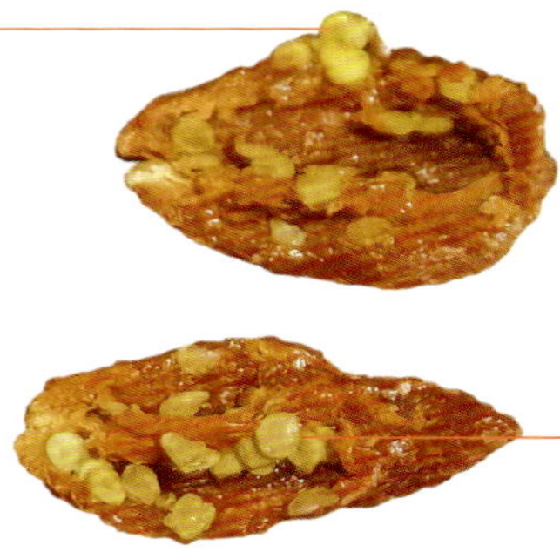

枸杞子（断面）

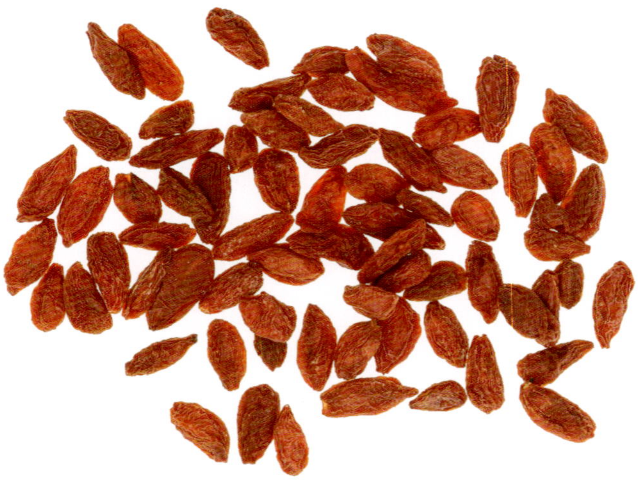

枸杞子

产地：宁夏

柿蒂

【基　　原】柿树科植物柿 *Diospyros kaki* Thunb. 的干燥宿萼。

【采收加工】冬季果实成熟时采摘，食用时收集，洗净，晒干。

【主要产地】主产于河南、山东、福建、河北、山西等地。

【炮制方法】除去杂质，洗净，去柄，干燥或打碎。

【饮片性状】本品呈扁圆形，直径 1.5～2.5cm。中央较厚，微隆起，有果实脱落后的圆形疤痕，边缘较薄，4 裂，裂片多反卷，易碎；基部有果梗或圆孔状的果梗痕。外表面黄褐色或红棕色，内表面黄棕色，密被细绒毛。质硬而脆。气微，味涩。

【功能主治】降逆止呃。用于呃逆。

【用法用量】5～10g。

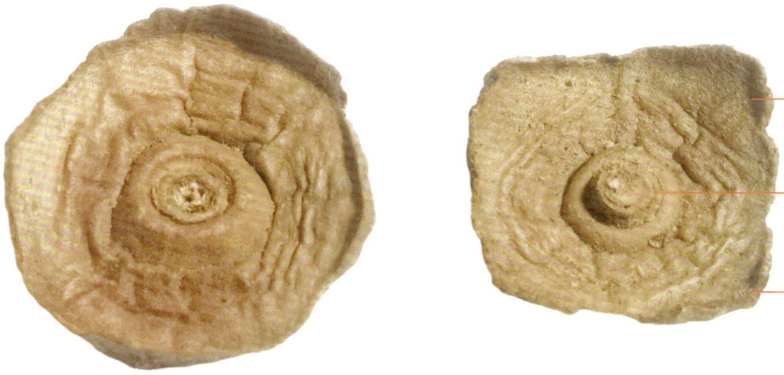

柿蒂（外表面）

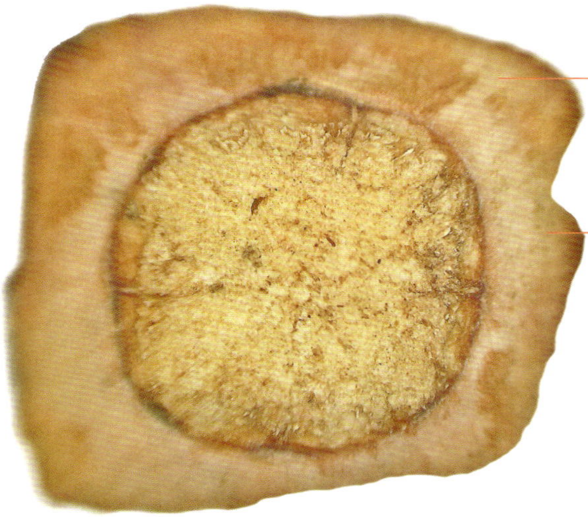

柿蒂绒毛（1∶25）

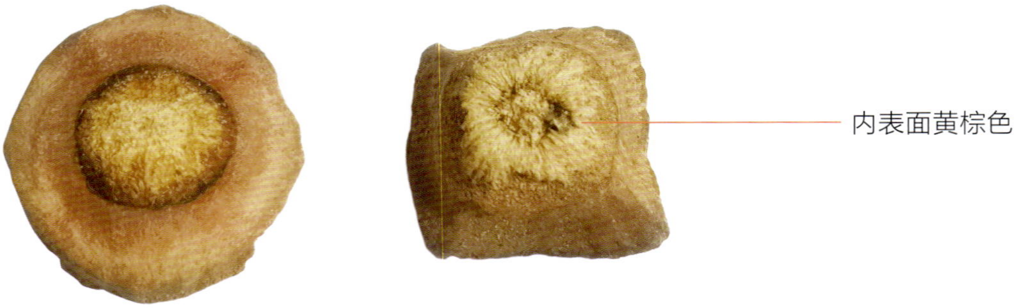

柿蒂（内表面）

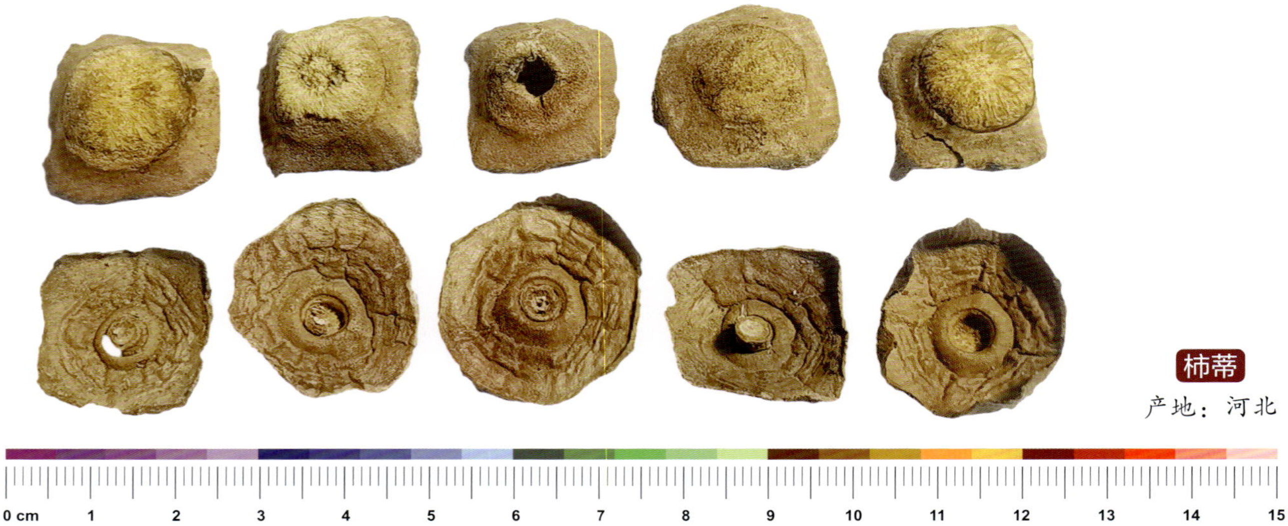

柿蒂

产地：河北

砂仁

【基　　原】姜科植物阳春砂 *Amomum villosum* Lour.、绿壳砂 *Amomum villosum* Lour.var. *xanthioides* T.L.Wu et Senjen 或海南砂 *Amomum longiligulare* T.L.Wu 的干燥成熟果实。

【采收加工】夏、秋二季果实成熟时采收，晒干或低温干燥。

【主要产地】阳春砂、绿壳砂主产于福建、广东、广西、云南等地；海南砂主产于广东、海南等地。

【炮制方法】方法1｜除去杂质。用时捣碎。[《中华人民共和国药典（2020年版）》]

方法2｜取原药材，除去杂质及果壳。[《北京市中药饮片炮制规范（2008年版）》]

【饮片性状】阳春砂、绿壳砂｜呈椭圆形或卵圆形，有不明显的三棱，长1.5～2cm，直径1～1.5cm。表面棕褐色，密生刺状突起，顶端有花被残基，基部常有果梗。果皮薄而软。种子集结成团，具三钝棱，中有白色隔膜，将种子团分成3瓣，每瓣有种子5～26粒。种子为不规则多面体，直径2～3mm；表面棕红色或暗褐色，有细皱纹，外被淡棕色膜质假种皮；质硬，胚乳灰白色。气芳香而浓烈，味辛凉、微苦。

海南砂｜呈长椭圆形或卵圆形，有明显的三棱，长1.5～2cm，直径0.8～1.2cm。表面被片状、分枝的软刺，基部具果梗痕。果皮厚而硬。种子团较小，每瓣有种子3～24粒；种子直径1.5～2mm。气味稍淡。

【功能主治】化湿开胃，温脾止泻，理气安胎。用于湿浊中阻，脘痞不饥，脾胃虚寒，呕吐泄泻，妊娠恶阻，胎动不安。

【用法用量】3～6g，后下。

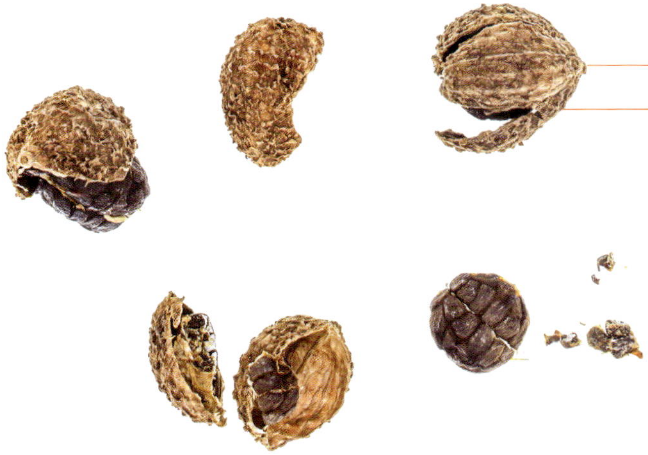

砂仁

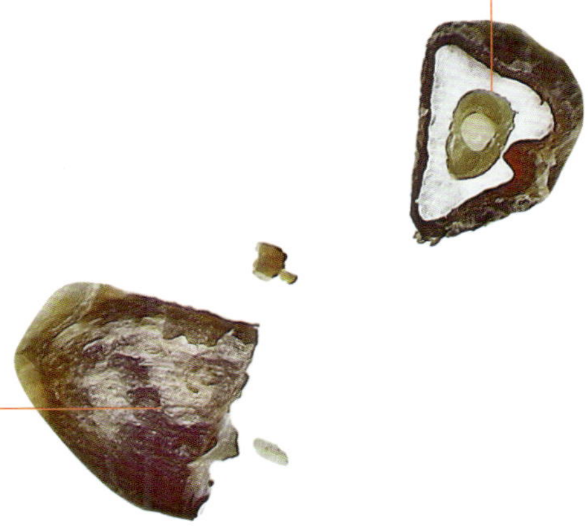

砂仁（种子断面）(1∶25)

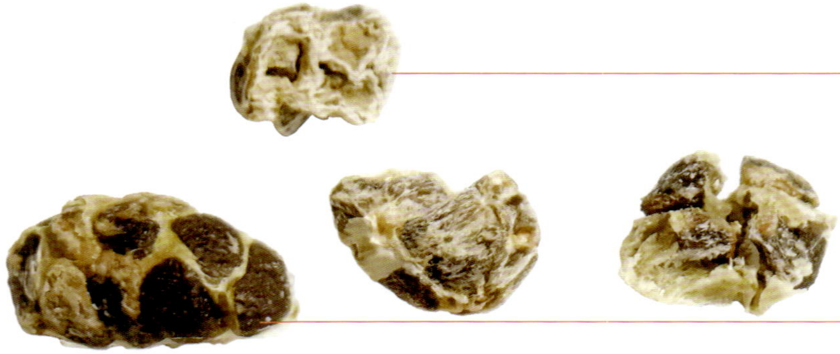

外被淡棕色膜质假种皮

种子为不规则多面体，表面棕红色或暗褐色

砂仁（种子）

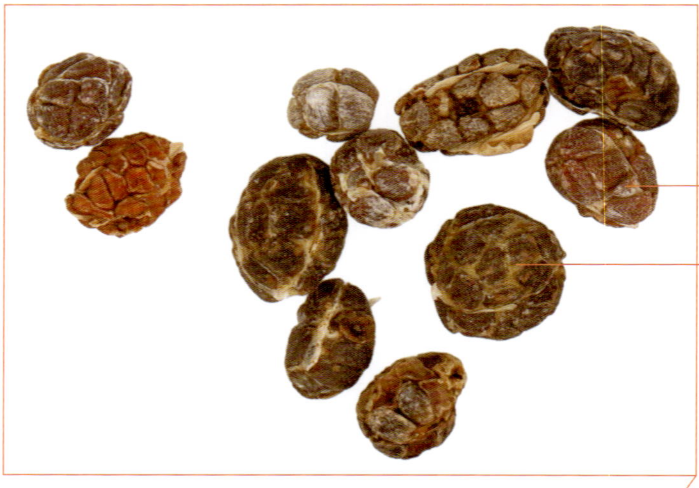

每瓣有种子 5～26 粒

种子团具三钝棱，中有白色隔膜，将种子团分成 3 瓣

砂仁（种子团）

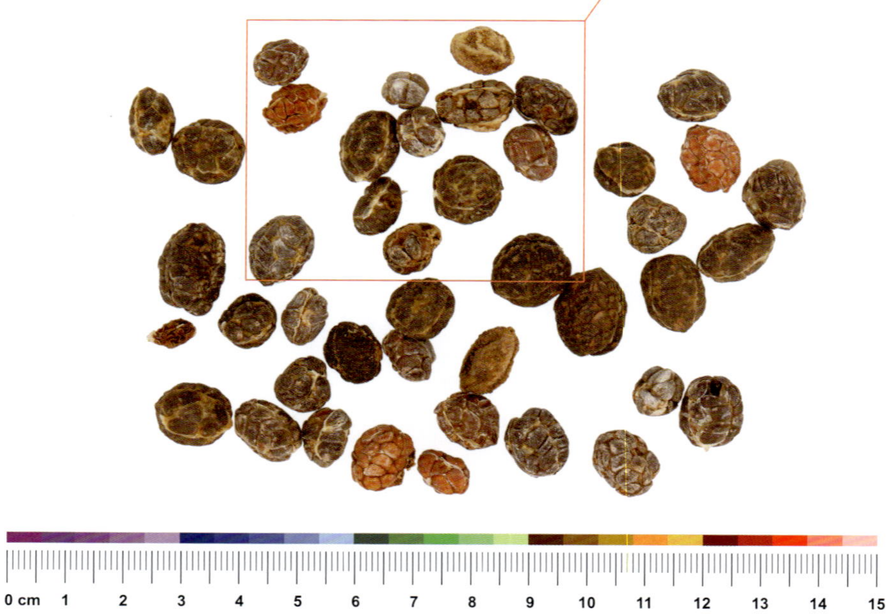

砂仁

产地：广东

【炮制依据】《北京市中药饮片炮制规范（2008 年版）》

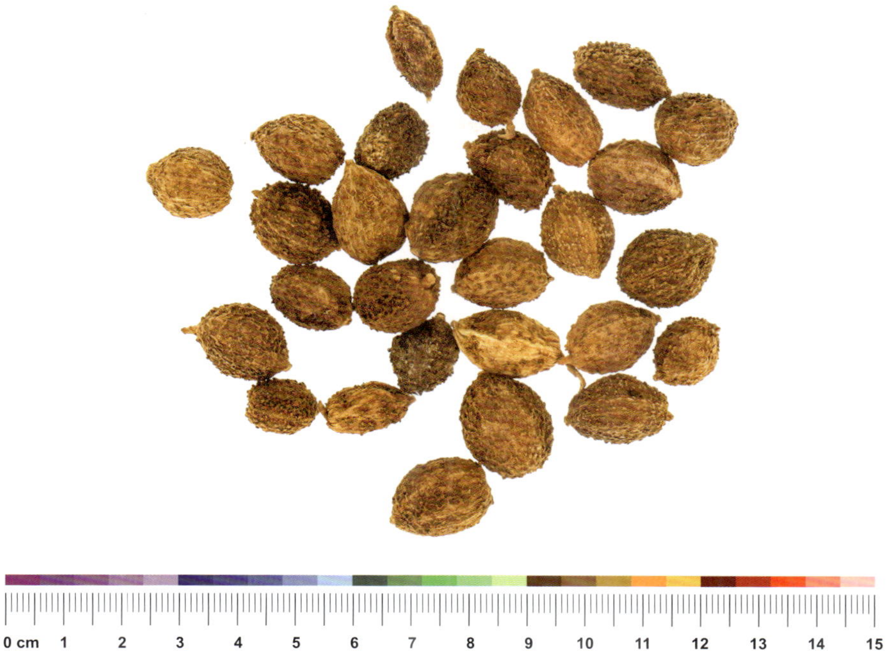

砂仁

产地：云南

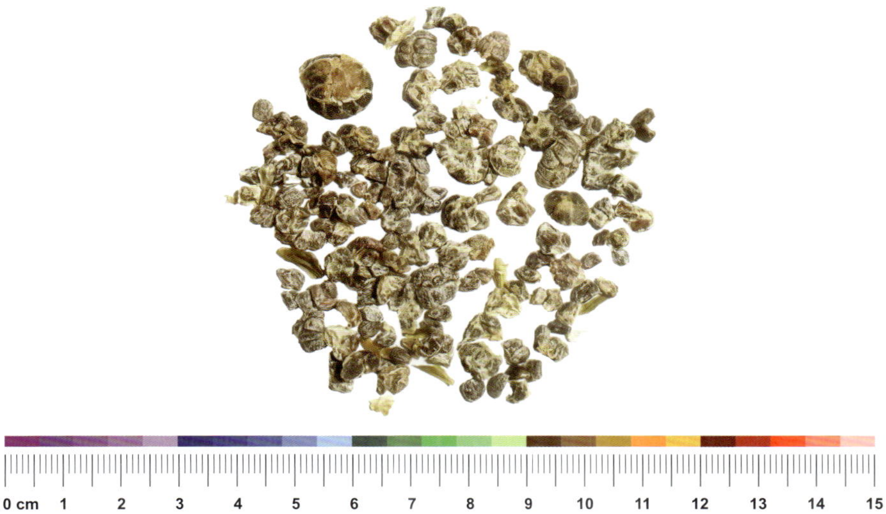

砂仁

产地：云南

【炮制依据】《北京市中药饮片炮制规范（2008年版）》

鸦胆子

【基　　原】苦木科植物鸦胆子 *Brucea javanica*（L.）Merr. 的干燥成熟果实。

【采收加工】秋季果实成熟时采收，除去杂质，晒干。

【主要产地】主产于福建、台湾、广东、广西、海南、云南等地。

【炮制方法】除去果壳及杂质。

【饮片性状】本品呈卵形，长 0.6～1cm，直径 0.4～0.7cm。表面黑色或棕色，有隆起的网状皱纹，网眼呈不规则的多角形，两侧有明显的棱线，顶端渐尖，基部有凹陷的果梗痕。果壳质硬而脆。种子卵形，长 0.5～0.6cm，直径 0.3～0.5cm，表面类白色或黄白色，具网纹；种皮薄，子叶乳白色，富油性。气微，味极苦。

【功能主治】清热解毒，截疟，止痢；外用腐蚀赘疣。用于痢疾，疟疾；外治赘疣，鸡眼。

【用法用量】0.5～2g，用龙眼肉包裹或装入胶囊吞服。外用适量。

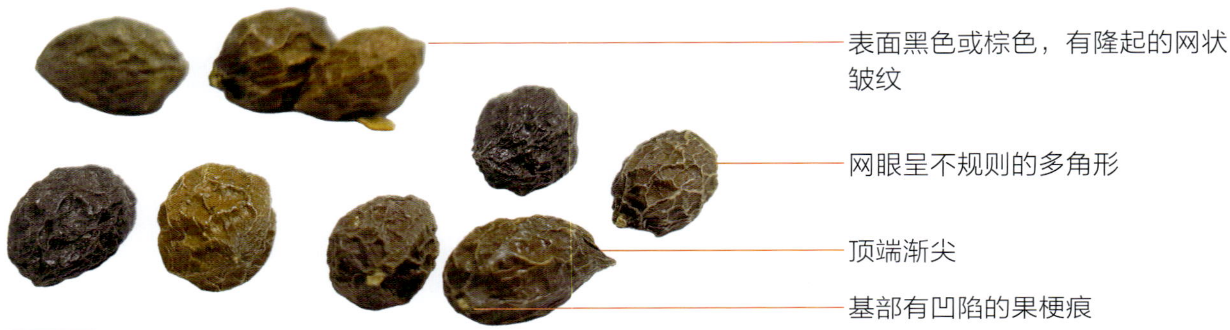

鸦胆子

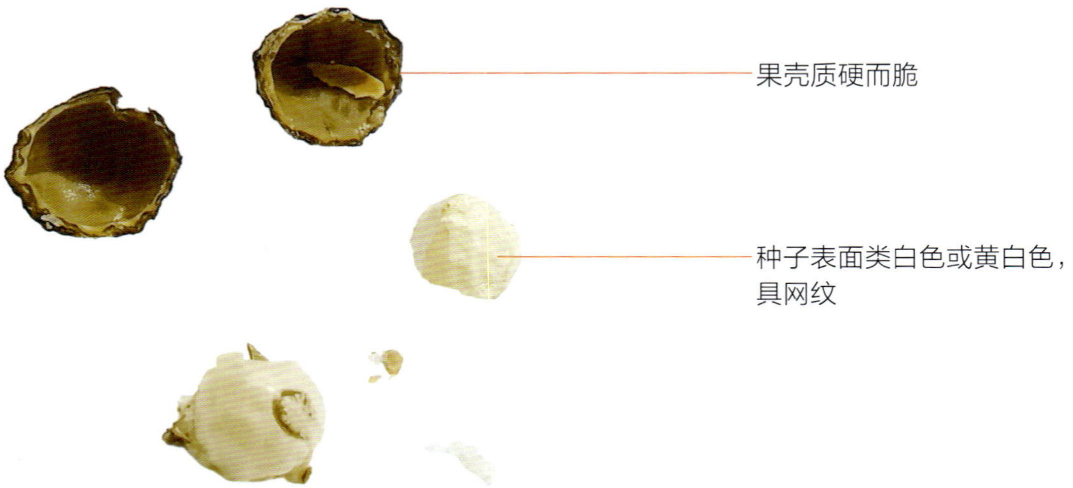

鸦胆子（种子）

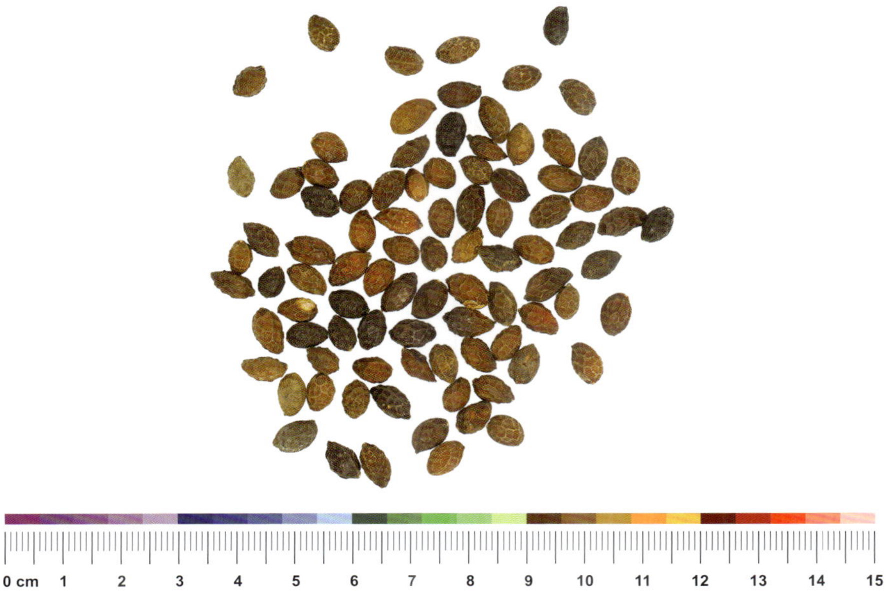

鸦胆子

产地：福建

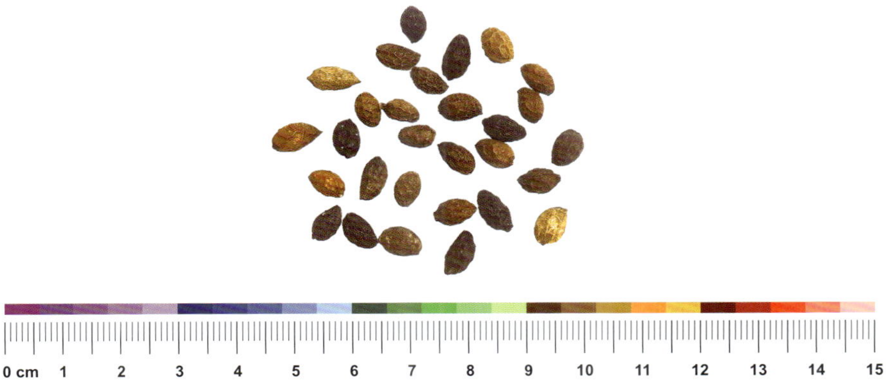

鸦胆子

产地：广西

韭菜子

【基　　原】百合科植物韭菜 *Allium tuberosum* RottL.ex Spreng. 的干燥成熟种子。

【采收加工】秋季果实成熟时采收果序，晒干，搓出种子，除去杂质。

【主要产地】主产于山西、安徽、河北、山东、吉林、江苏、河南等地。

【炮制方法】除去杂质。

【饮片性状】本品呈半圆形或半卵圆形，略扁，长 2～4mm，宽 1.5～3mm。表面黑色，一面突起，粗糙，有细密的网状皱纹，另一面微凹，皱纹不甚明显。顶端钝，基部稍尖，有点状突起的种脐。子叶白色，油润。质硬。气特异，味微辛。

【功能主治】温补肝肾，壮阳固精。用于肝肾亏虚，腰膝酸痛，阳痿遗精，遗尿尿频，白浊带下。

【用法用量】3～9g。

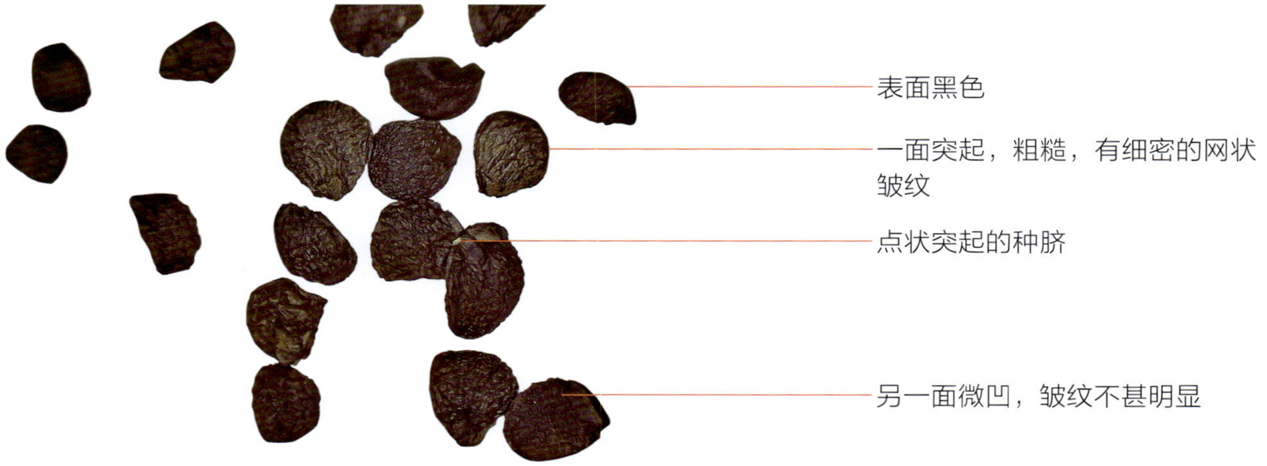

韭菜子（1∶25）

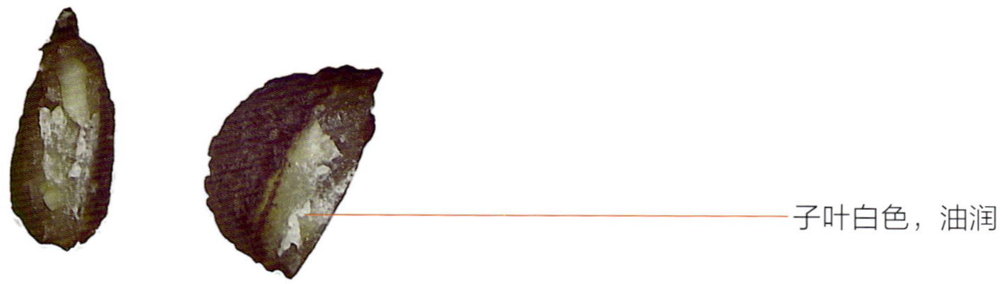

韭菜子（切面）（1∶25）

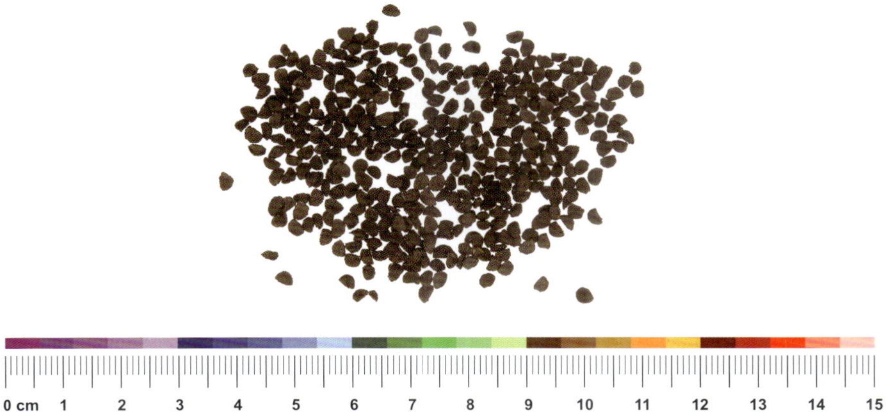

韭菜子
产地：河北

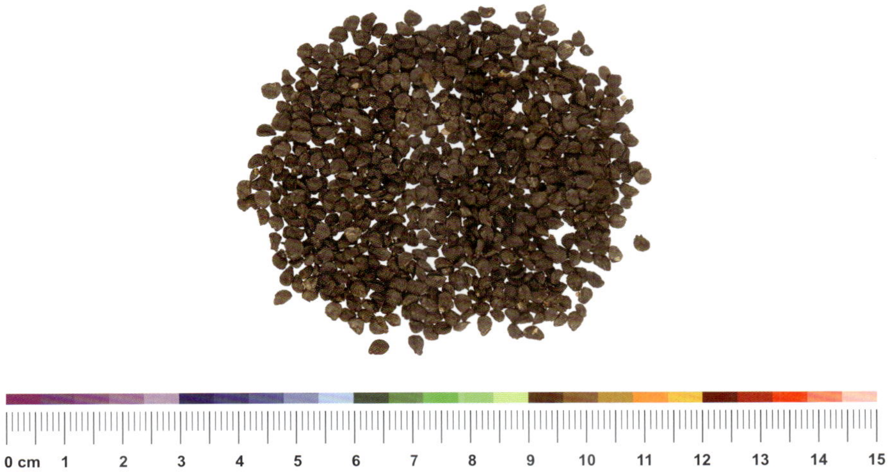

韭菜子
产地：安徽

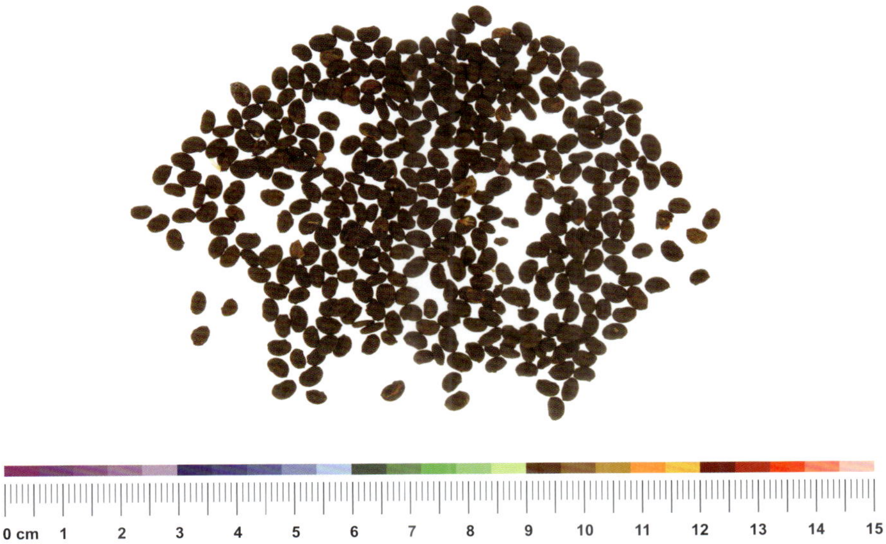

韭菜子
产地：河南

香橼

【基　　原】芸香科植物枸橼 *Citrus medica* L. 或香圆 *Citrus wilsonii* Tanaka 的干燥成熟果实。

【采收加工】秋季果实成熟时采收，趁鲜切片，晒干或低温干燥。香圆亦可整个或对剖两半后，晒干或低温干燥。

【主要产地】枸橼丨主产于江苏、浙江、福建、湖北、湖南、广东、广西、四川、云南等地。

香橼丨主产于陕西、江苏、安徽、浙江、江西、湖北、四川等地。

【炮制方法】未切片者，打成小块；切片者，润透，切丝，晾干。

【饮片性状】枸橼丨本品呈不规则块状或丝条状，厚 0.2～0.5cm。外果皮黄色或黄绿色，边缘呈波状，散有凹入的油点；中果皮厚 1～3cm，黄白色或淡棕黄色，有不规则网状突起的维管束；瓤囊偶见。质柔韧。气清香，味微甜而苦、辛。

香圆丨本品呈不规则块状或丝条状。外果皮黑绿色或黄棕色，密被凹陷的小油点及网状隆起的粗皱纹，质坚硬，边缘油点明显；中果皮厚约 0.5cm；瓤囊棕色或淡红棕色，间或有黄白色种子。气香，味酸而苦。

【功能主治】疏肝理气，宽中，化痰。用于肝胃气滞，胸胁胀痛，脘腹痞满，呕吐噫气，痰多咳嗽。

【用法用量】3～10g。

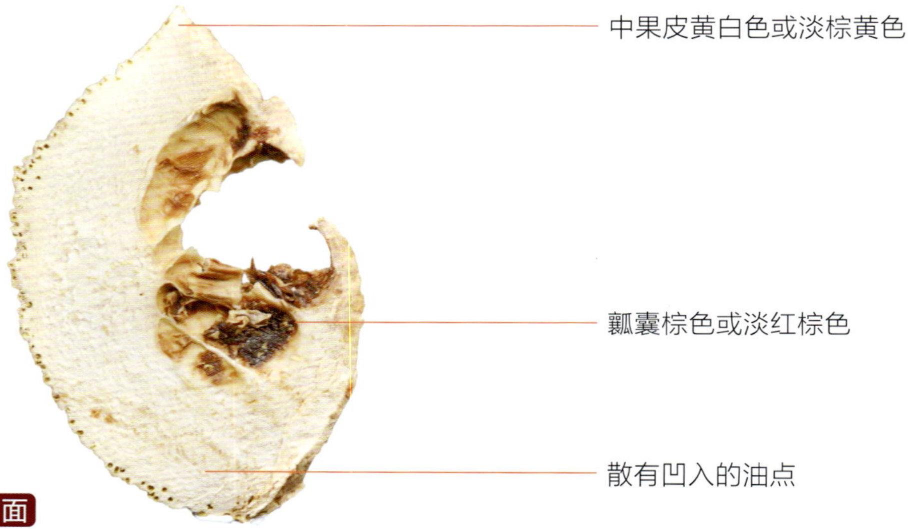

香橼（香园）切面

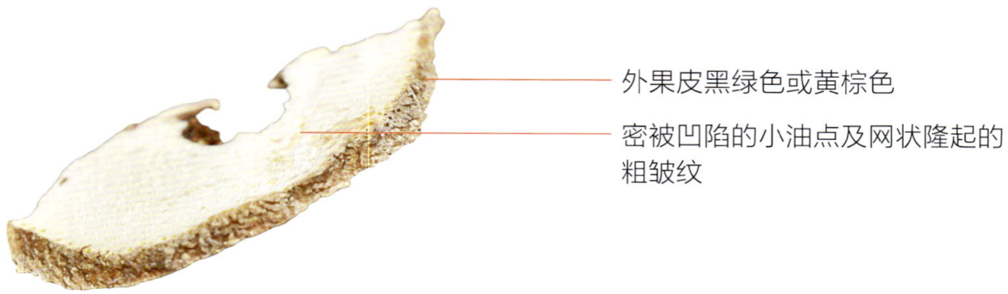

香橼（香园）

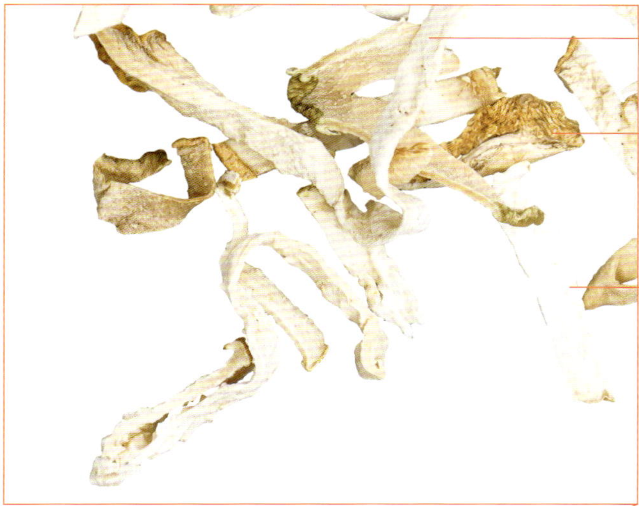
不规则块状或丝条状
外果皮黄色或黄绿色，边缘呈波状，散有凹入的油点
中果皮黄白色或淡棕黄色，有不规则网状突起的维管束

香橼（枸橼）

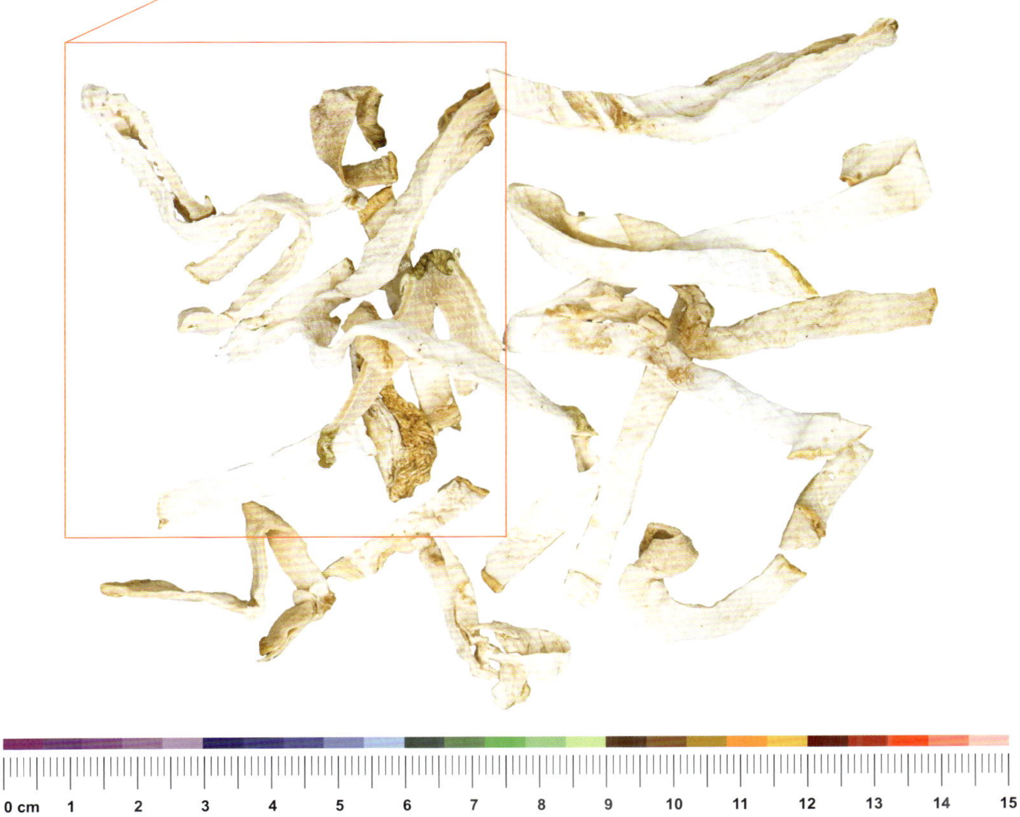
0 cm 1 2 3 4 5 6 7 8 9 10 11 12 13 14 15

枸橼

产地：广东

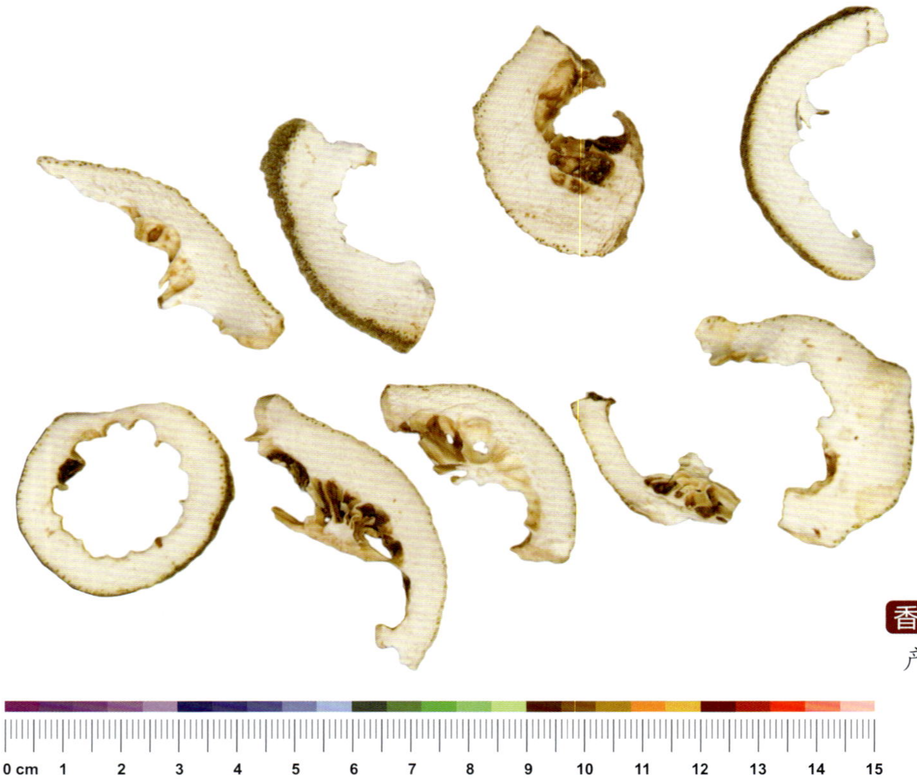

香橼（香园）

产地：福建

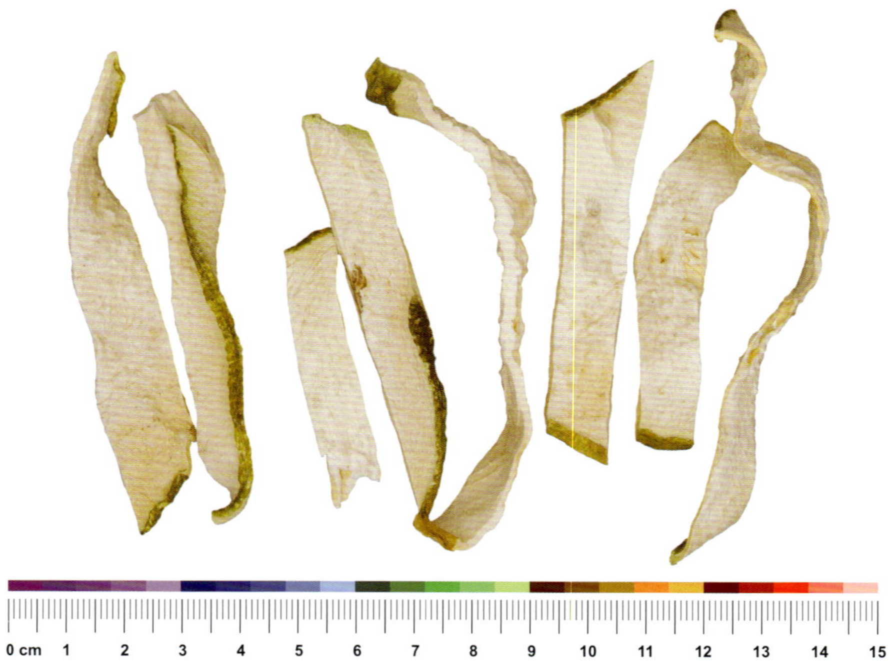

香橼（枸橼）

产地：四川

胖大海

【基　　原】梧桐科植物胖大海 *Sterculia lychnophora* Hance 的干燥成熟种子。

【采收加工】4～6 月果实成熟时采收，取出种子，晒干。

【主要产地】主产于广东、海南、广西、云南等地。

【炮制方法】取原药材，除去杂质。

【饮片性状】本品呈纺锤形或椭圆形，长 2～3cm，直径 1～1.5cm。先端钝圆，基部略尖而歪，具浅色的圆形种脐。表面棕色或暗棕色，微有光泽，具不规则的干缩皱纹。外层种皮极薄，质脆，易脱落。中层种皮较厚，黑褐色，质松易碎，遇水膨胀成海绵状，断面可见散在的树脂状小点。内层种皮可与中层种皮剥离，稍革质，内有 2 片肥厚胚乳，广卵形；子叶 2 片，菲薄，紧贴于胚乳内侧，与胚乳等大。气微，味淡，嚼之有黏性。

【功能主治】清热润肺，利咽开音，润肠通便。用于肺热声哑，干咳无痰，咽喉干痛，热结便闭，头痛目赤。

【用法用量】2～3 枚，沸水泡服或煎服。

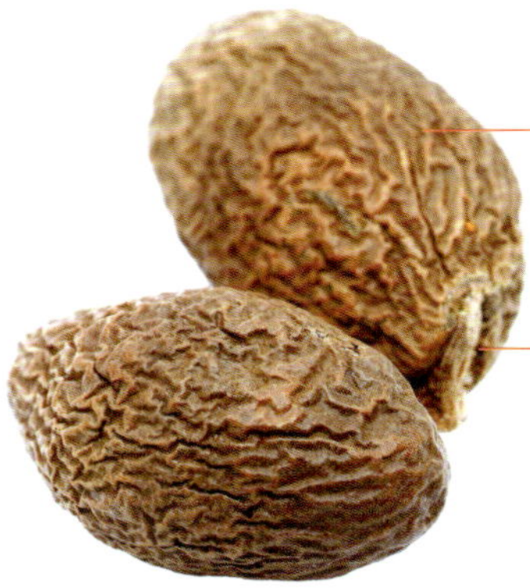

胖大海（表面）

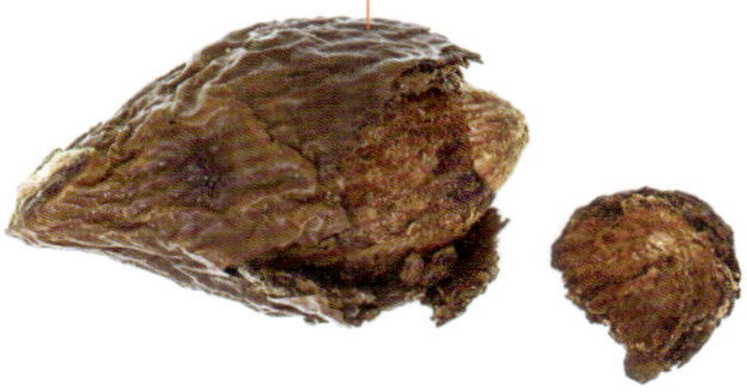

胖大海（断面）

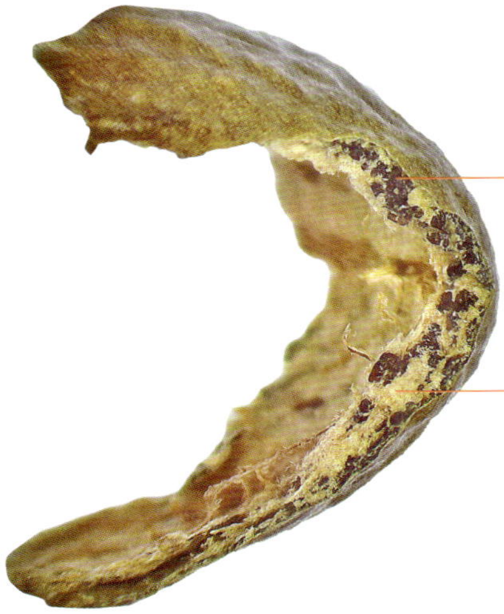

胖大海（种皮）（1∶25）

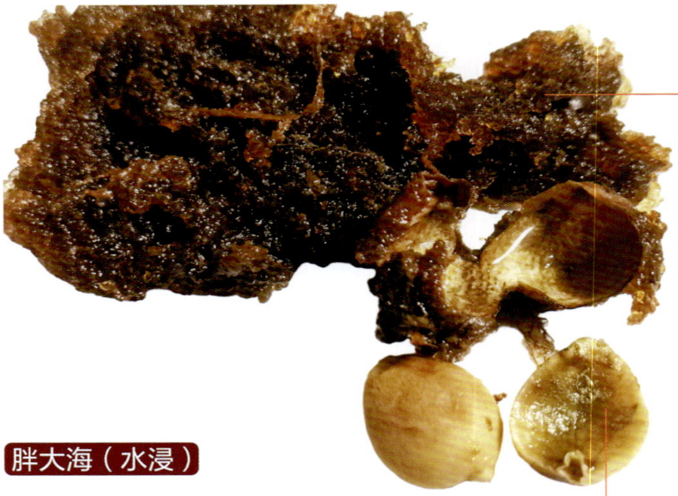

胖大海（水浸）

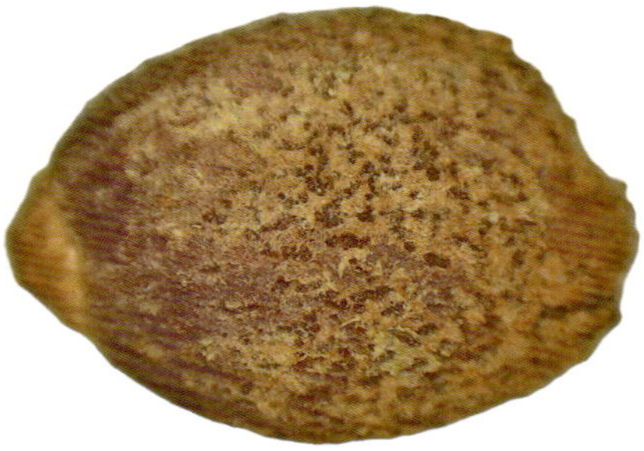

胖大海（内种皮）（1∶25）

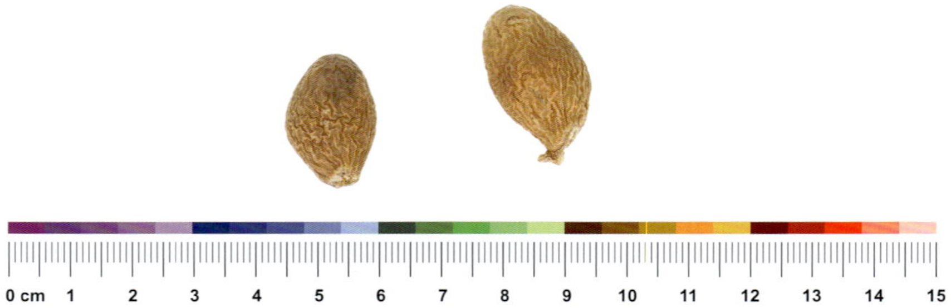

胖大海
产地：广西

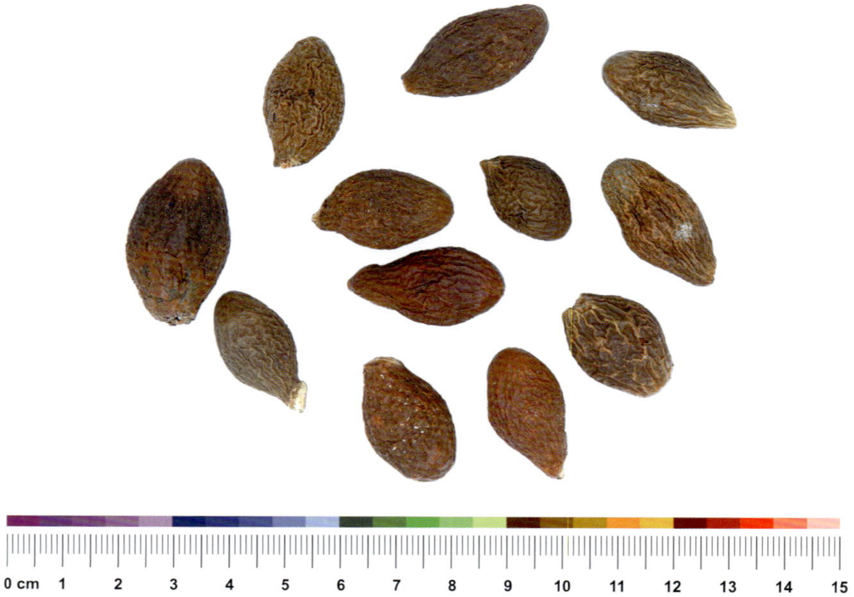

胖大海
产地：广东

急性子

【基　　原】凤仙花科植物凤仙花 *Impatiens balsamina* L. 的干燥成熟种子。

【采收加工】夏、秋季果实即将成熟时采收，晒干，除去果皮和杂质。

【主要产地】主产于安徽、山东、江苏、浙江、河北、新疆等地。

【炮制方法】取原药材，除去杂质。

【饮片性状】本品呈椭圆形、扁圆形或卵圆形，长2～3mm，宽1.5～2.5mm。表面棕褐色或灰褐色，粗糙，有稀疏的白色或浅黄棕色小点，种脐位于狭端，稍突出。质坚实，种皮薄，子叶灰白色，半透明，油质。气微，味淡、微苦。

【功能主治】破血，软坚，消积。用于癥瘕痞块，经闭，噎膈。

【用法用量】3～5g。

【使用注意】孕妇慎用。

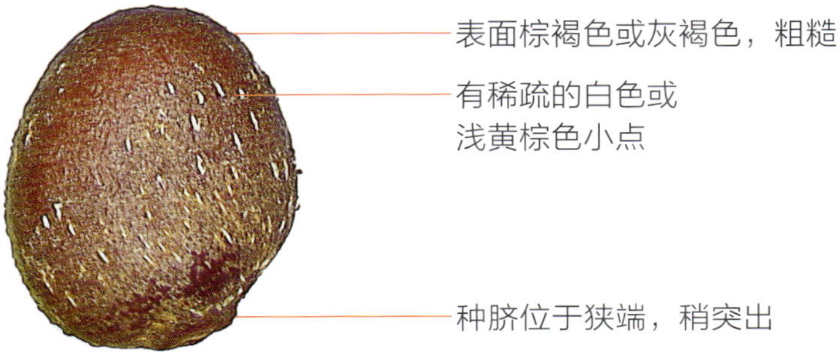

急性子（1:25）

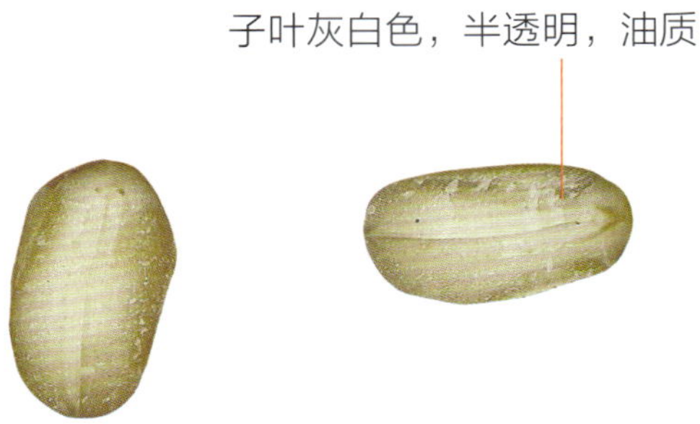

急性子（断面）（1:25）

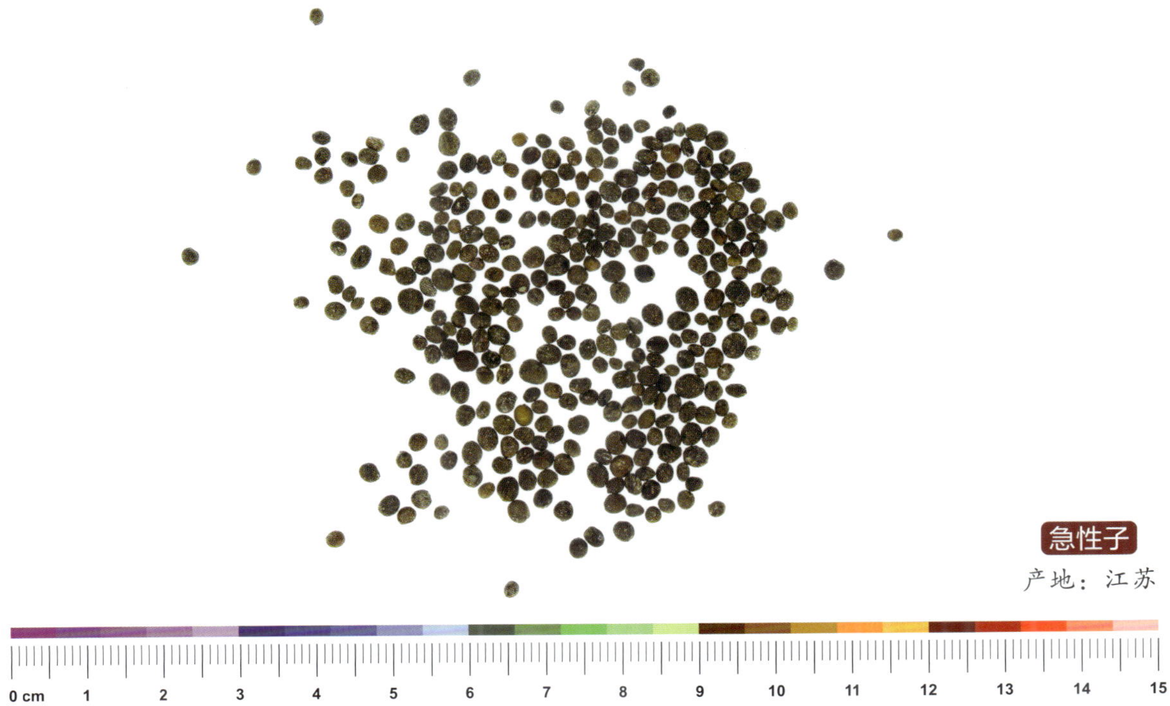

急性子

产地：江苏

盐小茴香

【基　　原】伞形科植物茴香 *Foeniculum vulgare* Mill. 干燥成熟果实的炮制品。

【采收加工】秋季果实初熟时采割植株，晒干，打下果实，除去杂质。

【主要产地】主产于内蒙古、山西、甘肃、陕西、湖北、广西、四川等地。

【炮制方法】取净小茴香，用盐水拌匀，闷润 1～2 小时至盐水吸尽，置热锅内，用文火炒干，并有香气逸出时，取出，晾凉。每 100kg 小茴香，用食盐 3kg。

【饮片性状】本品为双悬果，呈圆柱形，有的稍弯曲，长 4～8mm，直径 1.5～2.5mm。表面黄绿色或黄褐色，微鼓起，偶有焦斑，两端略尖，顶端残留有黄棕色突起的柱基，基部有时有细小的果梗。分果呈长椭圆形，背面有纵棱 5 条，接合面平坦而较宽。横切面略呈五边形，背面的四边约等长。有特异香气，味微咸。

【功能主治】暖肾散寒止痛，用于寒疝腹痛、睾丸偏坠、经寒腹痛。

【用法用量】3～6g。

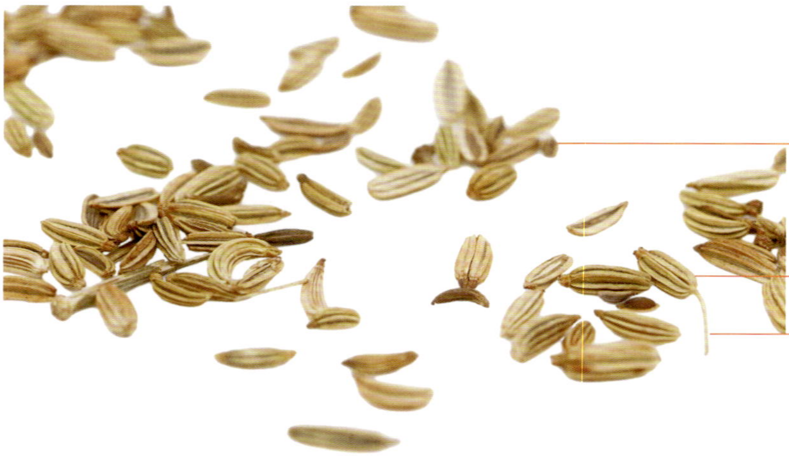

盐小茴香（果实）

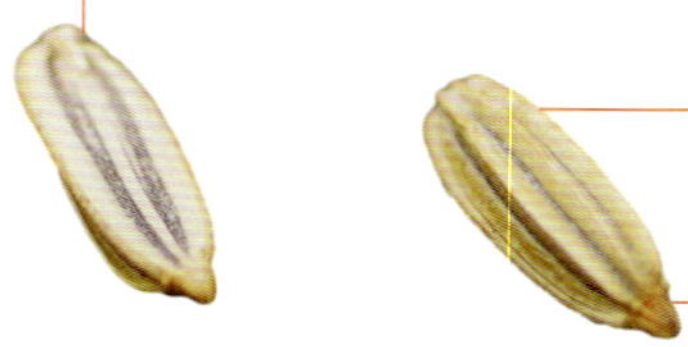

盐小茴香（表面）

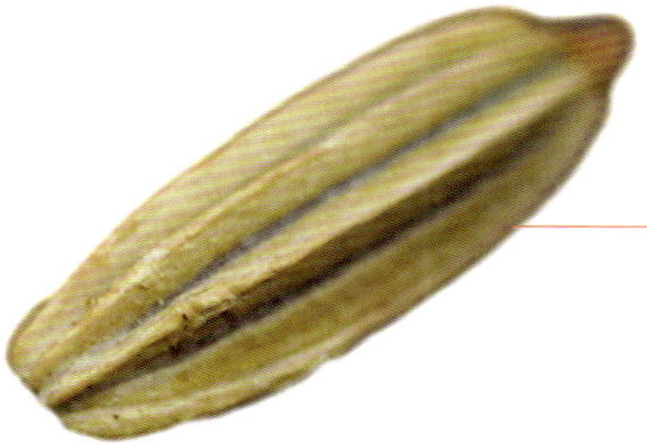

果实背面的四边约等长

盐小茴香（果实）

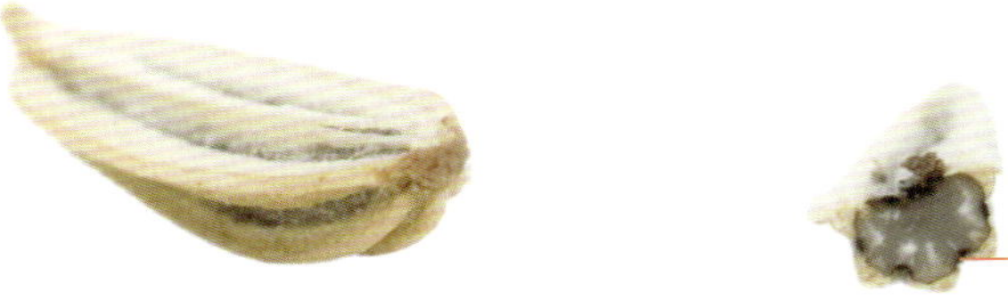

果实横切面略呈五边形

盐小茴香（断面）

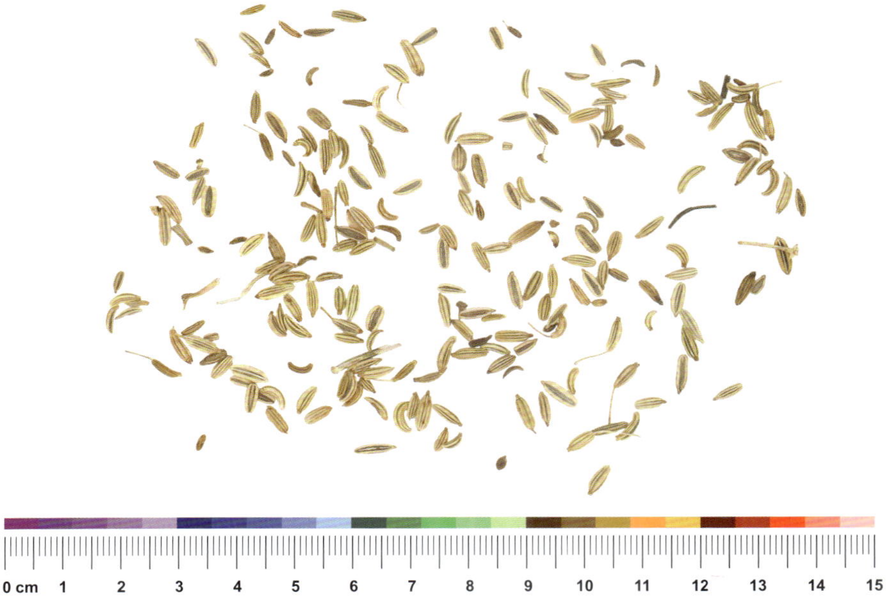

盐小茴香

产地：甘肃

盐车前子

【基　　原】 车前科植物车前 *Plantago asiatica* L. 或平车前 *Plantago depressa* Willd. 干燥成熟种子的炮制品。

【采收加工】 夏、秋二季种子成熟时采收果穗，晒干，搓出种子，除去杂质。

【主要产地】 主产于黑龙江、辽宁、河北、山西、内蒙古、吉林、陕西、甘肃、江西等地。

【炮制方法】 取净车前子，置热锅内，用文火炒至表面鼓起时，喷洒盐水，炒干，取出，晾凉。每100kg 车前子，用食盐 2kg。

【饮片性状】 本品呈椭圆形、不规则长圆形或三角状长圆形，略扁，长约 0.2cm，宽约 0.1cm。表面黑褐色，有细皱纹，一面有灰白色凹点状种脐。质硬。气微香，味微咸。

【功能主治】 清热利尿通淋，渗湿止泻，明目，祛痰。用于热淋涩痛，水肿胀满，暑湿泄泻，目赤肿痛，痰热咳嗽。

【用法用量】 9～15g，包煎。

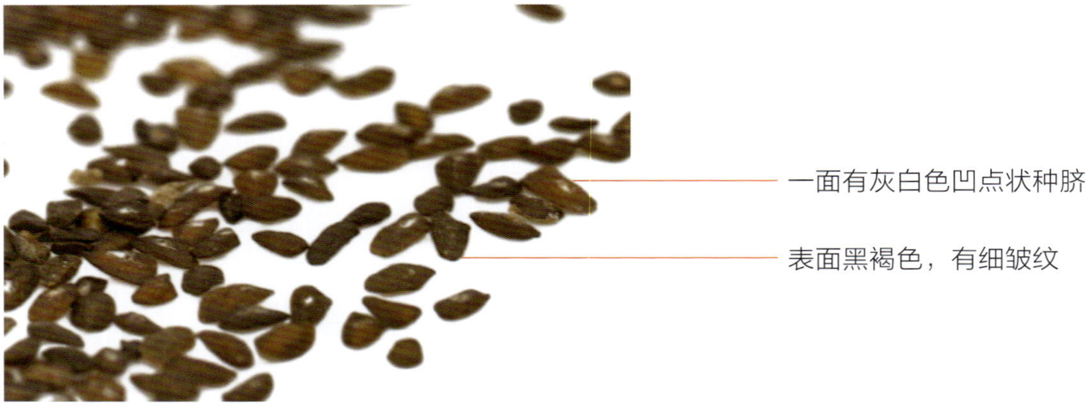

盐车前子

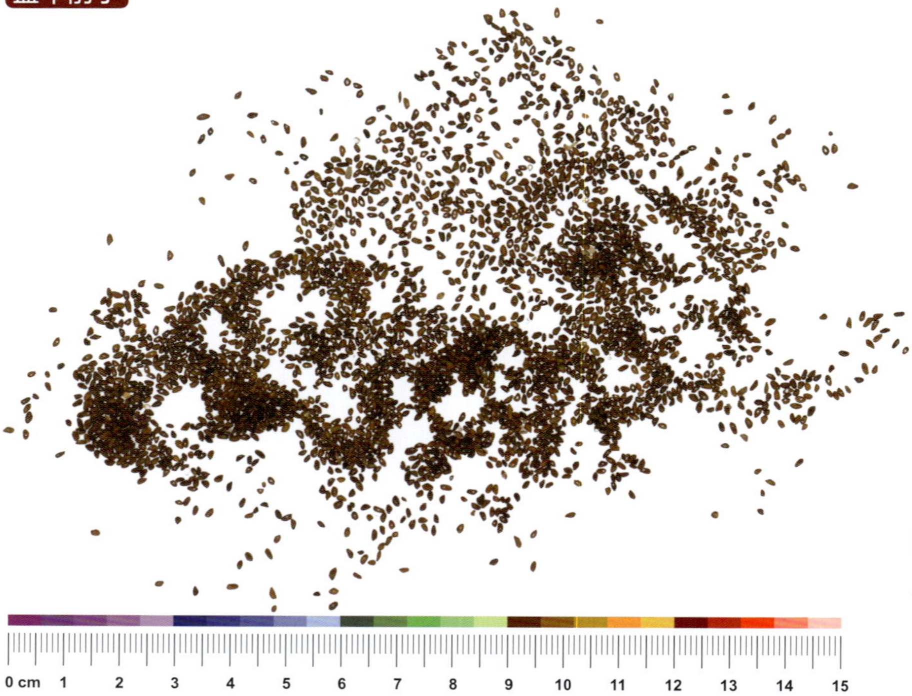

盐车前子
产地：河北

盐补骨脂

【基　　原】 豆科植物补骨脂 *Psoralea corylifolia* L. 干燥成熟果实的炮制品。

【采收加工】 秋季果实成熟时采收果序，晒干，搓出果实，除去杂质。

【主要产地】 主产于四川、河南、山西、陕西、安徽、江苏、浙江、江西、湖南、湖北、云南、贵州、山东等地。

【炮制方法】 取原药材，除去杂质，漂洗，干燥。取净补骨脂，用盐水拌匀，闷润 3～6 小时，至盐水吸尽，置热锅内，用文火炒至微鼓起、有香气逸出时，取出，晾凉。每 100kg 净补骨脂，用食盐 3kg。

【饮片性状】 本品呈肾形，略扁，长 3～5mm，宽 2～4mm，厚约 1.5mm。表面黑色或黑褐色，微鼓起，具细微网状皱纹。顶端圆钝，有一小突起，凹侧有果梗痕。质硬。果皮薄，与种子不易分离；种子 1 枚，子叶 2，黄白色，有油性。气微香，味微咸。

【功能主治】 温肾助阳，纳气平喘，温脾止泻；外用消风祛斑。用于肾阳不足，阳痿遗精，遗尿尿频，腰膝冷痛，肾虚作喘，五更泄泻；外用治白癜风，斑秃。

【用法用量】 6～10g。外用 20%～30% 酊剂涂患处。

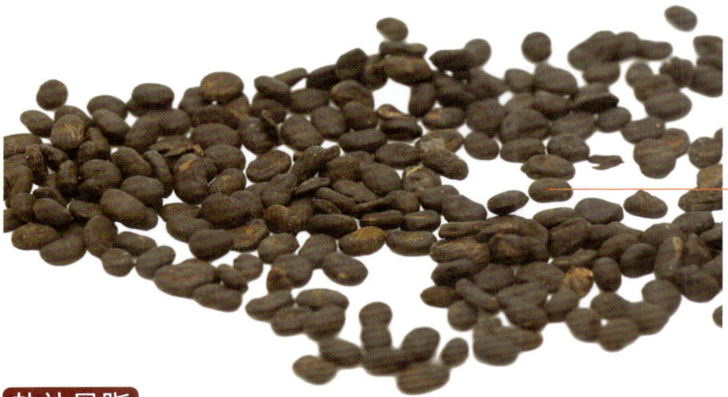

盐补骨脂

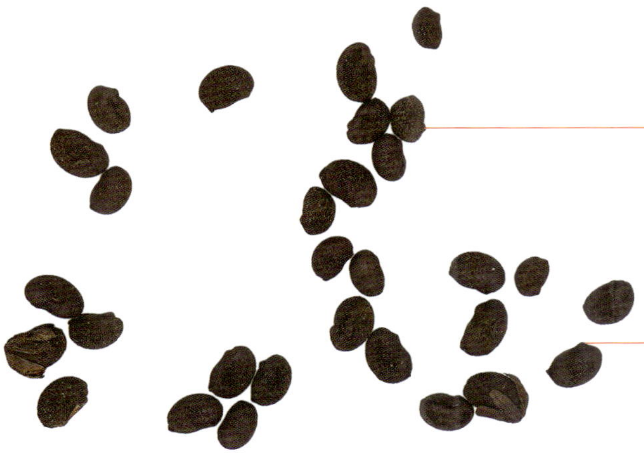

盐补骨脂（表面）

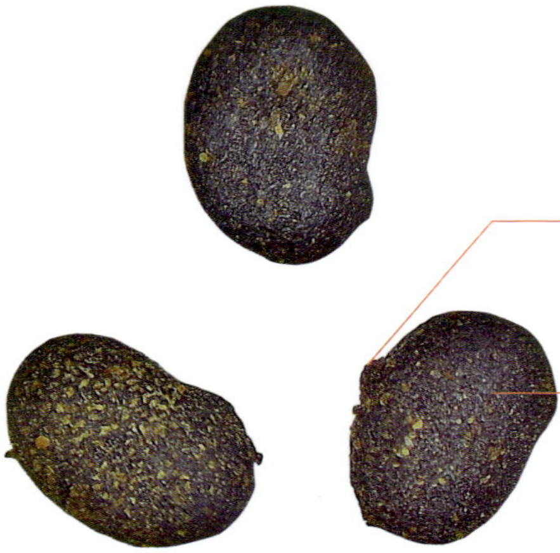

盐补骨脂（1∶25）

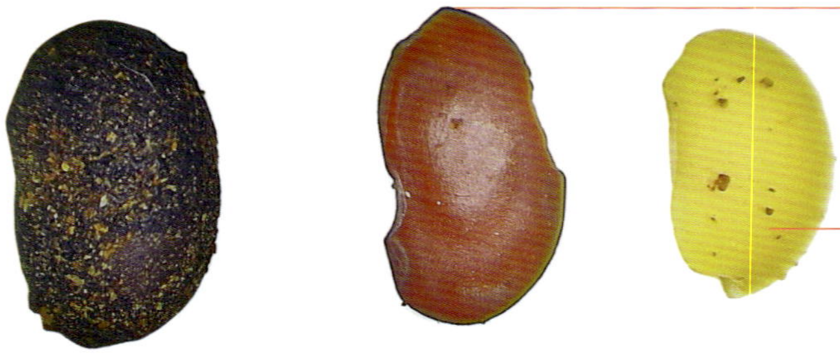

盐补骨脂（种子）（1∶25）

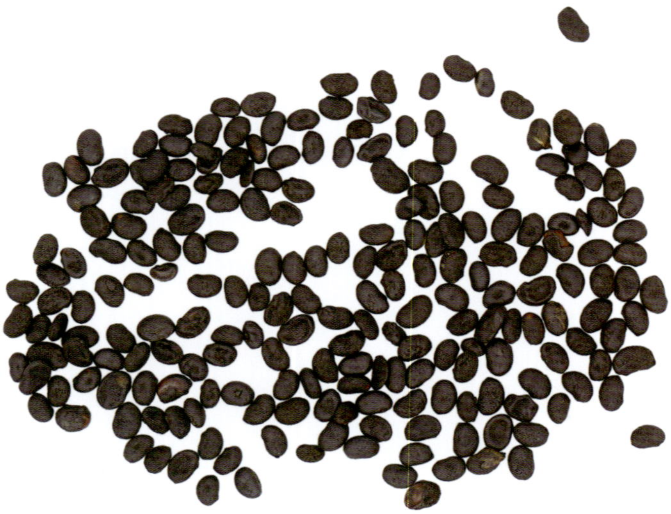

盐补骨脂

产地：河南

盐胡芦巴

【基　　原】豆科植物胡芦巴 *Trigonella foenum-graecum* L. 干燥成熟种子的炮制品。

【采收加工】夏季果实成熟时采割植株，晒干，打下种子，除去杂质。

【主要产地】主产于安徽、四川、河北、河南等地。

【炮制方法】取原药材，除去杂质，洗净，干燥，喷淋适量盐水，拌匀，闷润 2～4 小时，至盐水吸尽，置热锅内，用文火炒至有爆裂声，并有香气逸出时，取出，晾凉。每 100kg 净胡芦巴，用食盐 2kg。

【饮片性状】本品略呈斜方形或矩形，长 3～4mm，宽 2～3mm，厚约 2mm。表面黄棕色至棕色，微鼓起，偶见焦斑，两侧各具一深斜沟，相交处有点状种脐。质坚硬，不易破碎。种皮薄，胚乳呈半透明状，具黏性；子叶 2，淡黄色，胚根弯曲，肥大而长。气香，味微咸。

【功能主治】温肾，祛寒，止痛。用于肾脏虚冷，小腹冷痛，小肠疝气，寒湿脚气。

【用法用量】4.5～9g。用时捣碎。

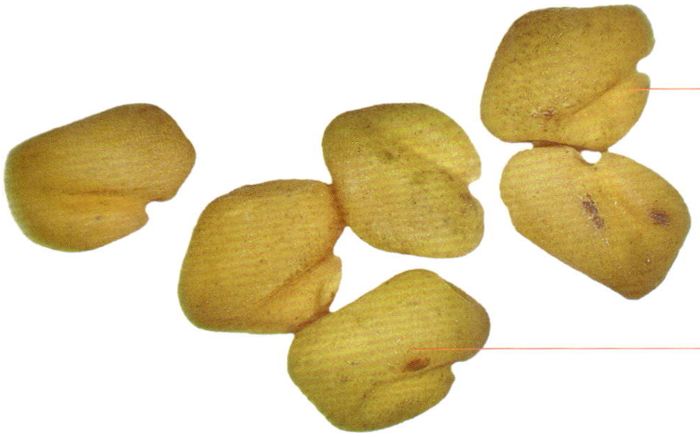

盐葫芦巴（1∶25）

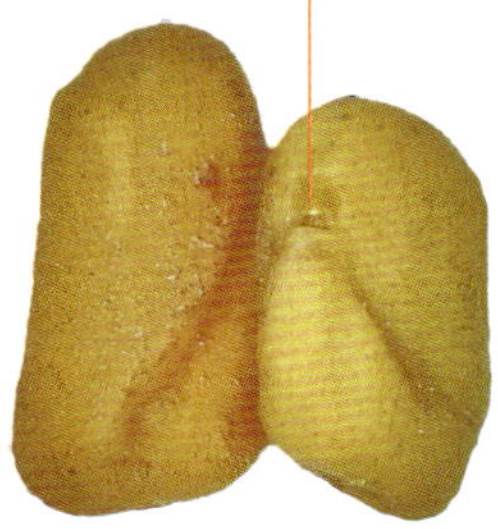

盐葫芦巴（表面）（1∶25）

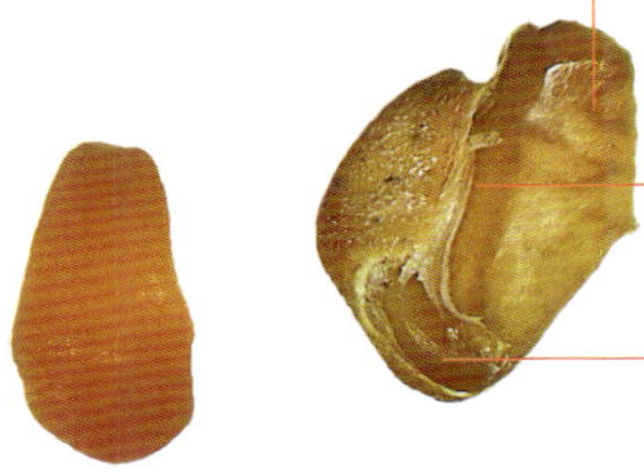

盐葫芦巴（胚乳）（1∶25）

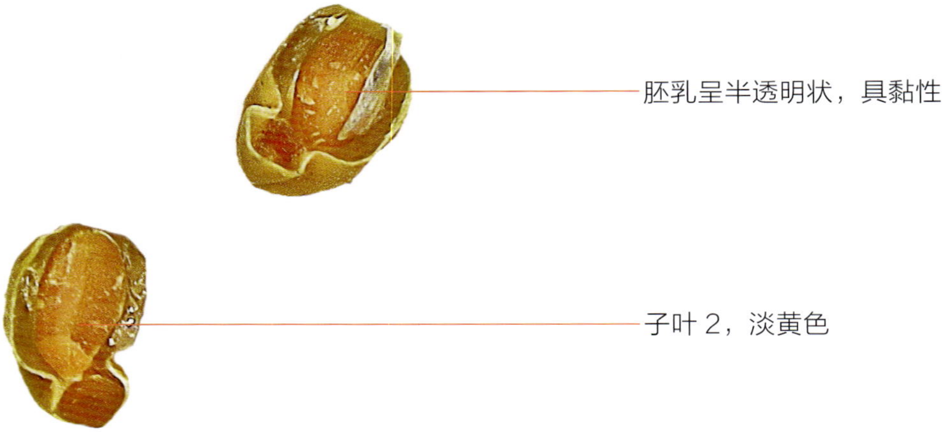

盐葫芦巴（断面）（1：25）

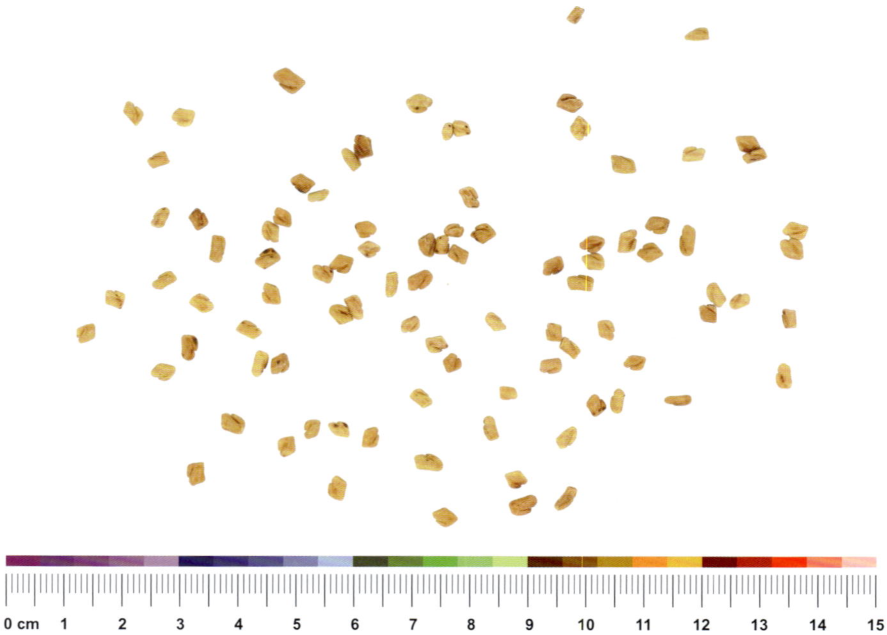

盐葫芦巴

产地：河北

【炮制依据】《北京市中药饮片炮制规范（2008 年版）》

盐益智仁

【基　　原】姜科植物益智 *Alpinia oxyphylla* Miq. 干燥成熟果实的炮制品。

【采收加工】夏、秋间果实由绿变红时采收，晒干或低温干燥。

【主要产地】主产于广东、海南、福建、江苏、广西、云南等地。

【炮制方法】取原药材，除去杂质及外壳，捣碎，再用盐水拌匀，闷润 1～2 小时至盐水吸尽，置热锅内，用文火炒干，取出，晾凉。每 100kg 益智仁，用食盐 2kg。

【饮片性状】本品为不规则扁圆形的种子或种子团残瓣，种子略有钝棱，直径约 3mm；表面棕褐色至黑褐色，具细皱纹；外被淡棕色膜质的假种皮；质硬，胚乳白色。有特异香气，味辛、微咸、苦。

【功能主治】暖肾固精缩尿，温脾止泻摄唾。用于肾虚遗尿，小便频数，遗精白浊，脾寒泄泻，腹中冷痛，口多唾涎。

【用法用量】3～10g。

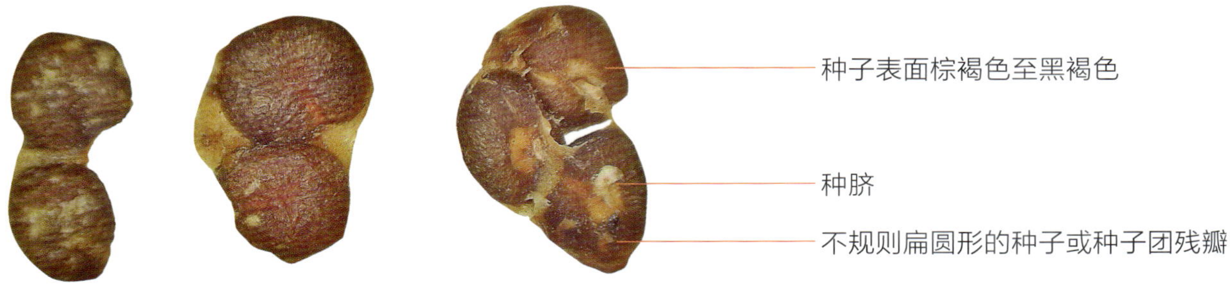

盐益智仁（1∶25）

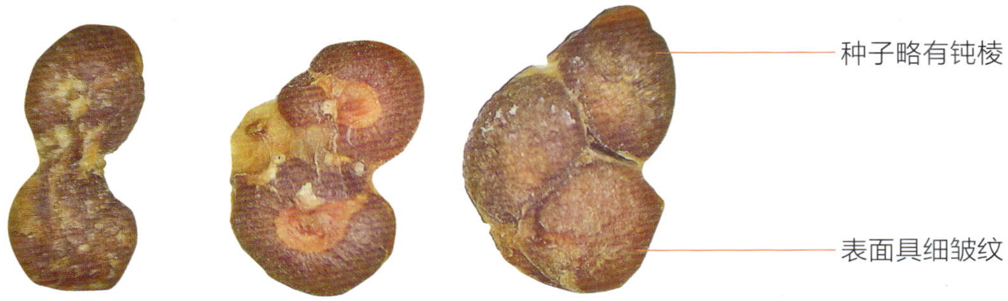

盐益智仁（表面）（1∶25）

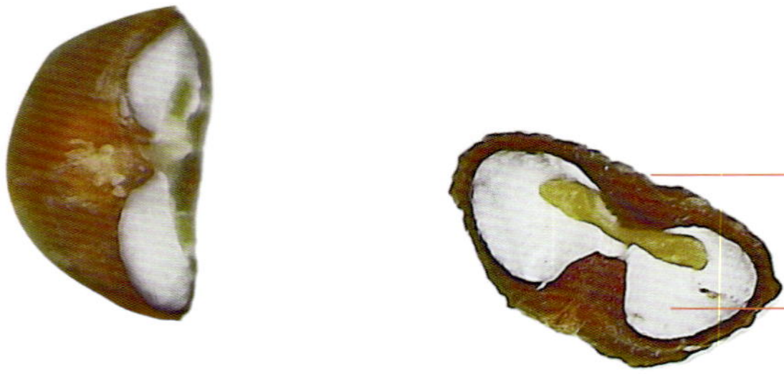

盐益智仁（切面）(1:25)

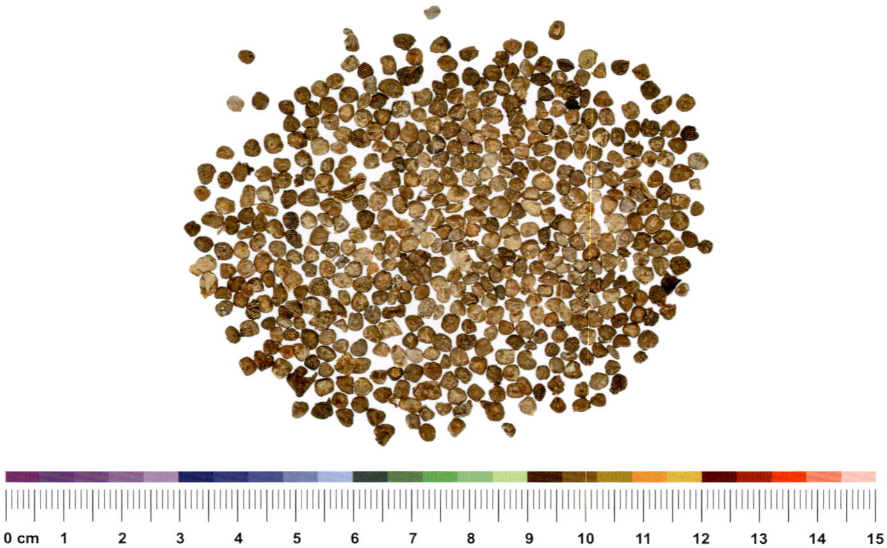

盐益智仁
产地：广东

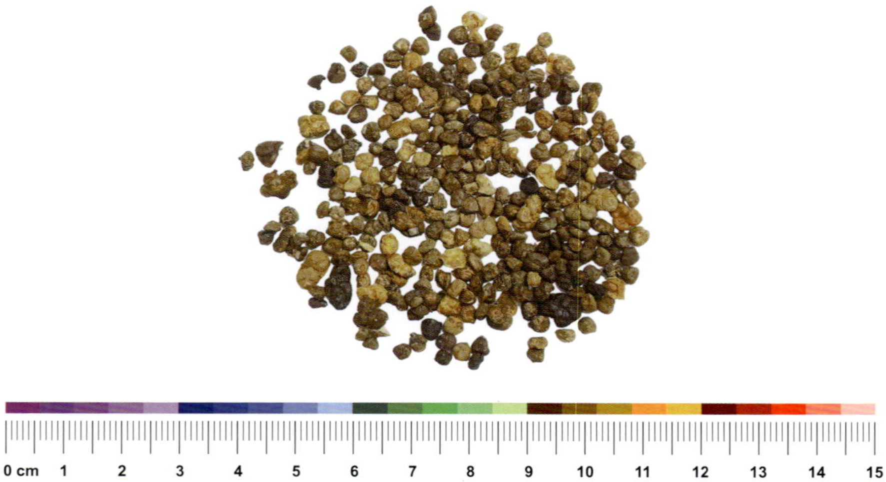

盐益智仁
产地：江苏

盐蒺藜

【基　　原】蒺藜科植物蒺藜 *Tribulus terrestris* L. 干燥成熟果实的炮制品。

【采收加工】秋季果实成熟时采割植株，晒干，打下果实，除去杂质。

【主要产地】主产于河南、河北、山东、安徽、江苏、四川、山西、陕西等地。

【炮制方法】取原药材，除去杂质，去刺，筛去灰屑。取净蒺藜，喷淋适量盐水，拌匀，闷润 1～2 小时，至盐水吸尽，置热锅内，用文火炒至微黄色、有香气逸出时，取出，晾凉。每 100kg 净蒺藜，用食盐 3kg。

【饮片性状】本品由 5 个分果瓣组成，呈放射状排列，直径 7～12mm。常裂为单一的分果瓣，分果瓣呈斧状，长 3～6mm；背部棕黄色，隆起，有纵棱和多数小刺，并有对称的长刺和短刺各 1 对，两侧面粗糙，有网纹，灰白色。质坚硬。果皮增厚，种皮薄，子叶类白色，油润。气微香，味苦、辛。

【功能主治】平肝解郁，活血祛风，明目，止痒。用于头痛眩晕，胸胁胀痛，乳闭乳痈，目赤翳障，风疹瘙痒。

【用法用量】6～10g。

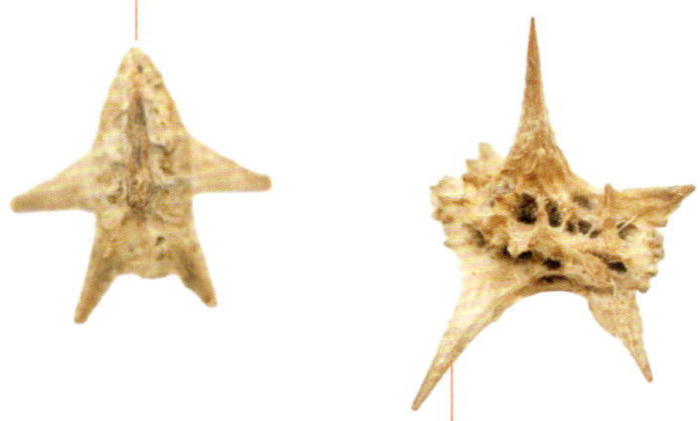

盐蒺藜（长刺）

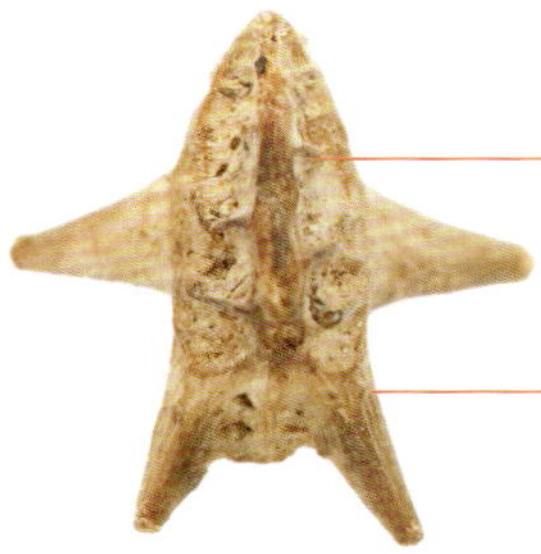

盐蒺藜

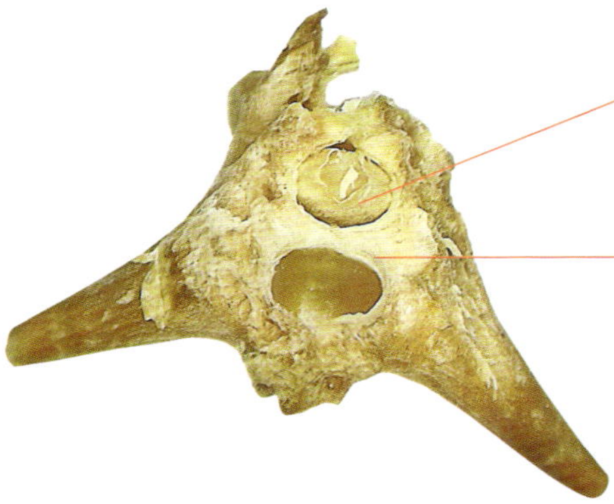

盐蒺藜（1∶25）

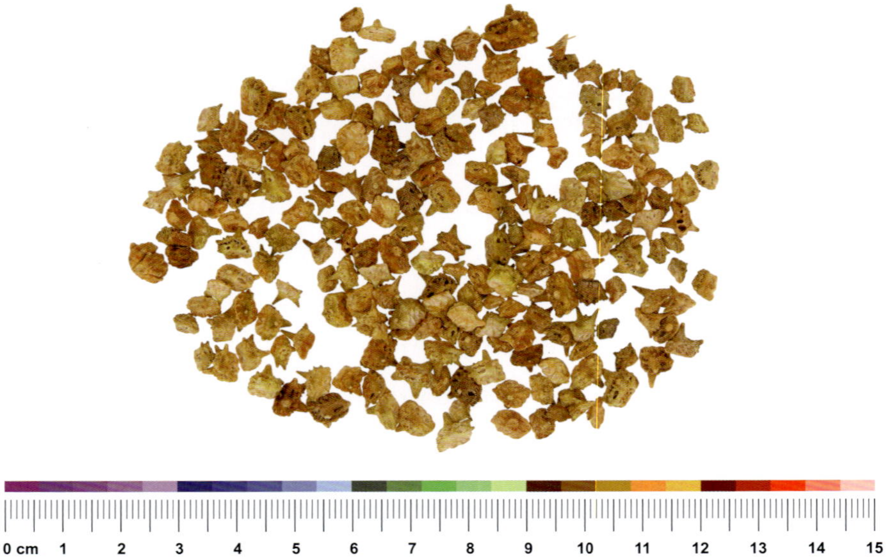

盐蒺藜

产地：河南

【炮制依据】《北京市中药饮片炮制规范（2008 年版）》

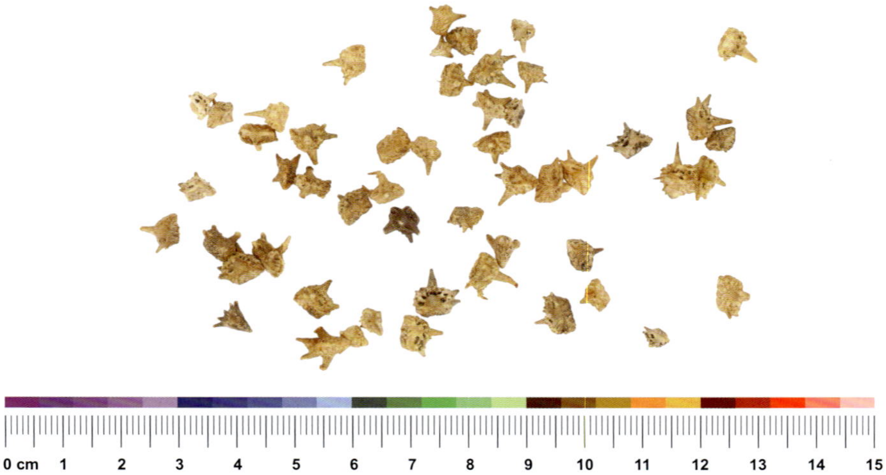

盐蒺藜

产地：河北

【炮制依据】《北京市中药饮片炮制规范（2008 年版）》

盐橘核

【基　　原】 芸香科植物橘 *Citrus reticulata* Blanco 及其栽培变种的干燥成熟种子的炮制品。

【采收加工】 果实成熟后收集，洗净，晒干。

【主要产地】 主产于陕西、甘肃、河北、山东、江苏、安徽、浙江、江西、福建、台湾、河南、湖北、湖南、广东、广西、四川、贵州、云南等地。

【炮制方法】 取原药材，除去杂质及干瘪的核，洗净，干燥，喷淋适量盐水，拌匀，闷润 1～2 小时，至盐水吸尽，置热锅内，用文火炒至表面微黄色，并有香气逸出时，取出，晾凉。每 100kg 净橘核，用食盐 2kg。

【饮片性状】 本品略呈卵形，长 0.8～1.2cm，直径 0.4～0.6cm。表面微黄色，光滑，一侧有种脊棱线，一端钝圆，顶端渐尖成小柄状。外皮偶见焦斑。内种皮菲薄，淡棕色，子叶 2，黄绿色。气微，味微咸、苦。

【功能主治】 理气，散结，止痛。用于小肠疝气，睾丸肿痛，乳痈肿痛。

【用法用量】 3～9g。用时捣碎。

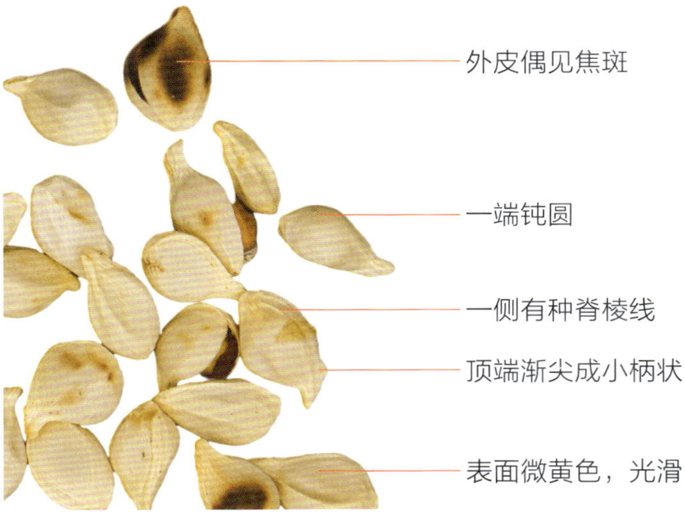

盐橘核

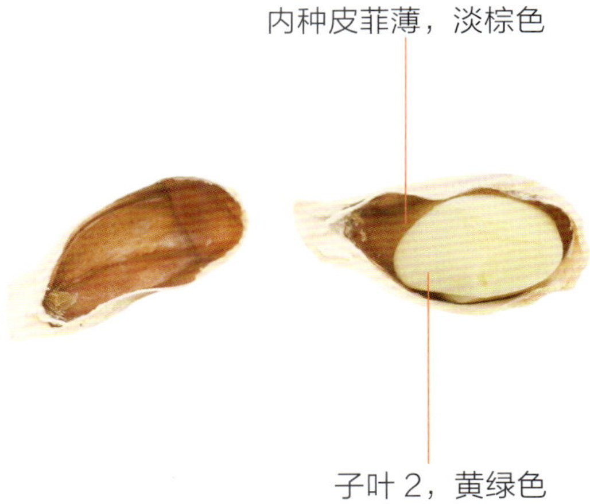

盐橘核（断面）

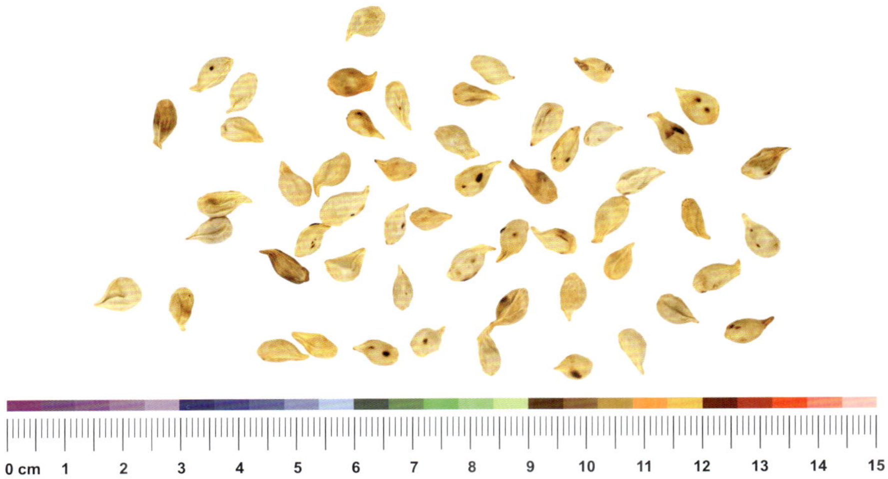

盐橘核

产地：四川

莲子

【基　　原】睡莲科植物莲 *Nelumbo nucifera* Gaertn. 的干燥成熟种子。

【采收加工】秋季果实成熟时采割莲房，取出果实，除去果皮，干燥，或除去莲子心后干燥。

【主要产地】主产于江西、福建、湖北、湖南、重庆、浙江等地。

【炮制方法】有心者，略浸，润透，切开，去心，干燥；或捣碎，去心。无心者，直接入药或捣碎。

【饮片性状】本品略呈椭圆形、类球形、类半球形或不规则碎块。表面红棕色，有细纵纹和较宽的脉纹。椭圆形、类球形、类半球形者一端中心呈乳头状突起，棕褐色，多有裂口，其周边略下陷。质硬，种皮薄，不易剥离。子叶黄白色，肥厚，中有空隙。气微，味微甘、微涩。

【功能主治】补脾止泻，止带，益肾涩精，养心安神。用于脾虚泄泻，带下，遗精，心悸，失眠。

【用法用量】6～15g。

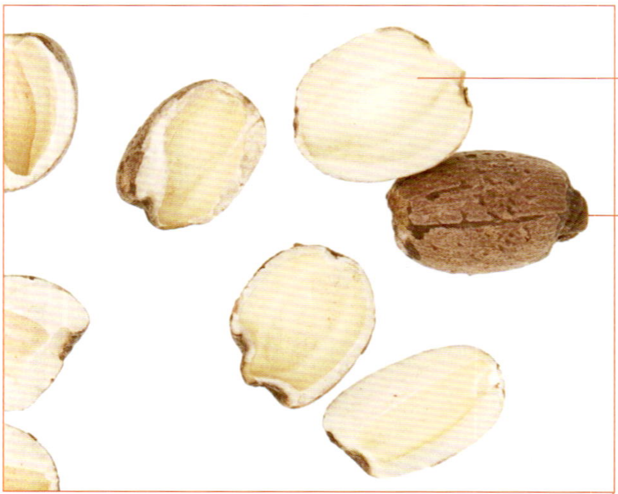

莲子

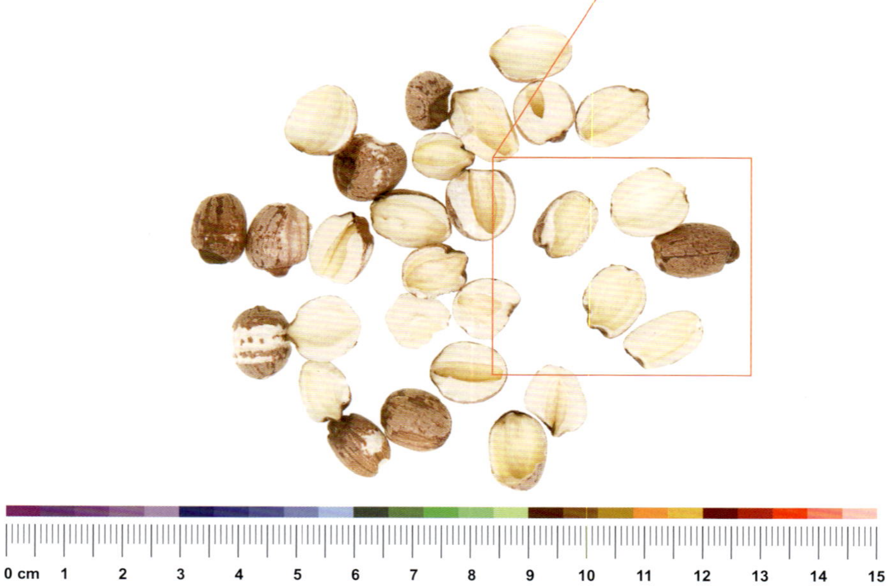

莲子

产地：湖北

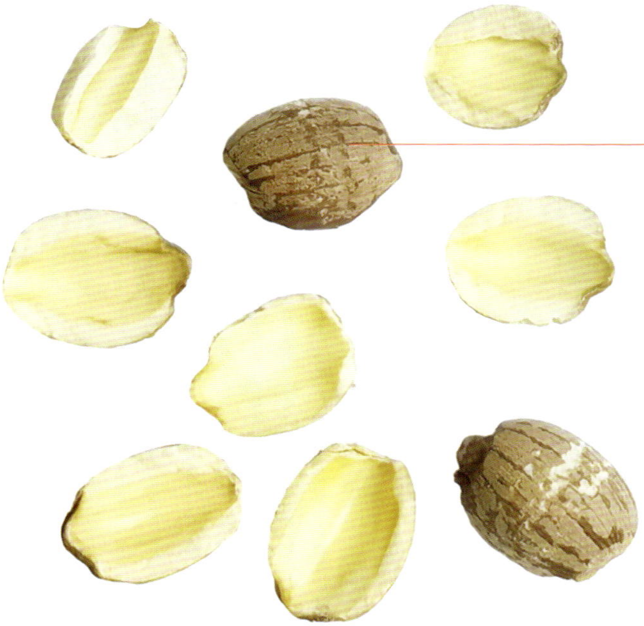

表面红棕色，有细纵纹和较宽的脉纹

莲子（表面）

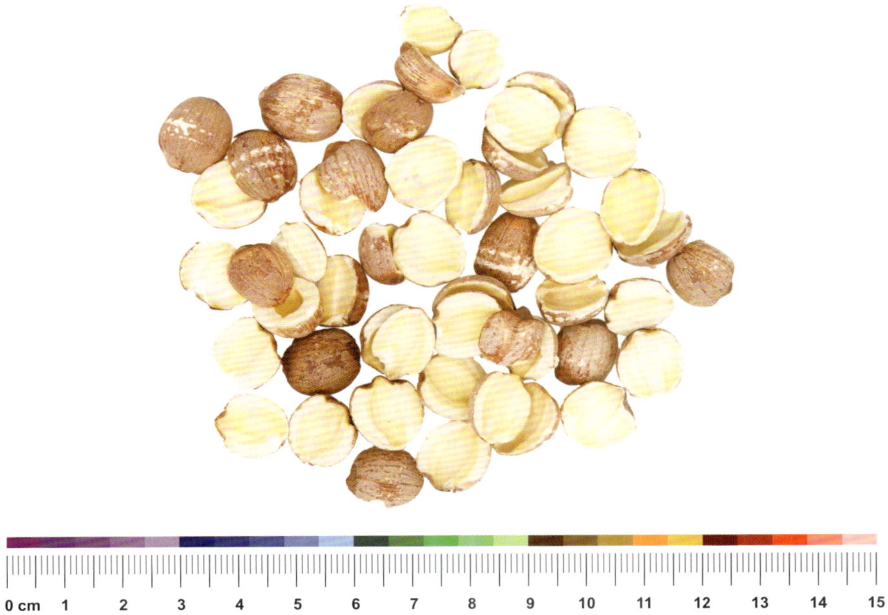

莲子

产地：福建

莲子心

【基　　原】睡莲科植物莲 *Nelumbo nucifera* Gaertn. 成熟种子中的干燥幼叶及胚根。

【采收加工】秋季果实成熟时采割莲房，取出果实，取出幼叶及胚根，晒干。

【炮制方法】取原药材，除去杂质。

【饮片性状】本品略呈细圆柱形，长 1～1.4cm，直径约 0.2cm。幼叶绿色，一长一短，卷成箭形，先端向下反折，两幼叶间可见细小胚芽。胚根圆柱形，长约 3mm，黄白色。质脆，易折断，断面有数个小孔。气微，味苦。

【功能主治】清心安神，交通心肾，涩精止血。用于热入心包，神昏谵语，心肾不交所致失眠、遗精，血热吐血。

【用法用量】2～5g。

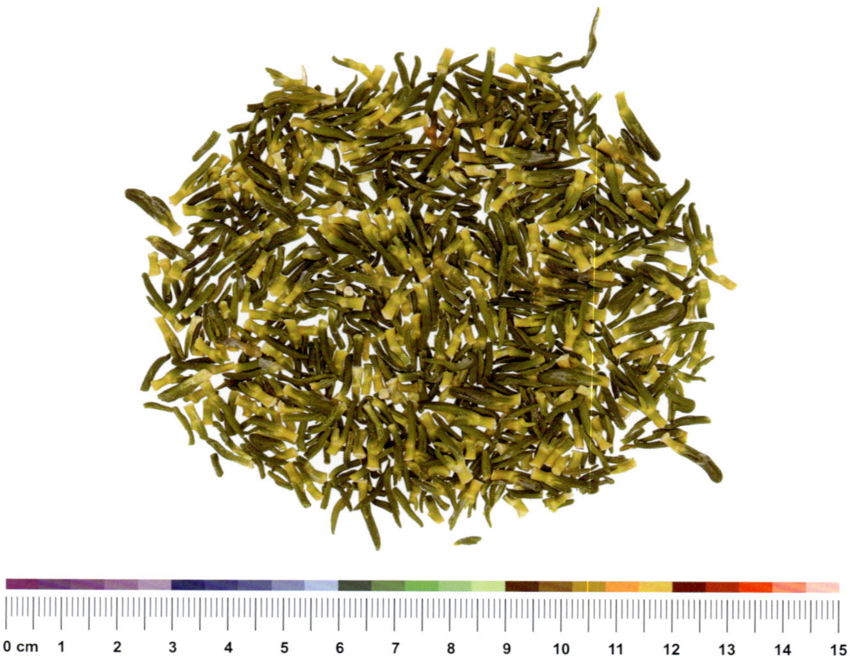

莲子心

产地：浙江

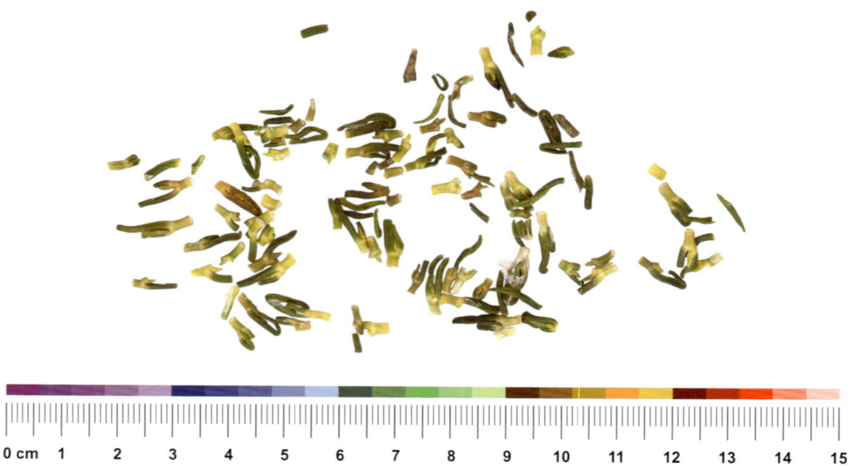

莲子心

产地：湖北

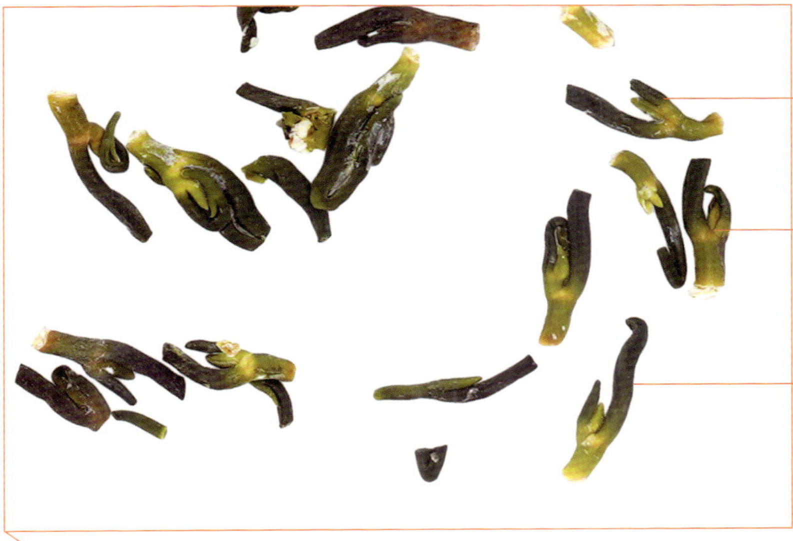

莲子心

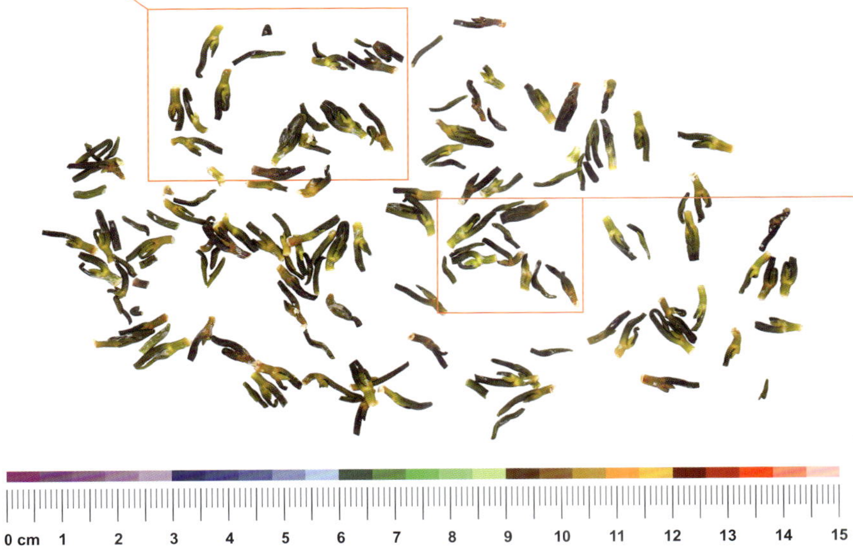

莲子心
产地：福建

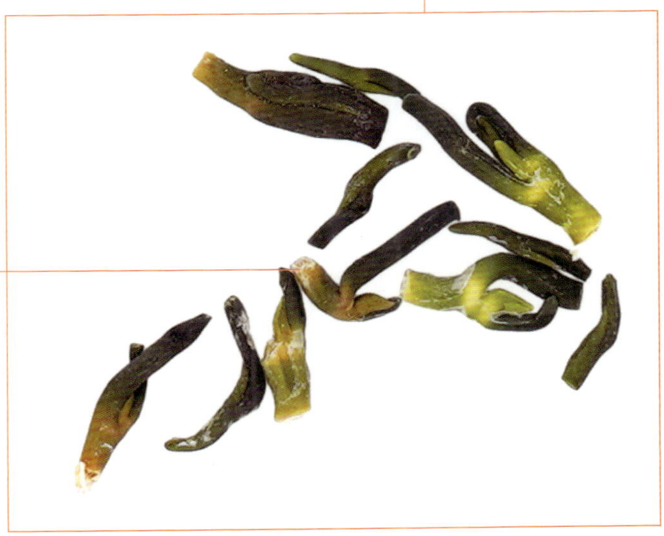

莲子心（胚根）

核桃仁

【基　　原】胡桃科植物胡桃 *Juglans regia* L. 的干燥成熟种子。

【采收加工】秋季果实成熟时采收，除去肉质果皮，晒干，再除去核壳和木质隔膜。

【主要产地】主产于云南、陕西、山西、四川、河北、甘肃、新疆、安徽等地。

【炮制方法】取原药材，除去杂质及残存的木质隔膜。

【饮片性状】本品多破碎，为不规则块状，有皱曲的沟槽，大小不一；完整者类球形，直径2～3cm。种皮淡黄色或黄褐色，膜状，维管束脉纹深棕色。子叶类白色。质脆，富油性。气微，味甘；种皮味涩、微苦。

【功能主治】补肾，温肺，润肠。用于肾阳不足所致腰膝酸软、阳痿遗精、虚寒喘嗽，肠燥便秘。

【用法用量】6～9g。

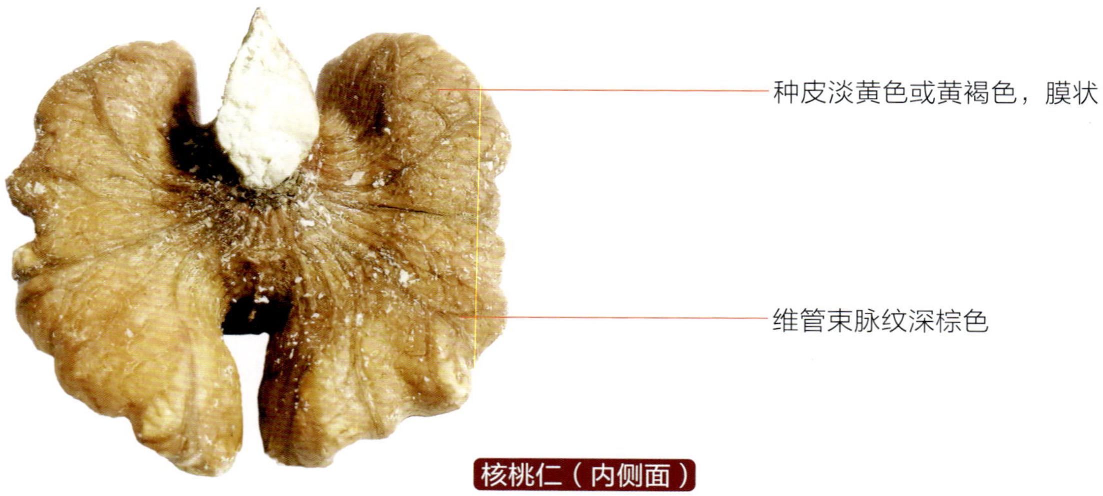

核桃仁（内侧面）

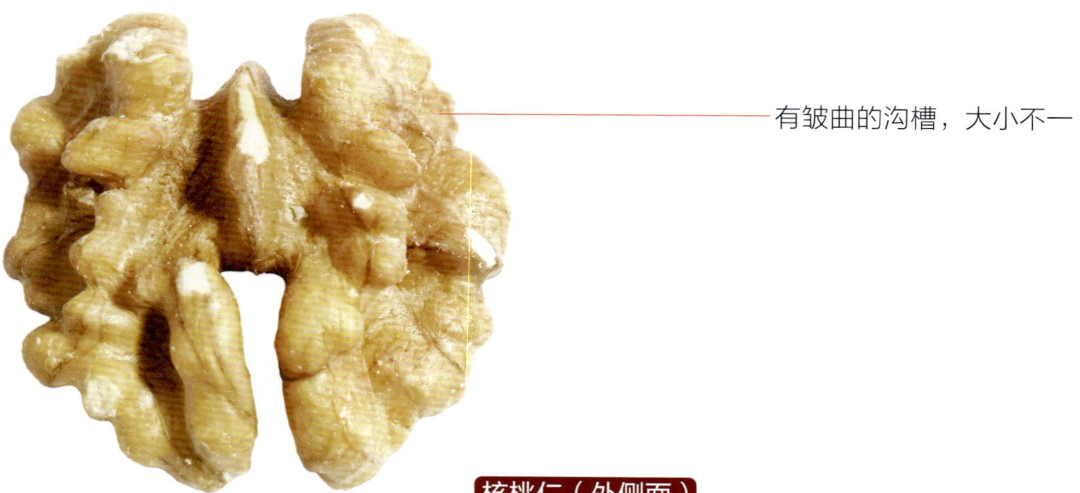

核桃仁（外侧面）

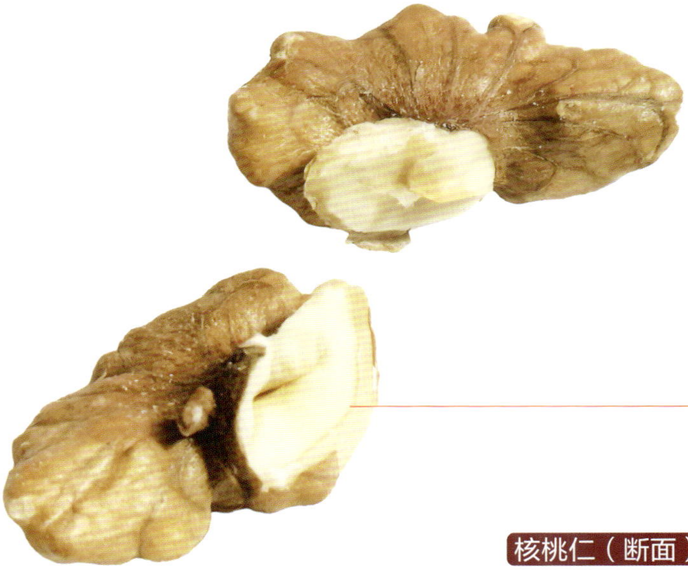

核桃仁（断面）

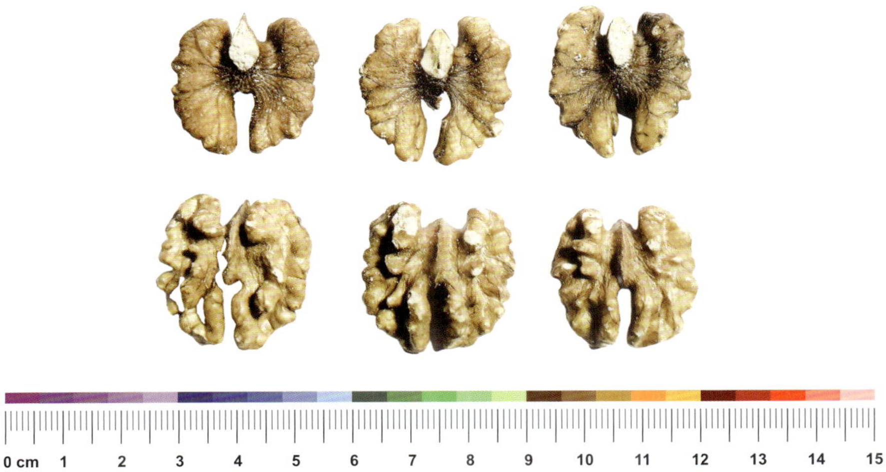

核桃仁

产地：河北

夏枯草

【基　　原】 唇形科植物夏枯草 *Prunella vulgaris* L. 的干燥果穗。

【采收加工】 夏季果穗呈棕红色时采收，除去杂质，晒干。

【主要产地】 主产于陕西、甘肃、新疆、河南、湖北、湖南、江西、安徽、浙江、福建、台湾、广东、广西、贵州、四川、云南等地。

【炮制方法】 取原药材，除去杂质及柄梗，筛去灰屑。

【饮片性状】 本品呈圆柱形，略扁，长 1.5～8cm，直径 0.8～1.5cm；淡棕色至棕红色。全穗由数轮至十数轮宿萼与苞片组成，每轮有对生苞片 2 片，呈扇形，先端尖尾状，脉纹明显，外表面有白毛。每一苞片内有花 3 朵，花冠多已脱落，宿萼二唇形，内有小坚果 4 枚，卵圆形，棕色，尖端有白色突起。体轻。气微，味淡。

【功能主治】 清肝泻火，明目，散结消肿。用于目赤肿痛，目珠夜痛，头痛眩晕，瘰疬，瘿瘤，乳痈，乳癖，乳房胀痛。

【用法用量】 9～15g。

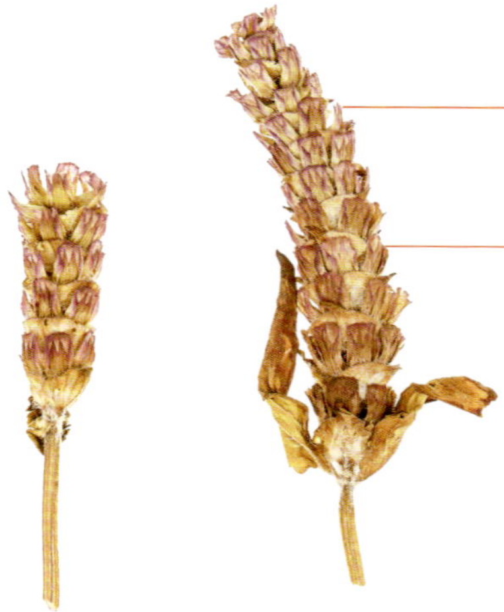

夏枯草

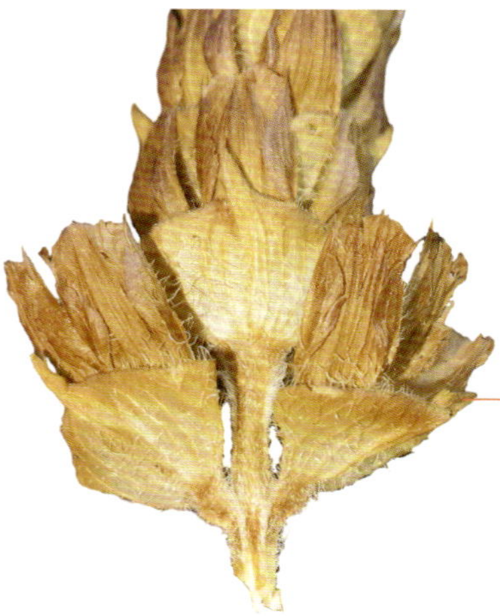

夏枯草（花）

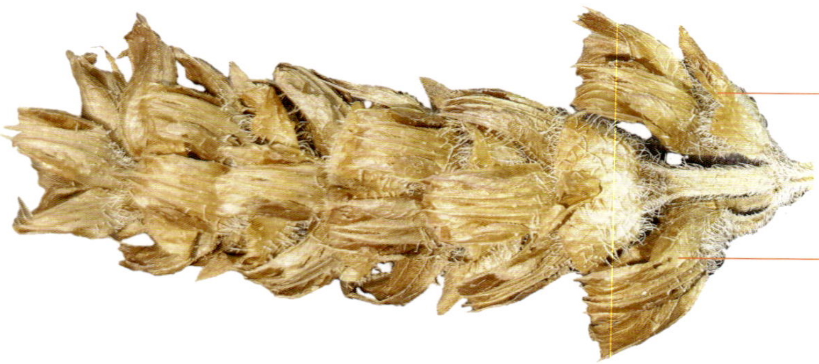

夏枯草（外表面）

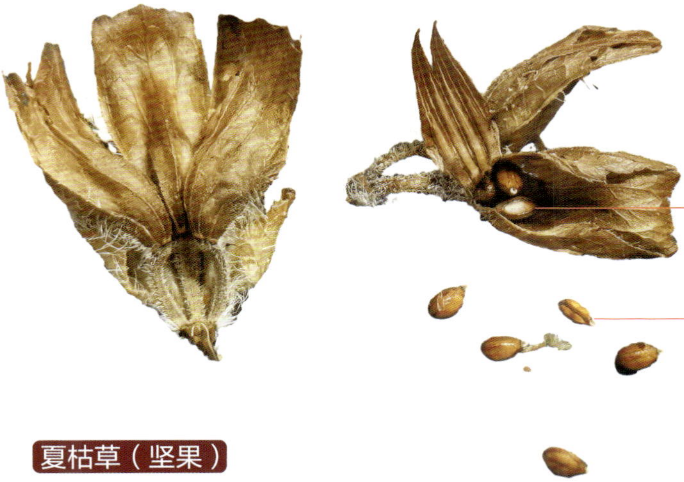

夏枯草（坚果）

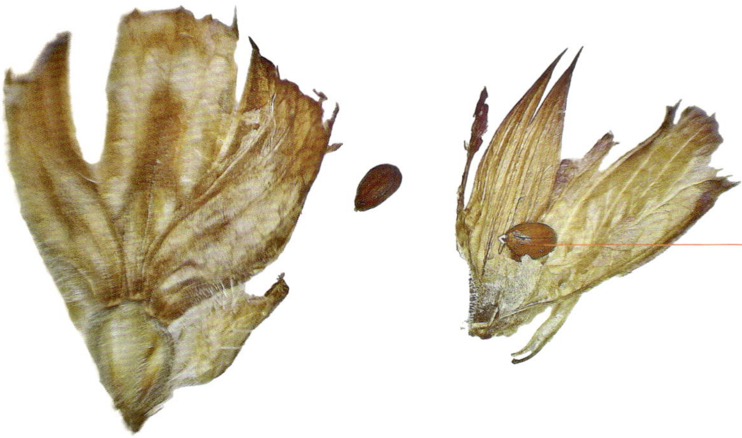

夏枯草（果实）（1∶25）

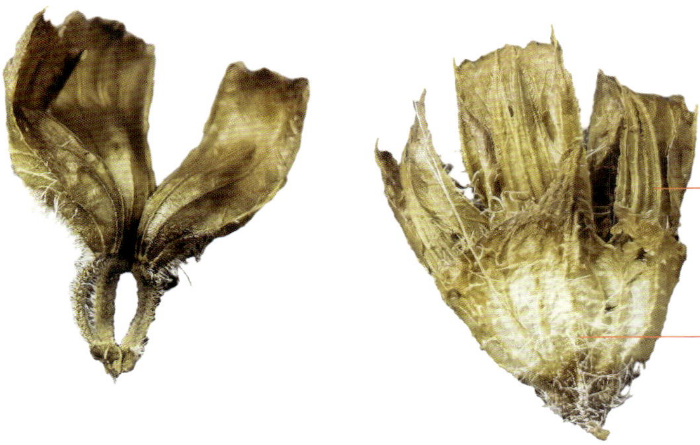

夏枯草（苞片）

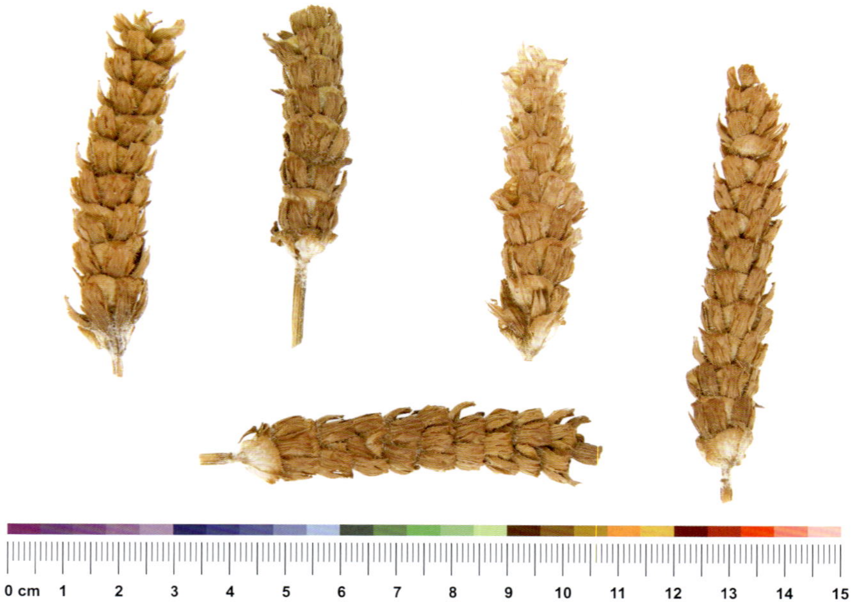

夏枯草

产地：四川

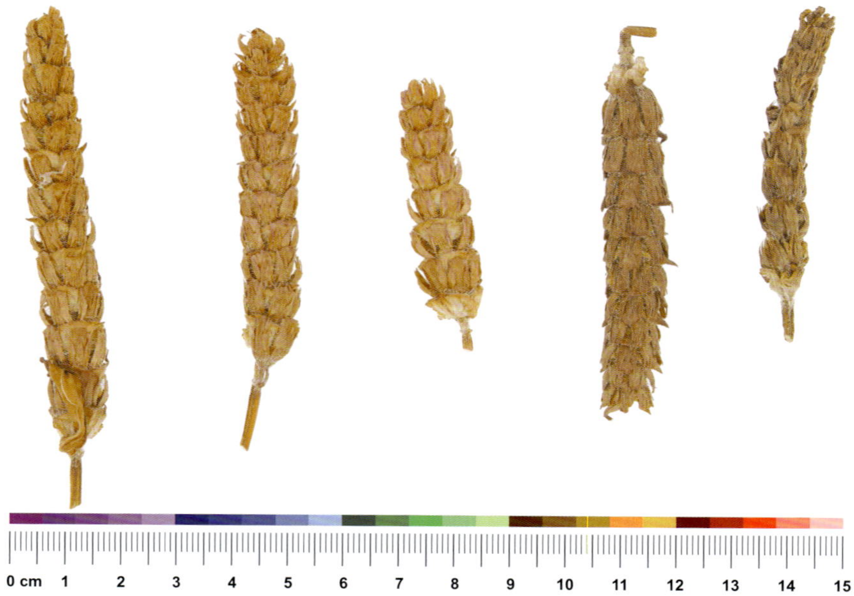

夏枯草

产地：安徽

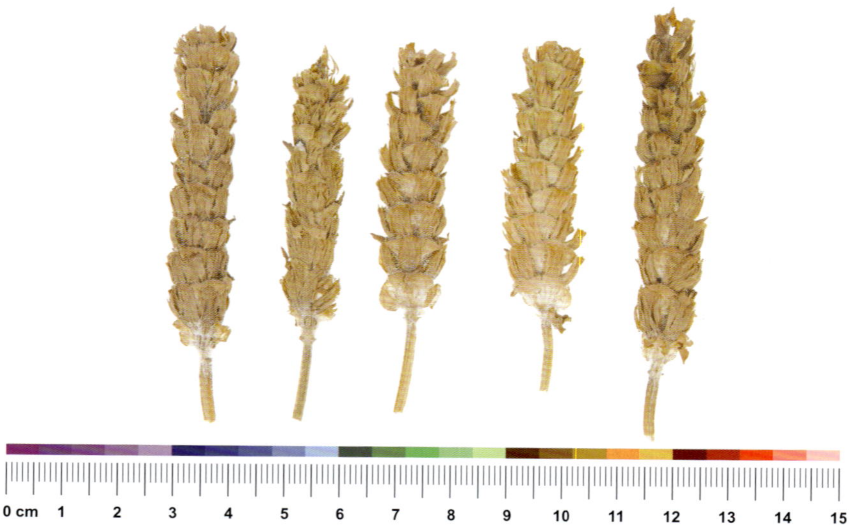

夏枯草

产地：河南

秫米

【基　　原】禾本科植物蜀黍 *Sorghum vulgare* Pers. 的干燥白色种仁。

【采收加工】秋季采收，将穗剪下，晒干，打下果实，除去果皮及种皮，簸净。

【主要产地】主产于河北、河南、山西、陕西等地。

【炮制方法】取原药材，除去杂质。

【饮片性状】本品呈卵圆形或扁圆形，直径约 4mm。表面白色，较平滑，顶端红色，基部白色稍扁。质坚硬，断面有粉性。气微，味淡。

【功能主治】温中和胃，益气止泻。用于烦躁口渴，赤痢，伤暑发热。

【用法用量】9～15g。

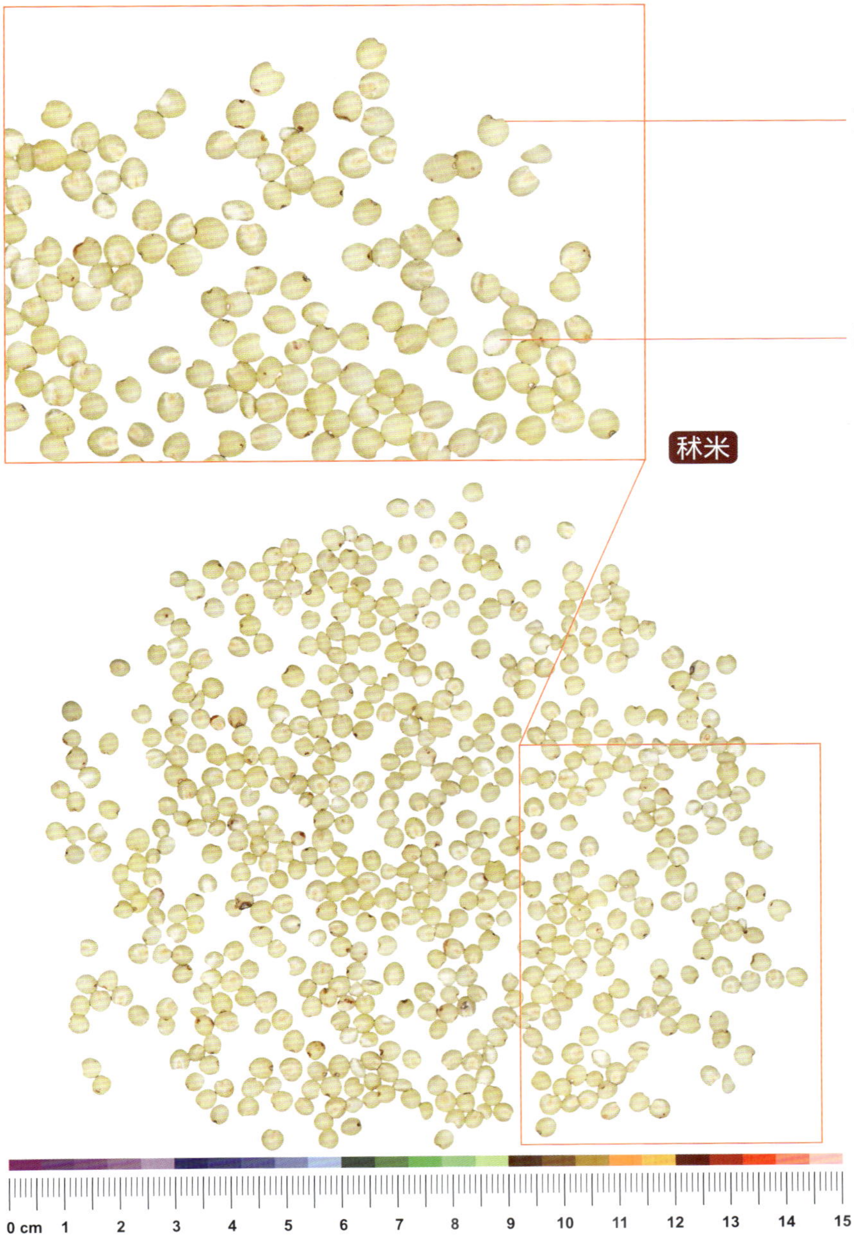

秫米

产地：陕西

【炮制依据】《北京市中药饮片炮制规范（2008 年版）》

酒女贞子

【基　　原】木犀科植物女贞 *Ligustrum lucidum* Ait. 干燥成熟果实的炮制品。

【采收加工】冬季果实成熟时采收，除去枝叶，稍蒸或置沸水中略烫后，干燥；或直接干燥。

【主要产地】主产于四川、浙江、江苏、湖南、福建、广西、江西等地。

【炮制方法】取原药材，除去杂质，洗净，加黄酒拌匀，闷润 2～4 小时，装入蒸罐内，加适量水，密封，蒸 15～24 小时，至色泽黑润时，取出，晾干。每 100kg 净女贞子，用黄酒 20kg。

【饮片性状】本品呈卵形、椭圆形或肾形，长 6～8.5mm，直径 3.5～5.5mm。表面黑褐色或灰黑色，常附有白色粉霜，皱缩不平，基部有果梗痕或具宿萼及短梗。体轻。外果皮薄，中果皮较松软，易剥离，内果皮木质，黄棕色，具纵棱，破开后种子通常为 1 粒，肾形，紫黑色，油性。微有酒香气，微苦涩。

【功能主治】滋补肝肾，明目乌发。用于肝肾阴虚所致眩晕耳鸣、腰膝酸软、须发早白、目暗不明、内热消渴、骨蒸潮热。

【用法用量】6～12g。

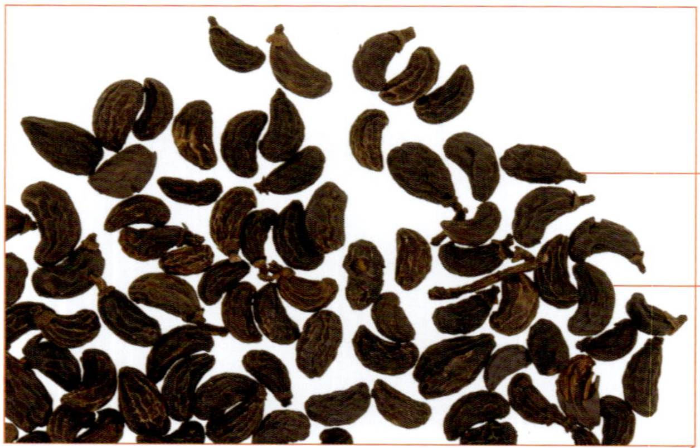

基部有果梗痕或具宿萼及短梗

表面黑褐色或灰黑色，皱缩不平

酒女贞子

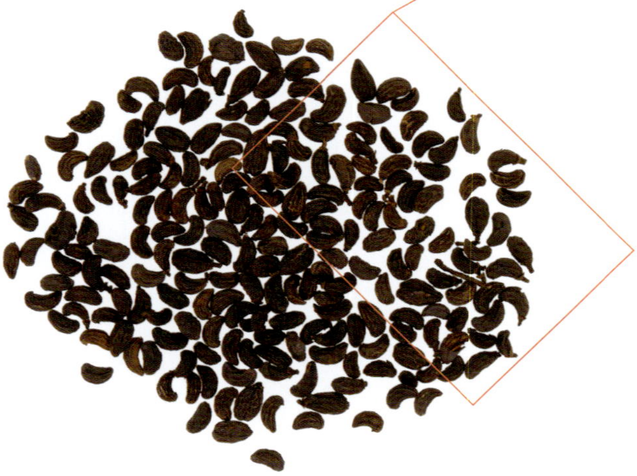

酒女贞子

产地：湖南

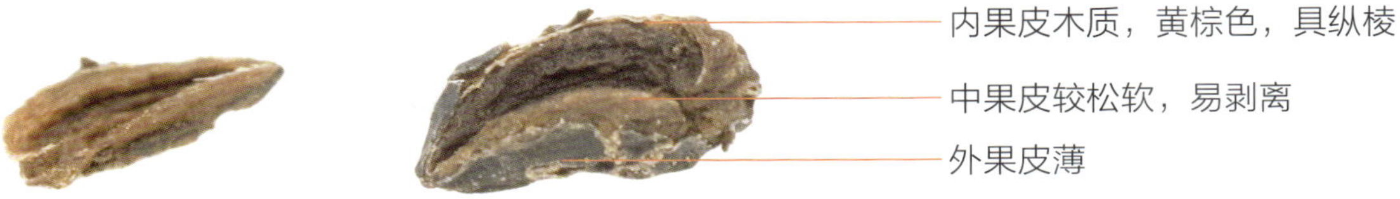

酒女贞子（断面）

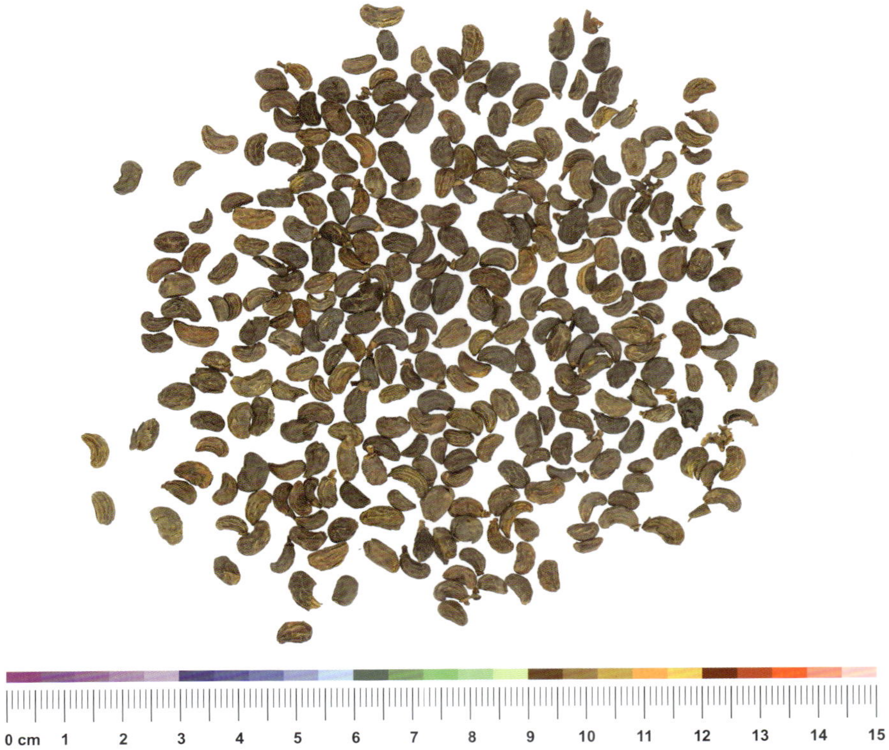

酒女贞子

产地：四川

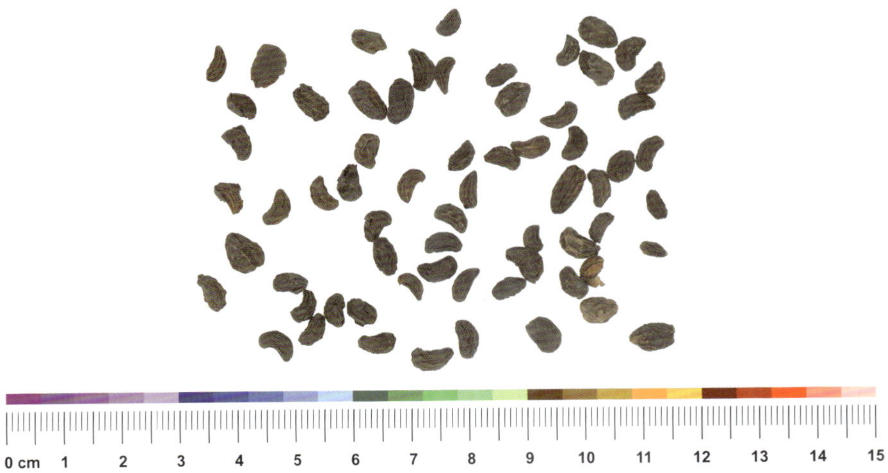

酒女贞子

产地：江苏

酒山茱萸肉

【基　　原】山茱萸科植物山茱萸 *Cornus officinalis* Sieb. et Zucc. 干燥成熟果肉的炮制品。

【采收加工】秋末冬初果皮变红时采收果实，用文火烘或置沸水中略烫后，及时除去果核，干燥。

【主要产地】主产于山西、陕西、甘肃、山东、江苏、浙江、安徽、江西、河南、湖南等地。

【炮制方法】取原药材，除去杂质和残留果核，加黄酒拌匀，闷润 3～4 小时，装入蒸罐内，加适量水，密封，加热蒸 18～24 小时至紫黑色、有油亮光泽时，取出，干燥。每 100kg 净山茱萸，用黄酒 30kg。

【饮片性状】本品呈不规则的片状或囊状，长 1～1.5cm，宽 0.5～1cm。表面紫黑色或黑色，质滋润、柔软，皱缩，有光泽。顶端有的有圆形宿萼痕，基部有果梗痕。质柔软。微有酒香气。味酸、涩、微苦。

【功能主治】补益肝肾，收涩固脱。用于眩晕耳鸣，腰膝酸痛，阳痿遗精，遗尿尿频，崩漏带下，大汗虚脱，内热消渴。

【用法用量】6～12g。

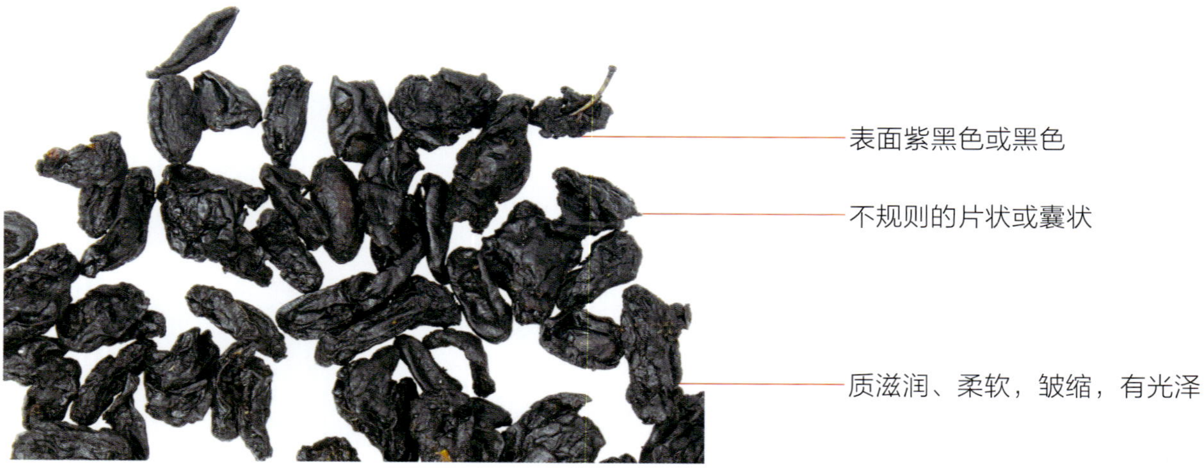

酒山茱萸肉

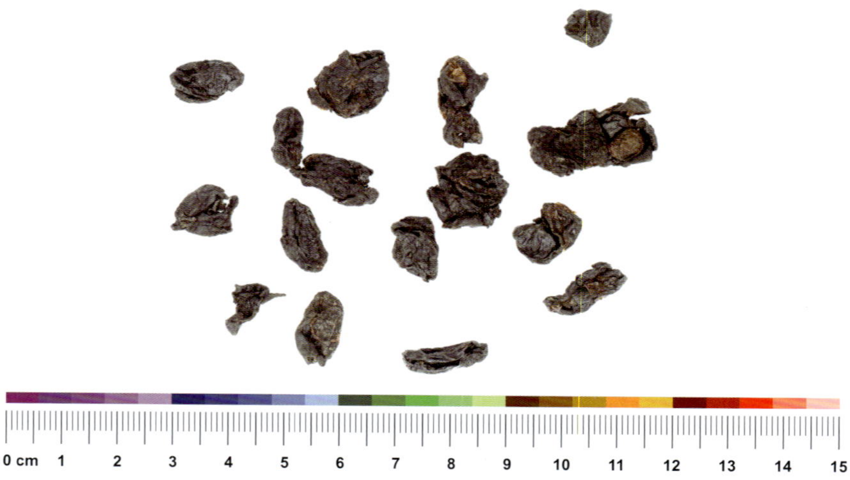

酒山茱萸肉

产地：浙江

娑罗子

【基　　原】七叶树科植物七叶树 *Aesculus chinensis* Bge.、浙江七叶树 *Aesculus chinensis* Bge.var.*chekiangensis*（Hu etFang）Fang 或天师栗 *Aesculus wilsonii* Rehd. 的干燥成熟种子。

【采收加工】秋季果实成熟时采收，除去果皮，晒干或低温干燥。

【主要产地】主产于江苏、浙江、河南等地。

【炮制方法】除去外壳和杂质。用时打碎。

【饮片性状】本品呈扁球形或类球形，似板栗，直径 1.5～4cm。表面棕色或棕褐色，多皱缩，凹凸不平，略具光泽；种脐色较浅，近圆形，约占种子面积的 1/4 至 1/2；其一侧有 1 条突起的种脊，有的不甚明显。种皮硬而脆，子叶 2，肥厚，坚硬，形似栗仁，黄白色或淡棕色，粉性。气微，味先苦后甜。

【功能主治】疏肝理气，和胃止痛。用于肝胃气滞，胸腹胀闷，胃脘疼痛。

【用法用量】3～9g。

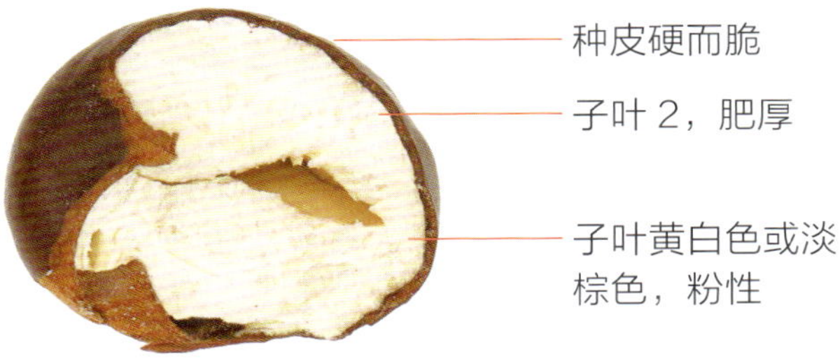

娑罗子（断面）

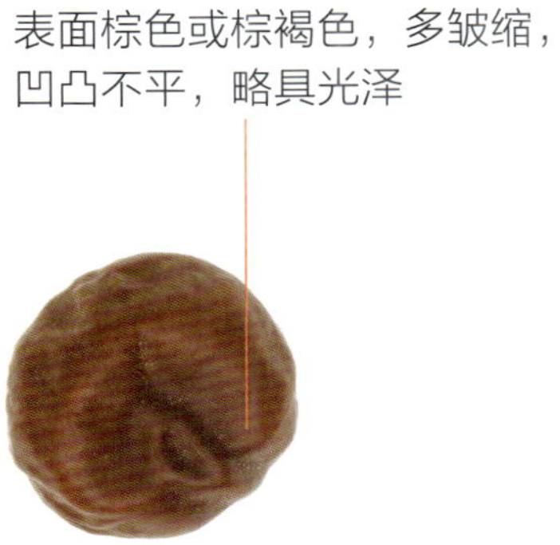

娑罗子

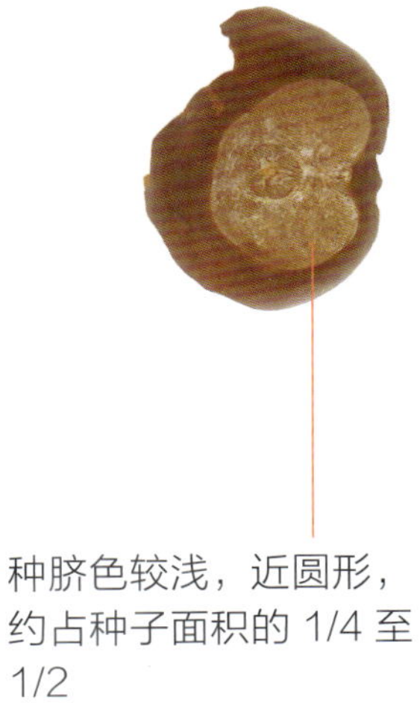

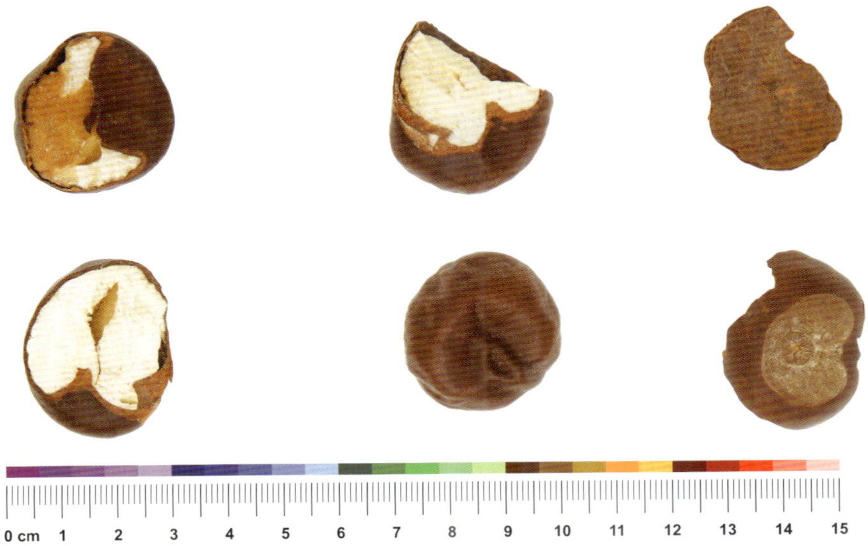

娑罗子

产地：浙江

浮小麦

【基　　原】禾本科植物小麦 *Triticum aestivum* L. 的干燥轻浮瘪瘦果实。

【采收加工】麦收后选取轻浮瘪瘦的麦粒，颠净杂质，干燥。

【主要产地】主产于黑龙江、吉林、辽宁、河北、山东、河南等地。

【炮制方法】取原药材，除去杂质，筛去灰屑。

【饮片性状】本品呈长圆形，长 5～7mm，直径 1.5～2.5mm。表面黄白色或浅黄棕色，腹面中央有一深陷的纵沟。质较硬，断面白色，粉性。气微，味淡。

【功能主治】益气，除热，止汗。用于骨蒸劳热，自汗，盗汗。

【用法用量】9～15g。

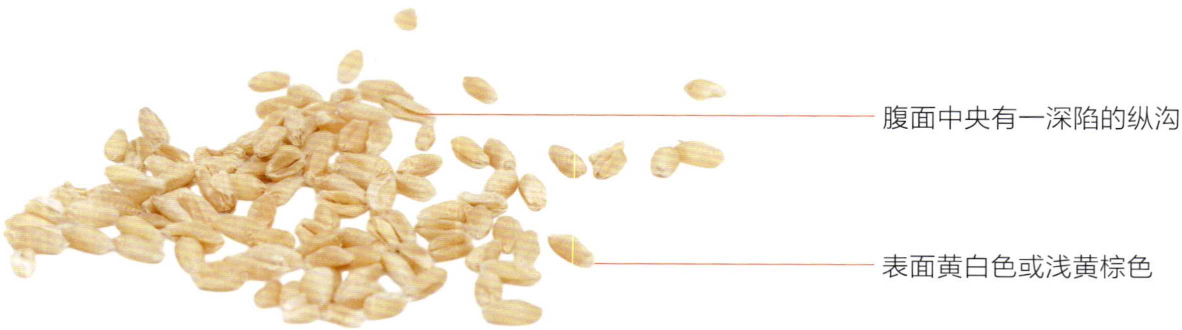

浮小麦

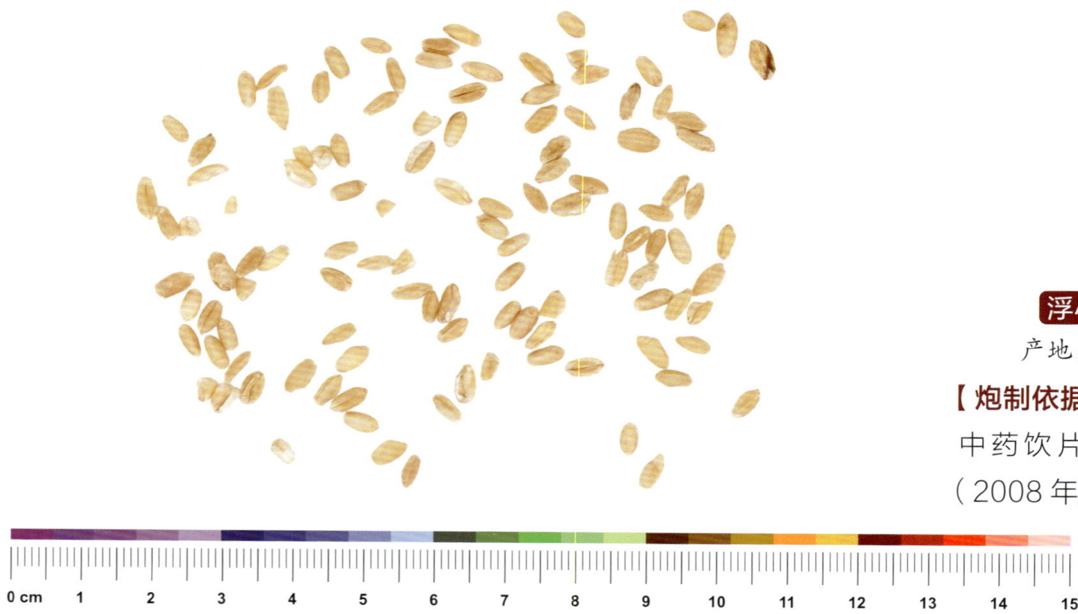

浮小麦

产地：河北

【炮制依据】《北京市中药饮片炮制规范（2008 年版）》

桑椹

【基　　原】桑科植物桑 *Morus alba* L. 的干燥果穗。

【采收加工】4～6 月果实变红时采收，晒干，或略蒸后晒干。

【主要产地】主产于河北、四川、山西、浙江、新疆、山东、安徽、广西等地。

【炮制方法】取原药材，除去杂质及果梗。

【饮片性状】本品为聚花果，由多数小瘦果集合而成，呈长圆形，长 1～2cm，直径 0.5～0.8cm。棕红色、暗紫色或紫黑色，有短果序梗。小瘦果卵圆形，稍扁，长约 2mm，宽约 1mm，外具肉质花被片 4 枚。气微，味微酸而甜。

【功能主治】滋阴补血，生津润燥。用于肝肾阴虚所致眩晕耳鸣、心悸失眠、须发早白，津伤口渴，内热消渴，肠燥便秘。

【用法用量】9～15g。

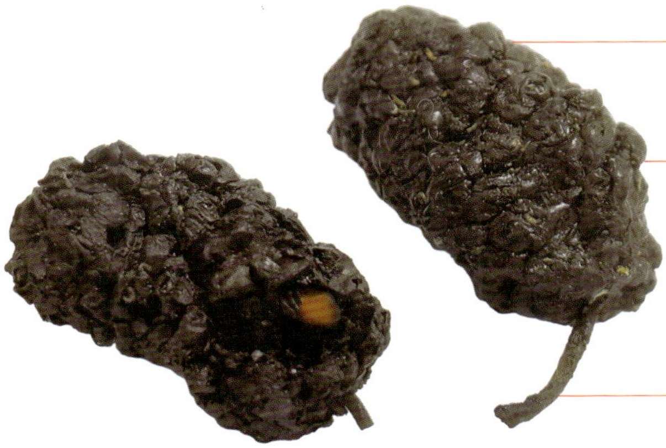

桑椹

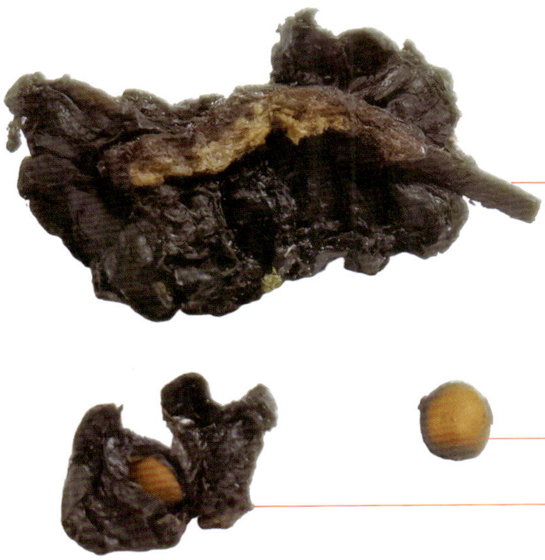

桑椹（瘦果）

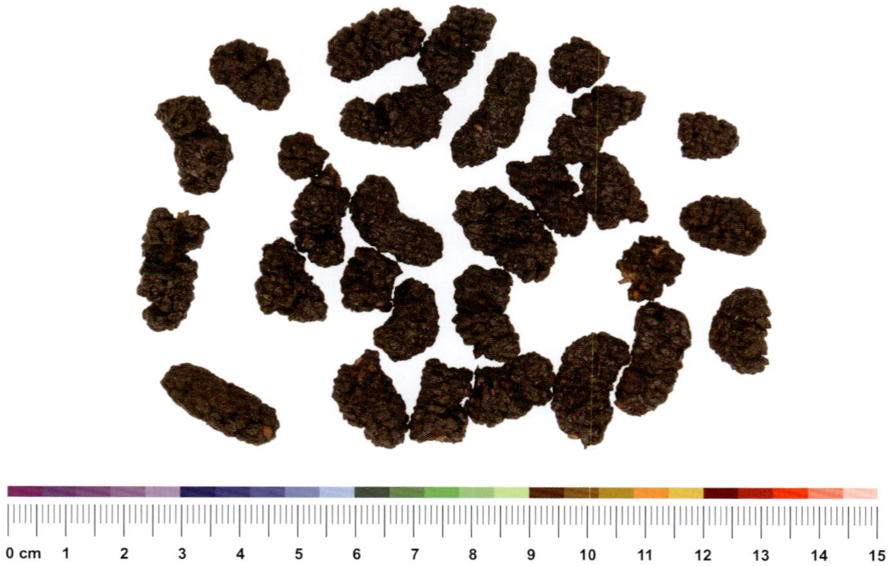

桑椹

产地：河北

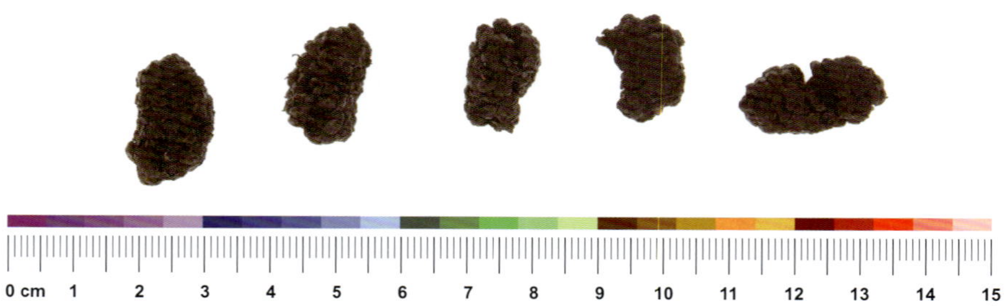

桑椹

产地：四川

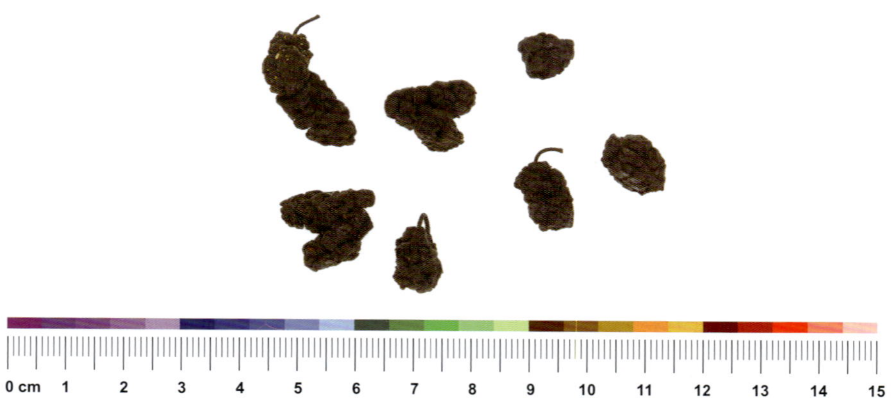

桑椹

产地：安徽

麸炒冬瓜子

【基　　原】葫芦科植物冬瓜 *Benincasa hispida*（Thunb.）Cogn. 干燥成熟种子的炮制品。

【采收加工】食用冬瓜时，收集成熟的种子，洗净，干燥。

【主要产地】全国各地均产。

【炮制方法】取原药材，除去杂质。取麸皮，撒入热锅内，待冒烟时，加入净冬瓜子，迅速翻动，用中火炒至黄色，取出，筛去麸皮，晾凉。每 100kg 净冬瓜子，用麸皮 10kg。

【饮片性状】本品呈扁平卵圆形。长 1～1.4cm，宽 0.5～0.8cm。表面黄色，略带焦斑。顶端较尖，一侧有小突起的种脐，基部钝圆。边缘光滑（单边冬瓜子），或两面边缘均有一环形的边（双边冬瓜子），子叶 2，有油性。微有香气，味微甜。

【功能主治】清热化痰，消痈，利湿。用于痰热咳嗽，肺痈，肠痈，淋病，水肿，脚气。

【用法用量】9～30g。用时捣碎。

【使用注意】寒饮咳喘、久病滑泄者忌用。

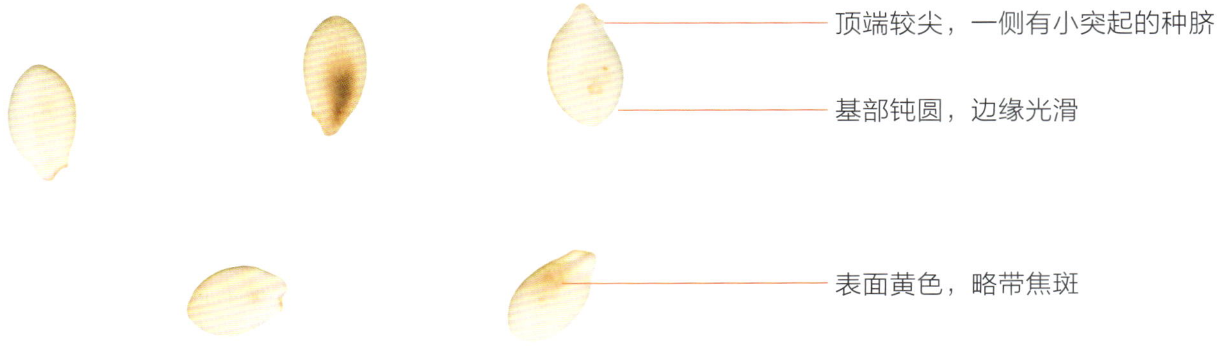

麸炒冬瓜子（单边冬瓜子）

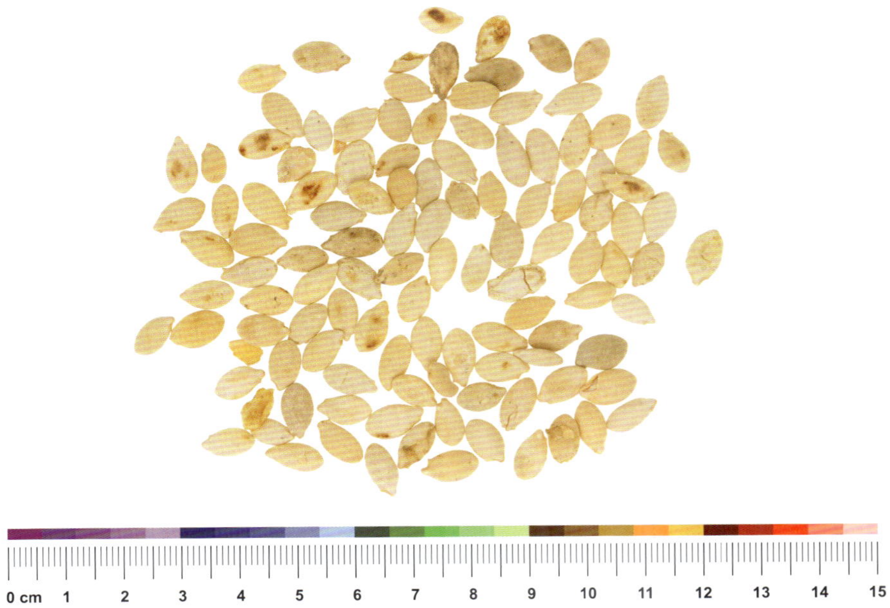

麸炒冬瓜子

产地：安徽

【炮制依据】《北京市中药饮片炮制规范（2008 年版）》

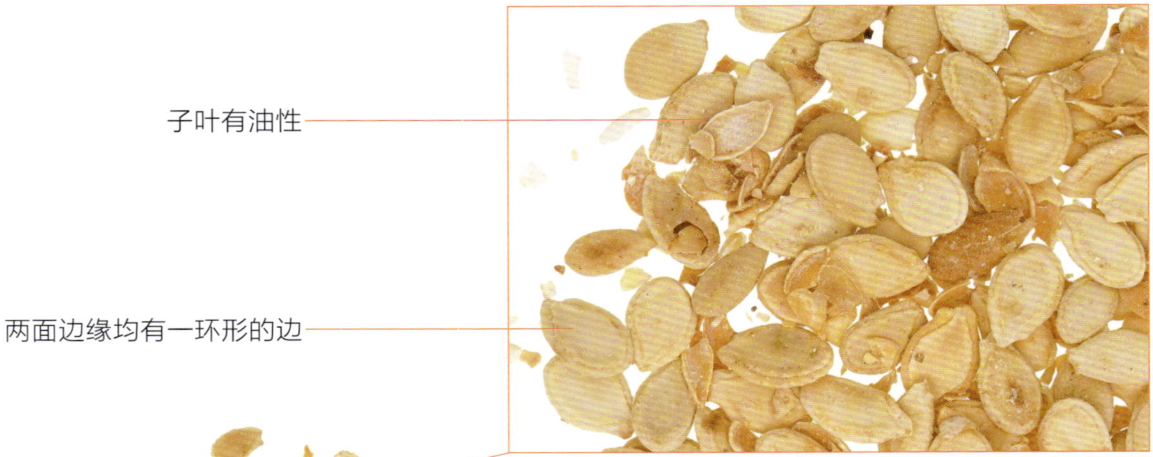

麸炒冬瓜子（双边冬瓜子）

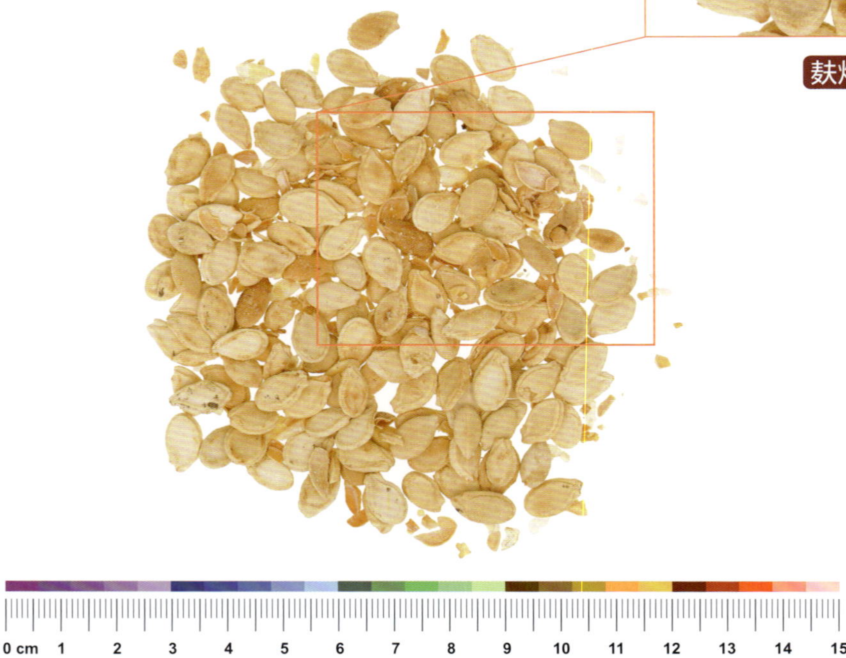

麸炒冬瓜子

产地：北京

【炮制依据】《北京市中药饮片炮制规范（2008 年版）》

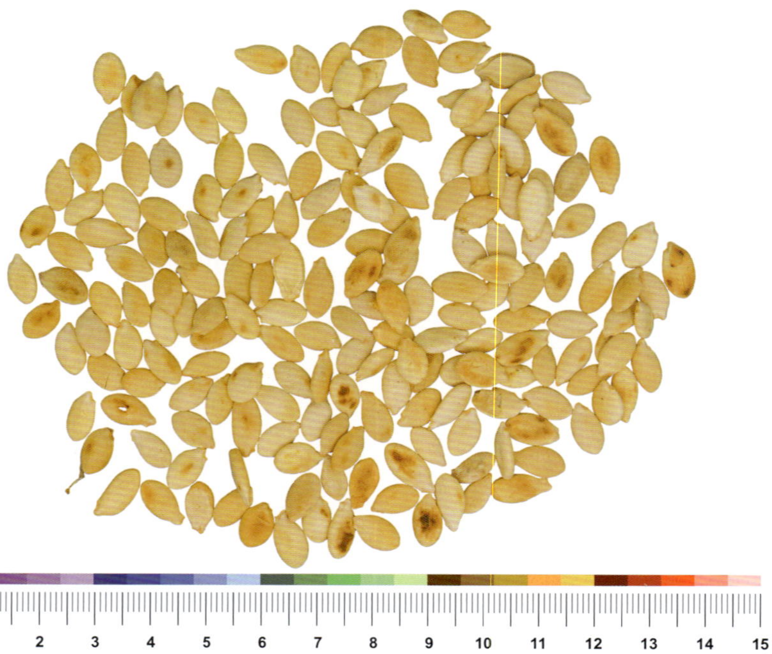

麸炒冬瓜子

产地：河北

【炮制依据】《北京市中药饮片炮制规范（2008 年版）》

麸炒芡实

【基　　原】 睡莲科植物芡 *Euryale ferox* Salisb. 干燥成熟种仁的炮制品。

【采收加工】 秋末冬初采收成熟果实，除去果皮，取出种子，洗净，再除去硬壳（外种皮），晒干。

【主要产地】 主产于江苏、江西、广东、广西、湖北、湖南、浙江、安徽、黑龙江等地。

【炮制方法】 取麸皮，撒入热锅内，待冒烟时，加入净芡实，迅速翻动，用中火炒至断面微黄色，取出，筛去麸皮，晾凉。每 100kg 净芡实，用麸皮 10kg。

【饮片性状】 本品呈类球形，多为破粒，完整者直径 0.5～0.8cm。表面有棕红色或红褐色内种皮，一端黄色或微黄色，约占全体 1/3，有凹点状的种脐痕，除去内种皮显白色。质较硬，断面白色，粉性。味淡、微酸。

【功能主治】 益肾固精，补脾止泻，除湿止带。用于遗精滑精，遗尿尿频，脾虚久泻，小便白浊，带下。

【用法用量】 9～15g。

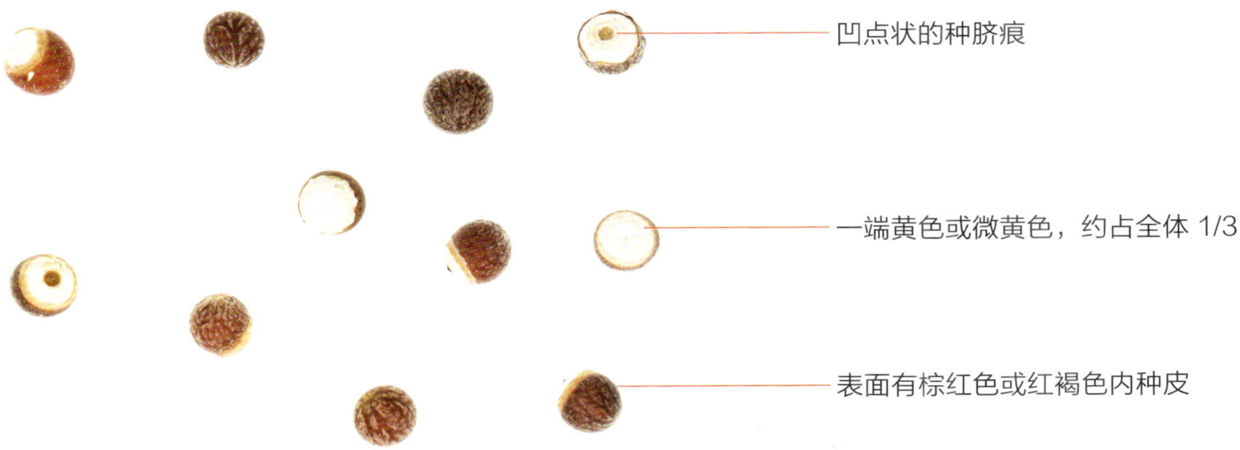

麸炒芡实

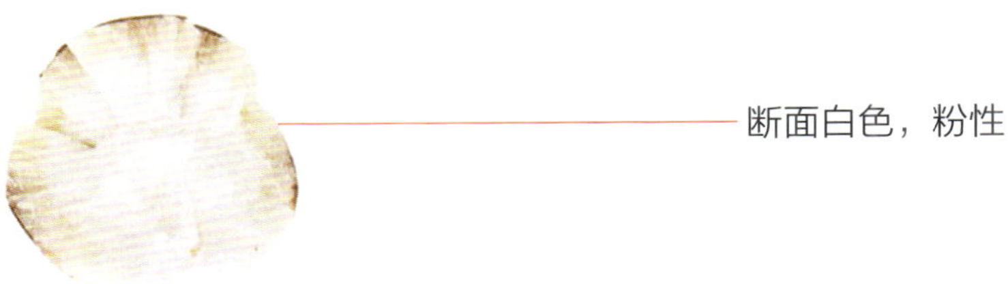

麸炒芡实（断面）

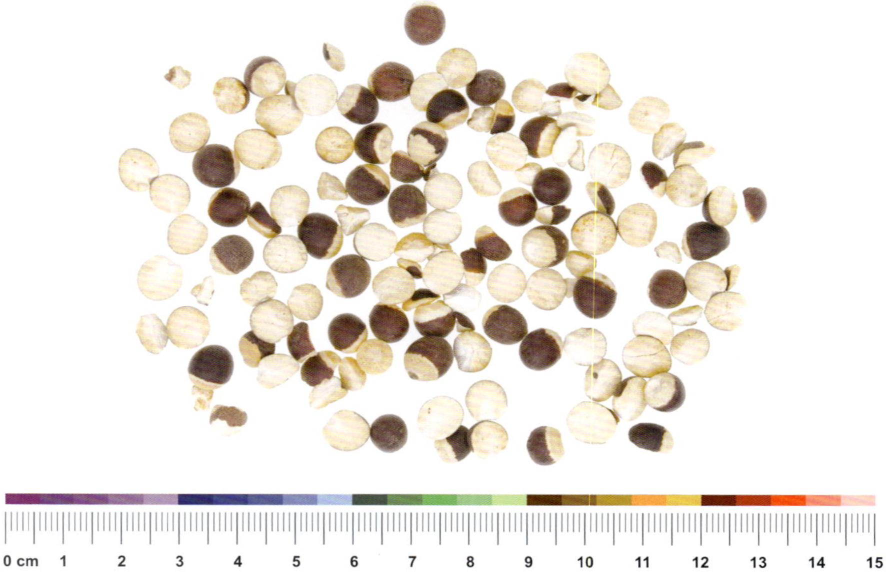

麸炒芡实

产地：广西

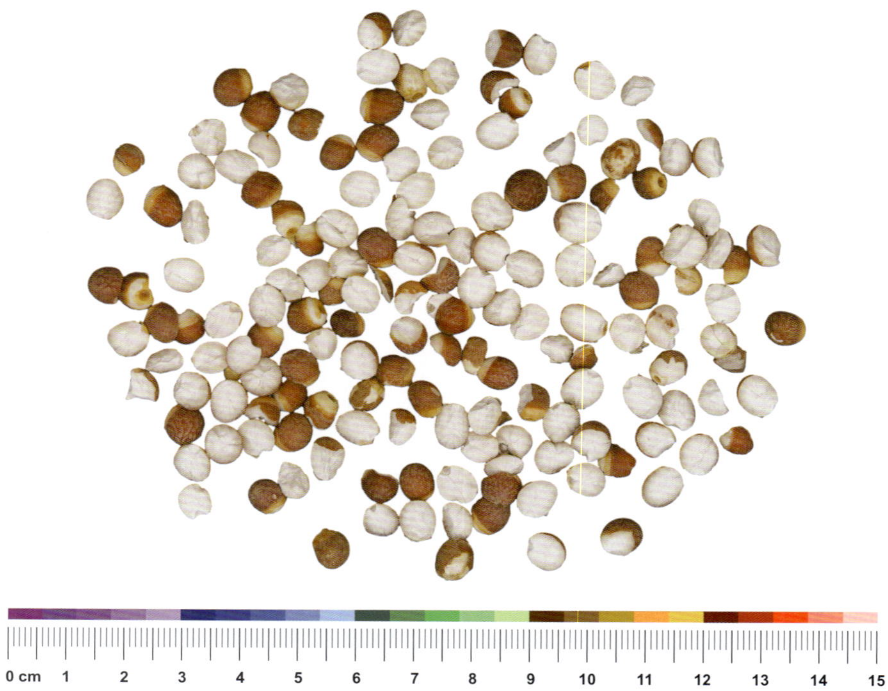

麸炒芡实

产地：广东

麸炒枳壳

【基　　原】芸香科植物酸橙 *Citrus aurantium* L. 及其栽培变种（栽培变种主要有黄皮酸橙 *Citrus aurantium*‘Huangpi’、代代花 *Citrus aurantium*‘Daidai’、朱栾 *Citrus aurantium*‘Chuluan’、塘橙 *Citrus aurantium*‘Tangcheng’）干燥未成熟果实的炮制品。

【采收加工】7 月果皮尚绿时采收，自中部横切为两半，晒干或低温干燥。

【主要产地】主产于江苏、浙江、江西、福建、湖北、湖南、广东、广西、四川、贵州等地。

【炮制方法】取原药材，去瓤，浸泡 1～2 小时，取出，闷润 24～48 小时，至内外湿度一致，切薄片，干燥，过筛。取麸皮，撒入热锅内，待冒烟时加入枳壳片，迅速翻动，用中火炒至黄色，取出，筛去麸皮，晾凉。每 100kg 枳壳片，用麸皮 10kg。

【饮片性状】本品呈不规则弧状条形薄片，切面外果皮棕褐色至褐色，偶有焦斑，有颗粒状突起；中果皮黄棕色至黄褐色，光滑而稍隆起，近外缘有 1～2 列点状油室，内侧有的有少量干缩呈棕色至紫褐色的瓤囊。气清香，味苦、微酸。

【功能主治】理气宽中，行滞消胀。用于胸胁气滞而胀满疼痛，食积不化，痰饮内停，脏器下垂。

【用法用量】3～10g。

【使用注意】孕妇慎用。

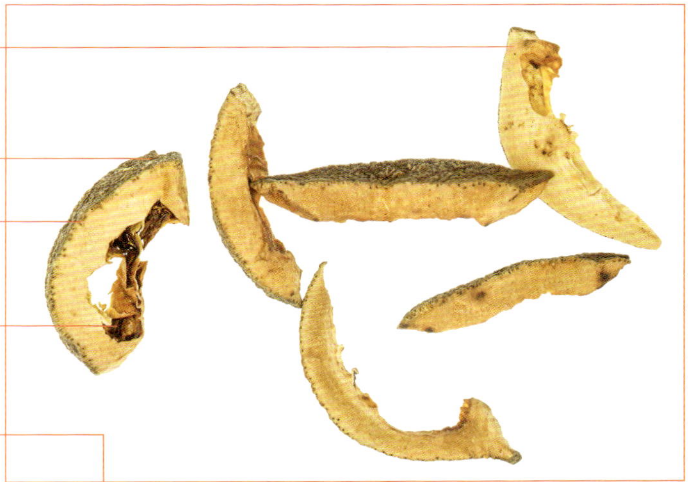

麸炒枳壳

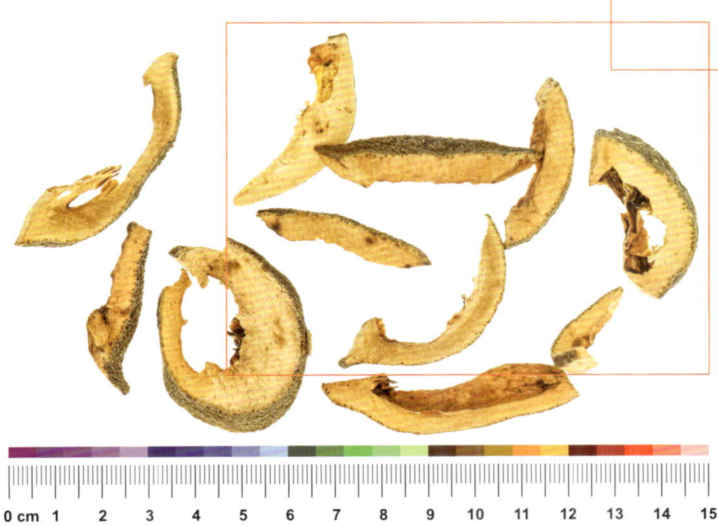

麸炒枳壳

产地：江西

麸炒枳实

【基　　原】芸香科植物酸橙 *Citrus aurantium* L. 及其栽培变种（栽培变种主要有黄皮酸橙 *Citrus aurantium* ‘Huangpi’、代代花 *Citrus aurantium* ‘Daidai’、朱栾 *Citrus aurantium* ‘Chuluan’、塘橙 *Citrus aurantium* ‘Tangcheng’）或甜橙 *Citrus sinensis* Osbeck 干燥幼果的炮制品。

【采收加工】5～6 月收集自落的果实，除去杂质，自中部横切为两半，晒干或低温干燥，较小者直接晒干或低温干燥。

【主要产地】主产于江苏、浙江、江西、福建、湖北、湖南、广东、广西、四川、贵州等地。

【炮制方法】方法 1 ｜取麸皮，撒入热锅内，待冒烟时，加入枳实片，迅速翻动，用中火炒至深黄色，取出，筛去麸皮，晾凉。每 100kg 枳实，用麸皮 10kg。[《北京市中药饮片炮制规范（2008 年版）》]

方法 2 ｜枳实除去杂质，洗净，润透，切薄片，干燥，照麸炒法炒至色变深。[《中华人民共和国药典（2020 年版）》]

【饮片性状】性状 1 ｜本品呈半球形，直径 3～5cm。外果皮棕褐色至褐色，略有焦斑，有颗粒状突起，有明显的花柱残迹或果梗痕。切面中果皮黄白色，光滑而稍隆起，厚 0.4～1.3cm，边缘散有 1～2 列油室，瓤囊 7～12 瓣，少数至 15 瓣，汁囊干缩呈棕色至棕褐色，内藏种子。质坚硬，不易折断。气清香，味苦、微酸。

性状 2 ｜本品呈不规则弧状条形或圆形薄片。切面外果皮棕褐色至深棕色，有的有焦斑；中果皮部分黄褐色至黄棕色，近外缘有 1～2 列点状油室，条片内侧或圆片中央具棕褐色瓤囊。气焦香，味微苦、微酸。

【功能主治】破气消积，化痰散痞。用于食积胃脘痞满，积滞便秘，湿热泻痢。

【用法用量】3～9g。

【使用注意】孕妇慎用。

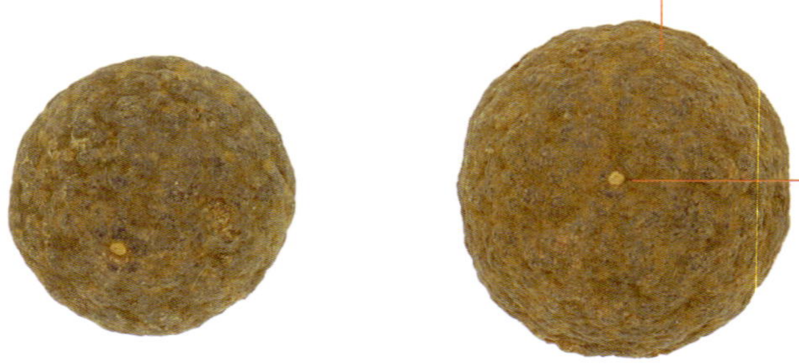

麸炒枳实（外表面）

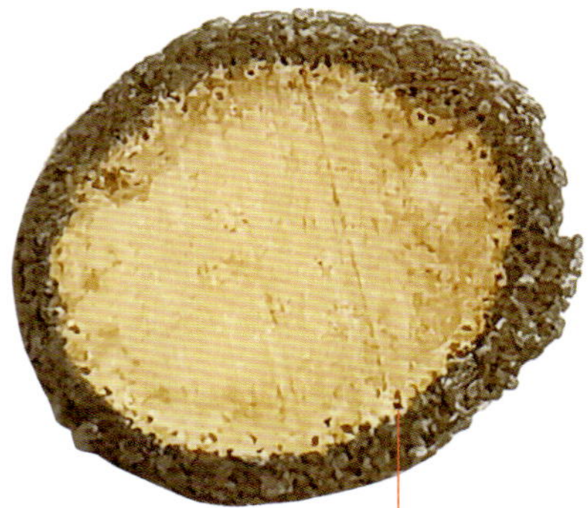

麸炒枳实（油室）

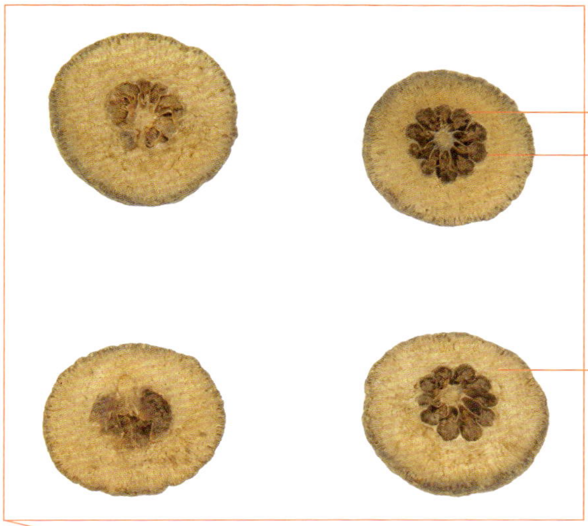

麸炒枳实（切面）

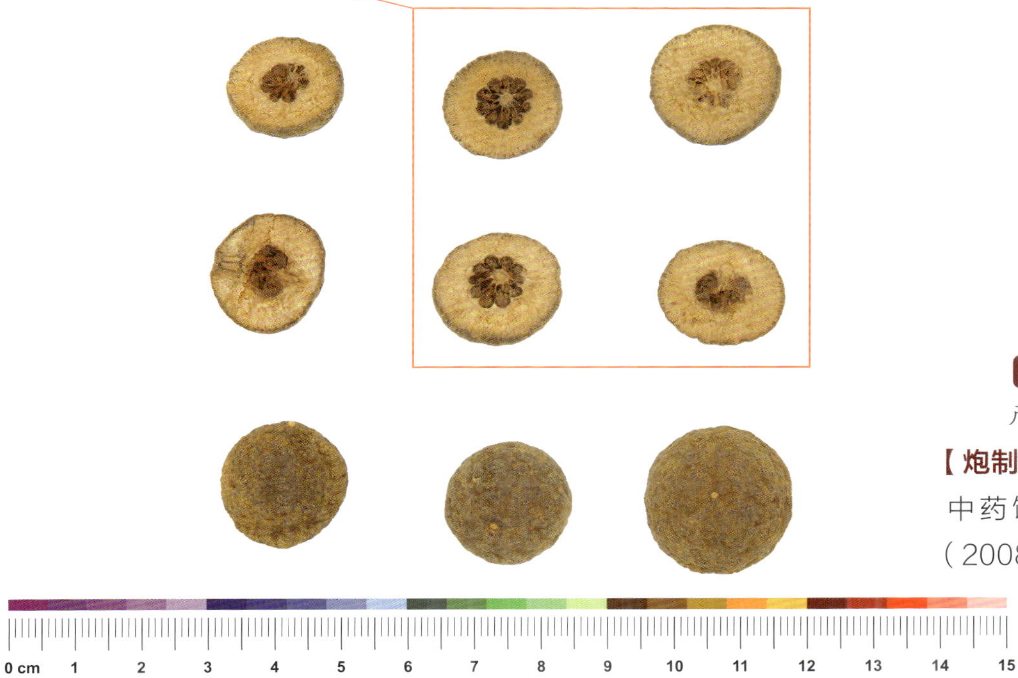

麸炒枳实

产地：江西

【炮制依据】《北京市中药饮片炮制规范（2008 年版）》

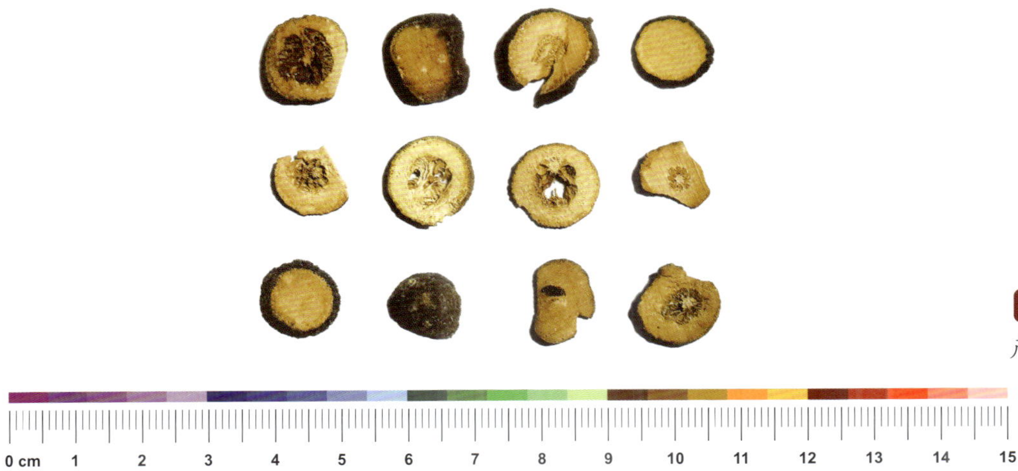

麸炒枳实

产地：江西

菟丝子

【基　　原】旋花科植物南方菟丝子 *Cuscuta australis* R.Br. 或菟丝子 *Cuscuta chinensis* Lam. 的干燥成熟种子。

【采收加工】秋季果实成熟时采收植株，晒干，打下种子，除去杂质。

【主要产地】主产于吉林、辽宁、河北、安徽、江苏、浙江、甘肃、江西、台湾、湖南、河南、宁夏、新疆、陕西、山东、福建、湖北、广东、四川、云南、内蒙古等地。

【炮制方法】除去杂质，洗净，干燥。

【饮片性状】本品呈类球形，直径 1～2mm。表面灰棕色至棕褐色，粗糙，种脐线形或扁圆形。质坚实，不易以指甲压碎。气微，味淡。加热煮至种皮破裂时，可露出黄白色卷旋状的胚，形如吐丝。

【功能主治】补益肝肾，固精缩尿，安胎，明目，止泻；外用消风祛斑。用于肝肾不足所致腰膝酸软、阳痿遗精、遗尿尿频，肾虚胎漏，胎动不安，目昏耳鸣，脾肾虚泻；外治白癜风。

【用法用量】6～12g。外用适量。

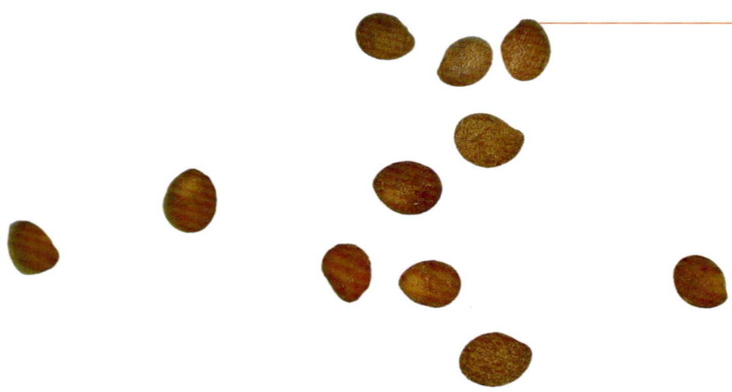

表面灰棕色至棕褐色，粗糙

菟丝子（1∶25）

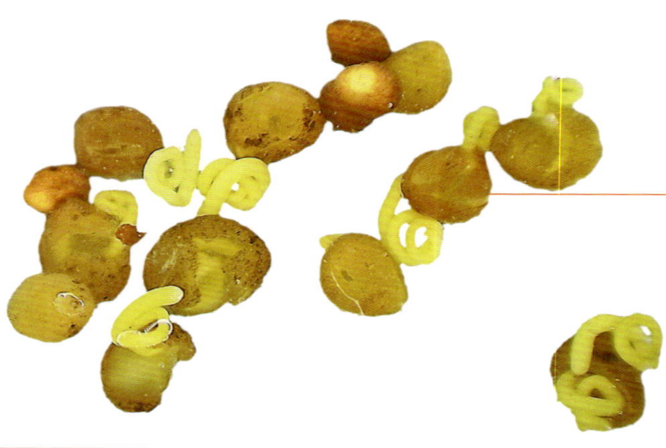

加热煮至种皮破裂时，可露出黄色卷旋状的胚，形如吐丝

菟丝子（水煮）

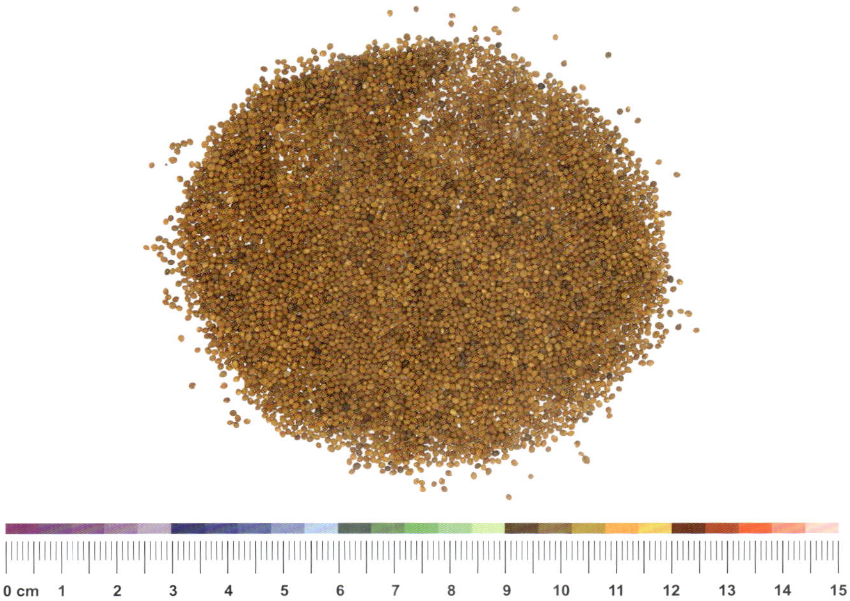

菟丝子

产地：河南

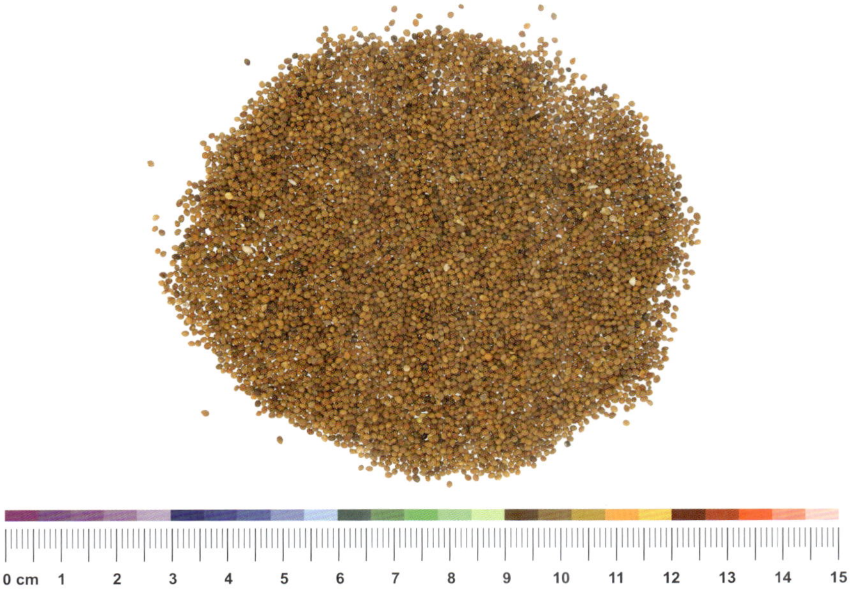

菟丝子

产地：河北

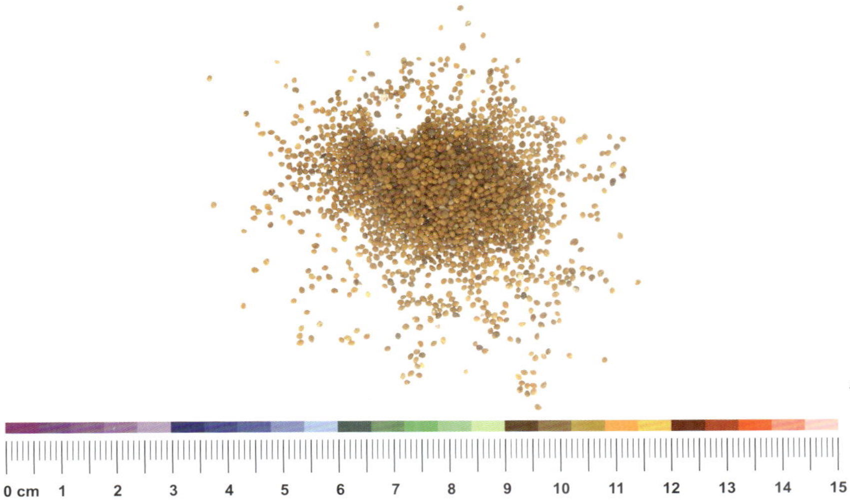

菟丝子

产地：内蒙古

蛇床子

【基　　原】伞形科植物蛇床 *Cnidium monnieri* (L.) Cuss. 的干燥成熟果实。

【采收加工】夏、秋二季果实成熟时采收，除去杂质，晒干。

【主要产地】全国各地均产。

【炮制方法】取原药材，除去杂质，筛去灰屑。

【饮片性状】本品为双悬果，呈椭圆形，长 2～4mm，直径约 2mm。表面灰黄色或灰褐色，顶端有 2 枚向外弯曲的柱基，基部偶有细梗。分果的背面有薄而突起的纵棱 5 条，接合面平坦，有 2 条棕色略突起的纵棱线。果皮松脆，揉搓易脱落。种子细小，灰棕色，显油性。气香，味辛凉，有麻舌感。

【功能主治】燥湿祛风，杀虫止痒，温肾壮阳。用于阴痒带下，湿疹瘙痒，湿痹腰痛，肾虚阳痿，宫冷不孕。

【用法用量】3～10g。外用适量，多煎汤熏洗，或研末调敷。

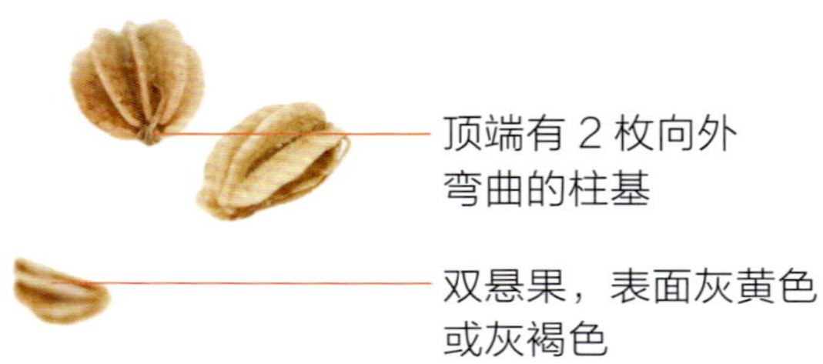

蛇床子（表面）

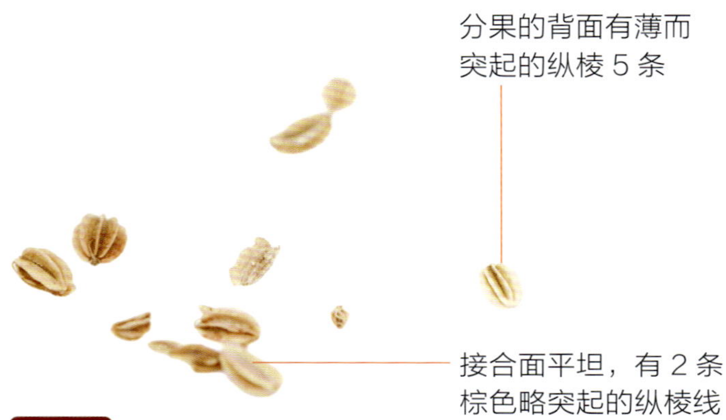

蛇床子

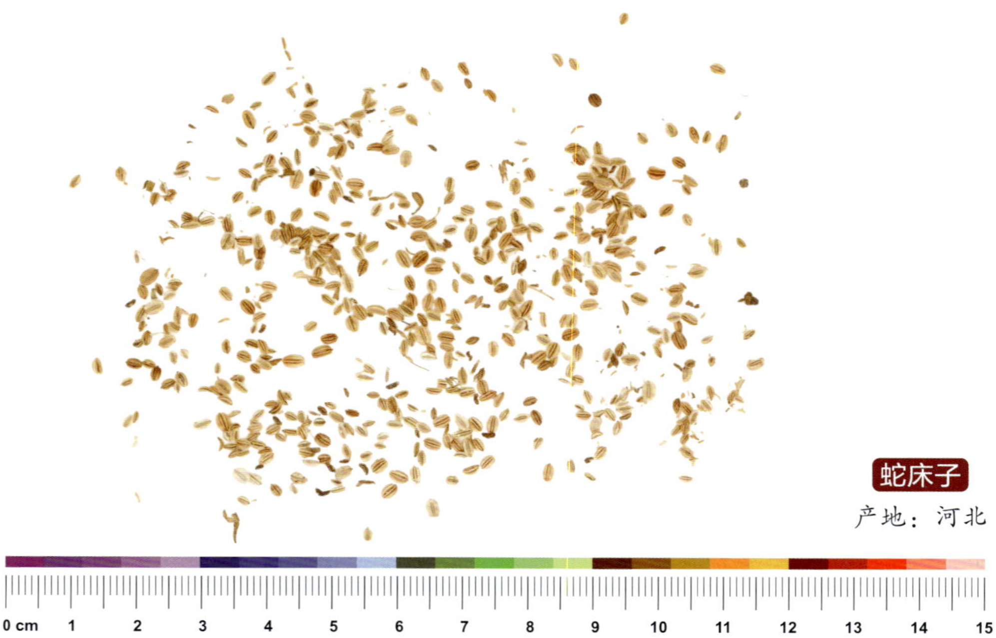

蛇床子

产地：河北

甜瓜子

【基　　原】葫芦科植物甜瓜 *Cucumis melo* L. 的干燥成熟种子。

【采收加工】夏、秋二季果实成熟时收集，洗净，晒干。

【主要产地】主产于内蒙古、河北、黑龙江、辽宁、吉林、山西、山东、新疆、甘肃、宁夏、陕西、云南、贵州、四川等地。

【炮制方法】除去杂质，洗净，晒干，用时捣碎。

【饮片性状】本品呈扁平长卵形，长 0.5～0.9cm，宽 0.2～0.4cm。表面黄白色、浅棕红色或棕黄色，平滑，微有光泽。一端稍尖，另端钝圆。种皮较硬而脆，内有膜质胚乳和子叶 2。气微，味淡。

【功能主治】清肺，润肠，化瘀，排脓，疗伤止痛。用于肺热咳嗽，便秘，肺痈，肠痈，跌打损伤，筋骨折伤。

【用法用量】9～30g。

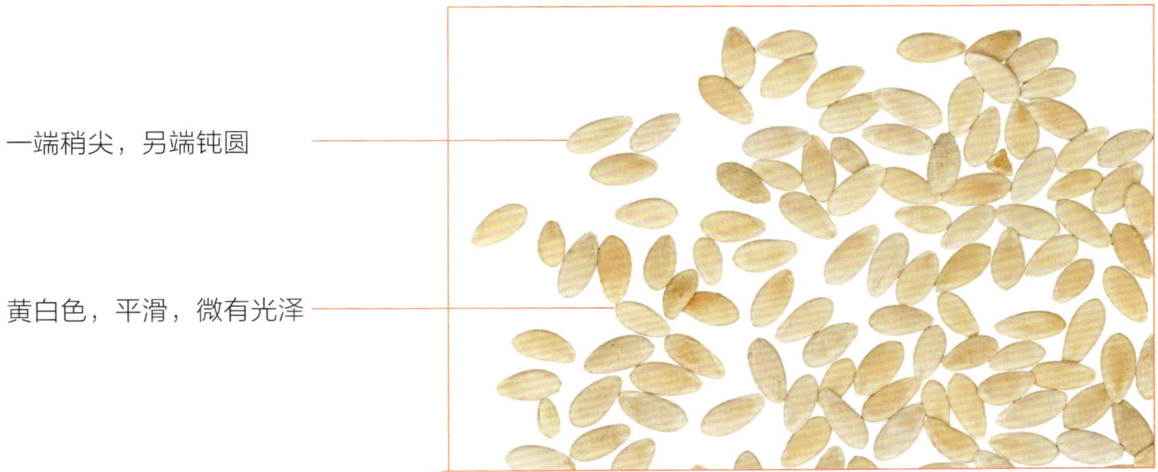

甜瓜子

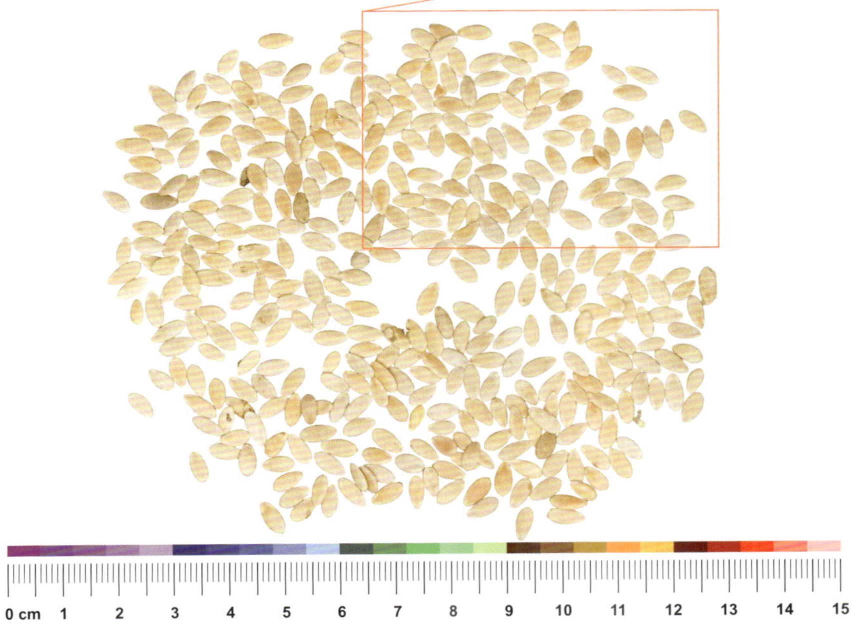

甜瓜子

产地：山西

猪牙皂

【基　　原】豆科植物皂荚 *Gleditsia sinensis* Lam. 的干燥不育果实。

【采收加工】秋季采收，除去杂质，干燥。

【主要产地】主产于四川、贵州、云南、山东、陕西、湖北、河北、山西、安徽等地。

【炮制方法】除去杂质，洗净，晒干。用时捣碎。

【饮片性状】本品呈圆柱形，略扁而弯曲，长5～11cm，宽0.7～1.5cm。表面紫棕色或紫褐色，被灰白色蜡质粉霜，擦去后有光泽，并有细小的疣状突起和线状或网状裂纹。顶端有鸟喙状花柱残基，基部具果梗残痕。质硬而脆，易折断，断面棕黄色，中间疏松，有淡绿色或淡棕黄色的丝状物，偶有发育不全的种子。气微，有刺激性，味先甜而后辣。

【功能主治】祛痰开窍，散结消肿。用于中风口噤，昏迷不醒，癫痫痰盛，关窍不通，喉痹痰阻，顽痰喘咳，咯痰不爽，大便燥结；外治痈肿。

【用法用量】1～1.5g，多入丸、散用。外用适量，研末吹鼻取嚏或研末调敷患处。

【使用注意】孕妇及咯血、吐血患者禁用。

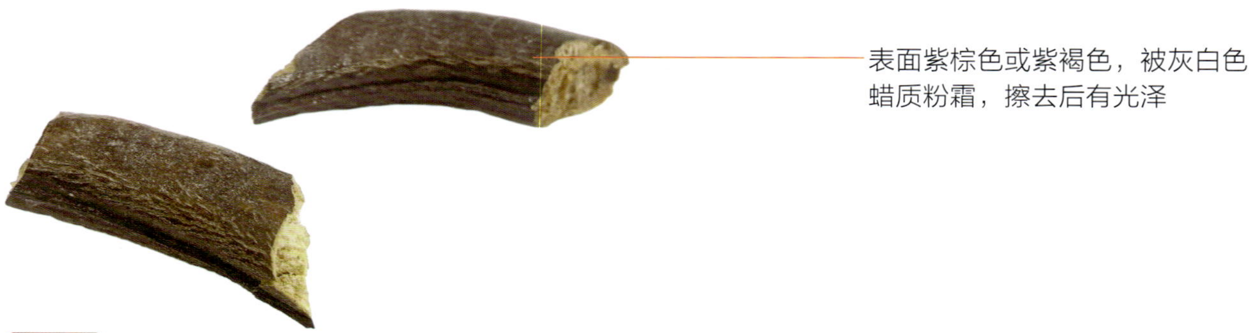

猪牙皂

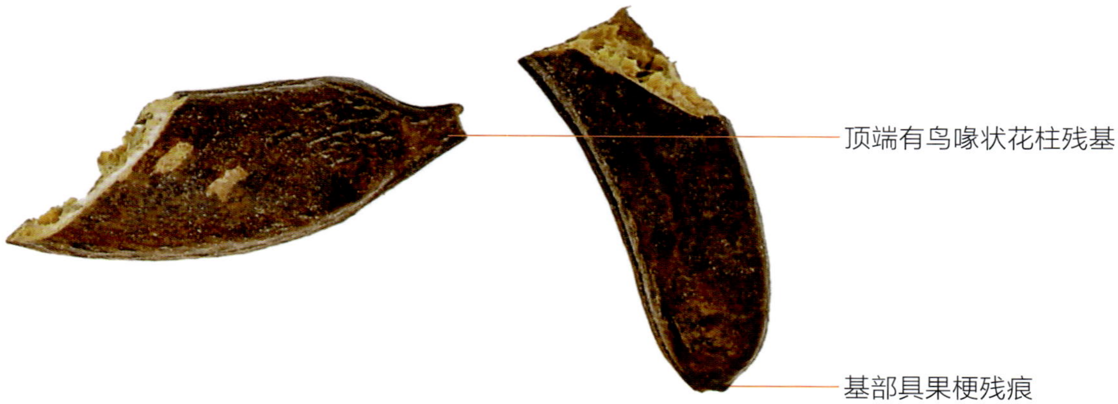

猪牙皂（表面）

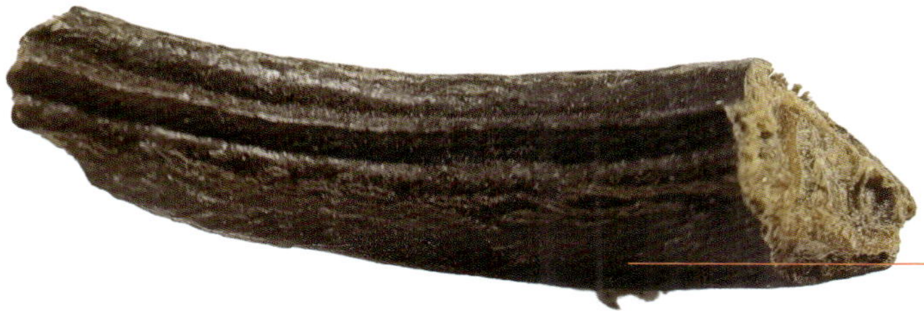

有细小的疣状突起和线状或网状裂纹

猪牙皂（侧面）

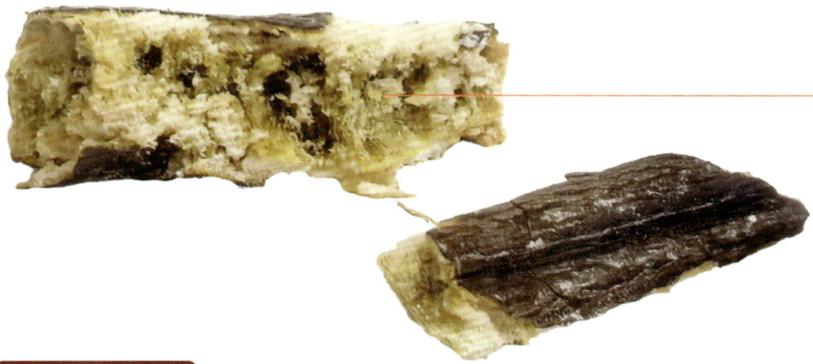

断面棕黄色，中间疏松，有淡绿色或淡棕黄色的丝状物

猪牙皂（断面）

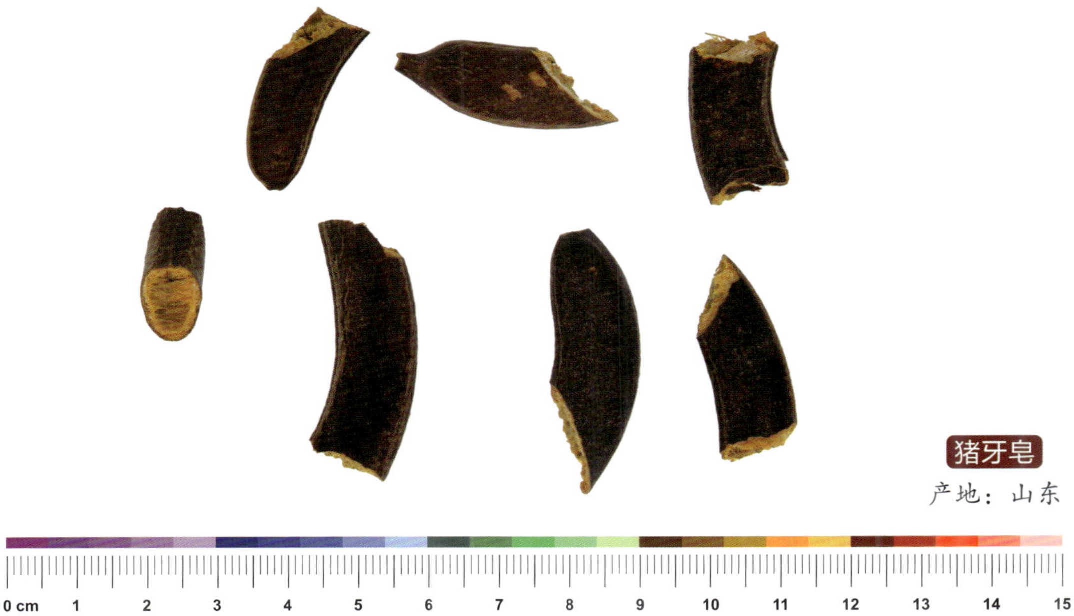

猪牙皂

产地：山东

葶苈子

【基　　原】十字花科植物播娘蒿 *Descurainia sophia*（L.）Webb. ex Prantl. 或独行菜 *Lepidium apetalum* Willd. 的干燥成熟种子。前者习称"南葶苈子"，后者习称"北葶苈子"。

【采收加工】夏季果实成熟时采割植株，晒干，搓出种子，除去杂质。

【主要产地】主产于山东、河北、河南、安徽、江苏、浙江、福建、湖北、江西、广西等地。

【炮制方法】除去杂质和灰屑。

【饮片性状】南葶苈子丨呈长圆形略扁，长 0.8～1.2mm，宽约 0.5mm。表面棕色或红棕色，微有光泽，具纵沟 2 条，其中 1 条较明显。一端钝圆，另端微凹或较平截，种脐类白色，位于凹入端或平截处。气微，味微辛、苦，略带黏性。

北葶苈子丨呈扁卵形，长 1～1.5mm，宽 0.5～1mm。一端钝圆，另端尖而微凹，种脐位于凹入端。味微辛辣，黏性较强。

【功能主治】泻肺平喘，行水消肿。用于痰涎壅肺，喘咳痰多，胸胁胀满，不得平卧，胸腹水肿，小便不利。

【用法用量】3～10g，包煎。

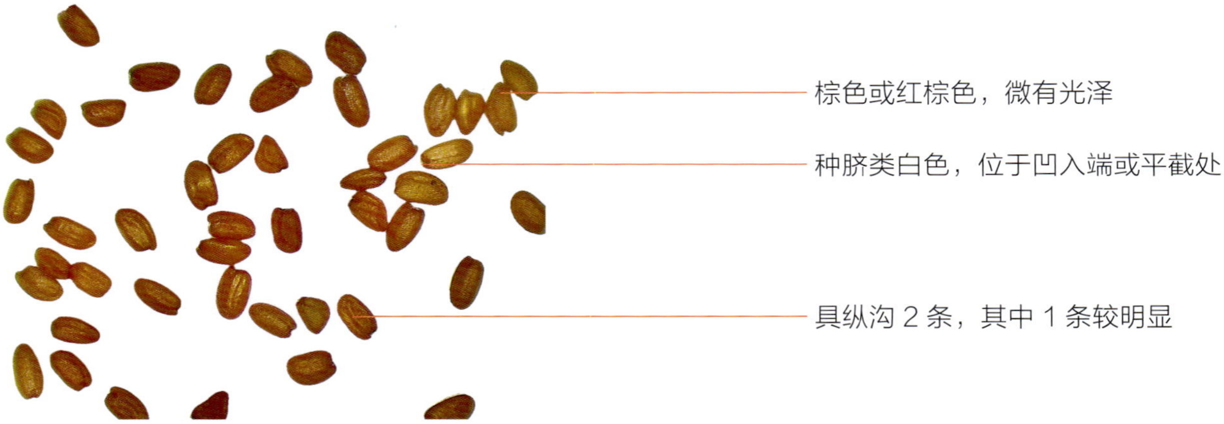

葶苈子（1:25）

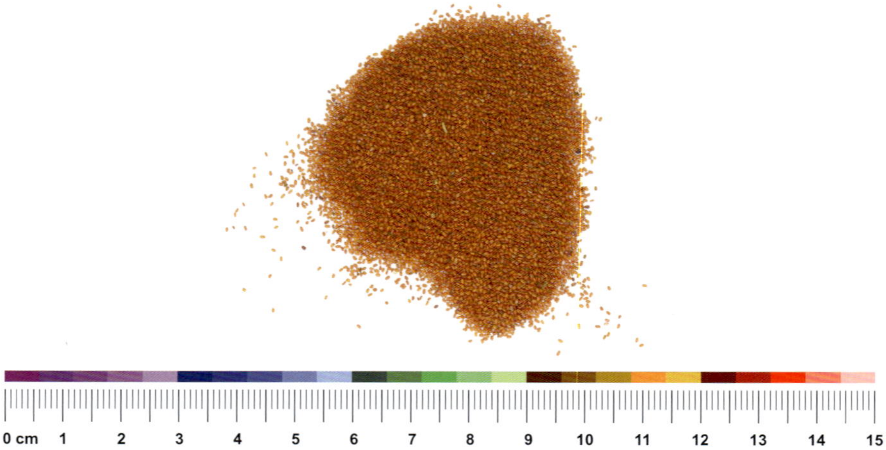

葶苈子

产地：浙江

黑芝麻

【基　　原】脂麻科植物脂麻 *Sesamum indicum* L. 的干燥成熟种子。

【采收加工】秋季果实成熟时采割植株，晒干，打下种子，除去杂质，再晒干。

【主要产地】主产于河南、山东、湖北、四川、安徽、江西、河北等地。

【炮制方法】除去杂质，洗净，晒干。用时捣碎。

【饮片性状】本品呈扁卵圆形，长约 3mm，宽约 2mm。表面黑色，平滑或有网状皱纹。尖端有棕色点状种脐。种皮薄，子叶 2，白色，富油性。气微，味甘，有油香气。

【功能主治】补肝肾，益精血，润肠燥。用于精血亏虚所致头晕眼花、耳鸣耳聋、须发早白、病后脱发、肠燥便秘。

【用法用量】9～15g。

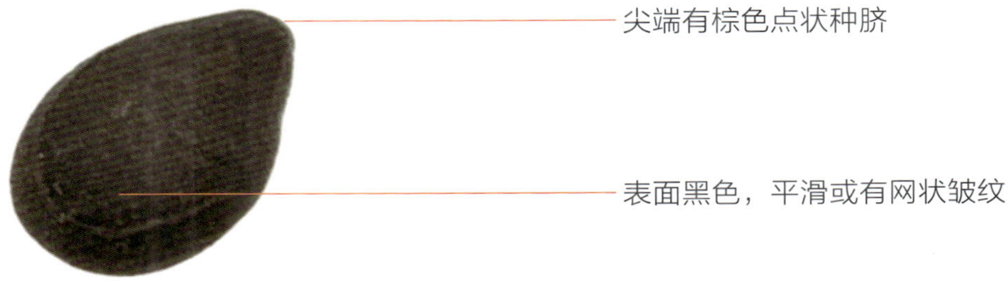

黑芝麻

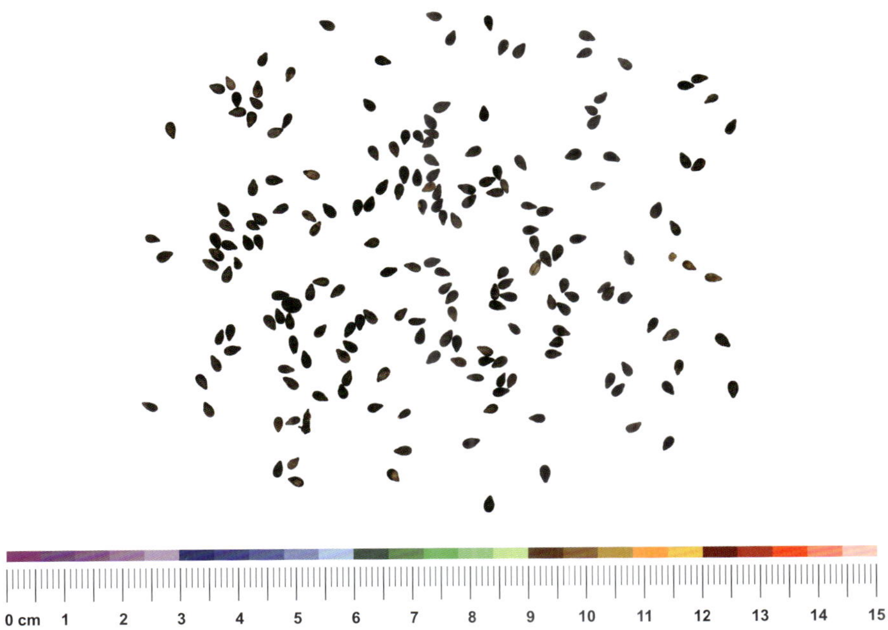

黑芝麻

产地：安徽

黑豆

【基　　原】 豆科植物大豆 *Glycine max*（L.）Merr. 的干燥成熟种子。

【采收加工】 秋季采收成熟果实，晒干，打下种子，除去杂质。

【主要产地】 主产于黑龙江、辽宁、吉林、安徽、河南、河北、山东、陕西、江苏等地。

【炮制方法】 取原药材，除去杂质。

【饮片性状】 本品呈椭圆形或类球形，稍扁，长0.6～1.2cm，直径0.5～0.9cm。表面黑色或灰黑色，光滑或有皱纹，具光泽，一侧有淡黄白色长椭圆形种脐。质坚硬。种皮薄而脆，子叶2，肥厚，黄绿色或淡黄色。气微，味淡，嚼之有豆腥味。

【功能主治】 益精明目，养血祛风，利水，解毒。用于阴虚烦渴，头晕目昏，体虚多汗，肾虚腰痛，水肿尿少，痹痛拘挛，手足麻木，药食中毒。

【用法用量】 9～30g。外用适量，煎汤洗患处。

黑豆

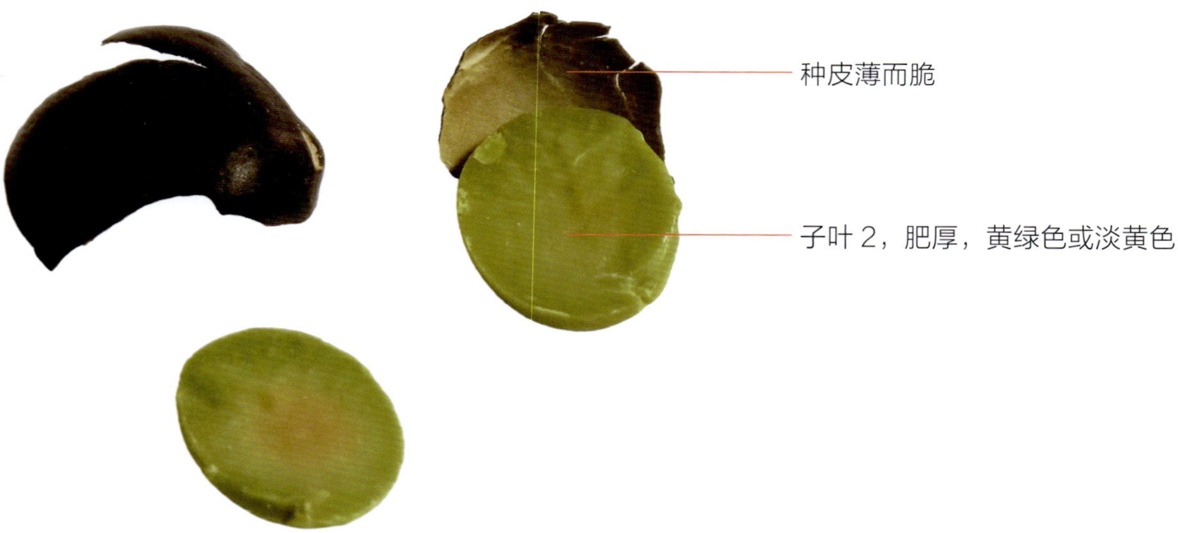

黑豆（断面）

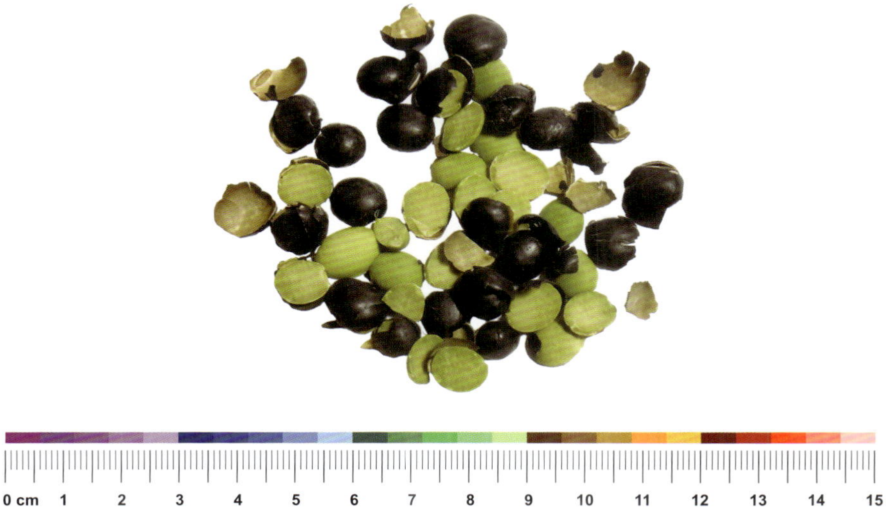

黑豆

产地：河北

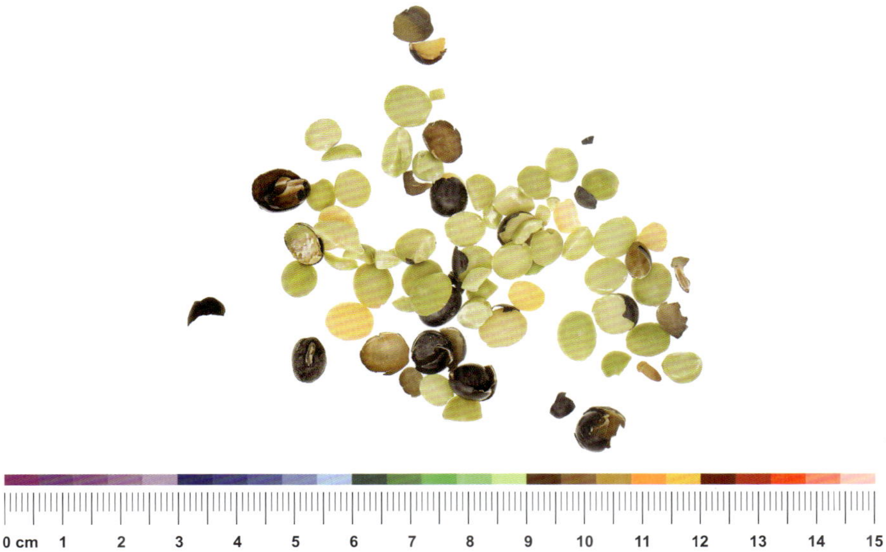

黑豆

产地：黑龙江

路路通

【基　　原】金缕梅科植物枫香树 *Liquidambar formosana* Hance 的干燥成熟果序。

【采收加工】冬季果实成熟后采收，除去杂质，干燥。

【主要产地】主产于江苏、浙江、江西、福建、广东、湖北、河南、贵州等地。

【炮制方法】取原药材，除去杂质及果柄。

【饮片性状】本品为聚花果，由多数小蒴果集合而成，呈球形，直径 2～3cm。基部有总果梗。表面灰棕色或棕褐色，有多数尖刺和喙状小钝刺，长 0.5～1mm，常折断，小蒴果顶部开裂，呈蜂窝状小孔。体轻，质硬，不易破开。气微，味淡。

【功能主治】祛风活络，利水，通经。用于关节痹痛，麻木拘挛，水肿胀满，乳少，经闭。

【用法用量】5～10g。

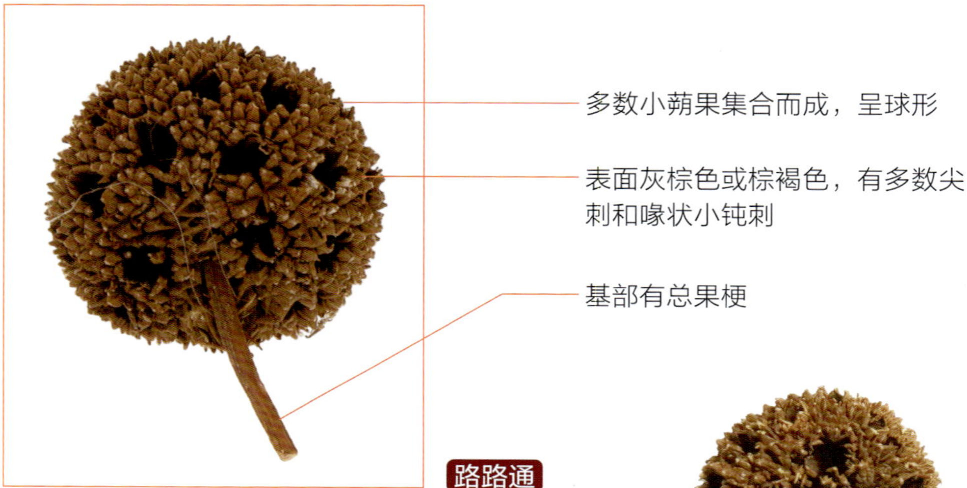

路路通

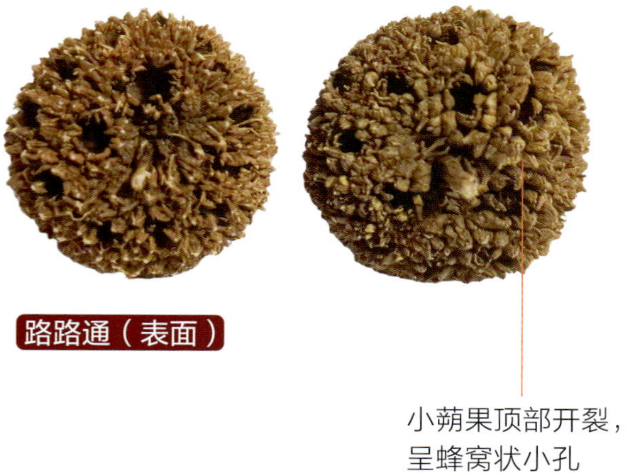

路路通（表面）

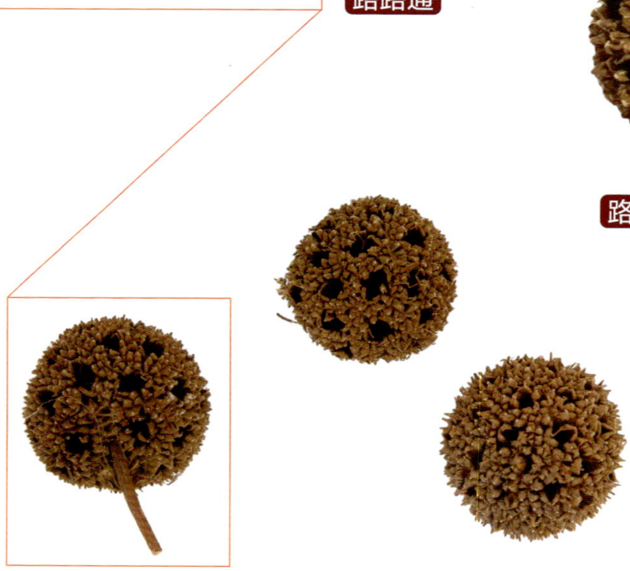

路路通

产地：浙江

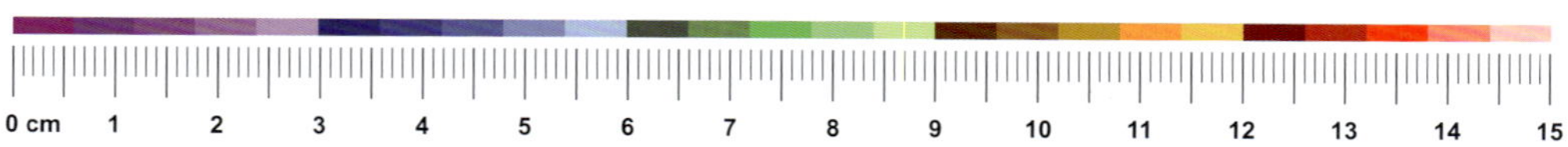

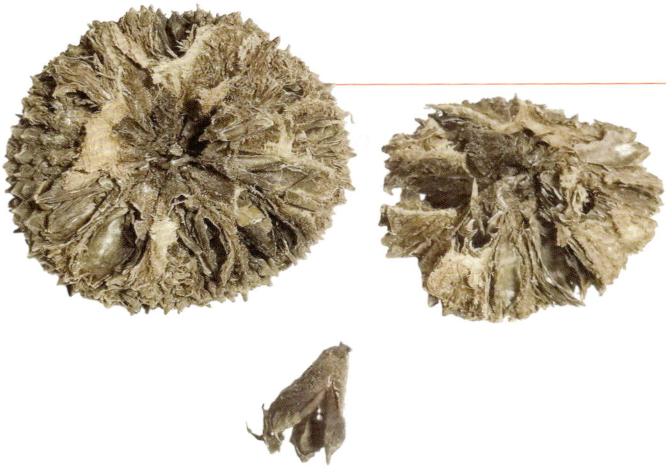

路路通（表面）

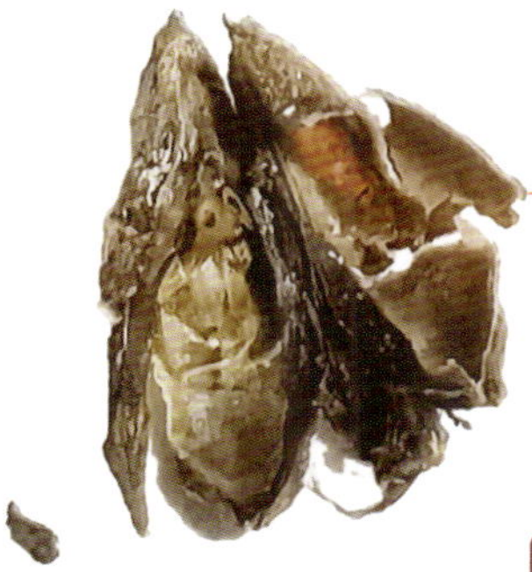

路路通（小蒴果）

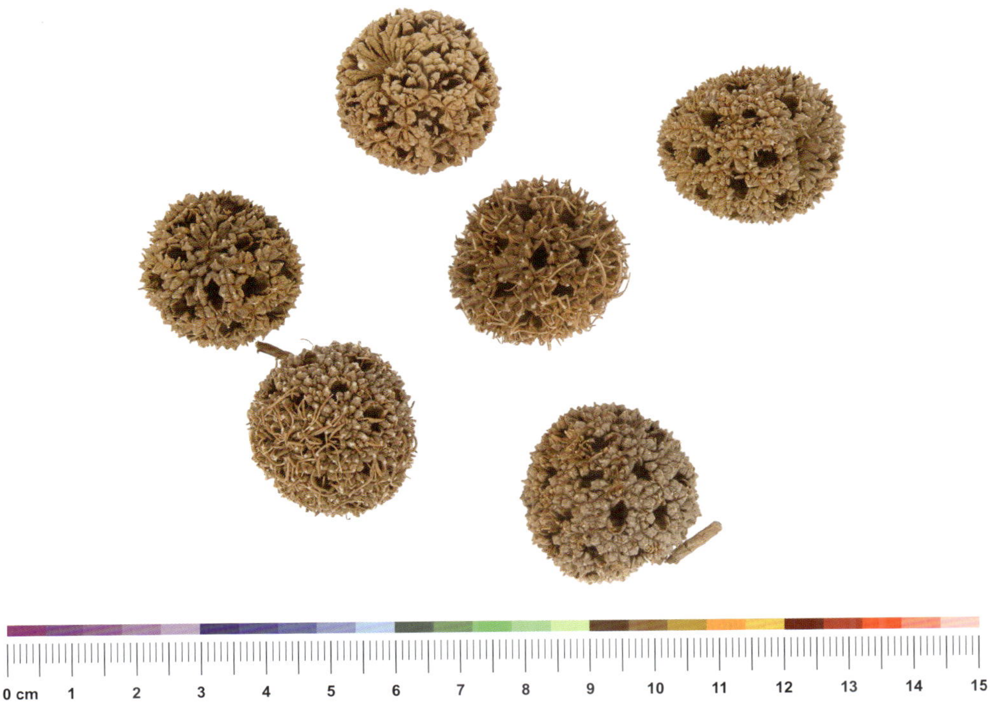

路路通

产地：江苏

锦灯笼

【基　　原】茄科植物酸浆 *Physalisalkekengi* L. var.*franchetii*（Mast.）Makino 的干燥宿萼或带果实的宿萼。

【采收加工】秋季果实成熟、宿萼呈红色或橙红色时采收，干燥。

【主要产地】主产于内蒙古、黑龙江、吉林、辽宁、河北等地。

【炮制方法】取原药材，除去杂质、果柄及残存果实。

【饮片性状】本品略呈灯笼状，多压扁，长 3～4.5cm，宽 2.5～4cm。表面橙红色或橙黄色，有 5 条明显的纵棱，棱间有网状的细脉纹。顶端渐尖，微 5 裂，基部略平截，中心凹陷有果梗。体轻，质柔韧，中空，或内有棕红色或橙红色果实。果实球形，多压扁，直径 1～1.5cm，果皮皱缩，内含种子多数。气微，宿萼味苦，果实味甘、微酸。

【功能主治】清热解毒，利咽化痰，利尿通淋。用于咽痛音哑，痰热咳嗽，小便不利，热淋涩痛；外治天疱疮、湿疹。

【用法用量】5～9g。外用适量，捣敷患处。

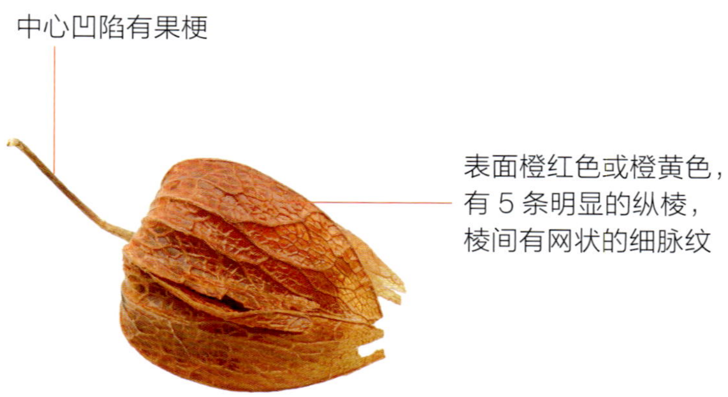

锦灯笼（表面）

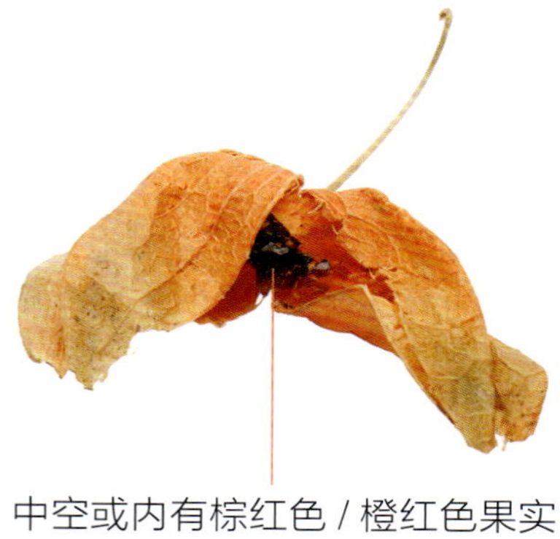

锦灯笼（内部）

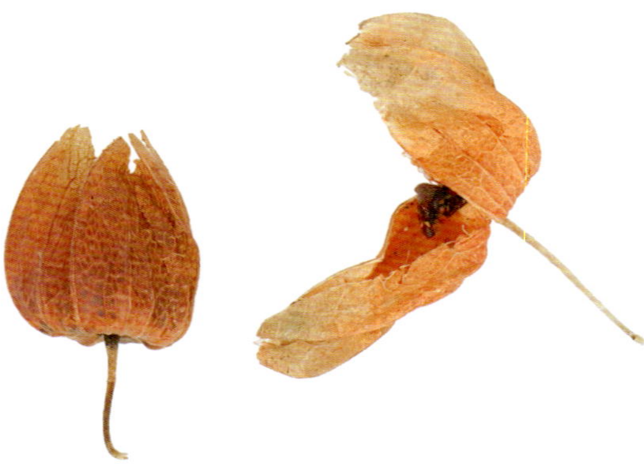

锦灯笼
产地：河北

煨肉豆蔻

【基　　原】肉豆蔻科植物肉豆蔻 *Myristica fragrans* Houtt. 干燥种仁的炮制品。

【主要产地】主产于广东、广西、云南、海南等地；进口品主产于马来西亚、印度尼西亚等地。

【炮制方法】麸煨肉豆蔻｜取净肉豆蔻，加入麸皮，麸煨温度 150～160℃，约 15 分钟，至麸皮呈焦黄色，肉豆蔻呈棕褐色，表面有裂隙时取出，筛去麸皮，放凉。用时捣碎。每 100kg 肉豆蔻，用麸皮 40kg。[《中华人民共和国药典（2020 年版）》]

滑石粉煨肉豆蔻｜取原药材，除去杂质，取滑石粉，置热锅内，用文火炒至轻松状态时，加入净肉豆蔻，缓缓翻动，炒至稍鼓显微黄色，取出，筛去滑石粉，晾凉。每 100kg 净肉豆蔻，用滑石粉 40kg。[《北京市中药饮片炮制规范（2008 年版）》]

【饮片性状】本品呈卵圆形或椭圆形，长 2～3cm，直径 1.5～2.5cm。表面为棕褐色，有时外被白粉（石灰粉末）。全体有浅色纵行沟纹和不规则网状沟纹。种脐位于宽端，呈浅色圆形突起，合点呈暗凹陷。种脊呈纵沟状，连接两端。质坚，断面显棕黄色相杂的大理石花纹，宽端可见干燥皱缩的胚，富油性。气香浓烈，味辛。

【功能主治】温中行气，涩肠止泻。用于脾胃虚寒所致久泻不止、脘腹胀痛、食少呕吐。

【用法用量】3～10g。

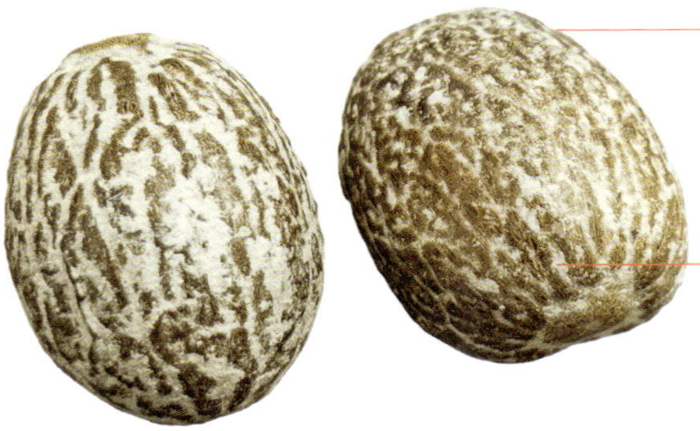

煨肉豆蔻（表面）

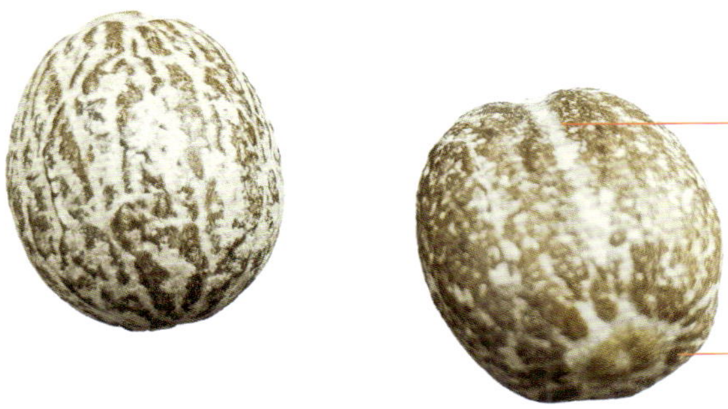

煨肉豆蔻（种脐）

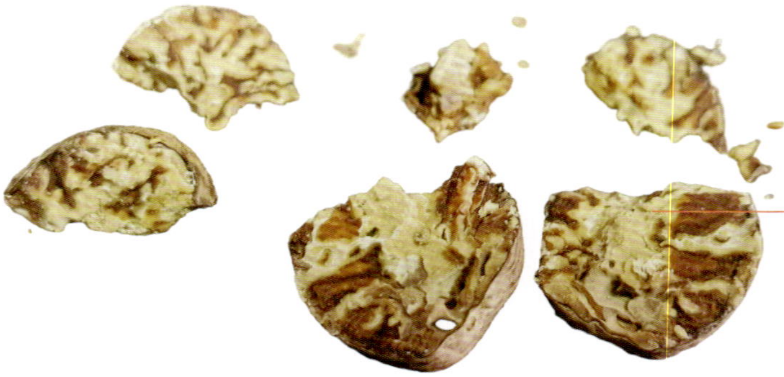

棕黄色相杂的大理石花纹

煨肉豆蔻（断面）

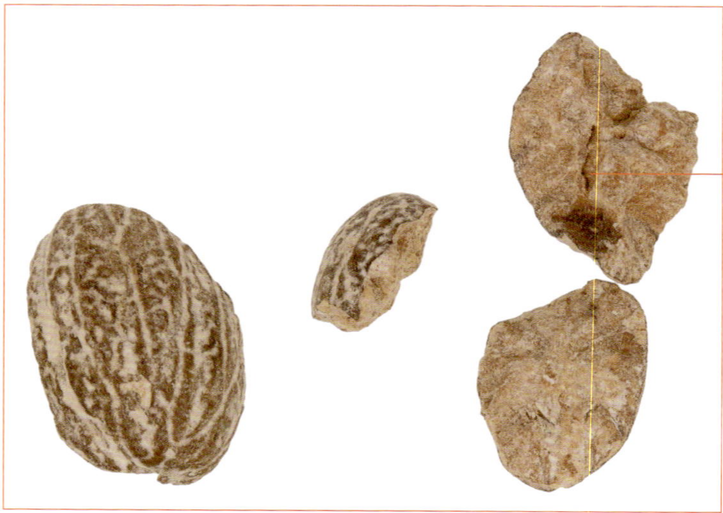

宽端可见干燥皱缩的胚

煨肉豆蔻（断面）

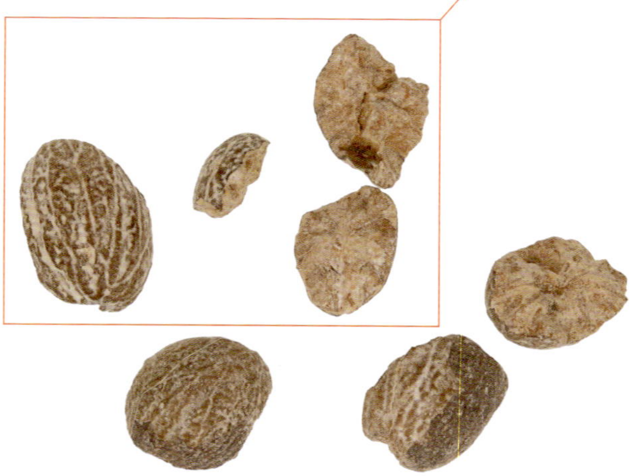

煨肉豆蔻

产地：海南

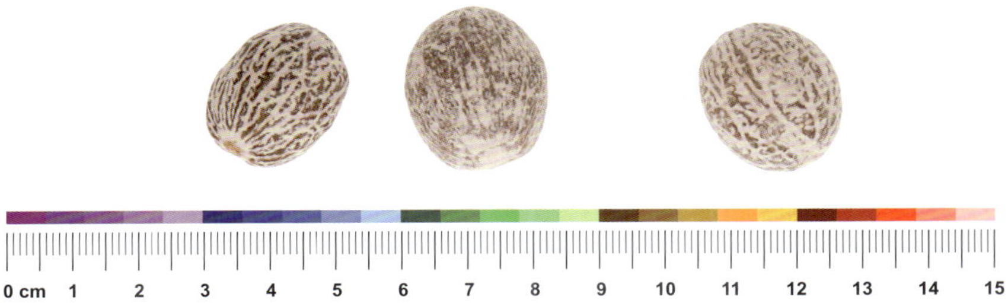

煨肉豆蔻
产地：广东

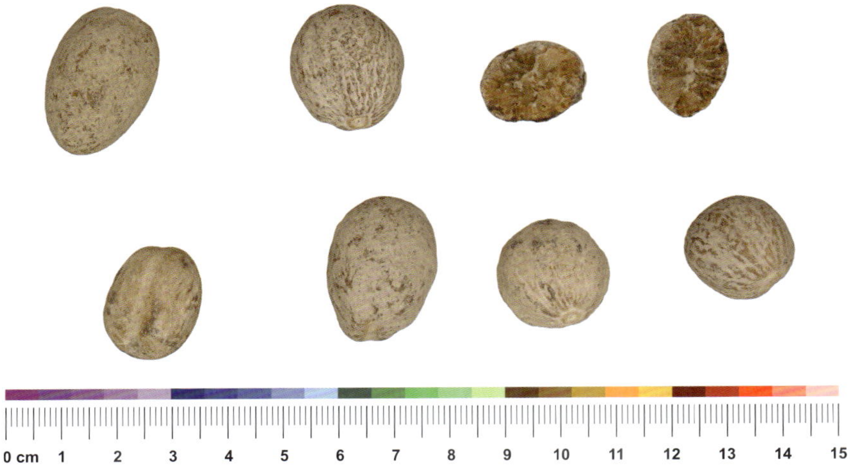

煨肉豆蔻
产地：广西
【炮制依据】《北京市中药饮片炮制规范（2008年版）》

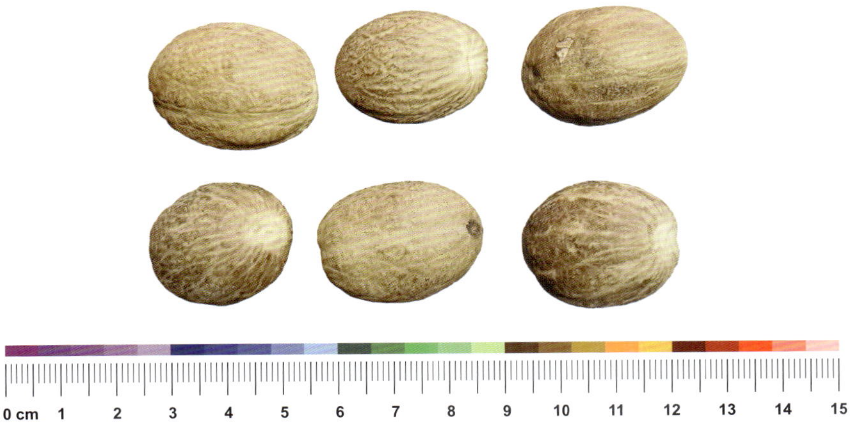

煨肉豆蔻
产地：广东

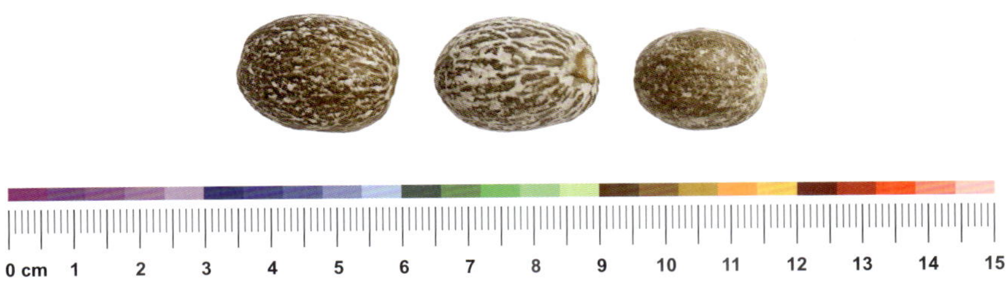

煨肉豆蔻
产地：广东
【炮制依据】《北京市中药饮片炮制规范（2008年版）》

褚实子

【基　　原】 桑科植物构树 *Broussonetia papyrifera*（L.）Vent. 的干燥成熟果实。

【采收加工】 秋季果实成熟时采收，洗净，晒干，除去灰白色膜状宿萼和杂质。

【主要产地】 主产于河南、湖北、湖南、山西、甘肃，此外，浙江、福建、安徽、四川、山东、江苏、江西、陕西、广西等地亦产。

【炮制方法】 除去杂质和灰屑。

【饮片性状】 本品略呈球形或卵圆形，稍扁，直径约 1.5mm。表面红棕色，有网状皱纹或颗粒状突起，一侧有棱，一侧有凹沟，有的具果梗。质硬而脆，易压碎。胚乳类白色，富油性。气微，味淡。

【功能主治】 补肾清肝，明目，利尿。用于肝肾不足所致腰膝酸软、虚劳骨蒸，头晕目昏，目生翳膜，水肿胀满。

【用法用量】 6～12g。

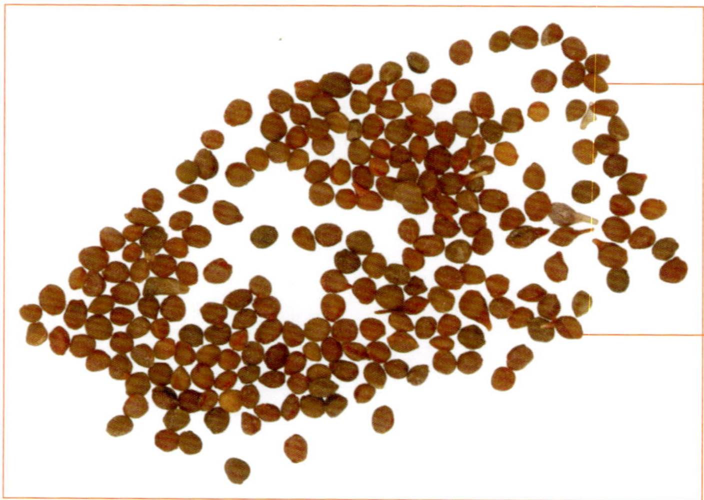

表面红棕色，有网状皱纹或颗粒状突起

一侧有棱，一侧有凹沟

褚实子

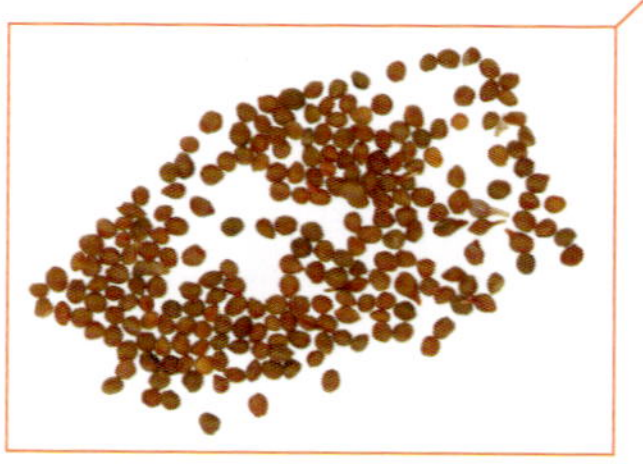

褚实子

产地：广西

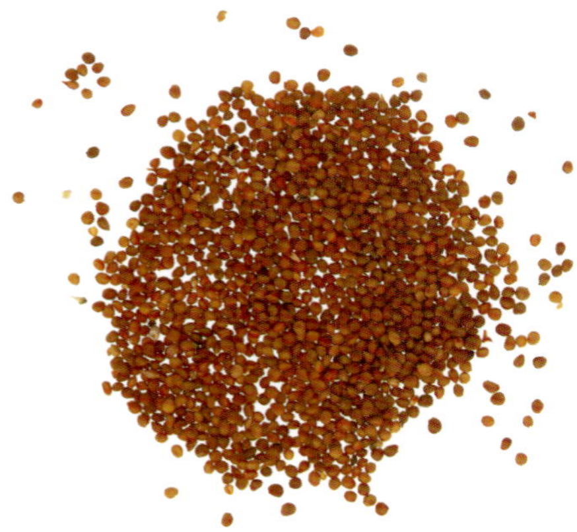

褚实子

产地：湖南

槟榔

【基　原】棕榈科植物槟榔 *Areca catechu* L. 的干燥成熟种子。

【采收加工】春末至秋初采收成熟果实，用水煮后，干燥，除去果皮，取出种子，干燥。

【主要产地】主产于海南、台湾、云南、湖南、广东、广西、江西等地。

【炮制方法】除去杂质，浸泡，润透，切薄片，阴干。

【饮片性状】呈类圆形的薄片。切面可见棕色种皮与白色胚乳相间的大理石样花纹。气微，味涩、微苦。

【功能主治】杀虫消积，降气，行水，截疟。用于绦虫病、蛔虫病、姜片虫病，虫积腹痛，积滞泻痢，里急后重，水肿脚气，疟疾。

【用法用量】3～9g；驱绦虫、姜片虫 30～60g。

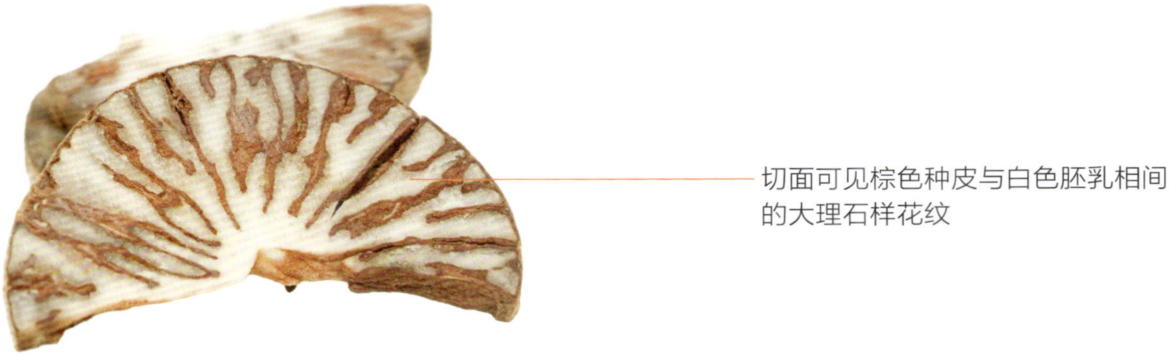

槟榔

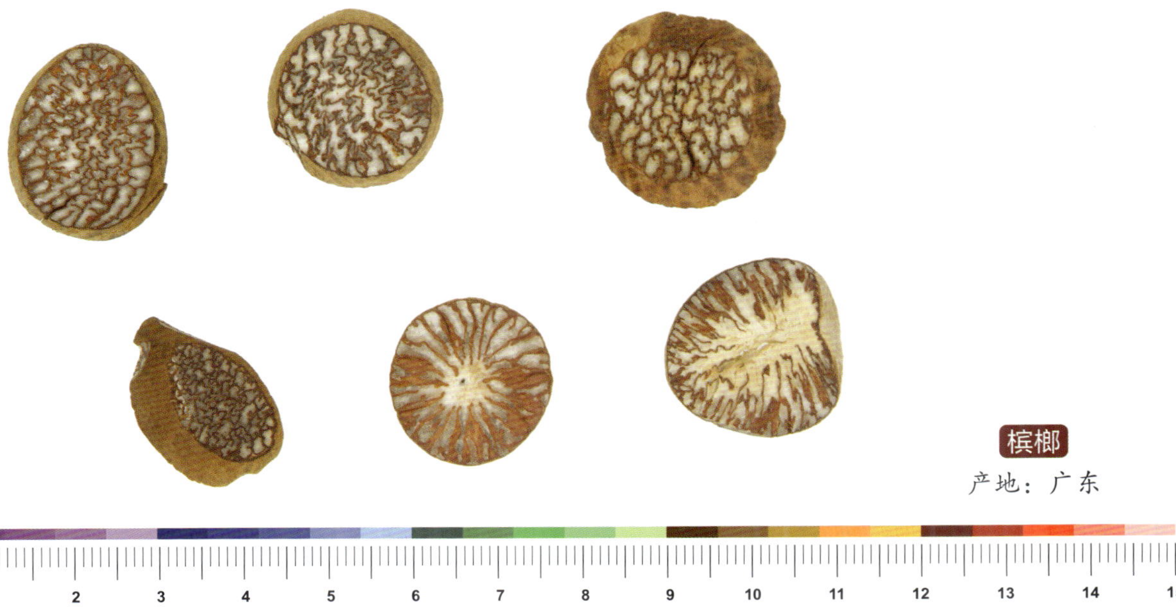

槟榔

产地：广东

炒槟榔

【基　　原】棕榈科植物槟榔 *Areca catechu* L. 干燥成熟种子的炮制品。

【炮制方法】取槟榔片，置热锅内，用文火炒至稍变色，预先将炼蜜化开加适量沸水稀释，取蜜水喷洒均匀，再略炒，取出，晾凉。每 100kg 槟榔片，用炼蜜 5kg。

【饮片性状】本品呈类圆形薄片。表面微黄色，可见大理石样花纹。质脆，易碎。气微，味涩、微苦。

【功能主治】消食导滞。用于食积不消，里急后重。

【用法用量】3～9g。

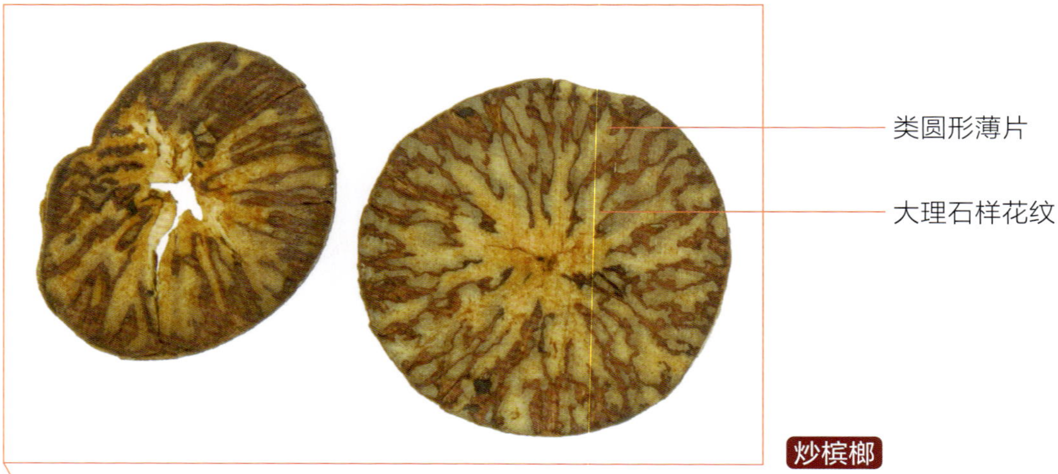

炒槟榔

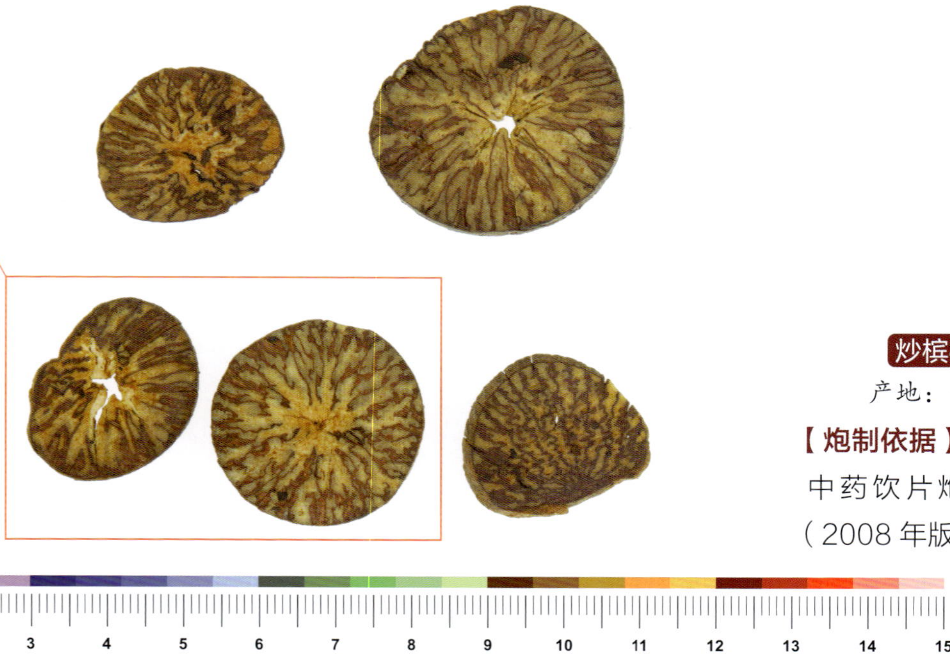

炒槟榔

产地：海南

【炮制依据】《北京市中药饮片炮制规范（2008 年版）》

焦槟榔

【基　　原】棕榈科植物槟榔 *Areca catechu* L. 干燥成熟种子的炮制品。

【炮制方法】取槟榔片，置热锅内，用中火炒至焦黄色，预先将炼蜜化开加适量沸水稀释，取蜜水喷洒均匀，再略炒，取出，晾凉。每 100kg 槟榔片，用炼蜜 5kg。

【饮片性状】本品为类圆形薄片。表面焦黄色，可见大理石样花纹。质脆，易碎。气微，味涩、微苦。

【功能主治】消食导滞。用于食积不消，泻痢后重。

【用法用量】3～9g。

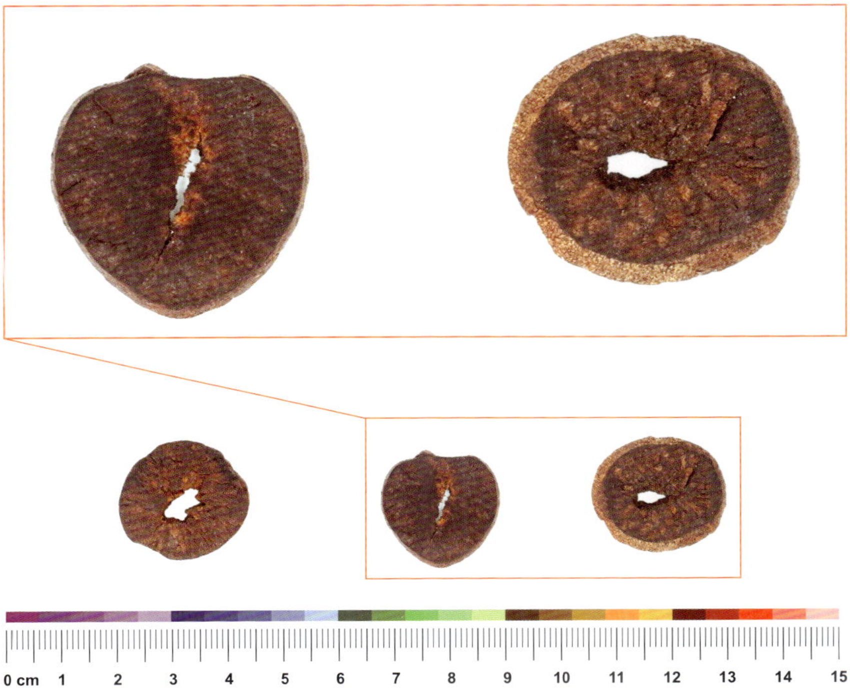

焦槟榔

焦槟榔

产地：江西

【炮制依据】《北京市中药饮片炮制规范（2008 年版）》

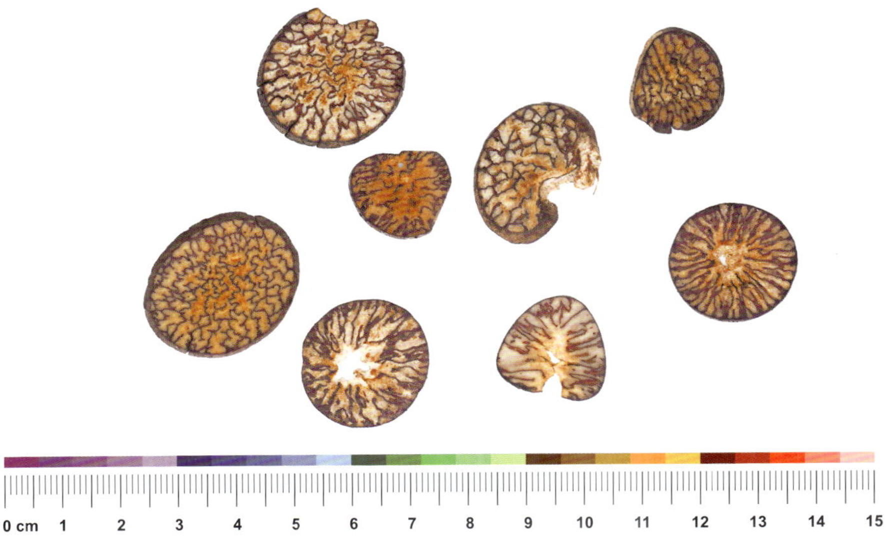

焦槟榔

产地：海南

【炮制依据】《北京市中药饮片炮制规范（2008 年版）》

蜜马兜铃

【基　　原】马兜铃科植物北马兜铃 *Aristolochia contorta* Bge. 或马兜铃 *Aristolochia debilis* Sieb.et Zucc. 干燥成熟果实的炮制品。

【采收加工】秋季果实由绿变黄时采收，干燥。以个大、色黄绿、完整者为佳。

【主要产地】主产于河南、河北、山东、安徽、江苏、浙江、广西、江西、湖南、湖北、四川、贵州等地。

【炮制方法】取原药材，除去杂质，筛去灰屑，加工成碎块，取炼蜜，加适量沸水稀释后，淋入马兜铃块中，拌匀，闷润2～4小时，置热锅内，用文火炒至不粘手时，取出，晾凉。每100kg净马兜铃，用炼蜜30kg。

【饮片性状】本品为不规则碎片。果实碎片及种子为棕色，有纵棱线12条，由棱线分出多数横向平行的细脉纹。顶端平钝，基部有细长果梗，果皮轻而脆，易裂为6瓣，果梗也分裂为6条。果皮内表面平滑而带光泽，有较密的横向脉纹。果实分6室，每室种子多数，平叠整齐排列。种子扁平而薄，钝三角形或扇形，长0.6～1cm，宽0.8～1.2cm，边缘有翅。略有光泽，味微甜。

【功能主治】润肺止咳。用于肺虚咳嗽。

【用法用量】3～9g。

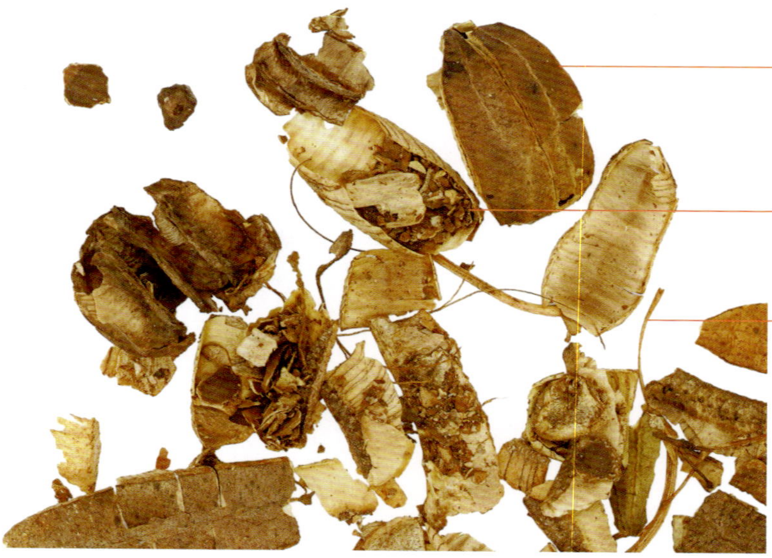

蜜马兜铃

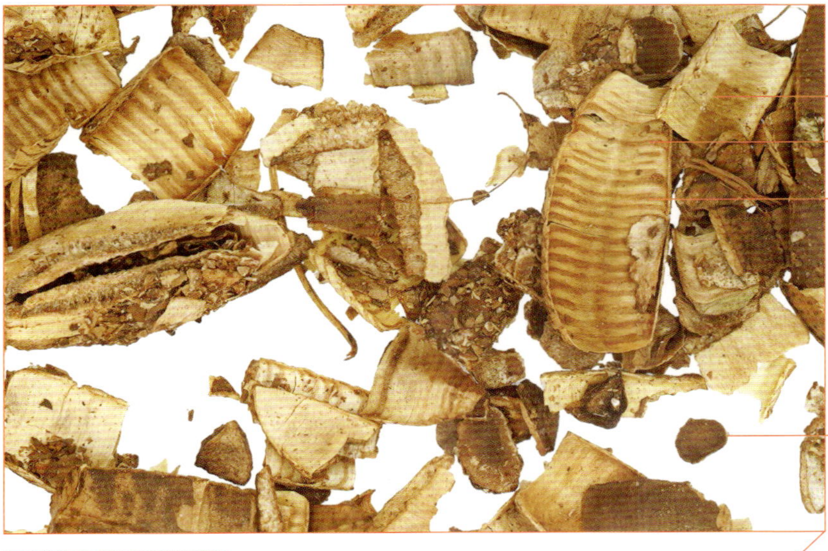
果皮轻而脆
内表面黄褐色
内表面平滑而带光泽，有较密的横向脉纹
种子扁平而薄，钝三角形或扇形，边缘有翅

蜜马兜铃（种子）

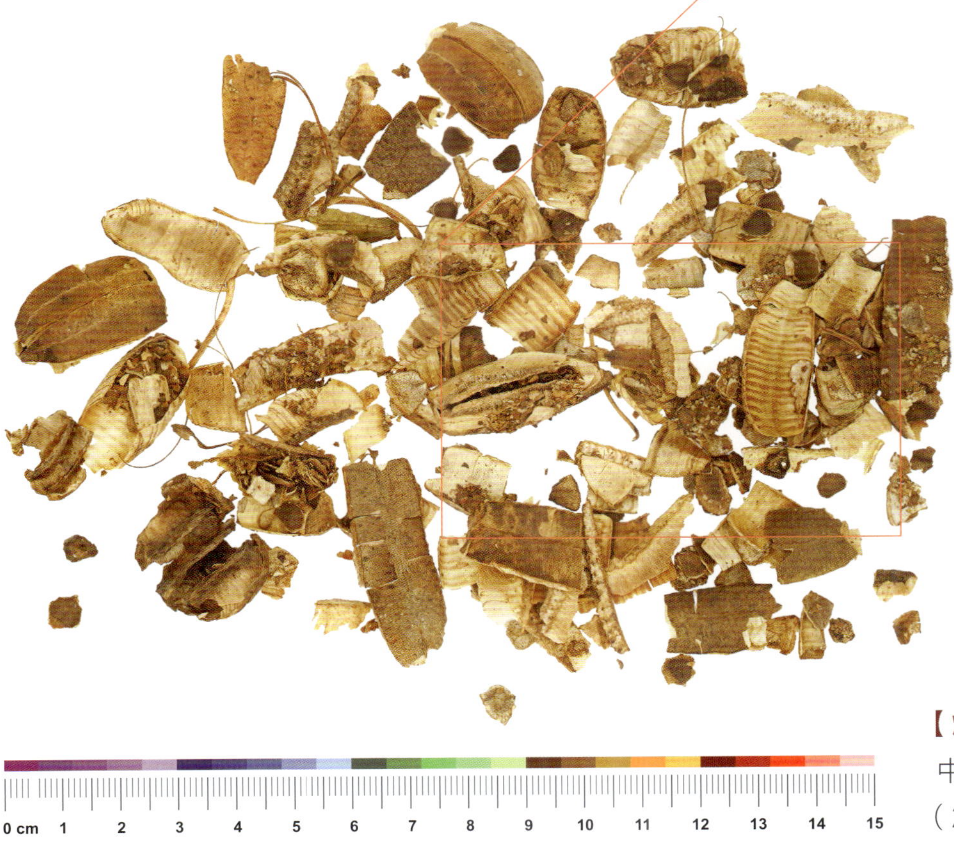

蜜马兜铃

产地：河北

【炮制依据】《北京市中药饮片炮制规范（2008年版）》

醋五味子

【基　　原】木兰科植物五味子 *Schisandra chinensis*（Turcz.）Baill. 干燥成熟果实的炮制品。

【主要产地】主产于黑龙江、吉林、辽宁、内蒙古、河北、山西、宁夏、甘肃、山东等地。

【炮制方法】取净五味子，水洗，迅速捞出，加米醋拌匀，闷润 3～4 小时，蒸至乌黑色有油润光泽时，取出，干燥。每 100kg 净五味子，用米醋 20kg。

【饮片性状】本品呈不规则的球形或扁球形，直径 5～8mm。表面乌黑色，油润，稍有光泽，皱缩。果肉柔软，种子 1～2，肾形，表面棕黑色，有光泽，种皮薄而脆，子叶棕黄色，略油润。有醋香气，味酸；种子破碎后，有香气，味辛、微苦。

【功能主治】收敛固涩，益气生津，补肾宁心。用于久嗽虚喘，梦遗，滑精，遗尿，尿频，久泻不止，自汗，盗汗，津伤口渴，内热消渴，心悸，失眠。

【用法用量】2～6g。

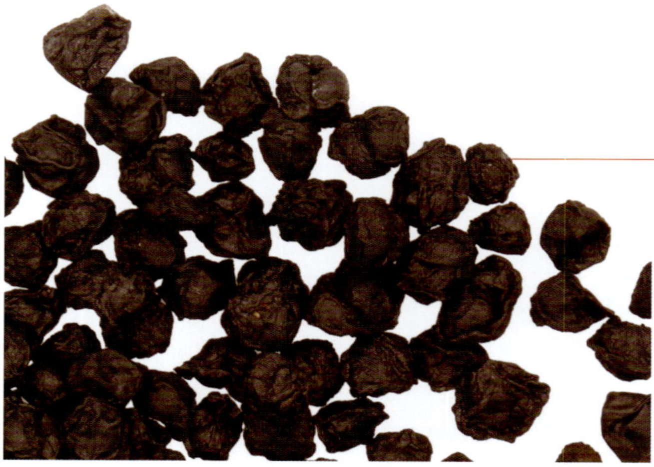

表面乌黑色，油润，稍有光泽，皱缩

醋五味子

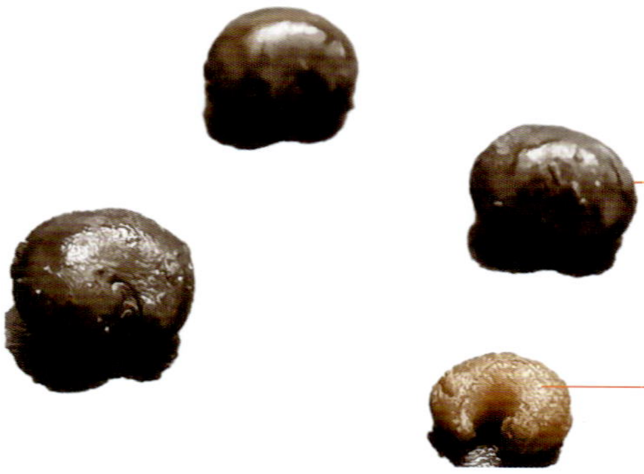

种子肾形，表面棕黑色，有光泽

子叶棕黄色，略油润

醋五味子（种子）

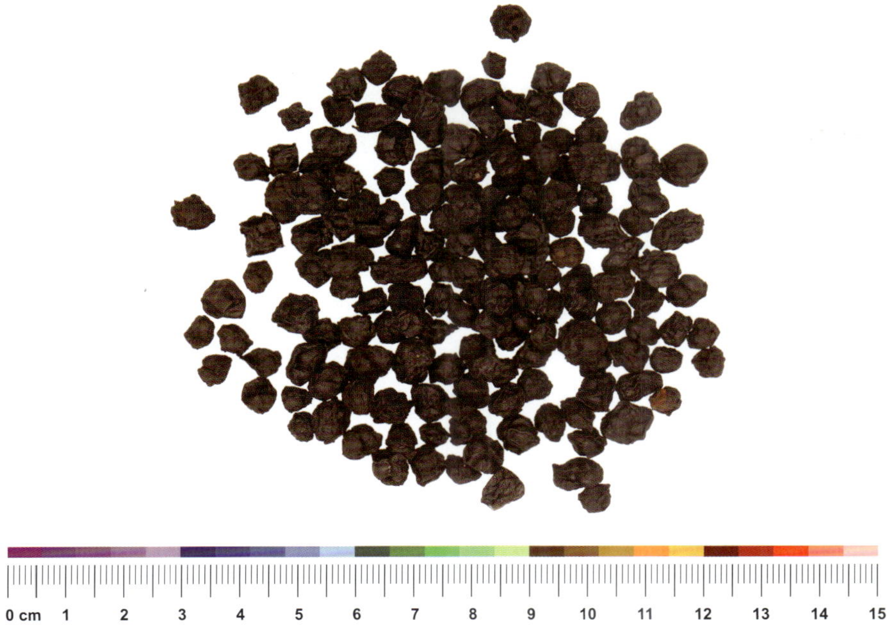

醋五味子

产地：辽宁

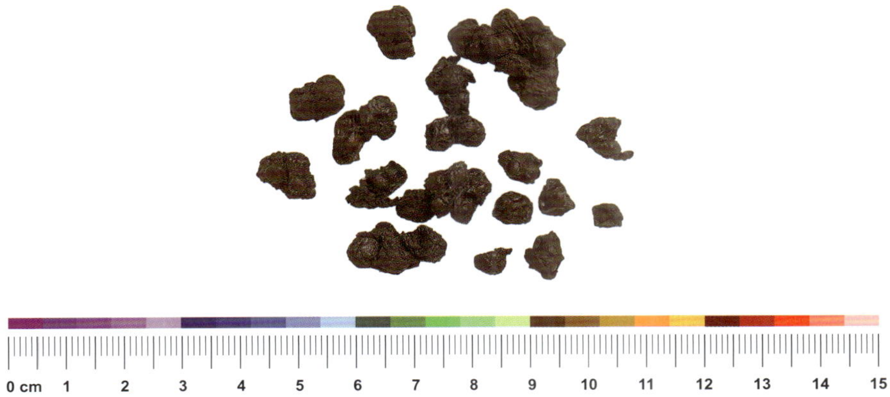

醋五味子

产地：河北

醋青皮

【基　　原】芸香科植物橘 *Citrus reticulata* Blanco 及其栽培变种干燥幼果或未成熟果实果皮的炮制品。

【主要产地】主产于福建、浙江、广东、广西、江西、湖南、贵州、云南、四川等地。

【炮制方法】取原药材，除去杂质，洗净，浸泡4～6小时，取出，闷润8～12小时，至内外湿度一致，切厚片，晒干，筛去碎屑。取青皮片，加米醋拌匀，闷润1～2小时，至米醋吸尽，置热锅内，用文火炒至切面淡黄棕色，取出，晾凉。每100kg青皮片，用米醋15kg。

【饮片性状】本品为类圆形厚片。外表皮灰绿色或黑绿色，微粗糙，有细密凹下的油室。有时可见顶端有稍突起的柱基，切面淡黄棕色，瓤囊淡棕色。质硬。微有醋酸气，味苦、辛。

【功能主治】疏肝破气，消积化滞。用于胸胁胀痛，疝气疼痛，乳癖，乳痈，食积气滞，脘腹胀痛。

【用法用量】3～10g。

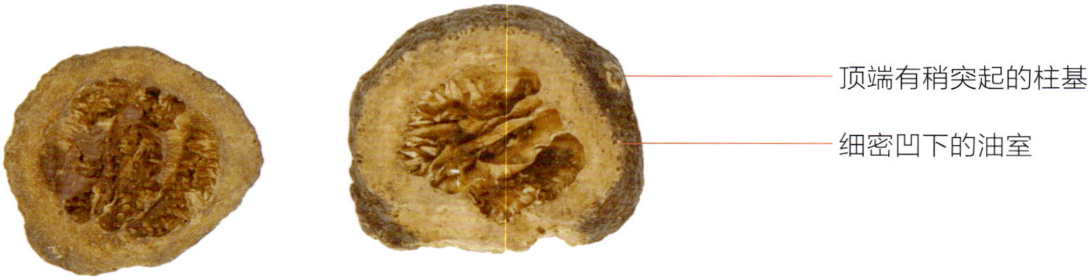

醋青皮

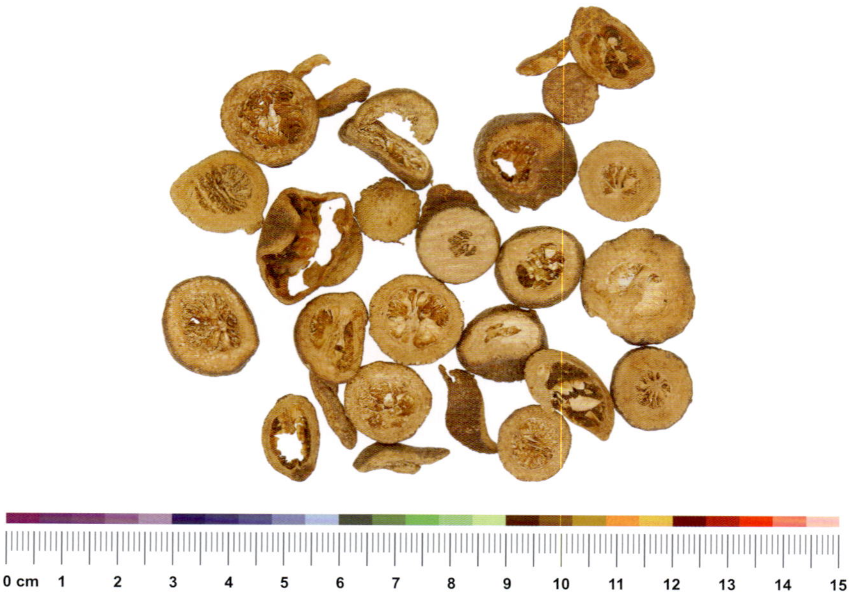

醋青皮

产地：浙江

薏苡仁

【基　　原】禾本科植物薏米 *Coix lacryma-jobi* L.var.*ma-yuen*（Roman.）Stapf 的干燥成熟种仁。

【采收加工】秋季果实成熟时采割植株，晒干，打下果实，再晒干，除去外壳、黄褐色种皮和杂质，收集种仁。

【主要产地】主产于河北、辽宁、河南、贵州、江苏、陕西、山东、福建、浙江等地。

【炮制方法】除去杂质。

【饮片性状】本品呈宽卵形或长椭圆形，长 0.4～0.8cm，宽 0.3～0.6cm。表面乳白色，光滑，偶有残存的黄褐色种皮；一端钝圆，另端较宽而微凹，有一淡棕色点状种脐；背面圆凸，腹面有 1 条较宽而深的纵沟。质坚实，断面白色，粉性。气微，味微甜。

【功能主治】利水渗湿，健脾止泻，除痹，排脓，解毒散结。用于水肿，脚气，小便不利，脾虚泄泻，湿痹拘挛，肺痈，肠痈，赘疣，癌肿。

【用法用量】9～30g。

【使用注意】孕妇慎用。

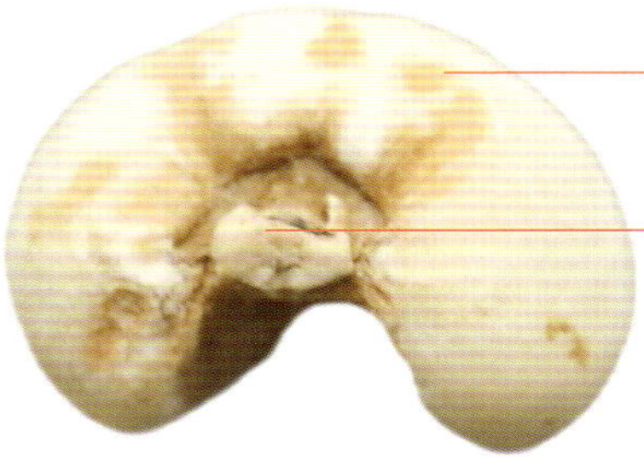

薏苡仁

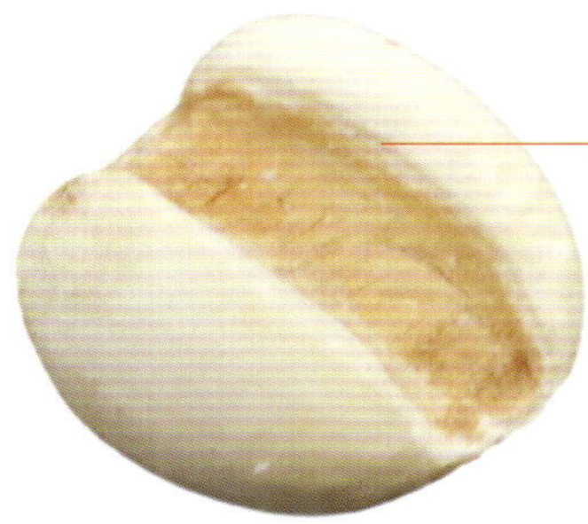

薏苡仁（腹面）

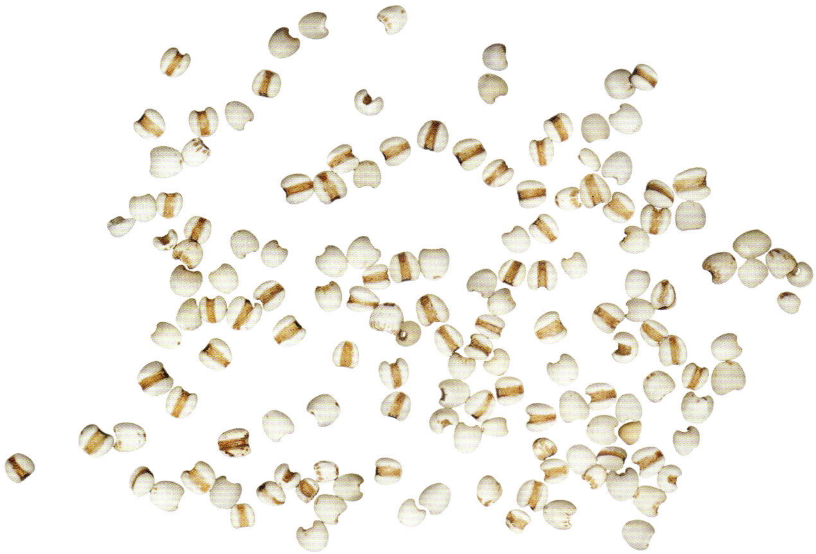

薏苡仁

产地：贵州

麸炒薏苡仁

【基　　原】禾本科植物薏米 *Coix lacryma-jobi* L.var.*ma-yuen*（Roman.）Stapf 干燥成熟种仁的炮制品。

【炮制方法】取麸皮，撒入热锅内，待冒烟时，加入净薏苡仁，迅速翻动，用中火炒至黄色，取出，筛去麸皮，晾凉。每 100kg 净薏苡仁，用麸皮 10kg。

【饮片性状】本品呈宽卵形或长椭圆形，长 0.4～0.8cm，宽 0.3～0.6cm。表面微黄色，微鼓起，光滑，一端钝圆，另端较宽而微凹，有一淡棕色点状种脐；背面圆凸，腹面有 1 条较宽而深的纵沟。质坚实，断面白色，粉性。有香气，味微甜。

【功能主治】健脾渗湿，除痹止泻，清热排脓。用于脾虚泄泻。

【用法用量】9～30g。

【使用注意】孕妇慎用。

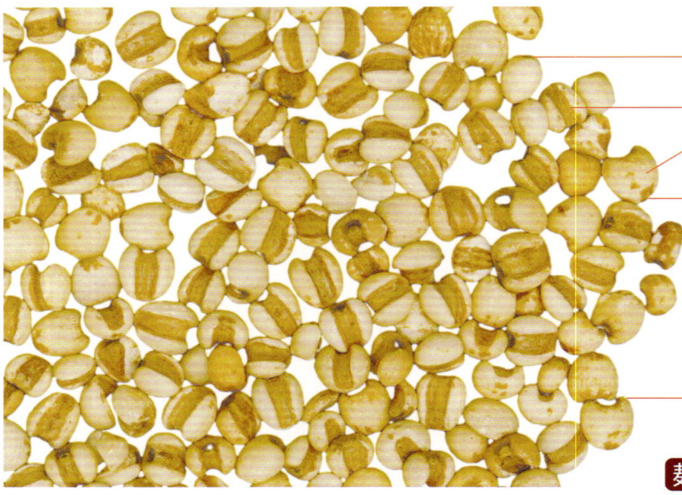

麸炒薏苡仁

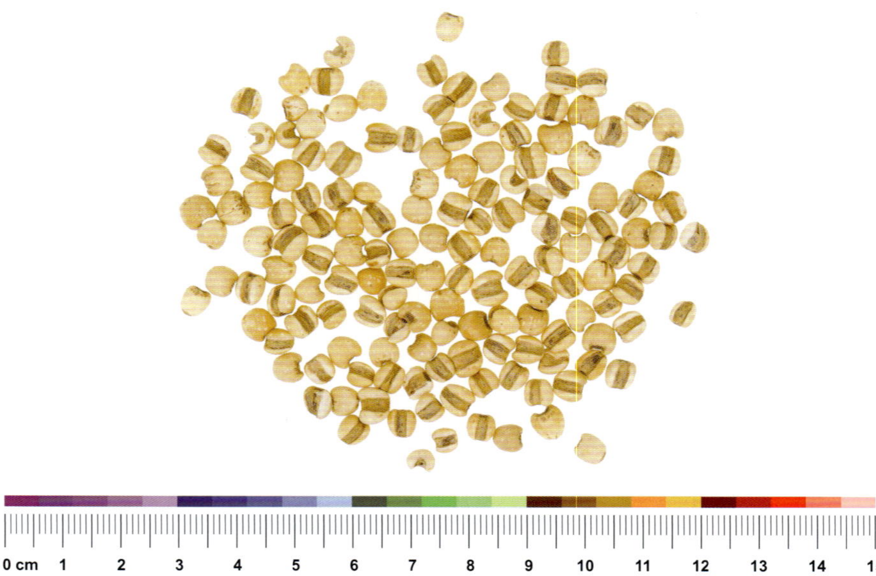

麸炒薏苡仁

产地：贵州

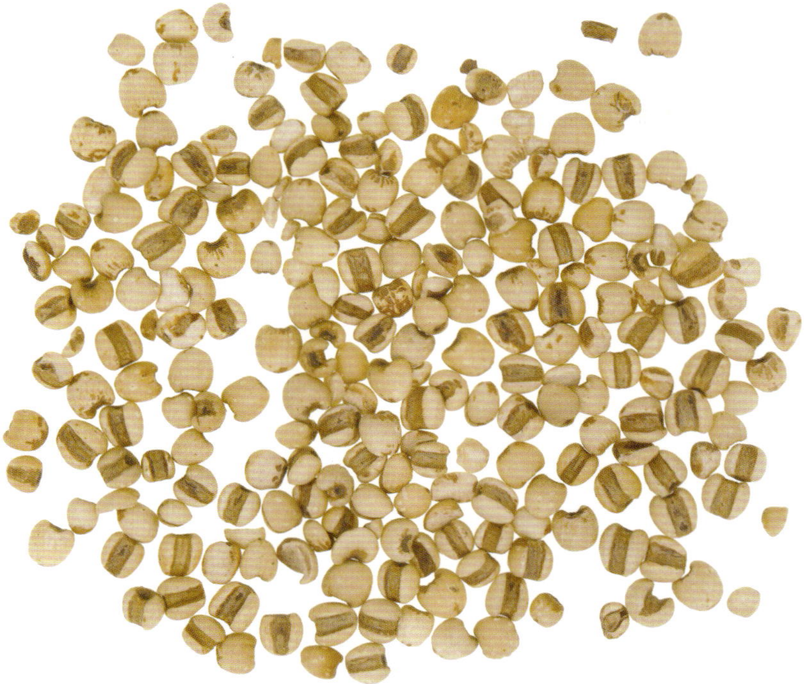

麸炒薏苡仁

产地：福建

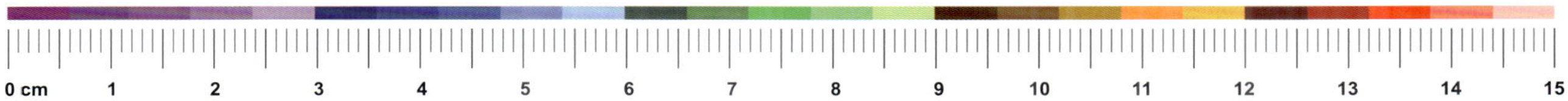

橘络

【基　　原】芸香科植物橘 *Citrus reticulata* Blanco 及其栽培变种成熟果实的中果皮与内果皮之间的干燥维管束群。

【采收加工】冬季采收，将橘皮剥去，撕取皮内白色分枝状筋络，晒干或低温干燥。

【主要产地】主产于福建、浙江、广东、广西、江西、湖南、贵州、云南、四川等地。

【炮制方法】取原药材，除去杂质及残留的蒂、橘白。

【饮片性状】本品呈不整齐、松散的网络状，稍弯曲。表面淡黄白色。体轻，质脆，易折断。气微香，味微苦。

【功能主治】化痰，通络。用于痰热咳嗽，胸胁痛，咯血。

【用法用量】3～9g。

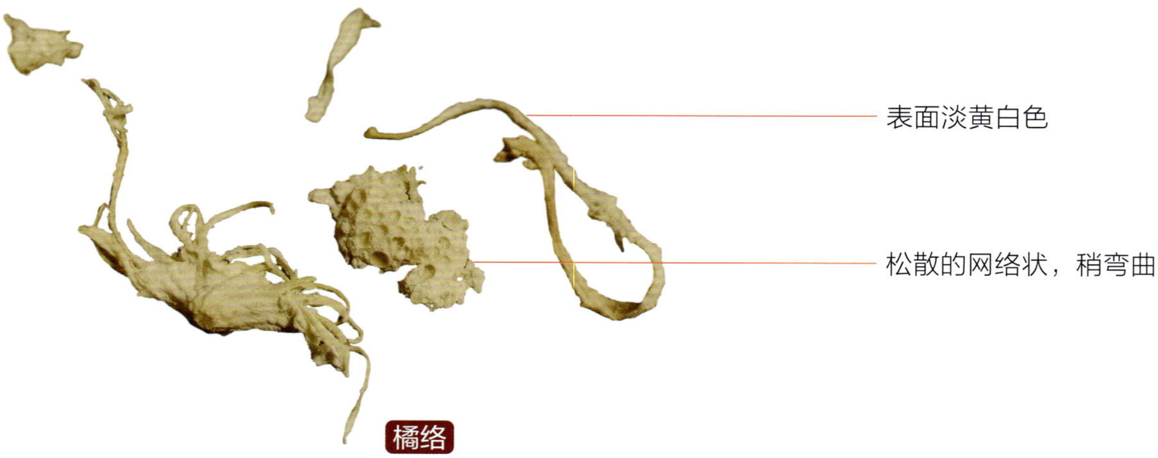

橘络

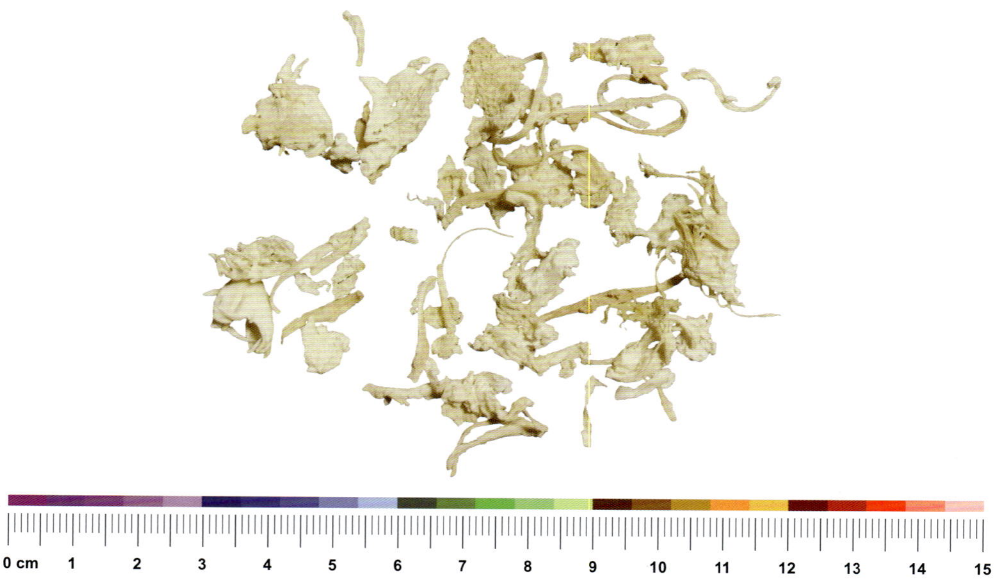

橘络

产地：四川

【炮制依据】《北京市中药饮片炮制规范（2008 年版）》

焯桃仁

【基　　原】蔷薇科植物桃 *Prunus persica*（L.）Batsch 或山桃 *Prunus davidiana*（Carr.）Franch. 干燥成熟种子的炮制品。

【主要产地】主产于河北、山西、陕西、甘肃、山东、河南、四川、云南等地。

【炮制方法】取原药材，除去杂质，置沸水中烫至种皮微胀时，取出，放入冷水中，取出，除去种皮，晒干后簸净，收集种仁。

【饮片性状】本品呈扁长卵形，长 1.2～1.8cm，宽 0.8～1.2cm。表面乳白色，富油性；一端尖，中部膨大，另一端钝圆稍偏斜，边缘较薄。尖端一侧有短线形种脐，圆端有颜色略深、不甚明显的合点，自合点处散出多数纵向维管束。气微香，味微苦。

【功能主治】活血祛瘀，润肠通便，止咳平喘。用于经闭，痛经，癥瘕痞块，肺痈，肠痈，跌扑损伤，肠燥便秘，咳嗽气喘。

【用法用量】5～10g。

【使用注意】孕妇慎用。

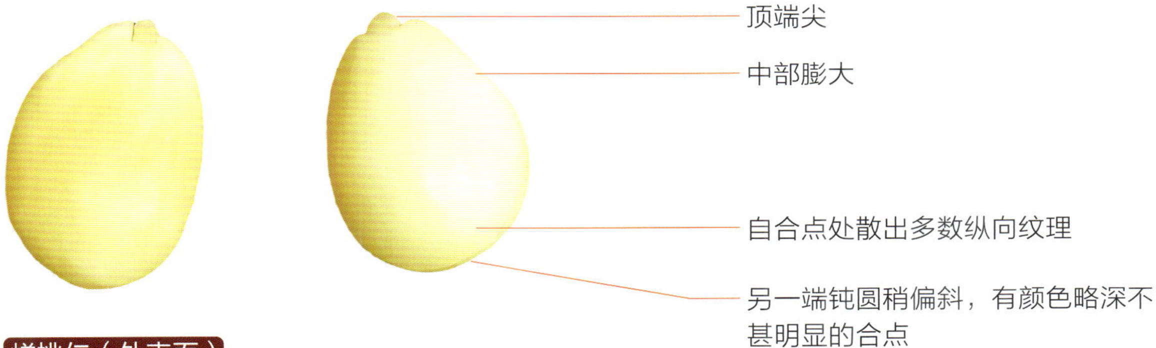

焯桃仁（外表面）

焯桃仁（内表面）

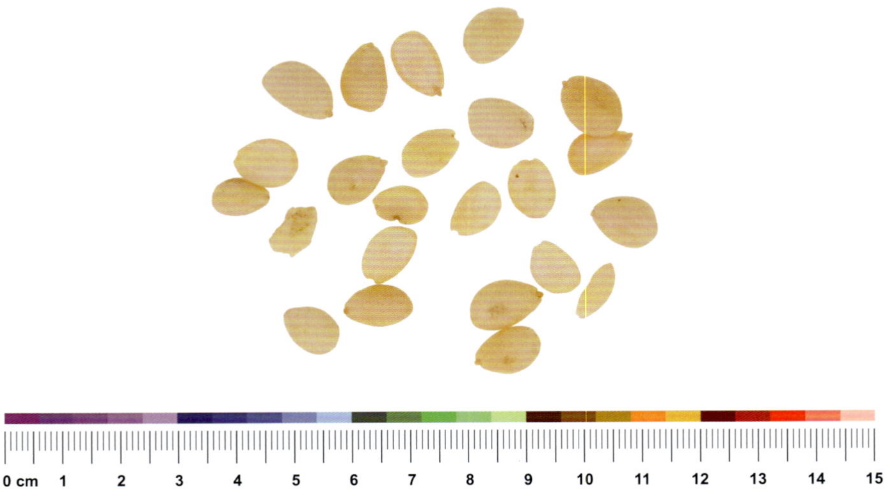

熘桃仁
产地：山东

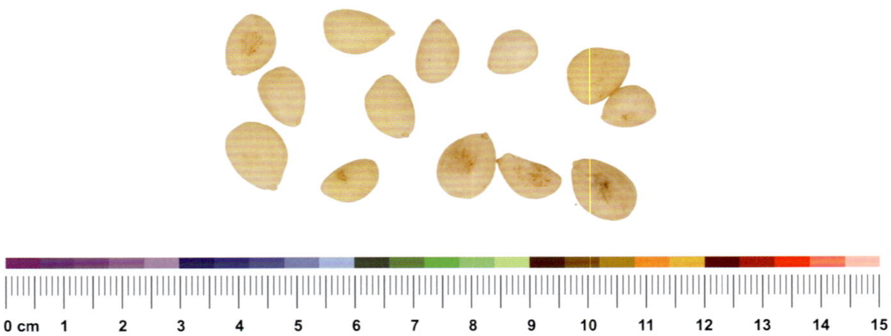

熘桃仁
产地：河北

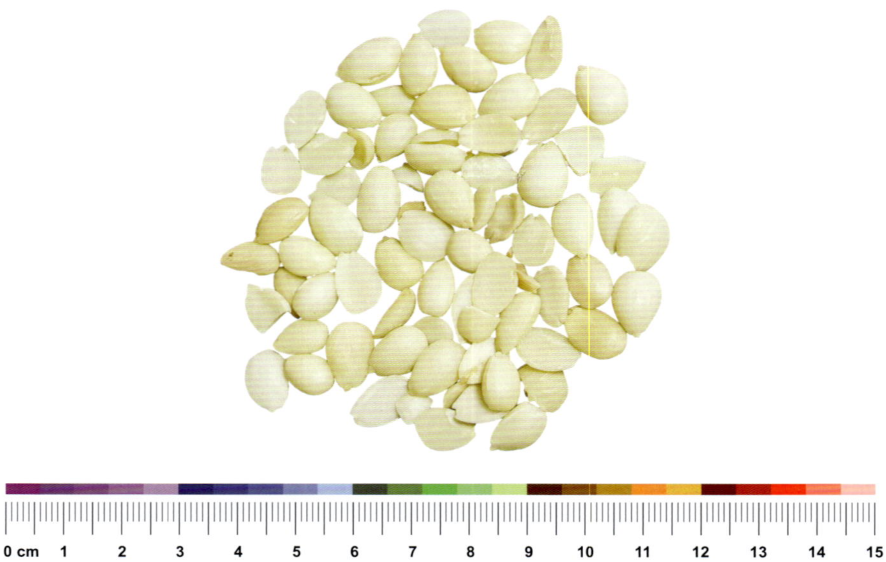

熘桃仁
产地：陕西

覆盆子

【基　　原】蔷薇科植物华东覆盆子 *Rubus chingii* Hu 的干燥果实。

【采收加工】夏初果实由绿变绿黄时采收，除去梗、叶，置沸水中略烫或略蒸，取出，干燥。

【主要产地】主产于辽宁、吉林、内蒙古、福建、河北、河南、山东、山西、江苏、安徽、云南、浙江、江西、湖南（炎陵县山区最多）、湖北、广西、广东、陕西、贵州、四川、重庆、甘肃、新疆等地。

【炮制方法】取原药材，除去杂质，筛去灰屑。

【饮片性状】本品为聚合果，由多数小核果聚合而成，呈圆锥形或扁圆锥形，高 0.6～1.3cm，直径 0.5～1.2cm。表面黄绿色或淡棕色，顶端钝圆，基部中心凹入。宿萼棕褐色，下有果梗痕。小果易剥落，每个小果呈半月形，背面密被灰白色茸毛，两侧有明显的网纹，腹部有突起的棱线。体轻，质硬。气微，味微酸涩。

【功能主治】益肾固精缩尿，养肝明目。用于遗精滑精，遗尿尿频，阳痿早泄，目暗昏花。

【用法用量】6～12g。

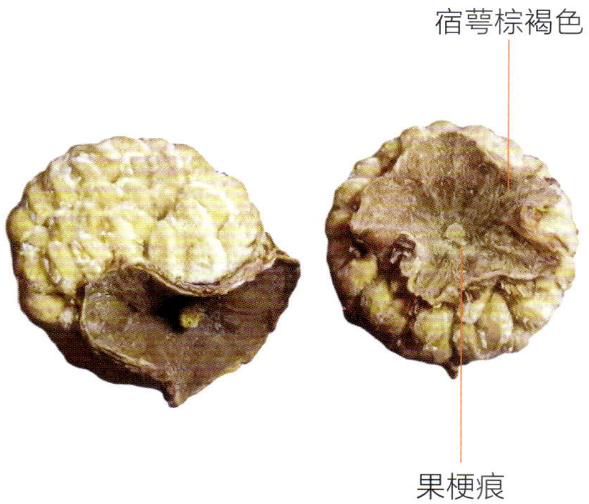

覆盆子（宿萼）

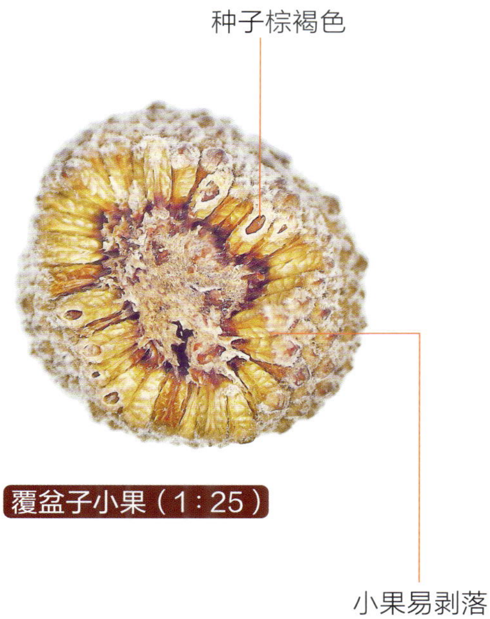

覆盆子小果（1:25）

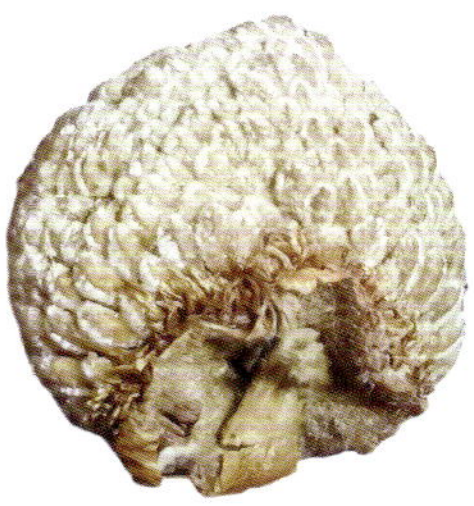
覆盆子（基部）

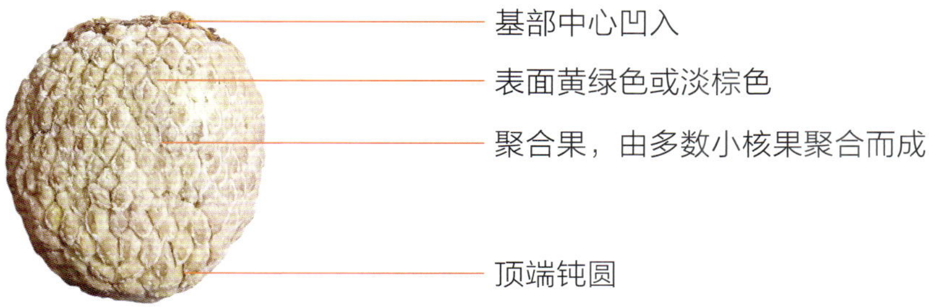

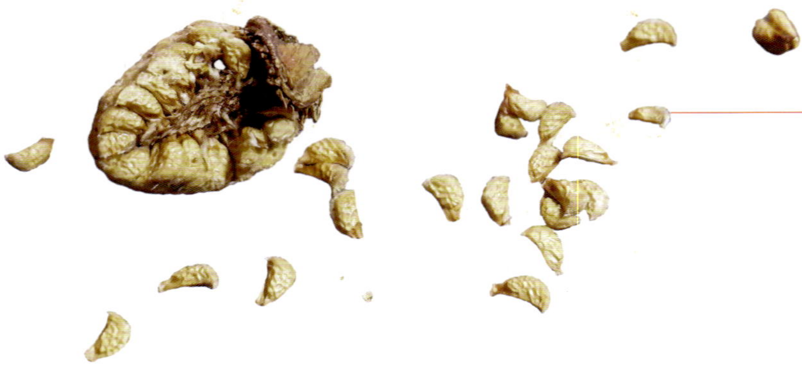

覆盆子

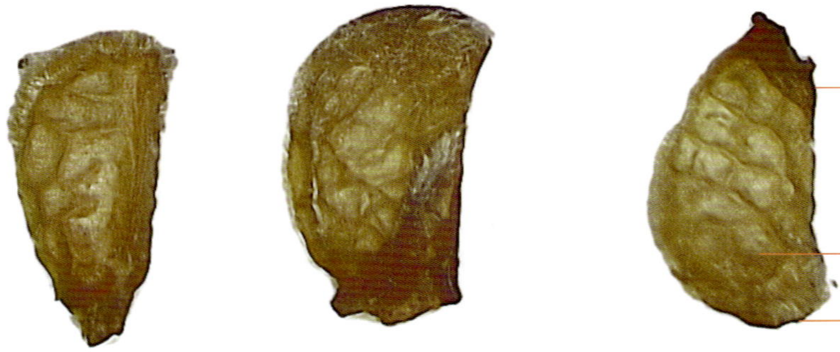
腹部有突起的棱线
两侧有明显的网纹
小果呈半月形，背面密被灰白色茸毛

覆盆子小果（1∶25）

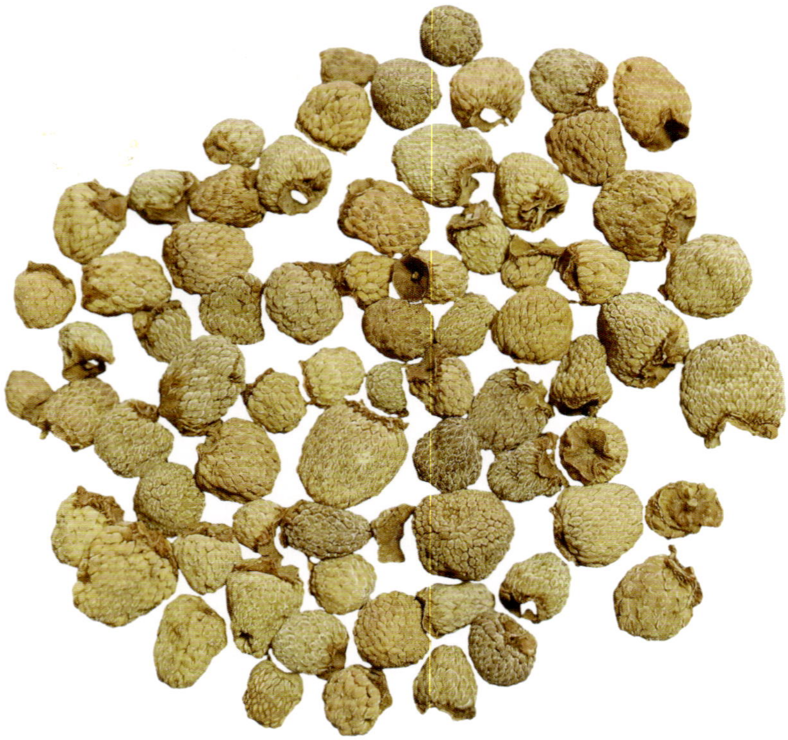

覆盆子

产地：浙江

一枝黄花

【基　　原】菊科植物一枝黄花 *Solidago decurrens* Lour. 的干燥全草。

【采收加工】秋季花果期采挖，除去泥沙，晒干。

【主要产地】主产于江苏、浙江、安徽、江西、四川、贵州、湖南、湖北、广东、广西等地。

【炮制方法】除去杂质，喷淋清水，切段，干燥。

【饮片性状】本品呈不规则的段。根茎短粗，簇生淡黄色细根。茎圆柱形，直径 0.2～0.5cm；表面黄绿色、灰棕色或暗紫红色，有棱线，上部被毛；质脆，易折断，断面纤维性，有髓。叶多皱缩、破碎；先端稍尖或钝，全缘或有不规则的疏锯齿，基部下延成柄。头状花序直径约 0.7cm，排成总状，偶有黄色舌状花残留，多皱缩扭曲，苞片 3 层，卵状披针形，瘦果细小，冠毛黄白色。气微香，味微苦、辛。

【功能主治】清热解毒，疏散风热。用于喉痹，乳蛾，咽喉肿痛，疮疖肿毒，风热感冒。

【用法用量】9～15g。

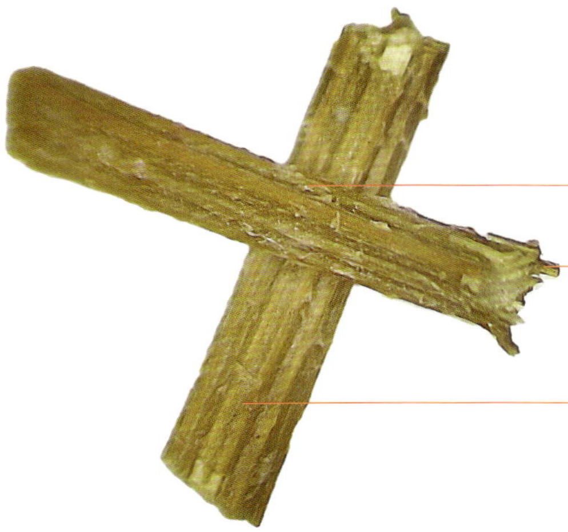

一枝黄花（茎）（1∶25）

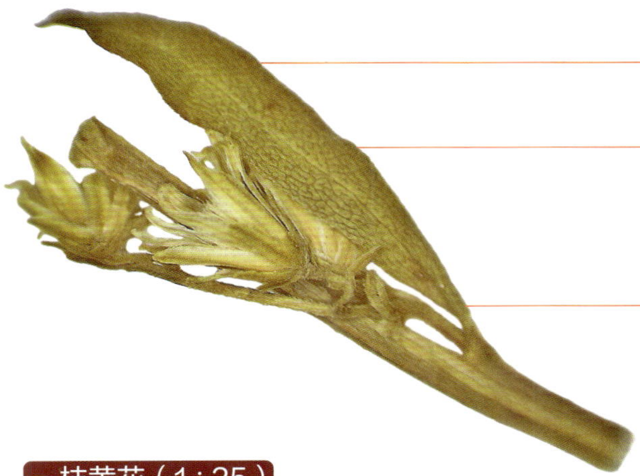

一枝黄花（1∶25）

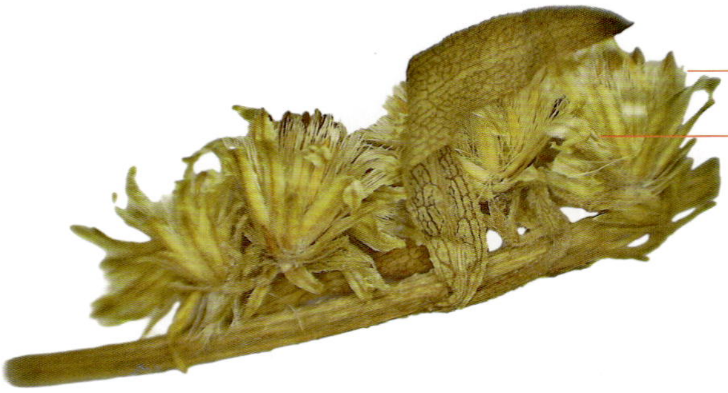

一枝黄花（花序）(1:25)

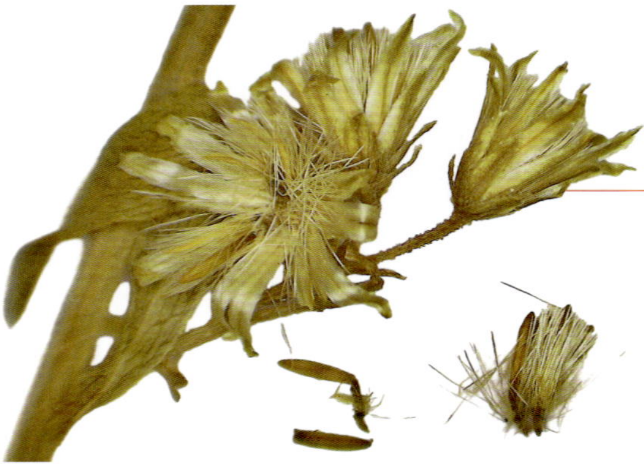

一枝黄花（苞片）(1:25)

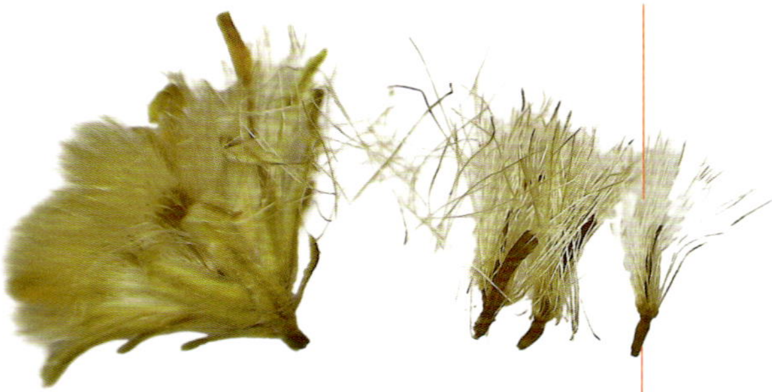

一枝黄花（果实）(1:25)

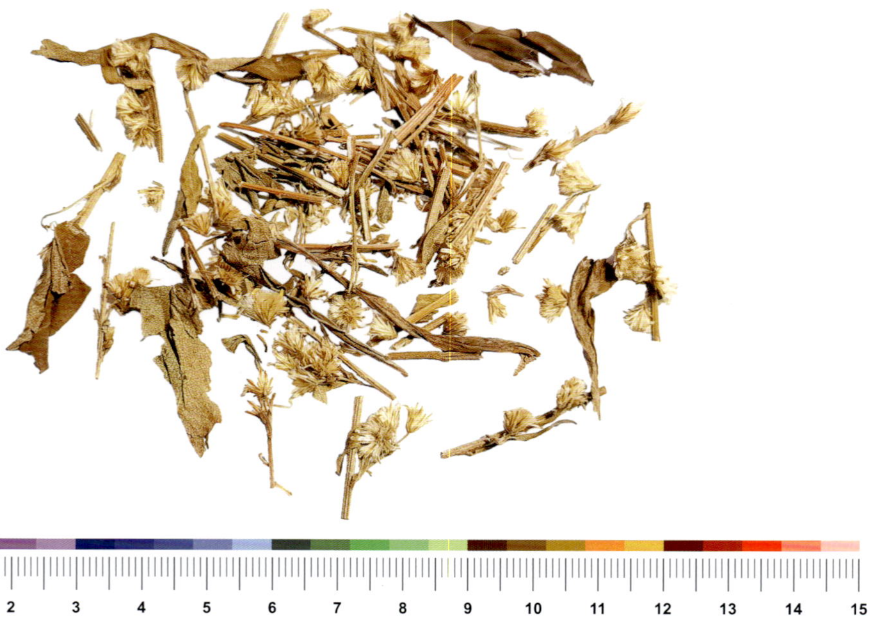

一枝黄花

产地：浙江

大蓟

【基　　原】菊科植物蓟 *Cirsium japonicum* Fisch. ex DC. 的干燥地上部分。

【采收加工】夏、秋二季花开时采割地上部分，除去杂质，晒干。

【主要产地】主产于江苏、浙江、安徽、河北、河南、四川等地。

【炮制方法】除去杂质，抢水洗或润软后，切段，干燥。

【饮片性状】本品呈不规则的段。茎短圆柱形，表面绿褐色，有数条纵棱，被丝状毛；切面灰白色，髓部疏松或中空。叶皱缩，多破碎，边缘具不等长的针刺；两面均具灰白色丝状毛。头状花序多破碎，球形或椭圆形，总苞黄褐色，羽状冠毛灰白色。气微，味淡。

【功能主治】凉血止血，散瘀解毒消痈。用于衄血，吐血，尿血，便血，崩漏，外伤出血，痈肿疮毒。

【用法用量】9～15g。

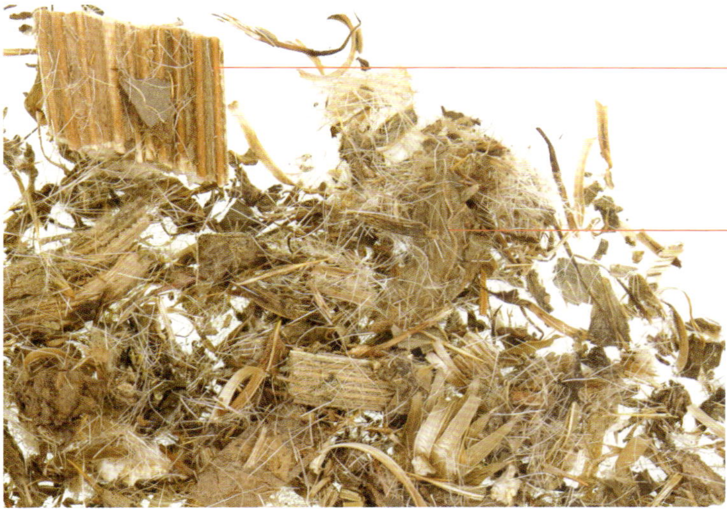

茎短圆柱形，表面绿褐色，有数条纵棱，被丝状毛

叶皱缩，多破碎，边缘具不等长的针刺；两面均具灰白色丝状毛

大蓟

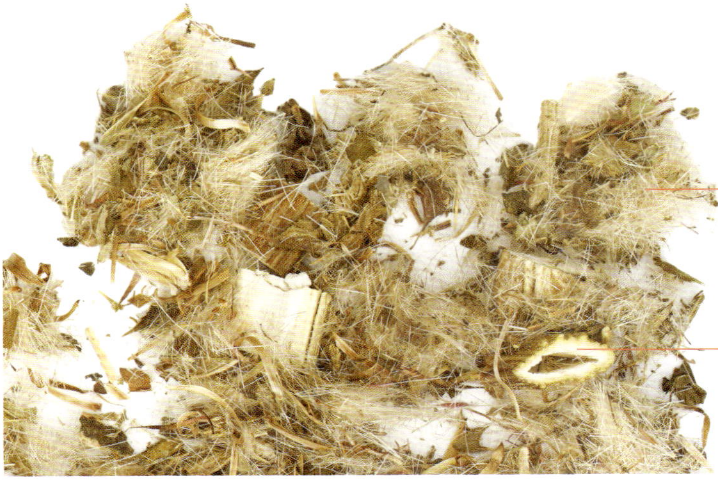

全株均具灰白色丝状毛

茎断面髓部疏松或中空

大蓟（茎）

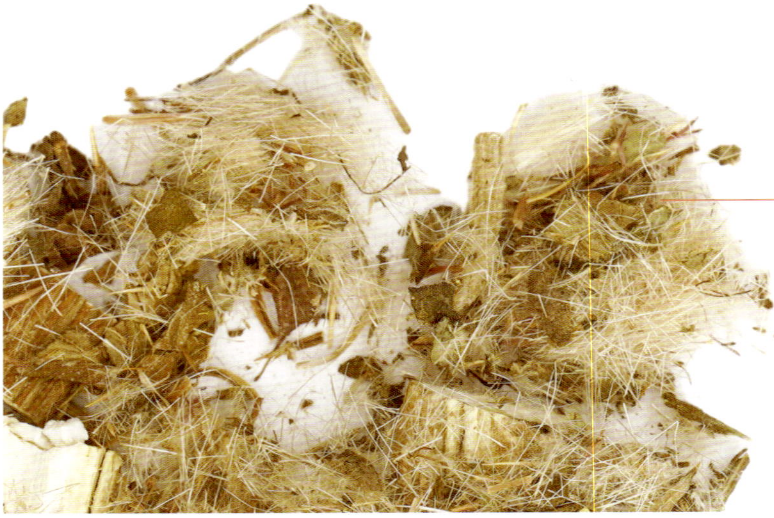

大蓟（冠毛）

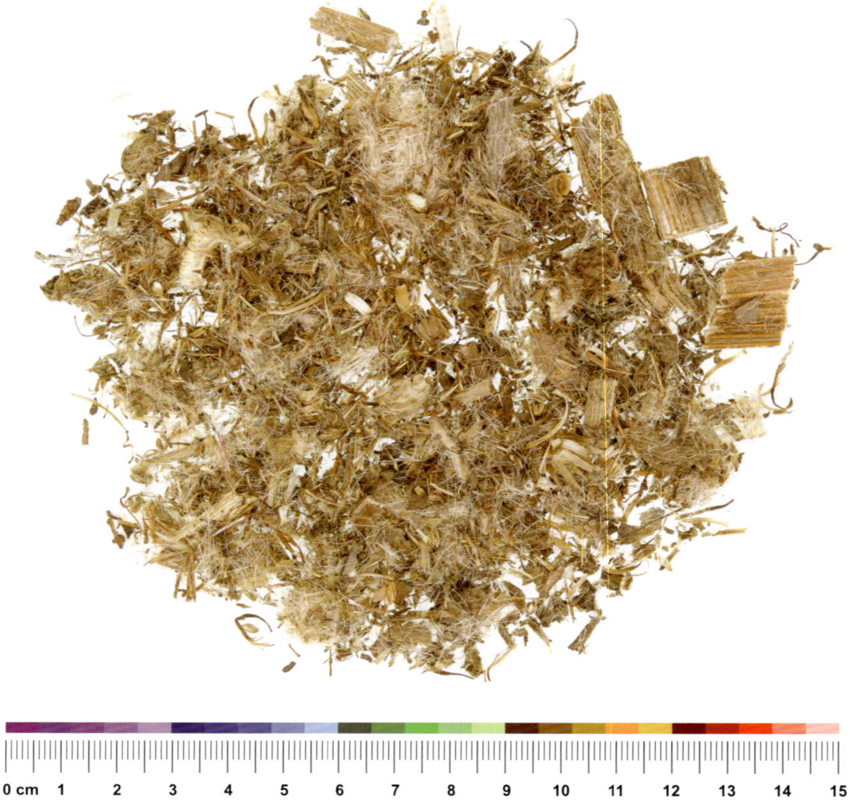

大蓟

产地：安徽

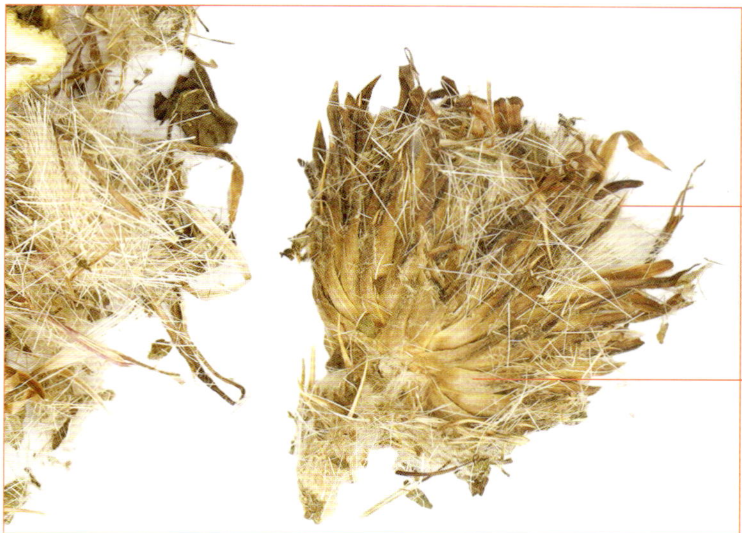

大蓟（头状花序）

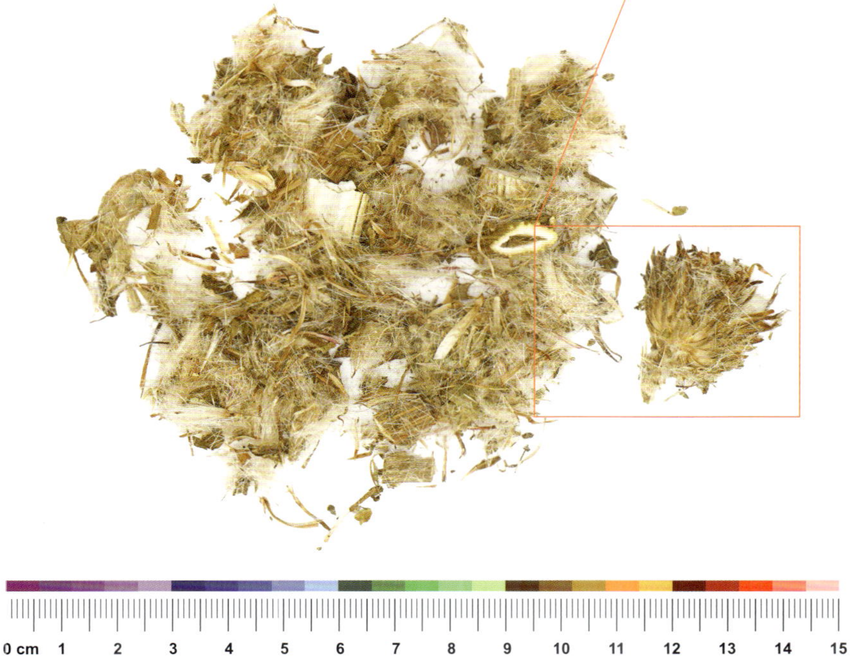

大蓟

产地：河北

小蓟

【基　　原】菊科植物刺儿菜 *Cirsium setosum*（Willd.）MB. 的干燥地上部分。

【采收加工】夏、秋二季花开时采割，除去杂质，晒干。

【主要产地】全国各地均产。

【炮制方法】除去杂质，洗净，稍润，切段，干燥。

【饮片性状】本品呈不规则的段。茎呈圆柱形，表面灰绿色或带紫色，具纵棱和白色柔毛。切面中空。叶片多皱缩或破碎，叶互生，无柄或有短柄，完整者展平后呈长椭圆形或长圆状披针形，长3～12cm，宽0.5～3cm；全缘或微齿裂至羽状深裂，齿尖具针刺；上表面绿褐色，下表面灰绿色，两面均具白色柔毛。头状花序单个或数个顶生；总苞钟状，苞片5～8层，黄绿色；花紫红色。气微，味微苦。

【功能主治】凉血止血，散瘀解毒消痈。用于衄血、吐血、尿血、血淋、便血、崩漏、外伤出血、痈肿疮毒等。

【用法用量】5～12g。

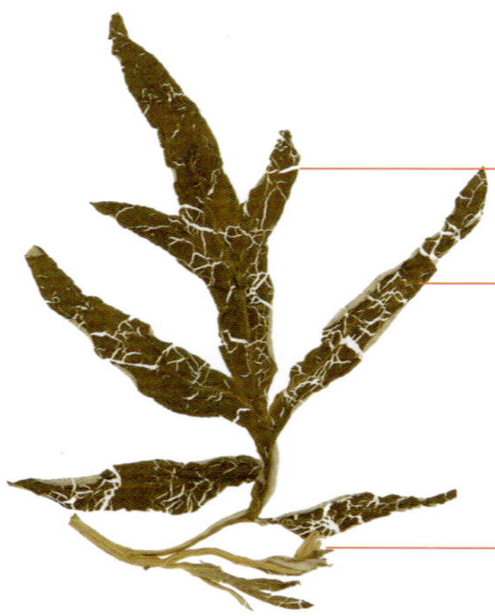

小蓟（叶片上表面）

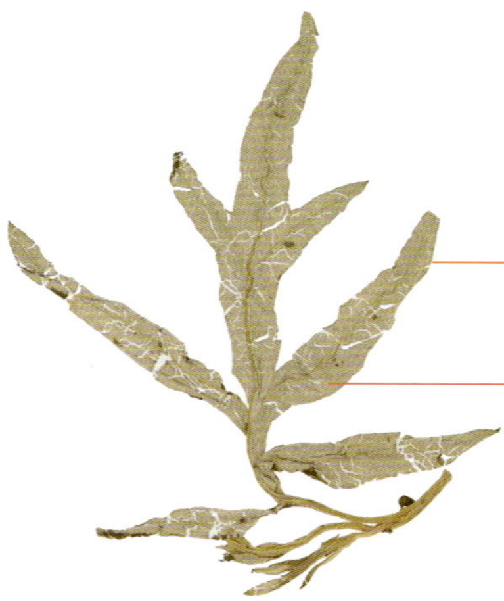

小蓟（叶片下表面）

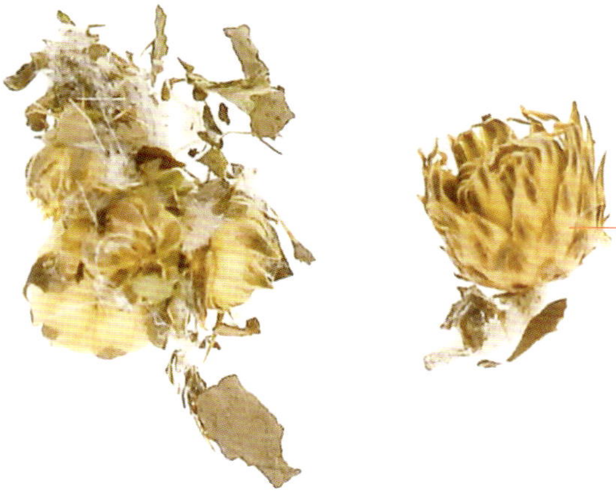

小蓟（花序）

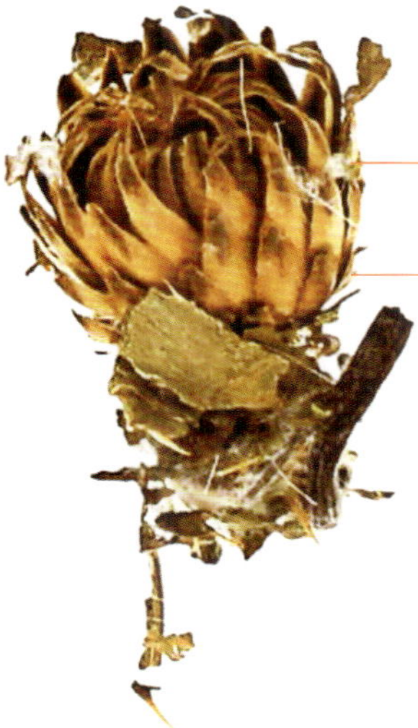

小蓟（苞片）

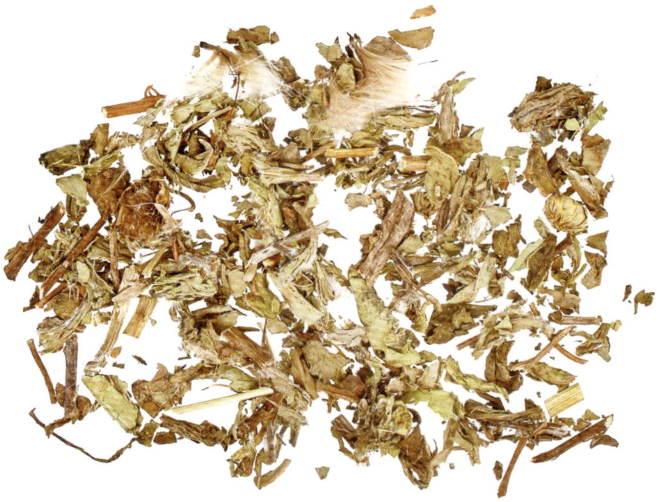
小蓟
产地：河北

小蓟炭

【基　　原】菊科植物刺儿菜 *Cirsium setosum*（Willd.）MB. 干燥地上部分的炮制品。

【炮制方法】除去杂质，洗净，稍润，切段，干燥。

【饮片性状】本品呈不规则的段。茎呈圆柱形，表面黑褐色，内部焦褐色，切面中空。叶片多皱缩或破碎，可见黄褐色柔毛；头状花序，总苞钟状；花黑褐色。气微，味微苦。

【功能主治】收敛止血。用于吐血、呕血、咯血、嗽血等出血较急剧者。

【用法用量】4.5～9g。

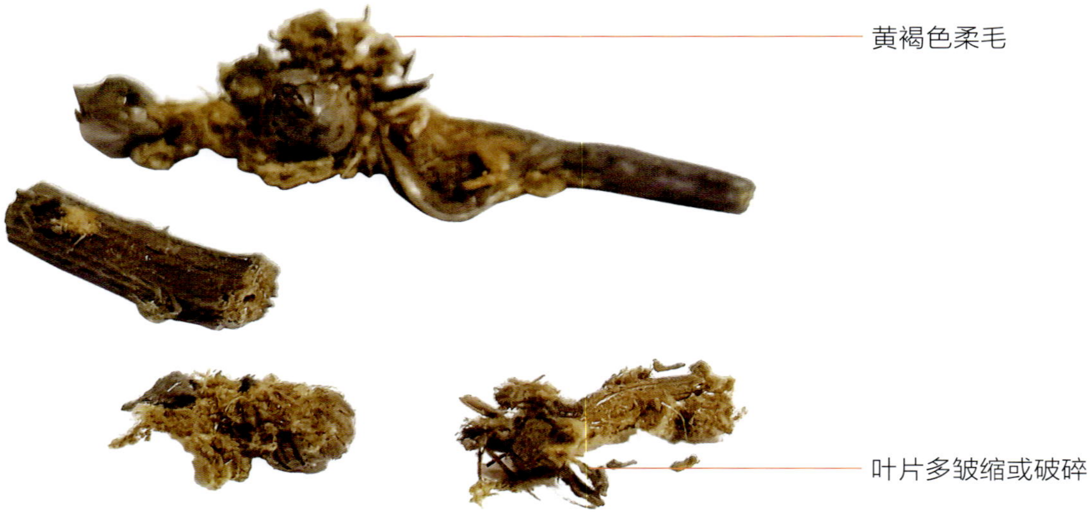

小蓟炭

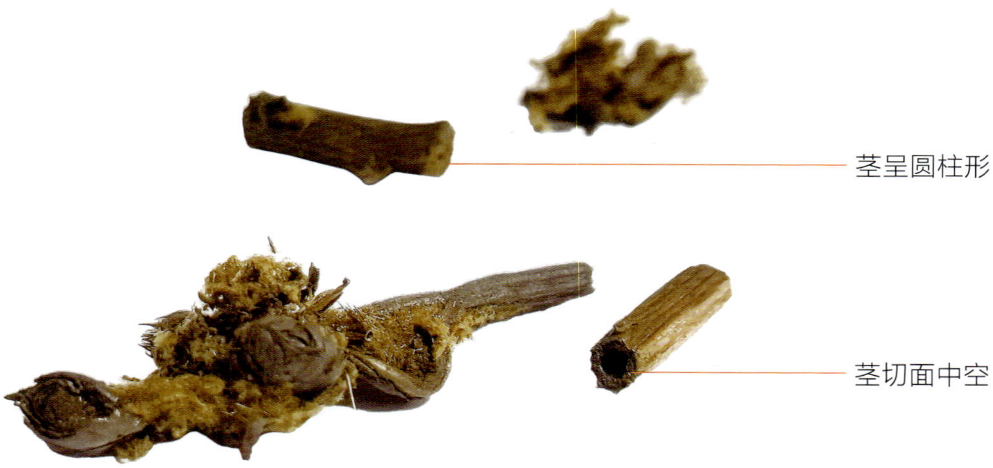

小蓟炭（茎）

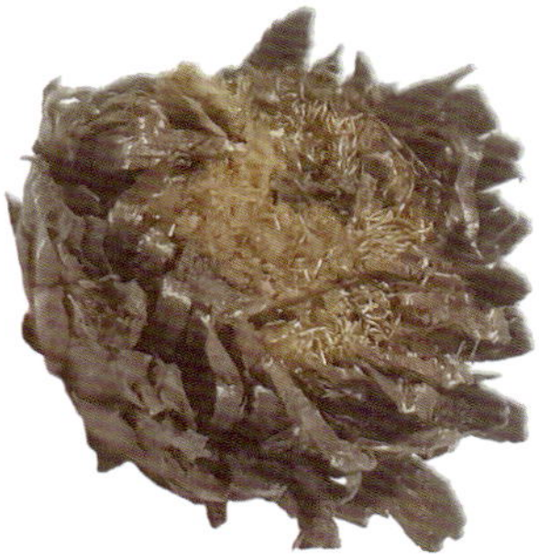

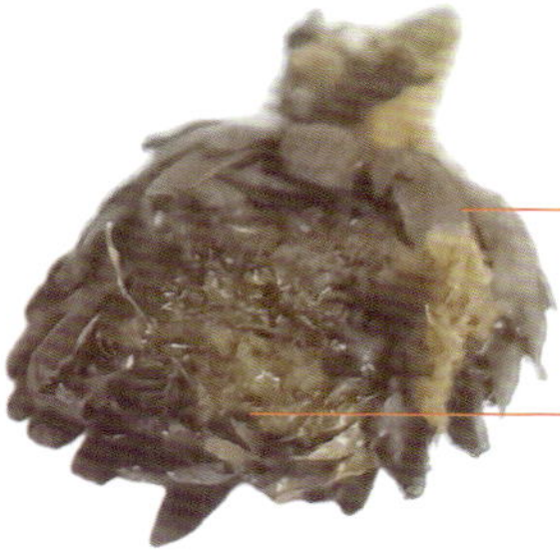

小蓟炭（花序）

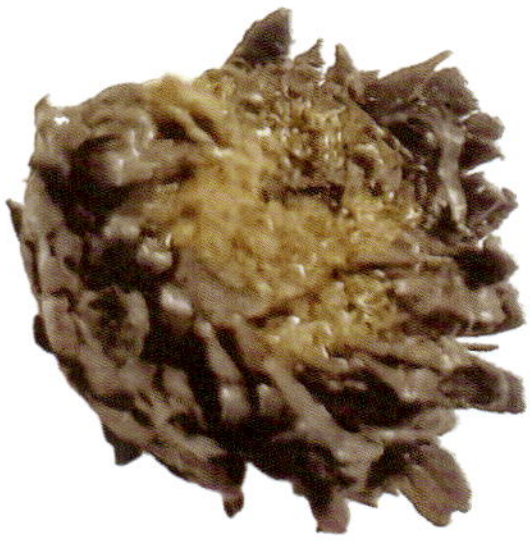

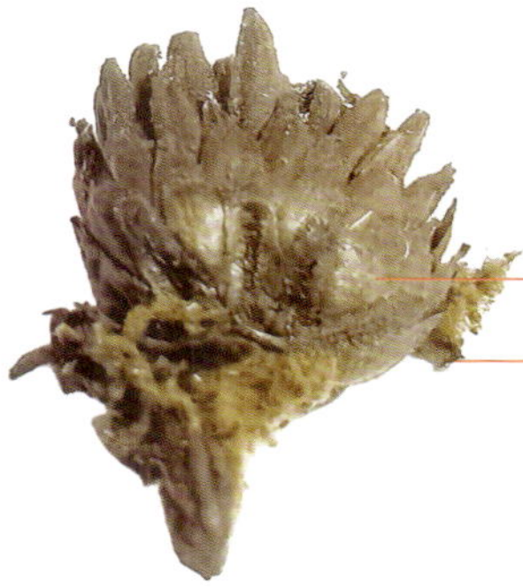

小蓟炭（头状花序）

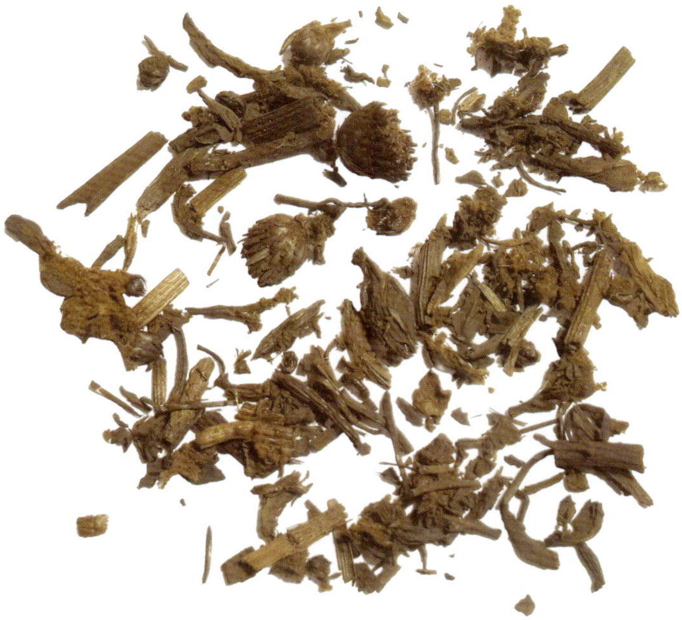

小蓟炭
产地：河北

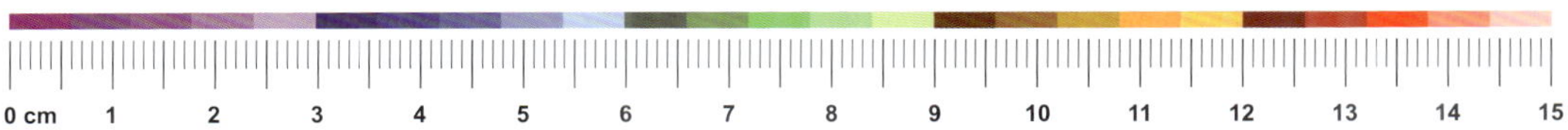

千里光

【基　　原】菊科植物千里光 *Senecio scandens* Buch.-Ham. 的干燥地上部分。

【采收加工】全年均可采收，除去杂质，阴干。

【主要产地】主产于河南、陕西、江苏、浙江、广西、四川等地。

【炮制方法】除去杂质，抢水洗或润软后切段，干燥。

【饮片性状】本品呈不规则的段，茎细圆柱形，稍弯曲，上部有分枝；表面灰绿色、黄棕色或紫褐色，具纵棱，密被灰白色柔毛。叶互生，多皱缩破碎，完整叶片展平呈卵状披针形或长三角形，有时具 1～6 侧裂片，边缘有不规则锯齿，基部戟形或截形，两面有细柔毛。头状花序；总苞钟形；花黄色至棕色，冠毛白色。气微，味苦。

【功能主治】清热解毒，明目，利湿。用于痈肿疮毒，感冒发热，目赤肿痛，泄泻痢疾，皮肤湿疹。

【用法用量】15～30g。外用适量，煎水熏洗。

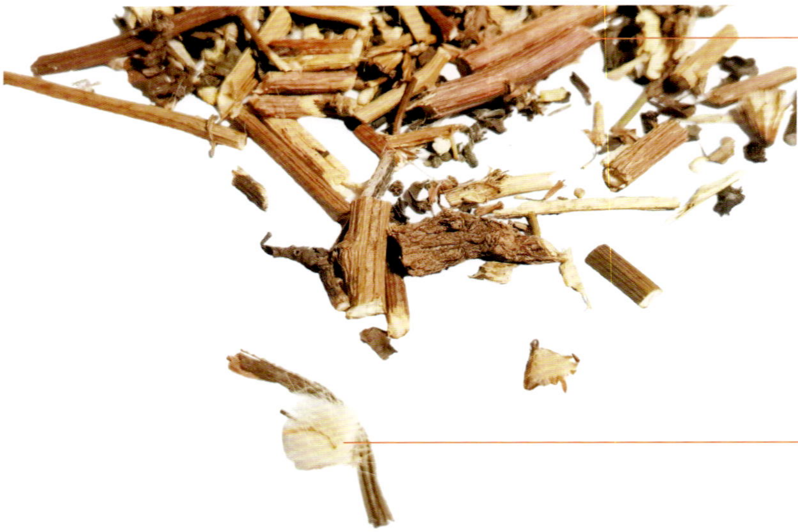

千里光

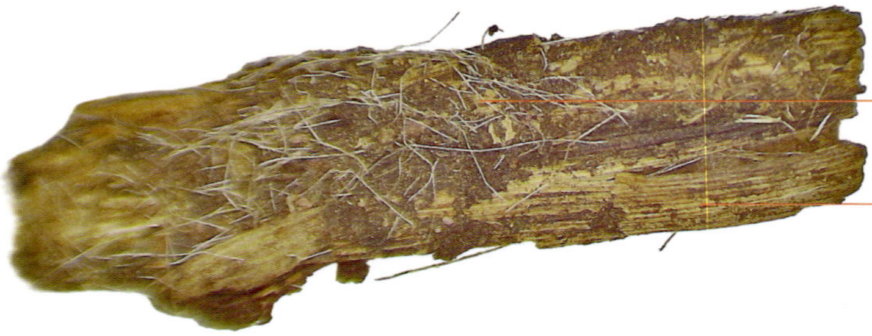

千里光（茎）(1:25)

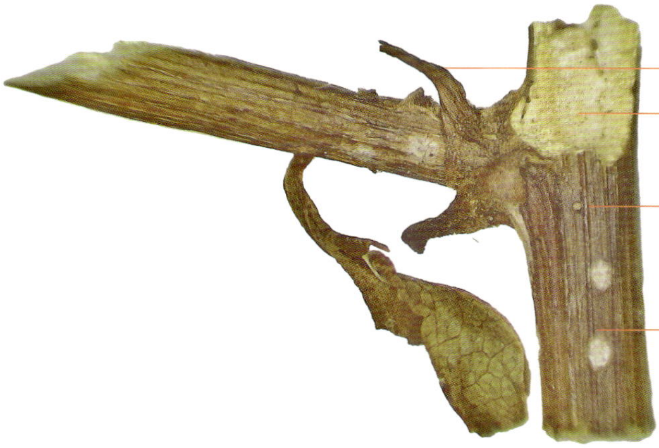
叶互生，多破碎
茎髓类白色
表面灰绿色、黄棕色或紫褐色
具纵棱

千里光（茎切面）（1∶25）

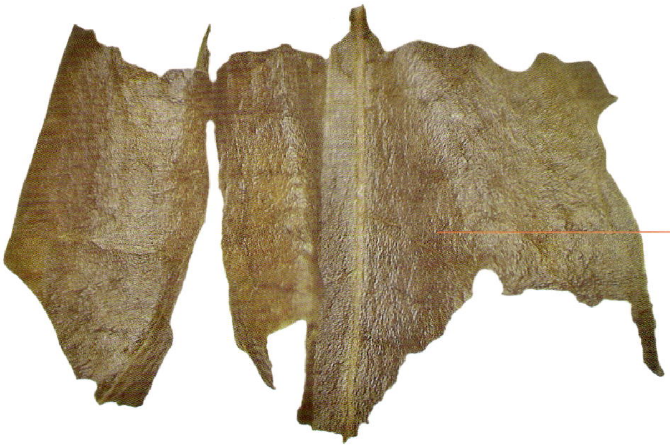
上表面棕褐色，有细柔毛

千里光（叶上表面）（1∶25）

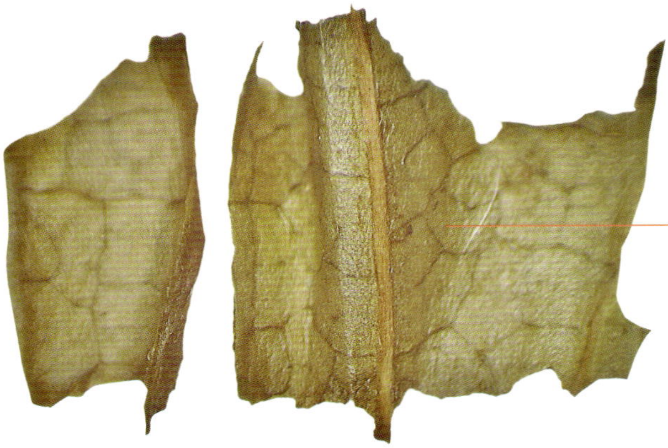
下表面绿褐色至淡棕色，
有细柔毛

千里光（叶下表面）（1∶25）

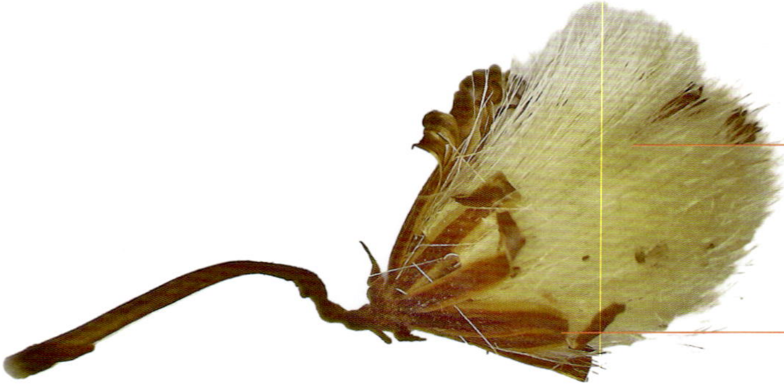

千里光（头状花序）（1∶25）

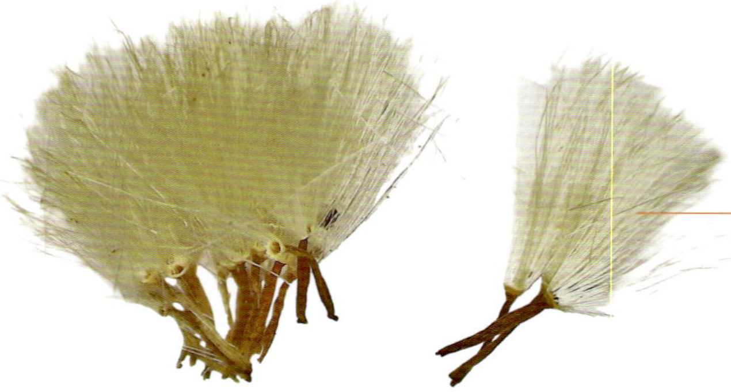

千里光（果实）（1∶25）

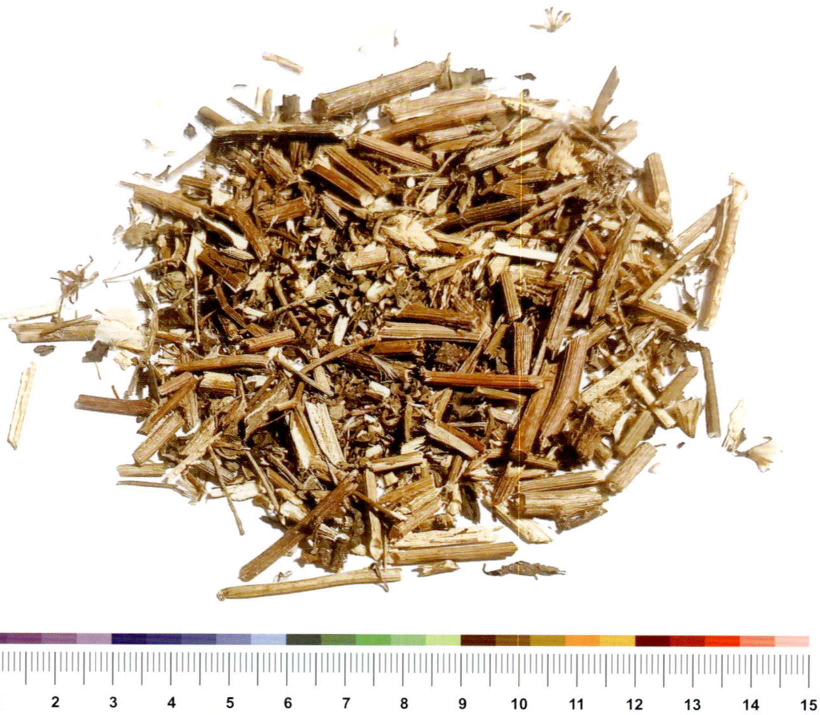

千里光

产地：河南

广金钱草

【基　　原】豆科植物广金钱草 *Desmodium styracifolium*（Osb.）Merr. 的干燥地上部分。

【采收加工】夏、秋二季采割，除去杂质，晒干。

【主要产地】主产于广东、海南、广西、云南、四川、福建等地。

【炮制方法】除去杂质，切段，晒干。

【饮片性状】本品呈不规则的段，茎呈圆柱形，密被黄色伸展的短柔毛；质稍脆，断面中部有髓。叶互生，小叶 1 或 3，圆形或矩圆形，直径 2～4cm；先端微凹，基部心形或钝圆，全缘；上表面黄绿色或灰绿色，无毛，下表面具灰白色紧贴的绒毛，侧脉羽状；叶柄长 1～2cm，托叶 1 对，披针形，长约 0.8cm。气微香，味微甘。

【功能主治】利湿退黄，利尿通淋。用于黄疸尿赤，热淋，石淋，小便涩痛，水肿尿少。

【用法用量】15～30g。

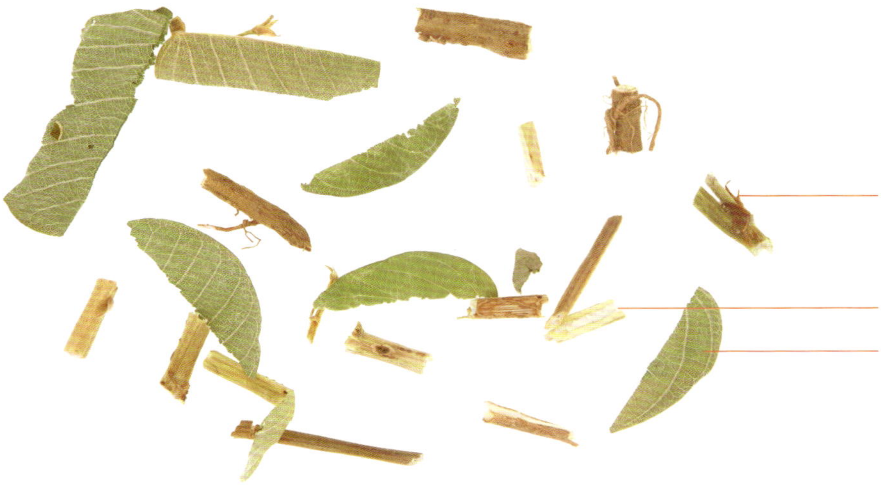

广金钱草

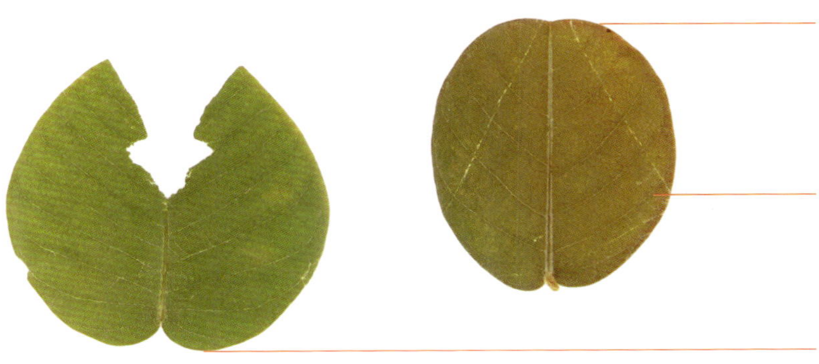

广金钱草（叶）

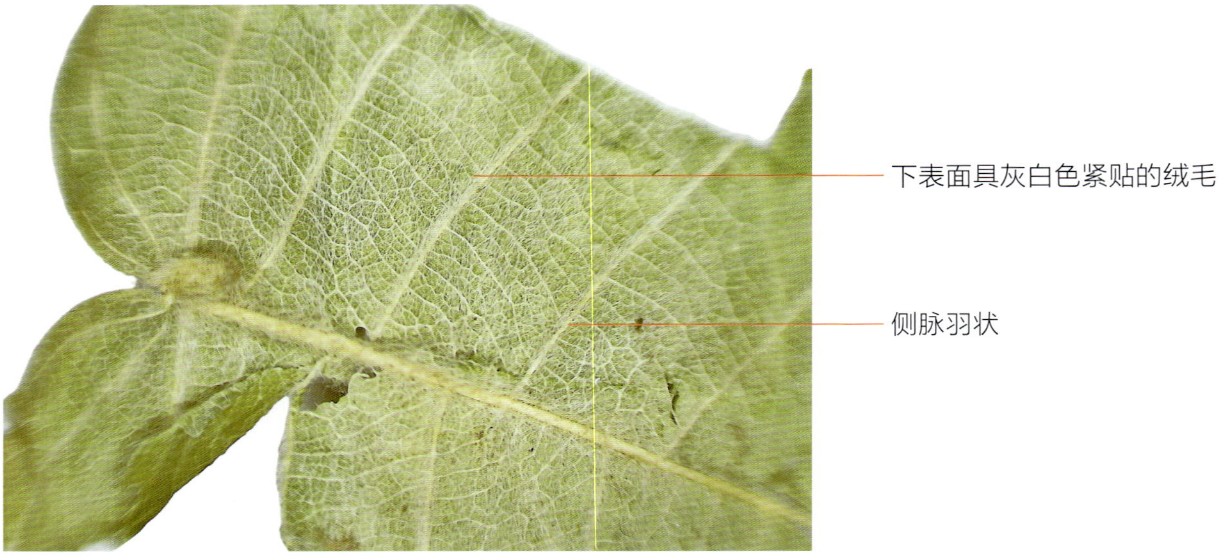

广金钱草（叶片下表面）(1:25)

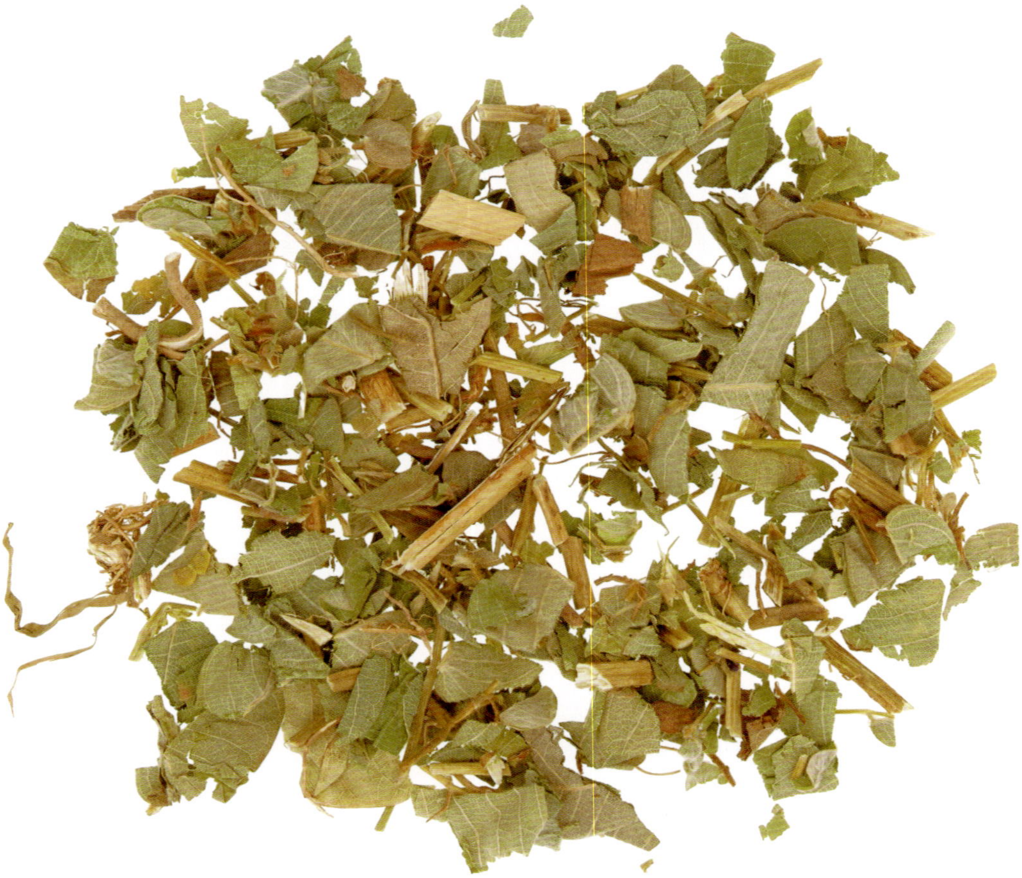

广金钱草

产地：广西

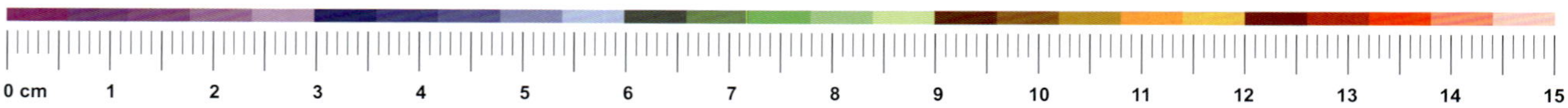

广藿香

【基　　原】唇形科植物广藿香 *Pogostemon cablin*（Blanco）Benth. 的干燥地上部分。

【采收加工】枝叶茂盛时采割，日晒夜闷，反复至干。

【主要产地】主产于广东、海南、广西、福建、台湾等地。

【炮制方法】除去残根和杂质，先抖下叶，筛净另放；茎洗净，润透，切段，晒干，再与叶混匀。

【饮片性状】本品呈不规则的段。茎略呈方柱形，表面灰褐色、灰黄色或带红棕色，被柔毛。切面有白色髓。叶对生，破碎或皱缩成团，完整者展平后呈卵形或椭圆形，两面均被灰白色绒毛；先端短尖或钝圆，基部楔形或钝圆，边缘具大小不规则的钝齿；叶柄细，被柔毛。气香特异，味微苦。

【功能主治】芳香化浊，和中止呕，发表解暑。用于湿浊中阻，脘痞呕吐，暑湿表证，湿温初起，发热倦怠，胸闷不舒，寒湿闭暑，腹痛吐泻，鼻渊头痛。

【用法用量】3～10g。

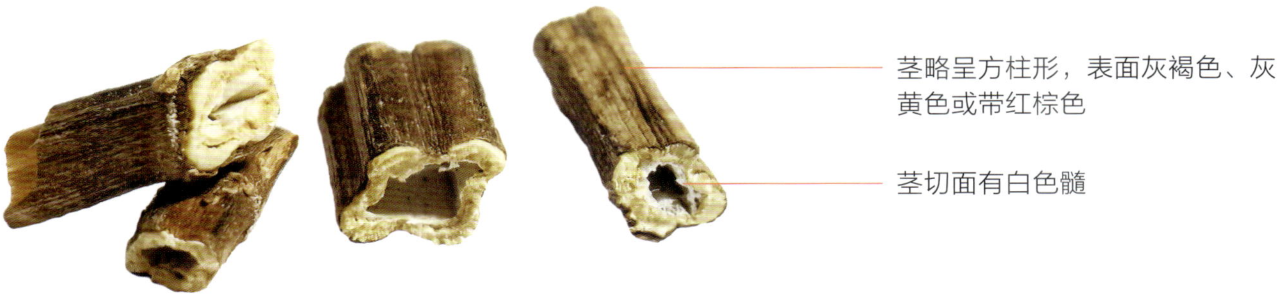

广藿香（茎）

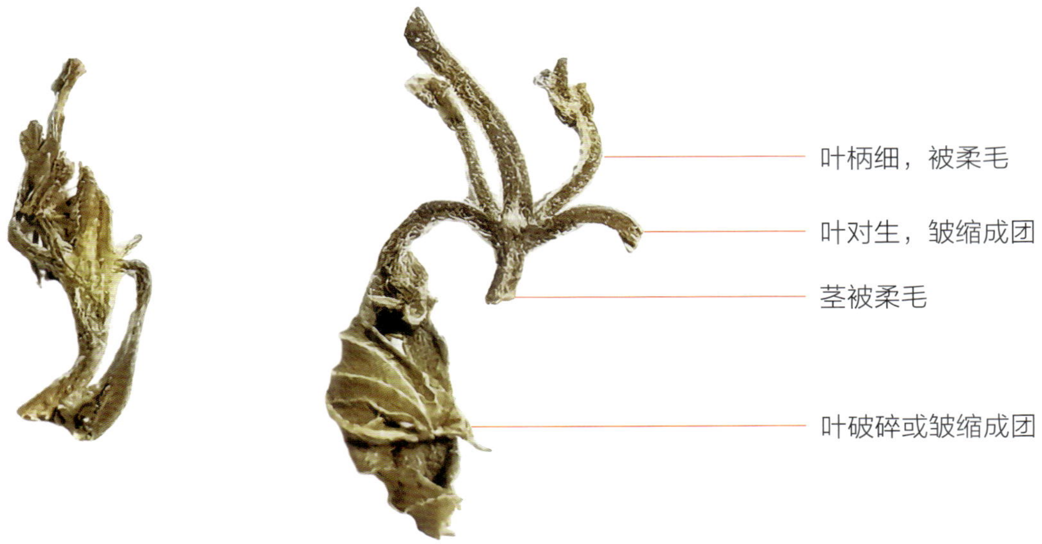

广藿香

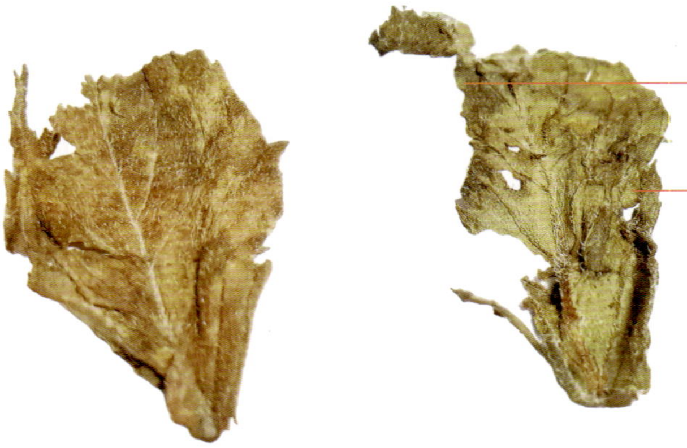

广藿香叶（上表面）

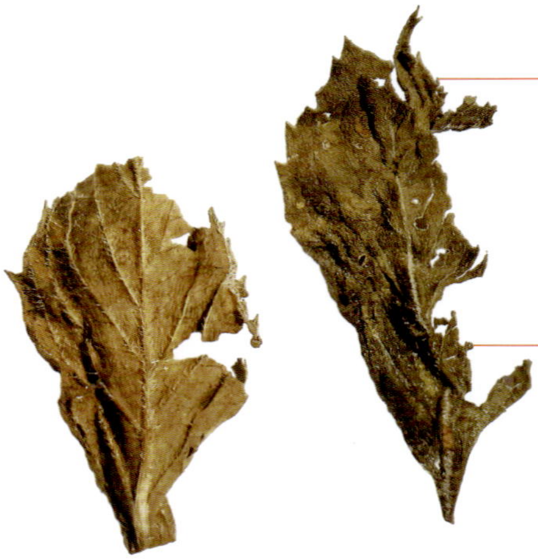

广藿香叶（下表面）

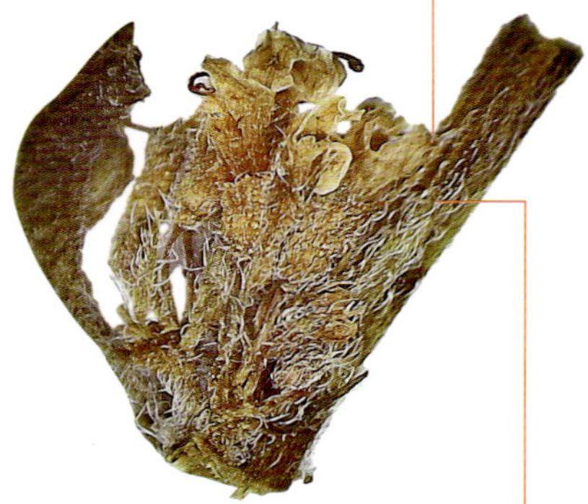

广藿香花序

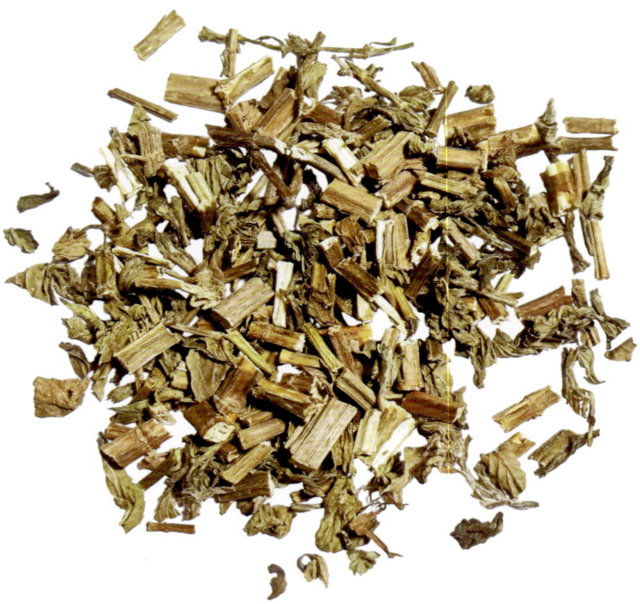

广藿香

产地：广东

马齿苋

【基　　原】马齿苋科植物马齿苋 *Portulaca oleracea* L. 的干燥地上部分。

【采收加工】夏、秋二季采收，除去残根和杂质，洗净，略蒸或烫后晒干。

【主要产地】全国大部分地区均产。

【炮制方法】除去杂质，洗净，稍润，切段，干燥。

【饮片性状】本品呈不规则的段。茎圆柱形，表面黄褐色，有明显纵沟纹。叶多破碎，完整者展平后呈倒卵形，先端钝平或微缺，全缘。蒴果圆锥形，内含多数细小种子。气微，味微酸。

【功能主治】清热解毒，凉血止血，止痢。用于热毒血痢，痈肿疔疮，湿疹，丹毒，蛇虫咬伤，便血，痔血，崩漏下血。

【用法用量】9～15g。外用适量捣敷患处。

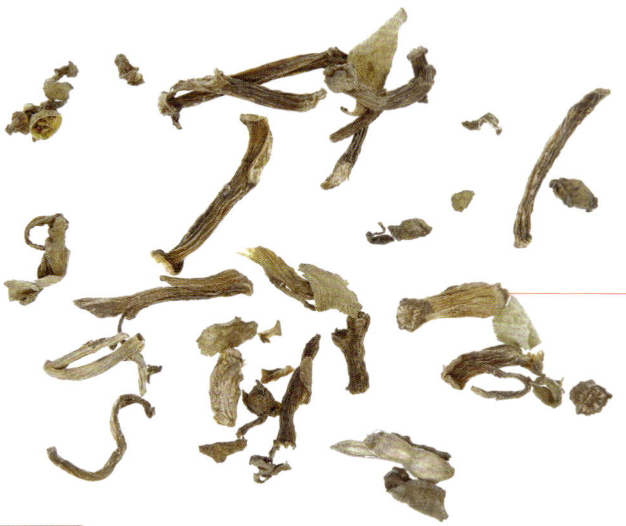

马齿苋

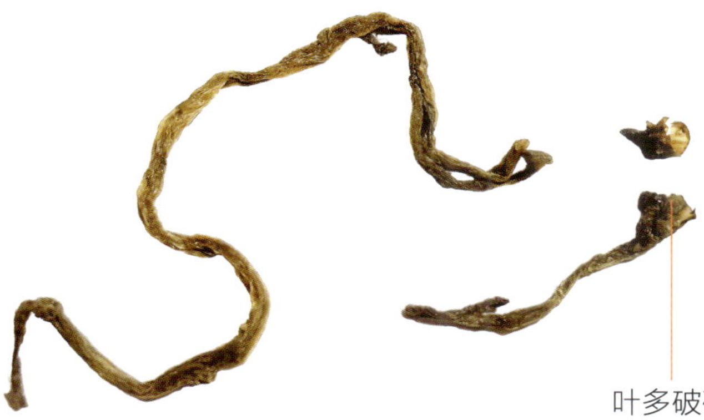

马齿苋（水浸）

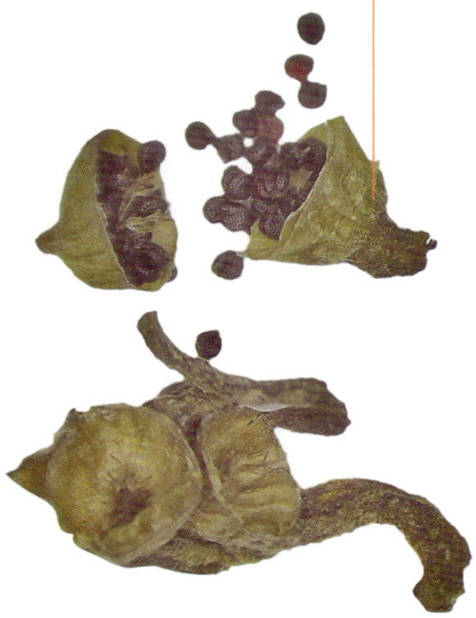

马齿苋（果实）（1∶25）

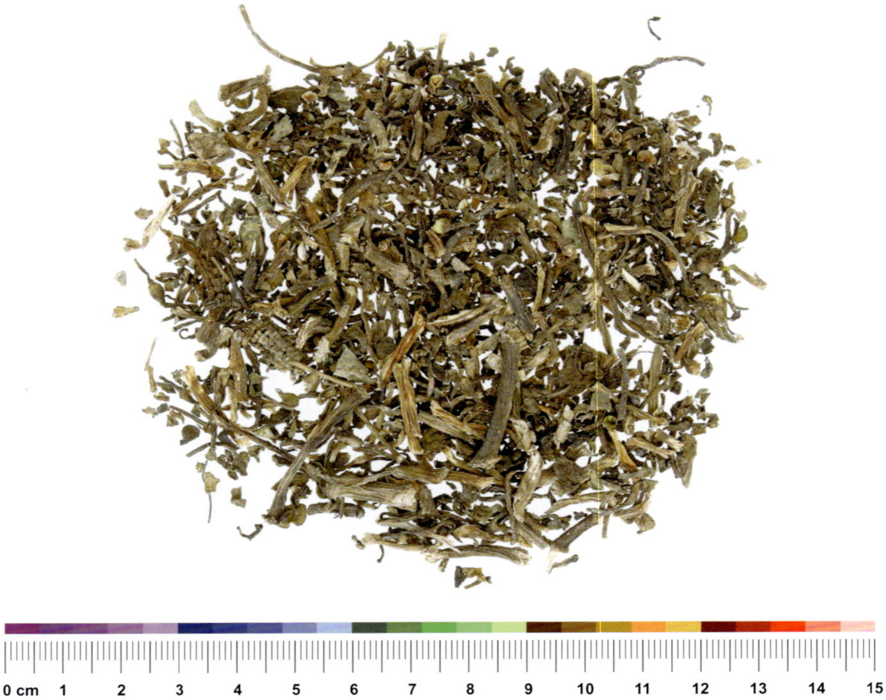

马齿苋

产地：河北

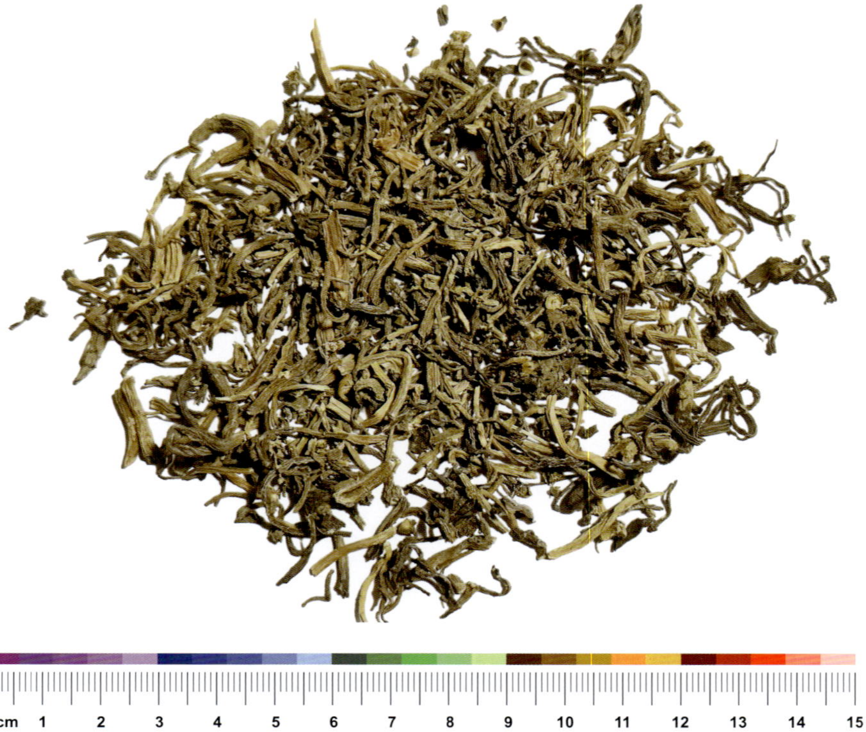

马齿苋

产地：陕西

马鞭草

【基　　原】马鞭草科植物马鞭草 *Verbena officinalis* L. 的干燥地上部分。

【采收加工】6～8 月花开时采割，除去杂质，晒干。

【主要产地】主产于山西、陕西、甘肃、江苏、安徽、浙江、福建、江西、湖北、湖南、广东、广西、四川、贵州、云南、新疆、西藏等地。

【炮制方法】除去残根及杂质，洗净，稍润，切段，干燥。

【饮片性状】本品呈不规则的段。茎方柱形，四面有纵沟，表面绿褐色，粗糙。切面有髓或中空。叶多破碎，绿褐色，完整者展平后叶片 3 深裂，边缘有锯齿，两面均有柔毛。穗状花序，有小花多数。气微，味苦。

【功能主治】活血散瘀，解毒，利水，退黄，截疟。用于癥瘕积聚，痛经，经闭，喉痹，痈肿，水肿，黄疸，疟疾。

【用法用量】5～10g。

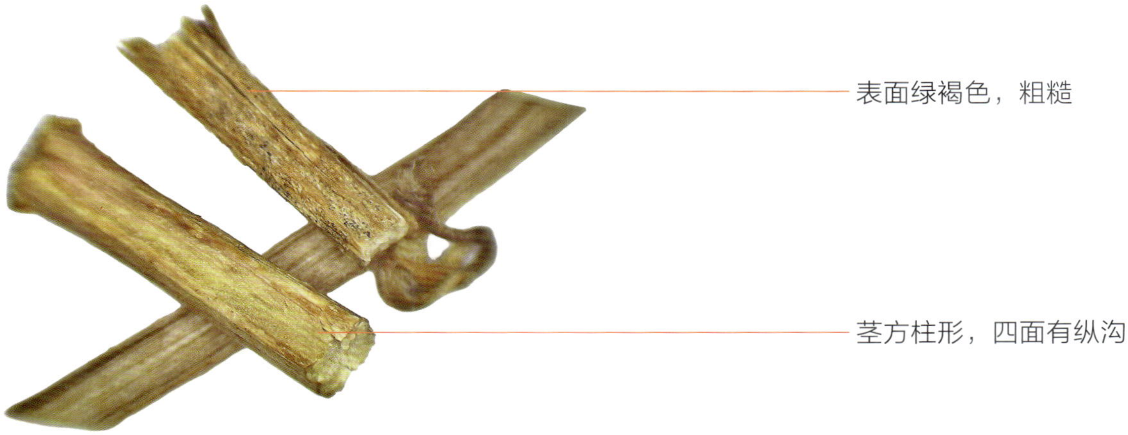

马鞭草（1∶25）

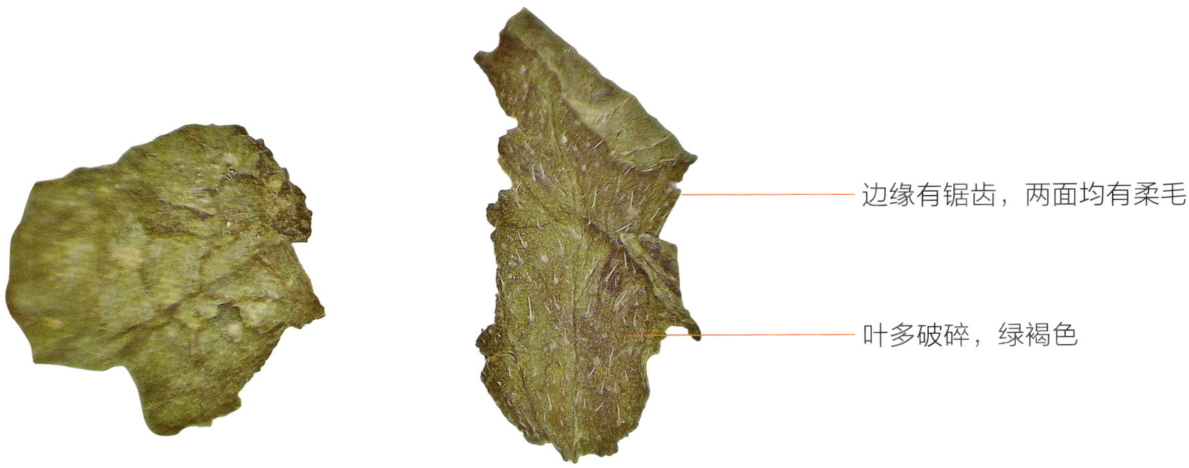

马鞭草（叶）（1∶25）

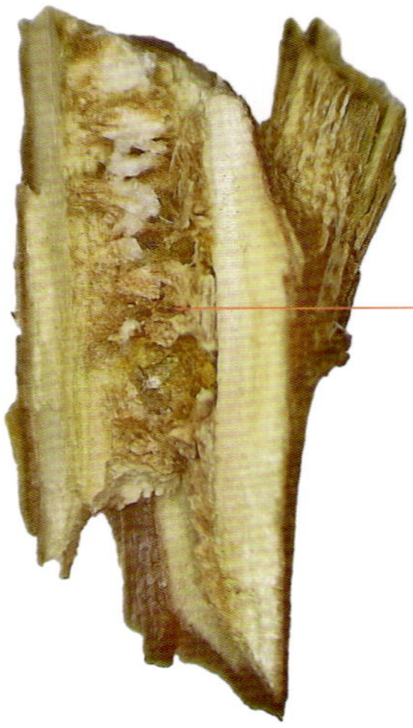

马鞭草（茎）（1:25）

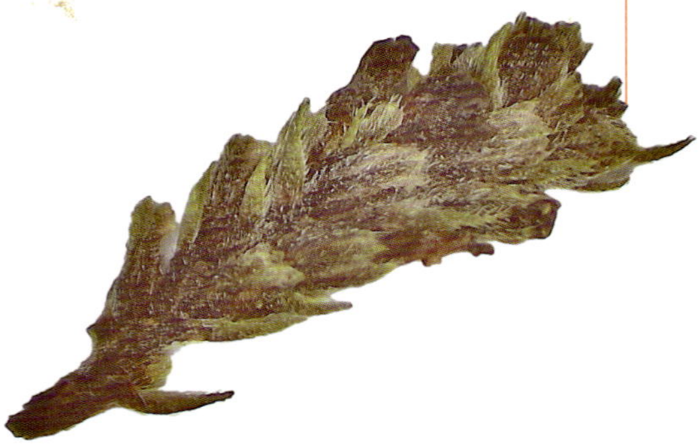

马鞭草（花序）（1:25）

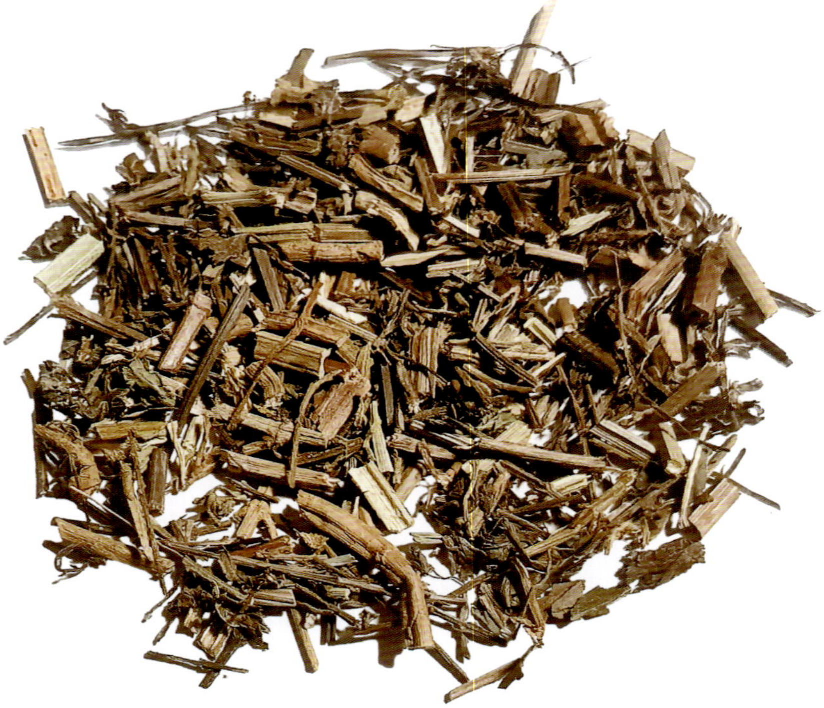

马鞭草

产地：四川

木贼

【基　　原】木贼科植物木贼 *Equisetum hyemale* L. 的干燥地上部分。

【采收加工】夏、秋二季采割，除去杂质，晒干或阴干。

【主要产地】主产于黑龙江、吉林、辽宁、河北、安徽、湖北、四川、贵州、云南、山西、陕西、甘肃、内蒙古、新疆、青海等地。

【炮制方法】除去枯茎及残根，喷淋清水，稍润，切段，干燥。

【饮片性状】本品呈管状的段。表面灰绿色或黄绿色，有 18～30 条纵棱，棱上有多数细小光亮的疣状突起；节明显，节上着生筒状鳞叶，叶鞘基部和鞘齿黑棕色，中部淡棕黄色。切面中空，周边有多数圆形的小空腔。气微，味甘淡、微涩，嚼之有沙粒感。

【功能主治】疏散风热，明目退翳。用于风热目赤，迎风流泪，目生云翳。

【用法用量】3～9g。

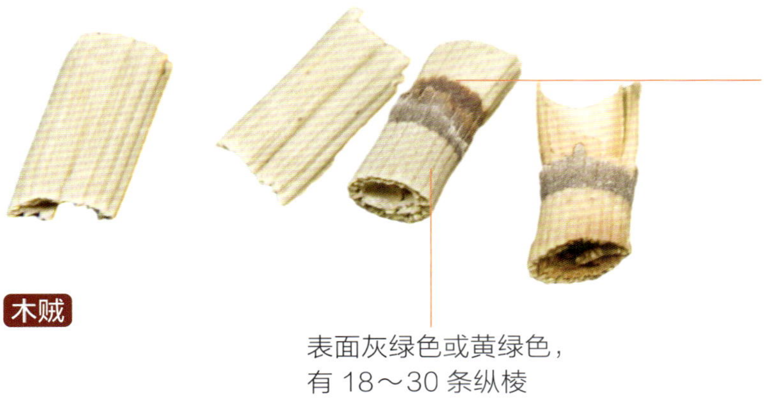

木贼

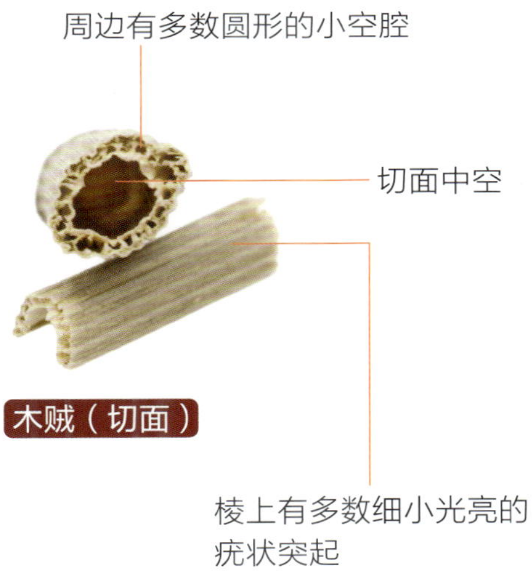

木贼（切面）

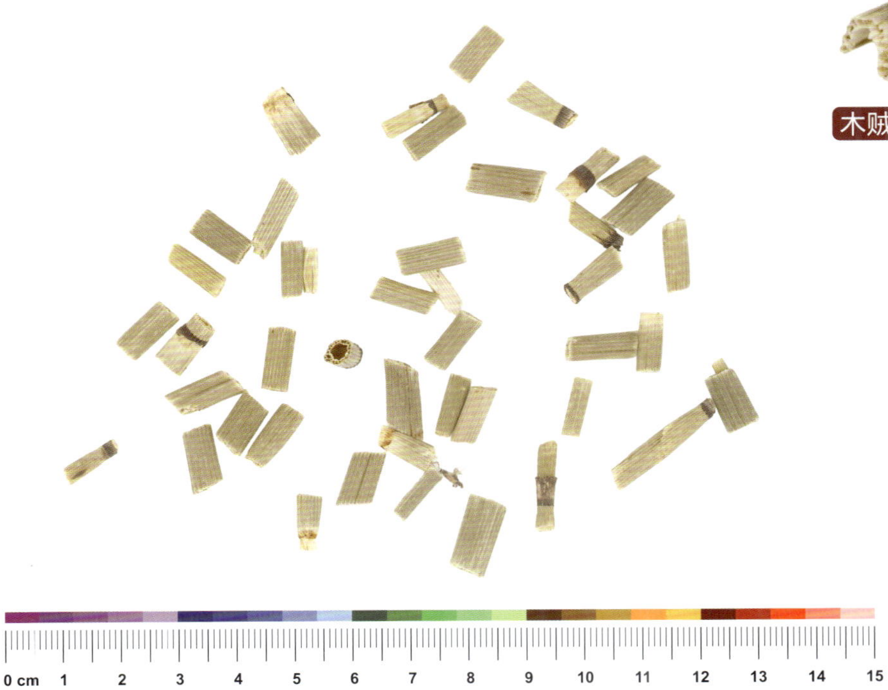

木贼

产地：辽宁

车前草

【基　　原】车前科植物车前 *Plantago asiatica* L. 或平车前 *Plantago depressa* Willd. 的干燥全草。

【采收加工】夏季采挖，除去泥沙，晒干。

【主要产地】主产于黑龙江、吉林、辽宁、内蒙古、河北、山西、陕西、宁夏、甘肃、青海、新疆、山东、江苏、河南、安徽、江西、湖北、四川、云南、西藏等地。

【炮制方法】除去杂质，洗净，切段，干燥。

【饮片性状】本品为不规则的段，根须状或直而长，叶片皱缩，多破碎，表面灰绿色或污绿色，脉明显。可见穗状花序。气微，味微苦。

【功能主治】清热利尿通淋，祛痰，凉血，解毒。用于热淋涩痛，水肿尿少，暑湿泄泻，痰热咳嗽，吐血衄血，痈肿疮毒。

【用法用量】9～30g。

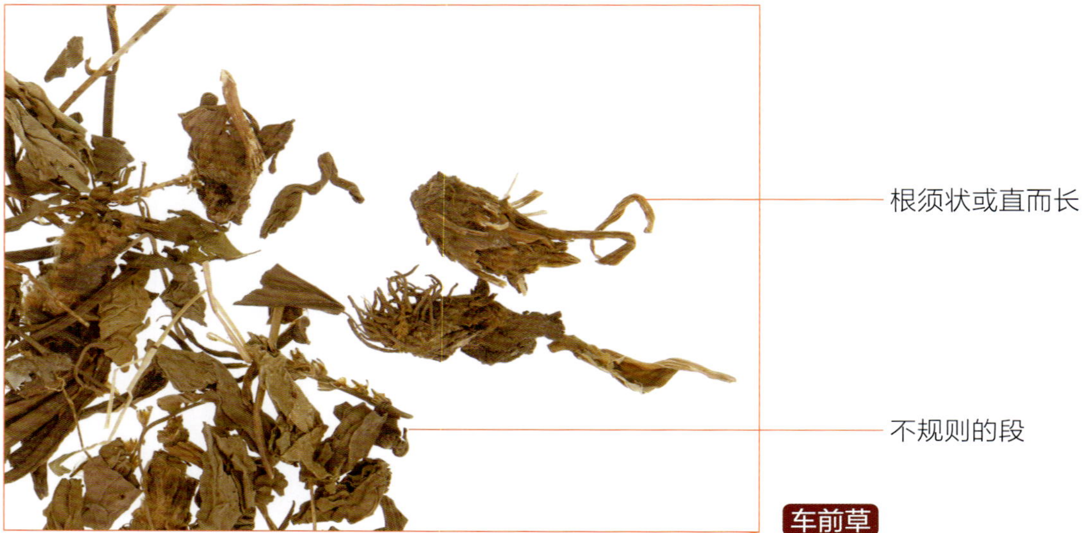

车前草

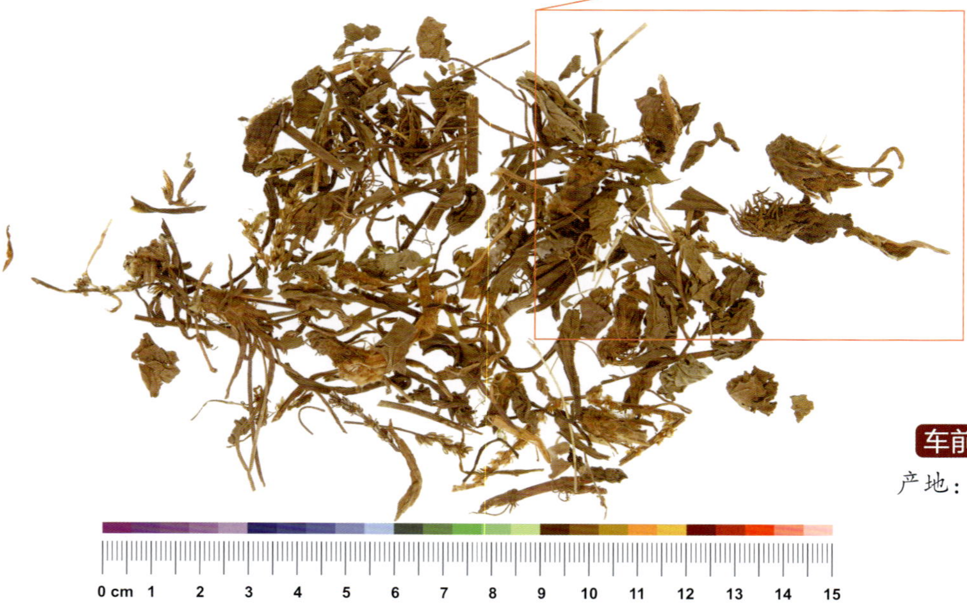

车前草

产地：河北

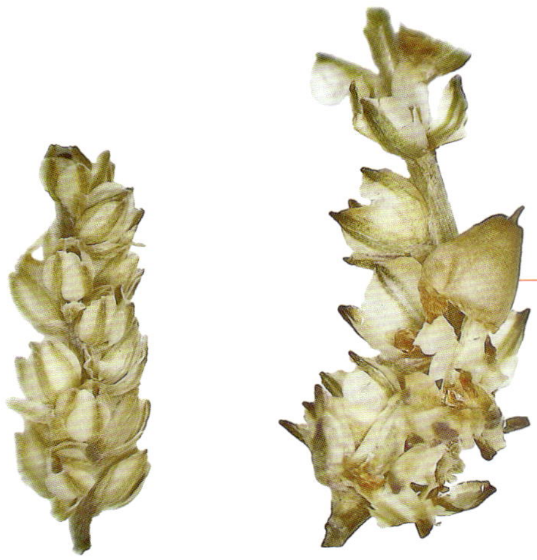

车前草（果穗）(1:25)

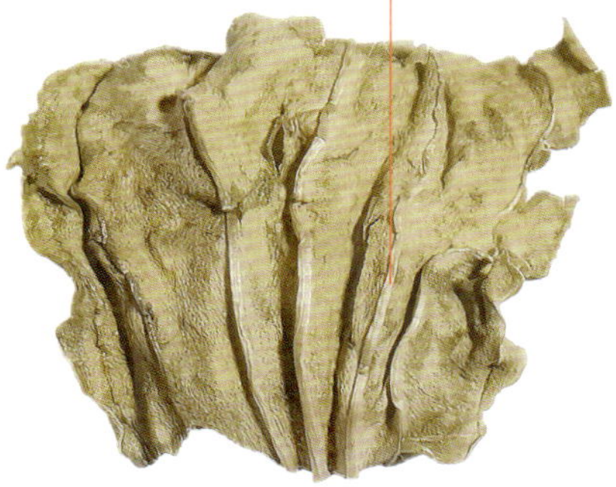

车前草（叶片下表面）

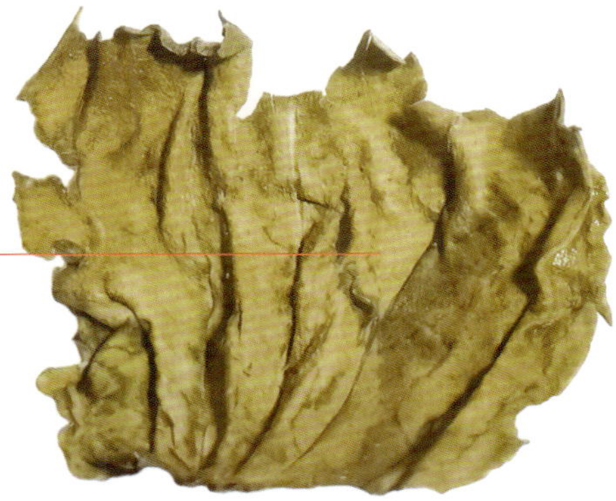

车前草（叶片上表面）

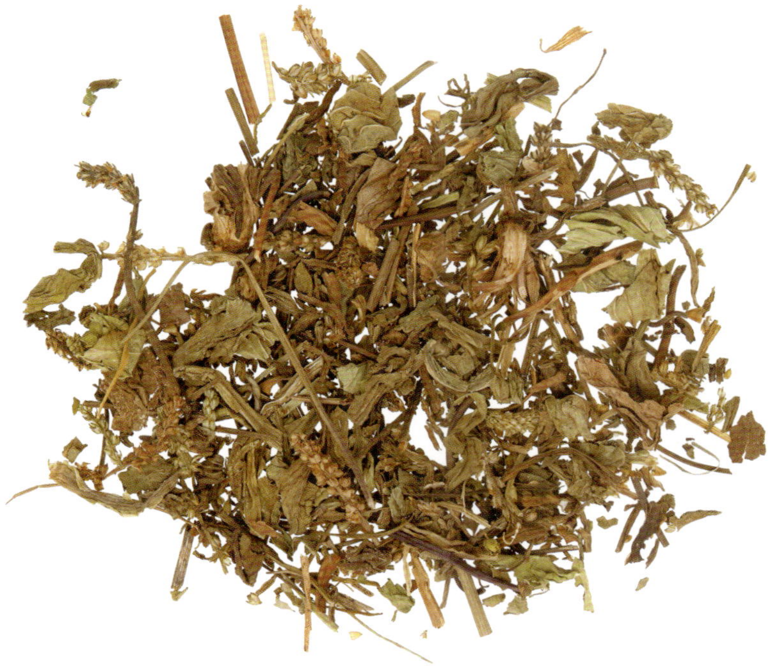

车前草

产地：江西

凤尾草

【基　　原】凤尾蕨科植物凤尾草 *Pteris multifida* Poir. 的干燥全草。

【采收加工】夏、秋二季采收，洗净，晒干。

【主要产地】主产于浙江、江苏、福建、广东、广西、贵州、四川、江西、湖南、陕西、山西等地。

【炮制方法】取原药材，除去杂质，迅速洗净，稍晾，切中段，干燥，筛去碎屑。

【饮片性状】本品为不规则的段。根茎短，密生棕褐色披针形鳞片及弯曲的细根。叶革质，灰绿色或绿色，叶脉明显，细脉由中脉羽状分出，边缘有锯齿。有的孢子囊群着生叶缘，棕色。叶柄有棱，黄绿色或棕绿色。气微，味淡或稍涩。

【功能主治】清湿热，解毒，止血。用于黄疸、痢疾、泄泻、淋浊、带下、吐血、便血、崩漏、尿血、湿疹、痈肿疮毒等。

【用法用量】9～12g。

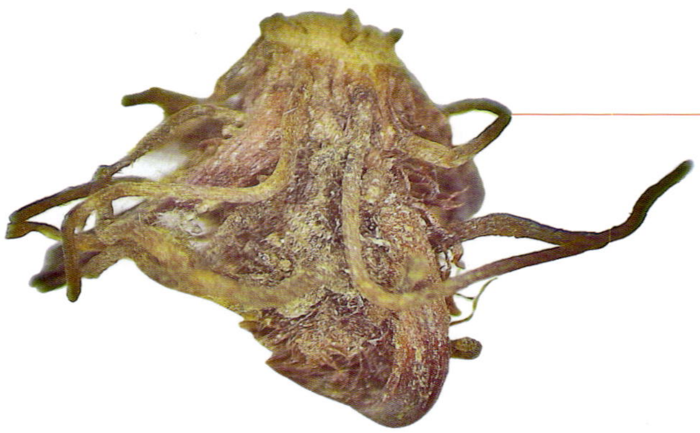

凤尾草（根茎）（1∶25）

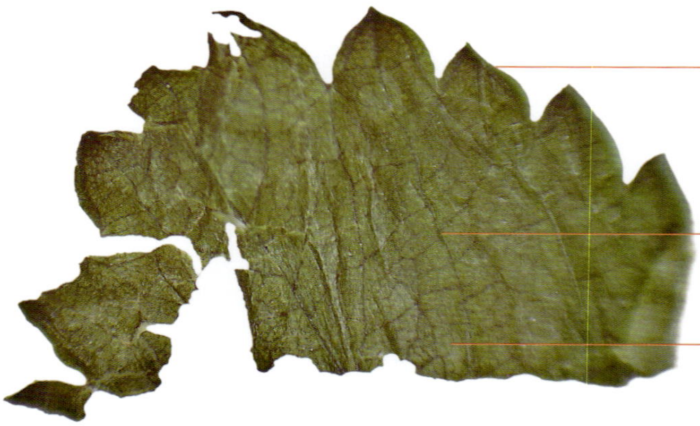

凤尾草（叶）（1∶25）

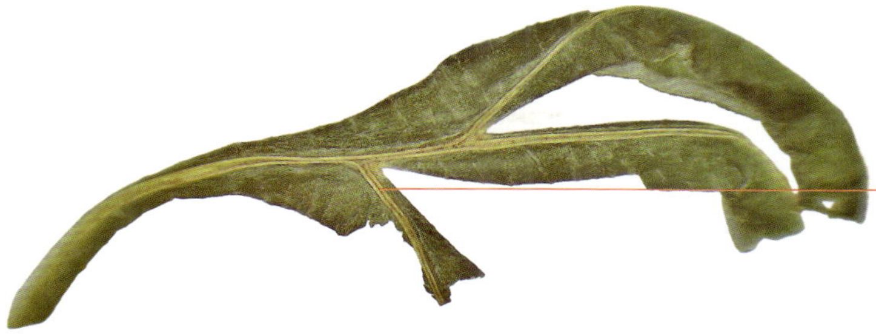

凤尾草（叶柄）（1∶25）

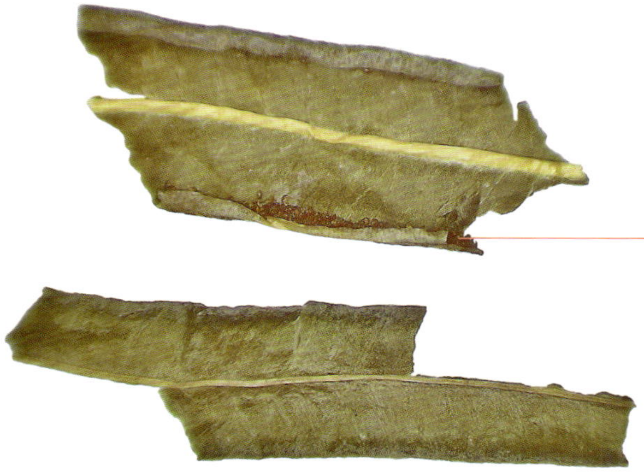

凤尾草（叶）（1∶25）

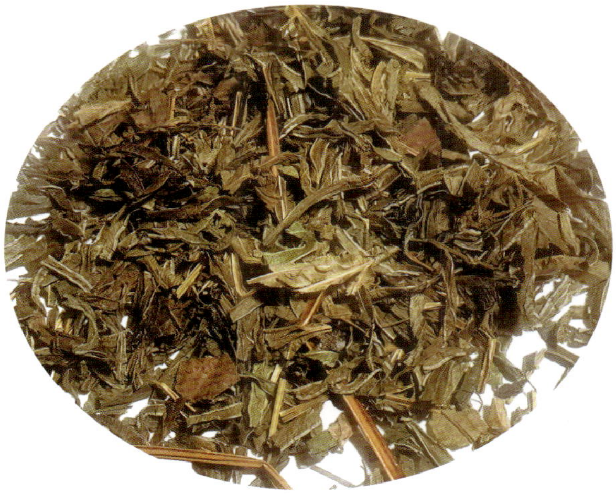

凤尾草

产地：浙江

【炮制依据】《北京市中药饮片炮制规范（2008年版）》

火炭母

【基　　原】蓼科植物火炭母 *Polygonum chinense* L. 或硬毛火炭母 *Polygonum chinense* L.var. *hispidum* Hook. f. 的干燥全草。

【采收加工】夏、秋二季采挖，除去泥沙，晒干。

【主要产地】主产于浙江、江西、福建、台湾、湖北、湖南、广东、海南、广西、四川、贵州、云南、西藏等地。

【炮制方法】除去杂质，洗净，切断，干燥。

【饮片性状】本品为不规则的段。根呈须状，褐色。茎扁圆柱形，有分枝，节稍膨大，下部节上有须根；表面淡绿色或紫褐色，无毛，有细棱；质脆，易折断；断面灰黄色，多中空。叶互生，多卷缩、破碎，完整叶片展平后呈卵状矩圆形，长 5～10cm，宽 2～4.5cm，先端短尖，基部戟形，或稍圆，全缘；上表面暗绿色，下表面色较浅，两面近无毛；托叶鞘筒状，膜质，先端偏斜，无臭，味酸，微涩。

【功能主治】清热解毒，利湿止痒，明目退翳。用于湿热泄泻，痢疾，黄疸，咽喉肿痛，湿热疮疹，带下，阴痒。外治角膜云翳。

【用法用量】15～30g，外用适量。

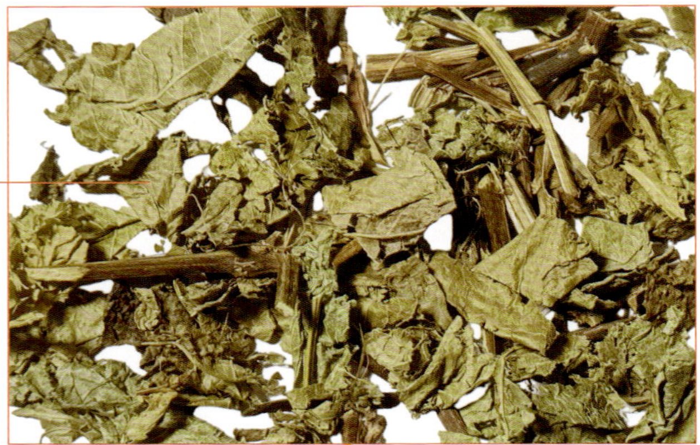

火炭母

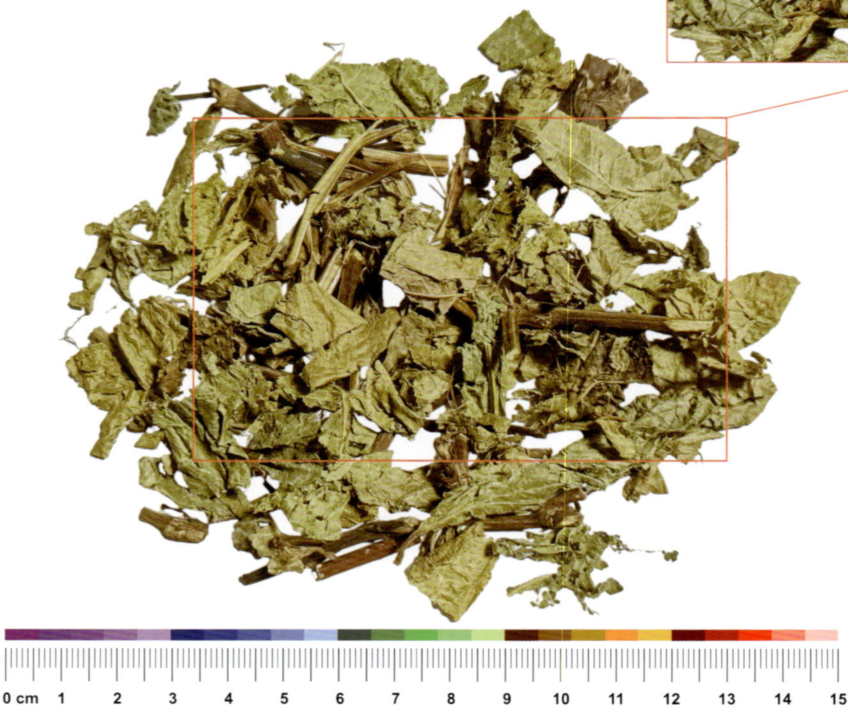

火炭母

产地：四川

【炮制依据】《福建省中药饮片炮制规范（2012 年版）》

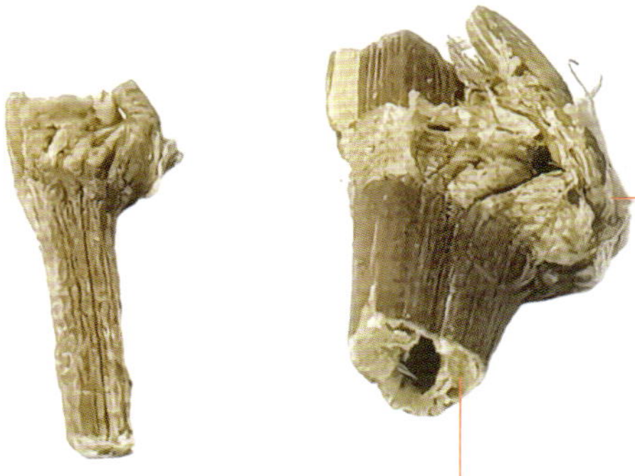
节稍膨大
茎扁圆柱形，有分枝

火炭母（茎）

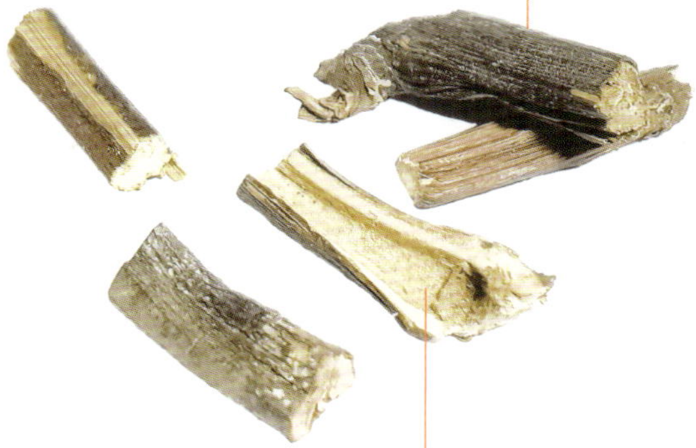
茎表面淡绿色或紫褐色，
无毛，有细棱
断面灰黄色，多中空

火炭母（茎断面）

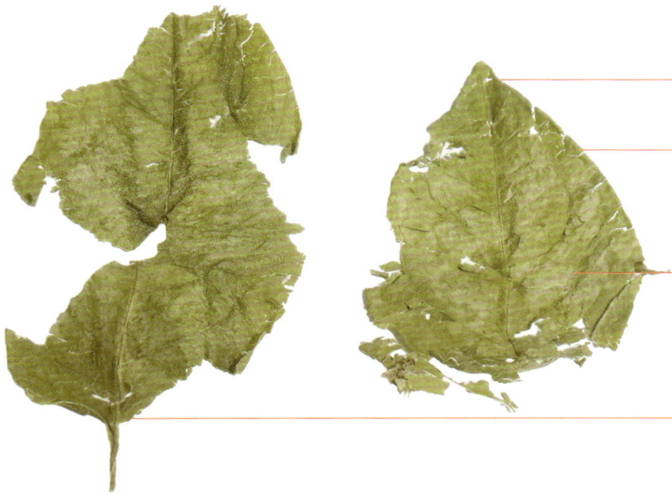
先端短尖
叶片卵状矩圆形，全缘
上表面暗绿色，近无毛
基部戟形，或稍圆

火炭母（叶上表面）

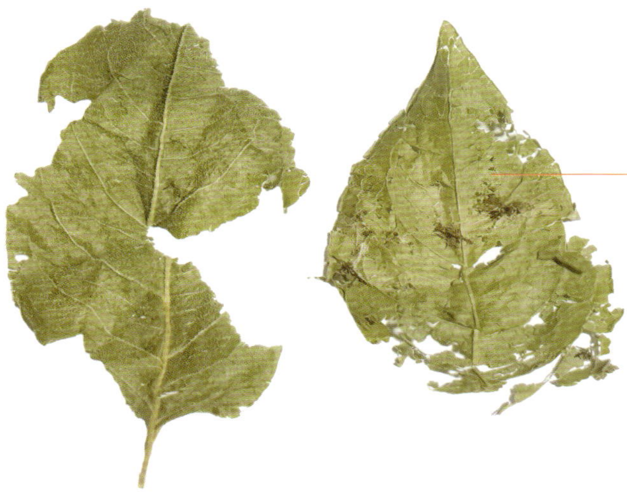
下表面色较浅，近无毛

火炭母（叶下表面）

石上柏

【基　　原】卷柏科植物深绿卷柏 *Selaginella donderleinii* hieron. 的干燥全草。

【采收加工】秋后采收全草，晒干。

【主要产地】主产于广西、广东、贵州等地。

【炮制方法】取原药材，除去残根及杂质，喷淋清水，稍润，切断，干燥。

【饮片性状】本品为不规则段，根极少，纤细，黄褐色。茎较少，青绿色或淡青绿色，质稍柔软；茎细小，直径 0.2cm 左右，有棱，多分枝，在分枝处常生有黄色的细长根。叶为羽状复叶，上表面深绿色，下表面淡绿色，多卷曲，分枝上的小叶有 2 型：背叶 2 列，斜展，覆瓦状排列，卵状矩圆形，长约 0.3cm，宽约 0.2cm，顶端钝，不对称；腹叶小，2 列，相互交叉排列，卵圆形，顶端锐尖，微具齿牙，着生在主茎处和小枝上，呈覆瓦状排列。孢子囊穗顶生，常有 2 穗 4 棱，孢子叶卵状三角形，龙骨状，急尖。气微，味甘、淡。

【功能主治】清热解毒，泻火除湿。用于咽喉肿痛，目赤，乳房肿痛，黄疸，咳喘，肿瘤。

【用法用量】15～30g。

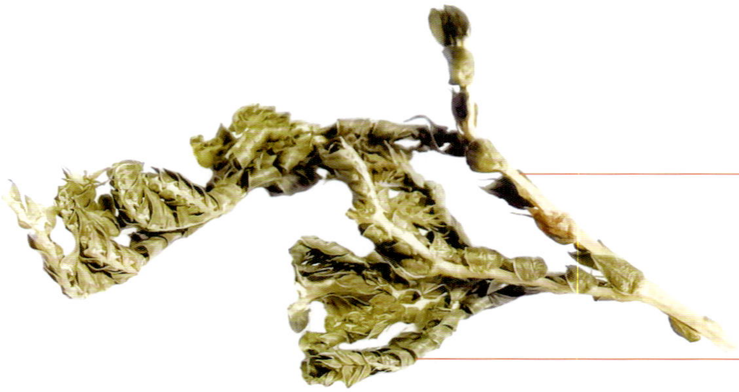

石上柏（茎）

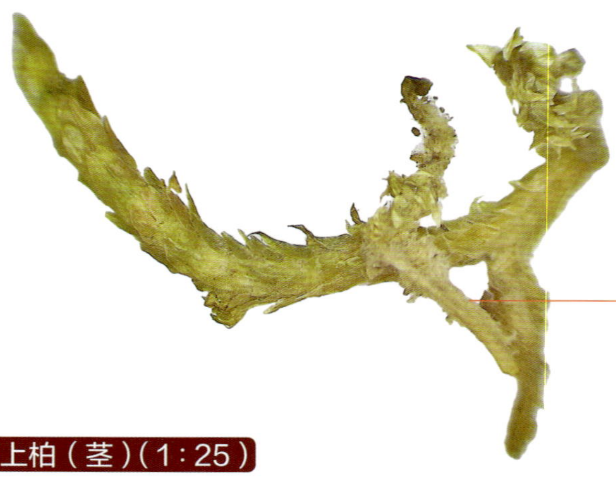

石上柏（茎）（1∶25）

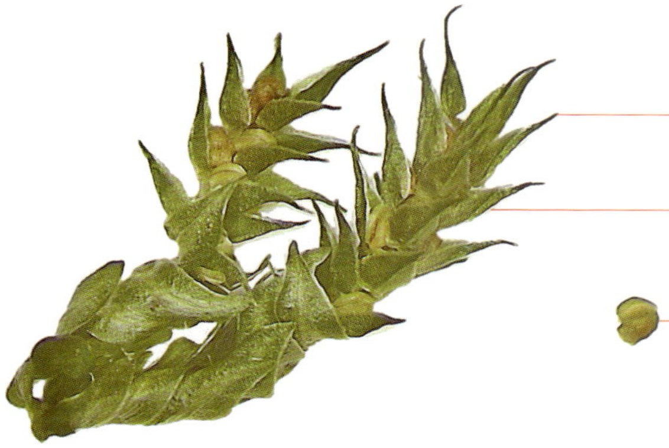

石上柏（1∶25）

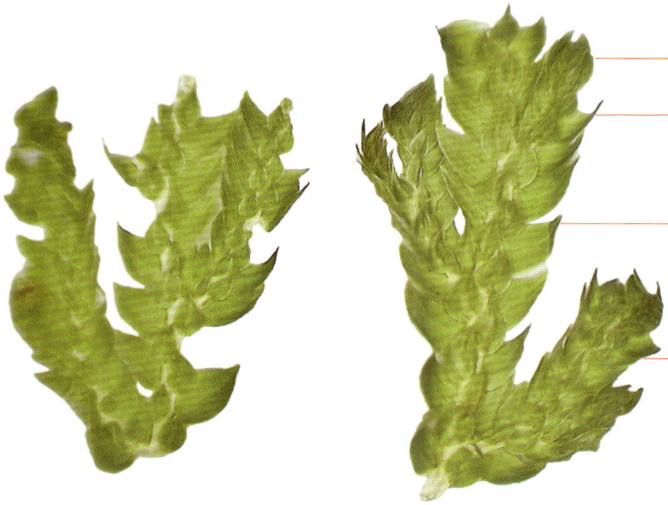

石上柏（叶上表面）（1∶25）

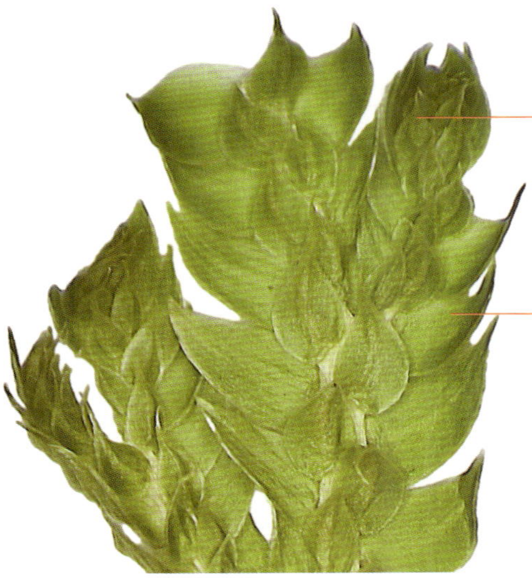

石上柏（腹叶）（1∶25）

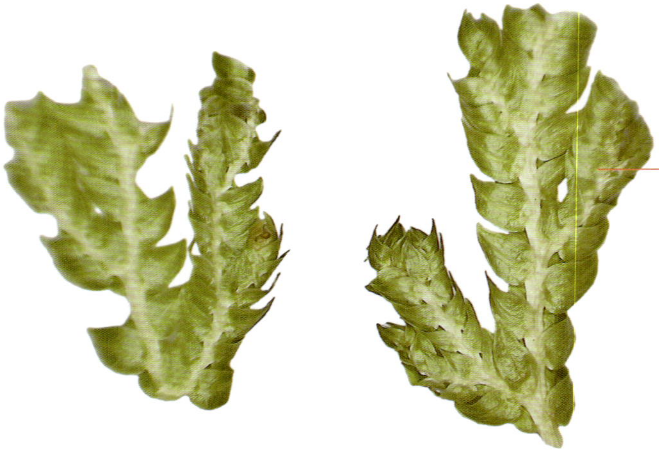

石上柏（叶下表面）（1：25）

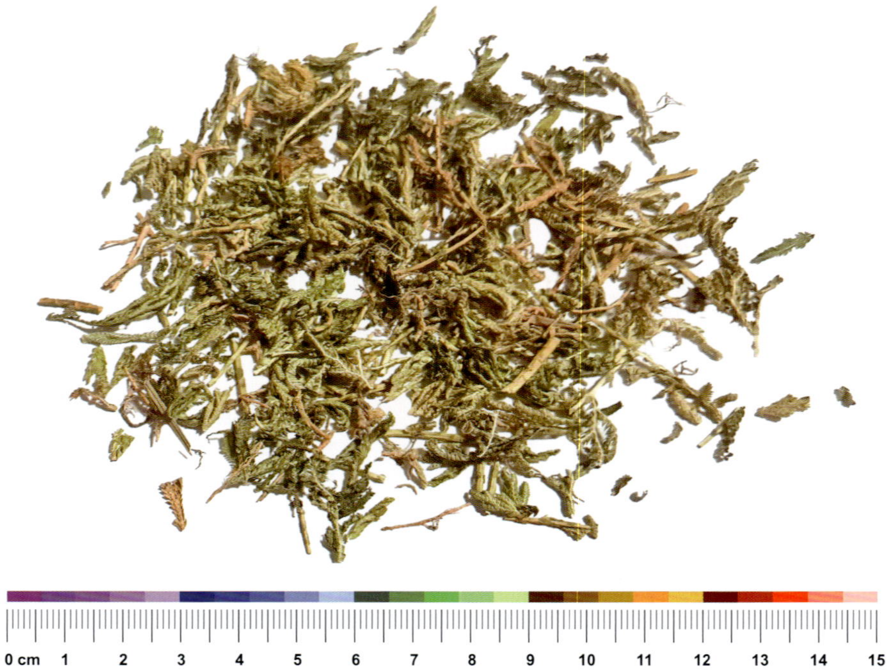

石上柏

产地：广西

【炮制依据】《上海市中药饮片炮制规范（2018 年版）》

石见穿

【基　原】唇形科植物华鼠尾草 *Salvia chinensis* Benth. 的干燥地上部分。

【采收加工】夏、秋二季开花时采收，晒干。

【主要产地】主产于江苏、安徽、江西、湖北、湖南等地。

【炮制方法】取原药材，除去杂质及残根，洗净，闷润 2～4 小时，切中段，干燥，筛去碎屑。

【饮片性状】本品为不规则中段。茎呈四方形，具纵沟，棕紫色，被白色柔毛，切面黄白色，中空或有髓。叶皱缩，展平后呈卵形或卵状椭圆形，边缘有钝圆齿，表面及背面暗绿色，脉上均具白色短柔毛。花唇形，蓝紫色。小坚果椭圆形，褐色，气微，味微苦涩。

【功能主治】清热解毒，理气，活血止痛。用于脘腹胀痛，肝炎，赤、白带，痈肿瘰疬，跌打损伤。

【用法用量】6～15g。

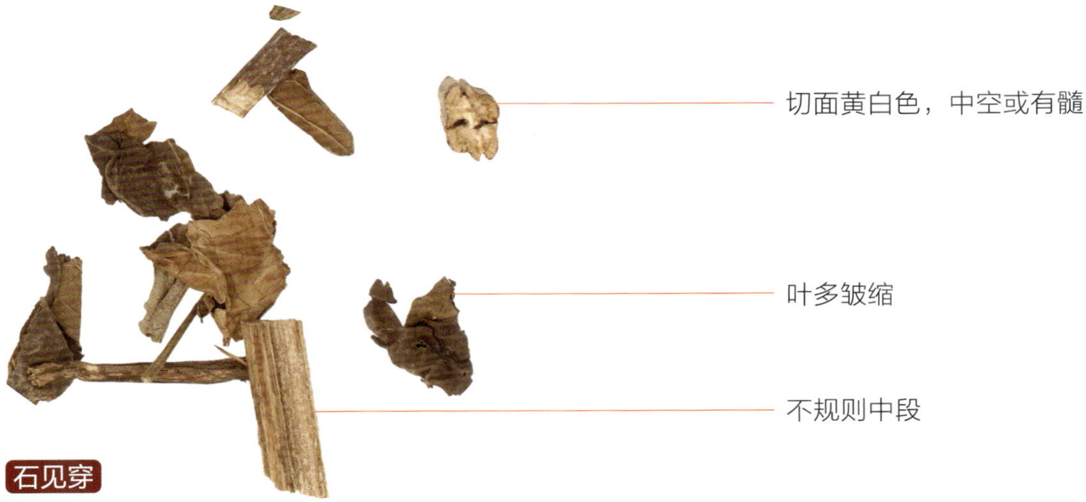

石见穿

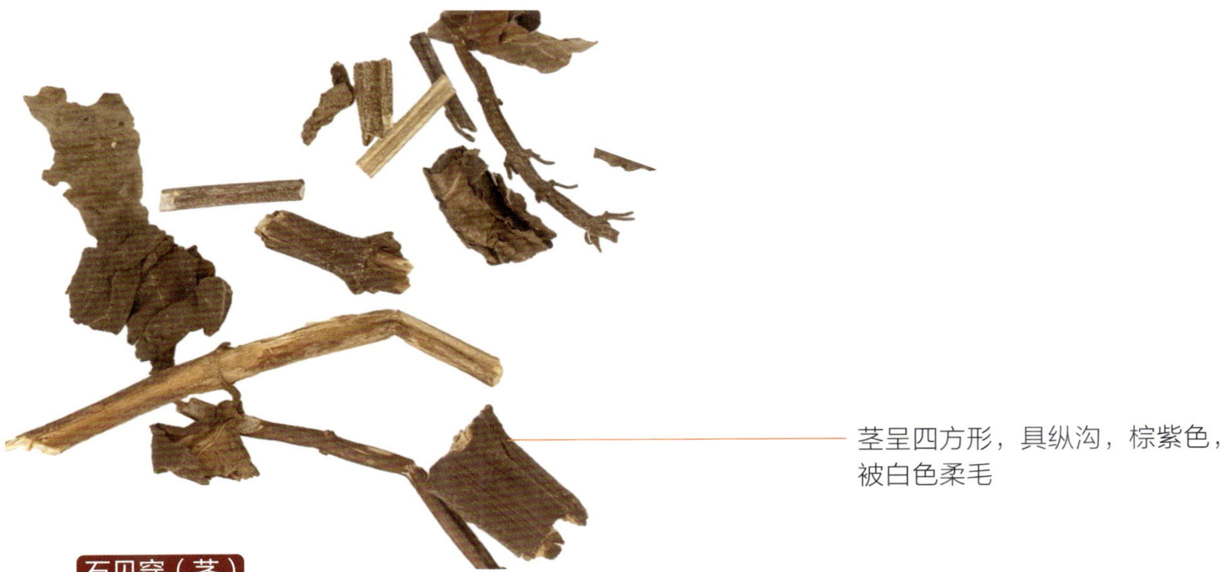

石见穿（茎）

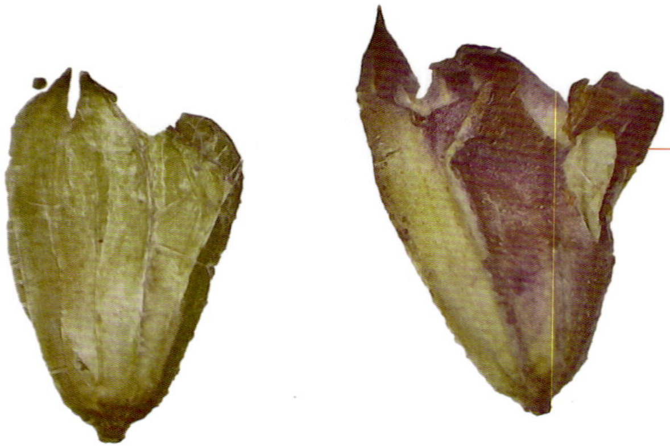

花唇形，蓝紫色

石见穿（花）（1∶25）

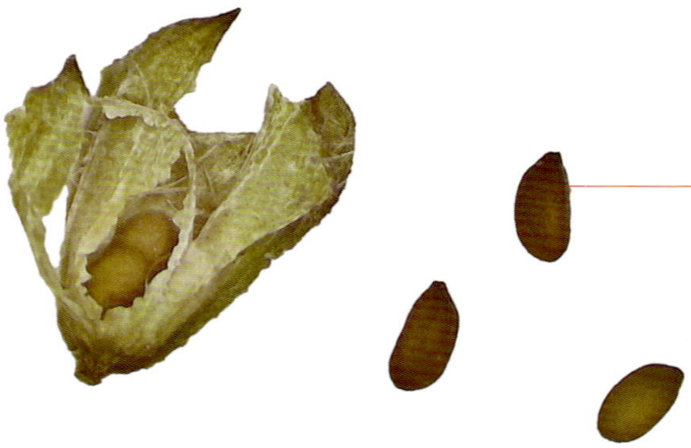

小坚果椭圆形，褐色，气微

石见穿（种子）（1∶25）

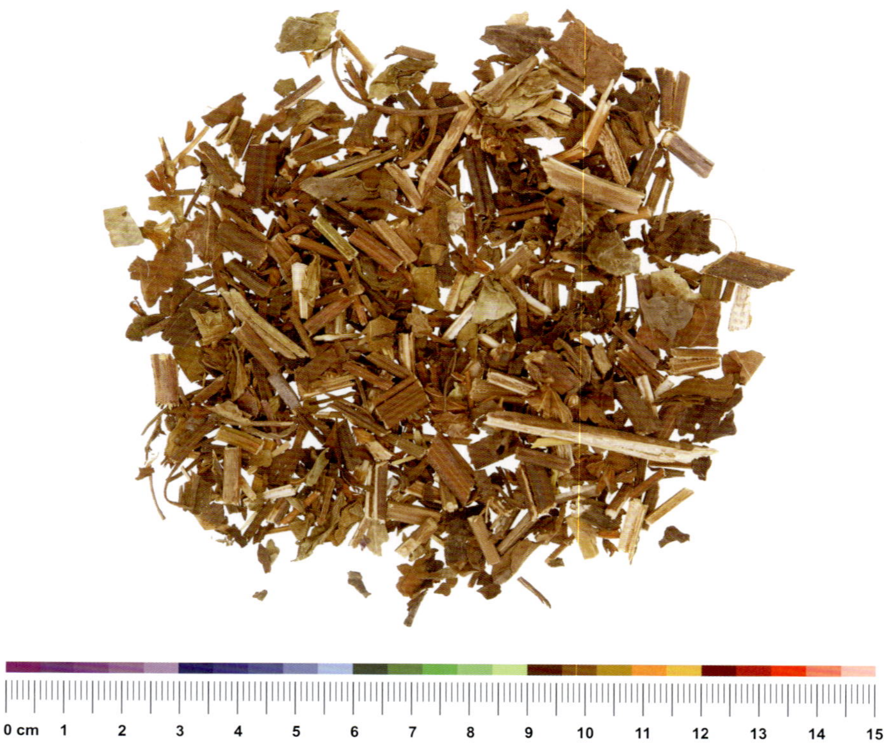

石见穿

产地：江苏

【炮制依据】《北京市中药饮片炮制规范（2008年版）》

龙葵

【基　　原】茄科植物龙葵 *Solanum nigrum* L. 的干燥地上部分。

【采收加工】夏、秋二季采收，除去根及杂质，趁鲜切中段，晒干。

【主要产地】全国各地均产。

【炮制方法】取原药材，除去杂质，筛去碎屑。

【饮片性状】本品为不规则中段。茎呈圆柱形，表面黄绿色至绿褐色，具纵皱纹。切面纤维性，中空。叶多皱缩或破碎，完整叶展平呈卵形或椭圆形。果实球形，表面黑色或棕绿色。种子多数，扁卵形，细小，棕色。质脆，易折断。气微，味苦。

【功能主治】清热解毒，消肿散结，利尿。用于疔疮痈肿，尿路感染，小便不利，肿瘤。

【用法用量】9～30g。外用适量，捣敷或煎水洗。

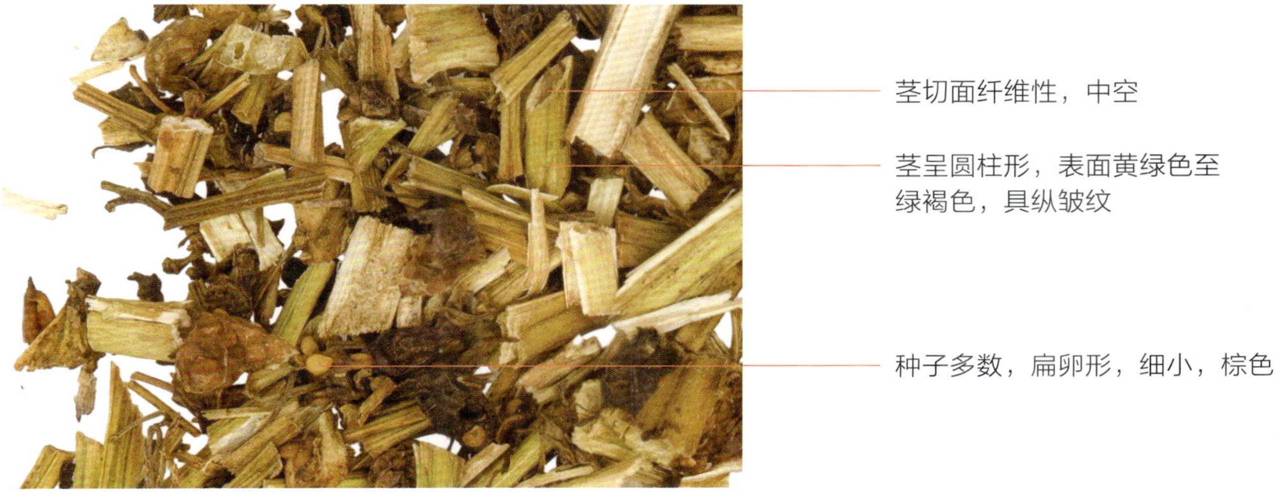

龙葵

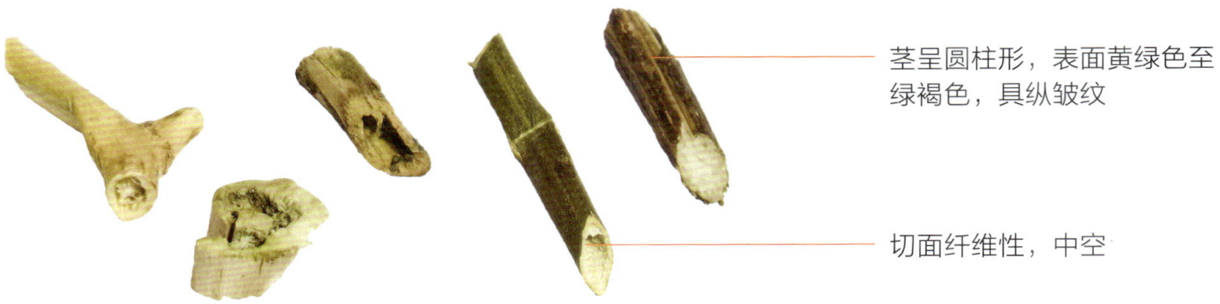

龙葵（茎）

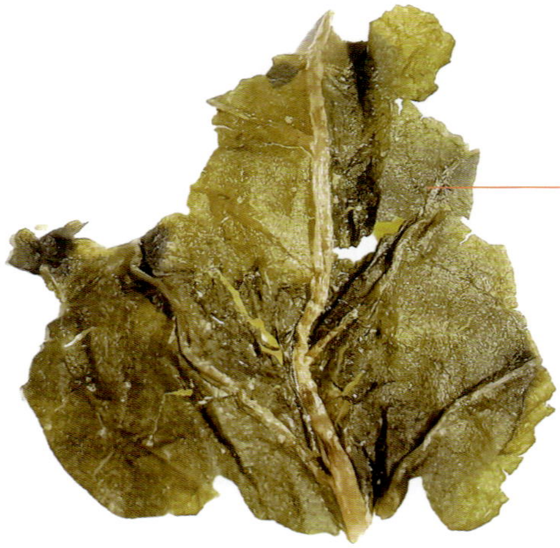

龙葵（叶）

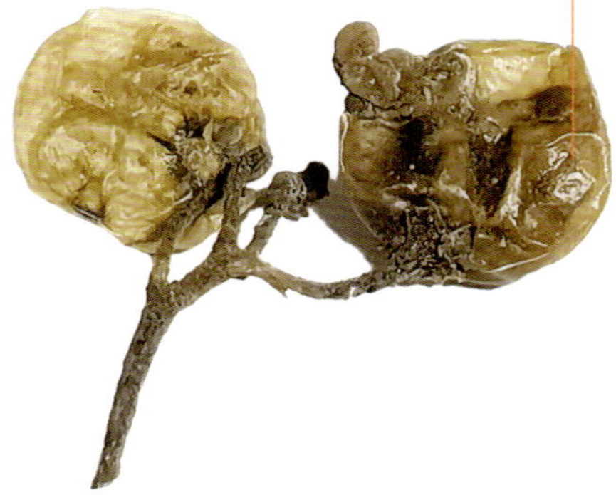

龙葵（果实）

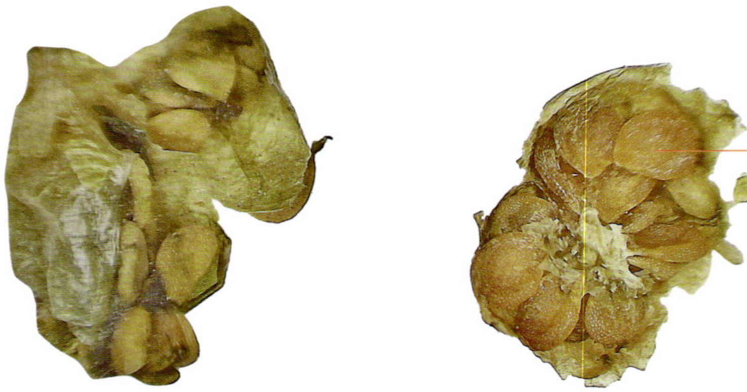

龙葵（种子）（1:25）

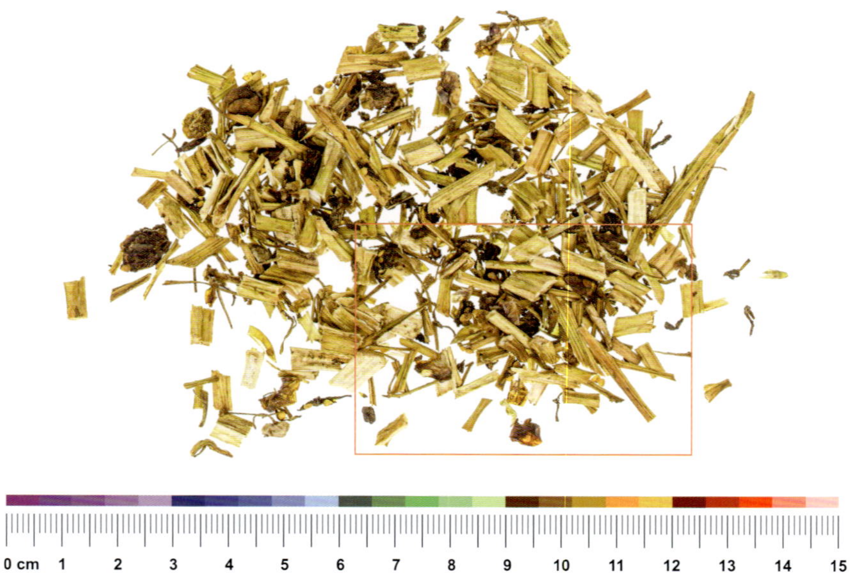

龙葵

产地：河北

【炮制依据】《北京市中药饮片炮制规范（2008年版）》

北败酱草

【基　　原】菊科植物苣荬菜 *Sonchus brachyotus* DC. 的干燥全草。

【采收加工】春、夏二季开花前采收，除去杂质，晒干。

【主要产地】主产于江苏、浙江、湖北、安徽、河北等地。

【炮制方法】取原药材，除去杂质，迅速洗净，闷润 4～8 小时，切中段，干燥，筛去碎屑。

【饮片性状】本品为不规则的段。茎圆柱形，表面淡黄棕色，有纵棱。叶片皱缩、破碎，叶缘具不整齐的羽状浅裂，或不分裂，边缘有小尖齿，上表面灰绿色，下表面颜色较浅，叶脉显著。基部渐狭成柄。质脆。气微，味微苦。

【功能主治】清热解毒，消痈排脓，破血行瘀。用于肠痈腹痛，肺痈吐脓，痈肿疮毒，产后瘀阻腹痛。

【用法用量】9～15g。外用适量，捣敷患处。

北败酱草（茎）

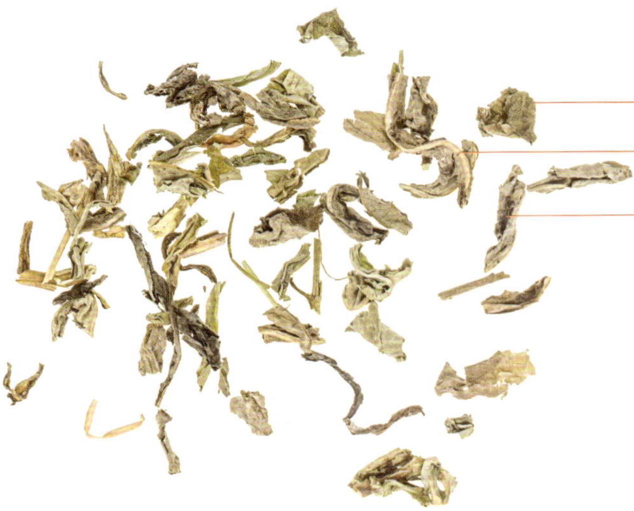

北败酱草（叶）

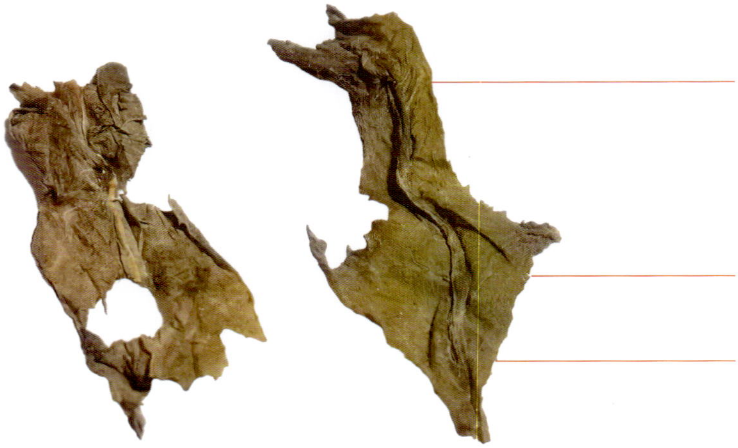

上表面灰绿色
不整齐的羽状浅裂
边缘有小尖齿

北败酱草（叶）（水浸展开）

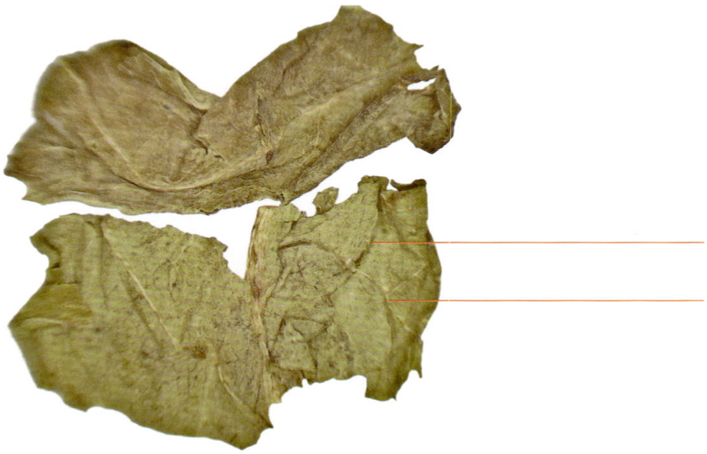

下表面颜色较浅
叶脉显著

北败酱草（叶）（1∶25）

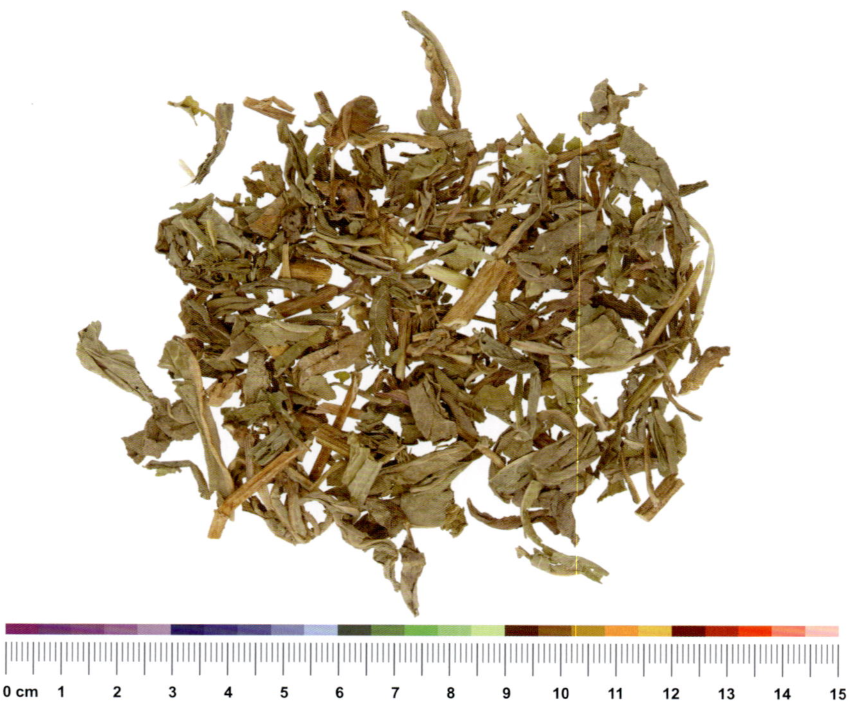

北败酱草

产地：河北

【炮制依据】《北京市中药饮片炮制规范（2008 年版）》

北刘寄奴

【基　　原】玄参科植物阴行草 *Siphonostegia chinensis* Benth. 的干燥全草。

【采收加工】秋季采收，除去杂质，晒干。

【主要产地】主产于河北、山东、辽宁、吉林、黑龙江、河南、北京等地。

【炮制方法】除去杂质，洗净，切段，干燥。

【饮片性状】本品呈不规则的段。茎呈圆柱形，有棱，表面棕褐色或黑棕色，被短毛。切面黄白色，中空或有白色髓。花萼长筒状，黄棕色至黑棕色，有明显 10 条纵棱，先端 5 裂。蒴果狭卵状椭圆形，较萼稍短，棕黑色，种子细小。气微，味淡。

【功能主治】活血祛瘀，通经止痛，凉血，止血，清热利湿。用于跌打损伤，外伤出血，瘀血经闭，月经不调，产后瘀痛，癥瘕积聚，血痢，血淋，湿热黄疸，水肿腹胀，白带过多。

【用法用量】6～9g。

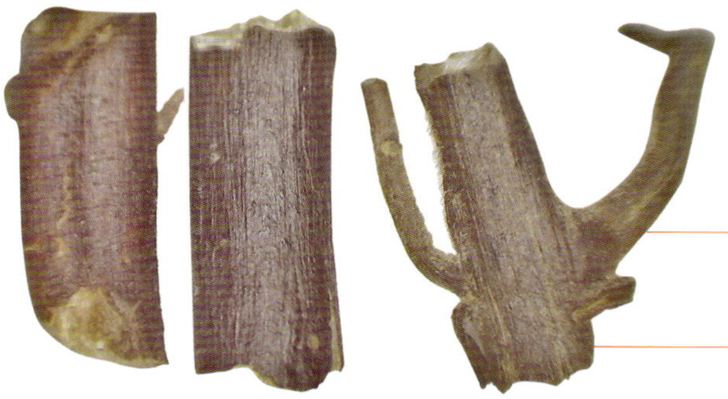

北刘寄奴（茎）（1∶25）

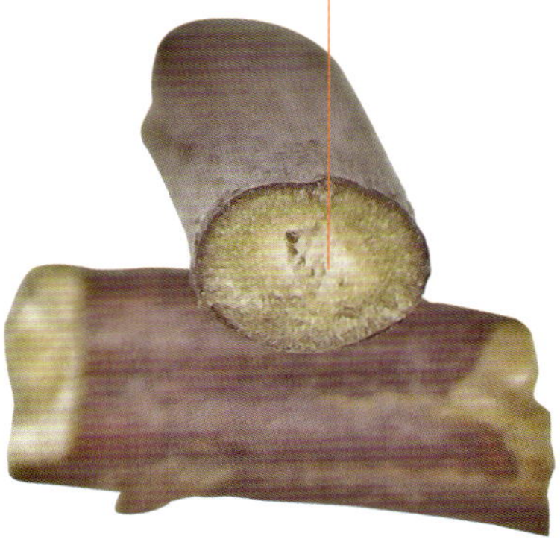

北刘寄奴（茎）（1∶25）

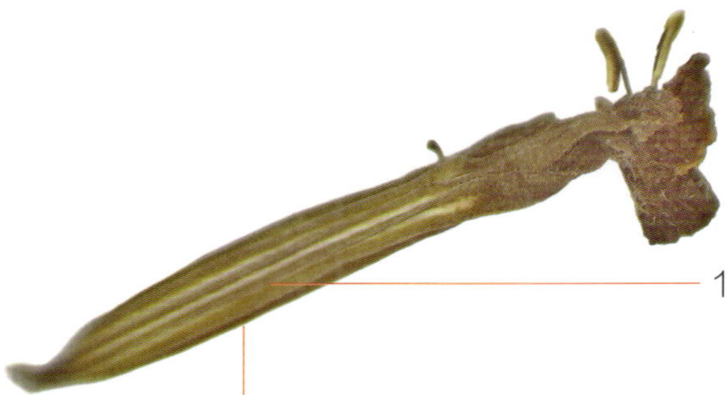

北刘寄奴（花萼）（1∶25）

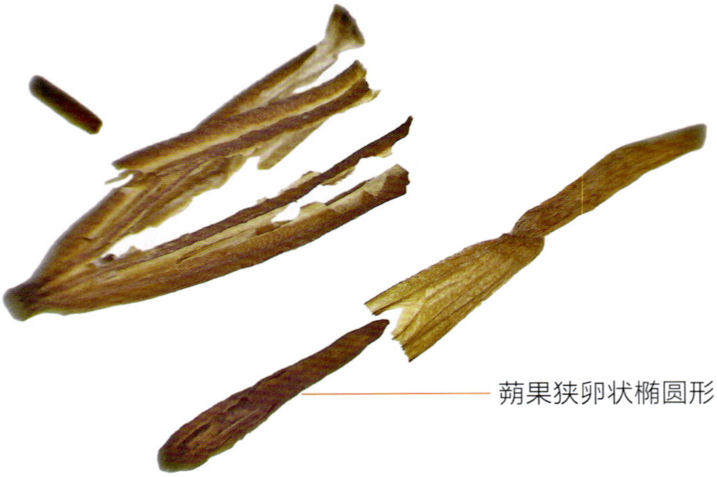

北刘寄奴（种子）（1∶25）

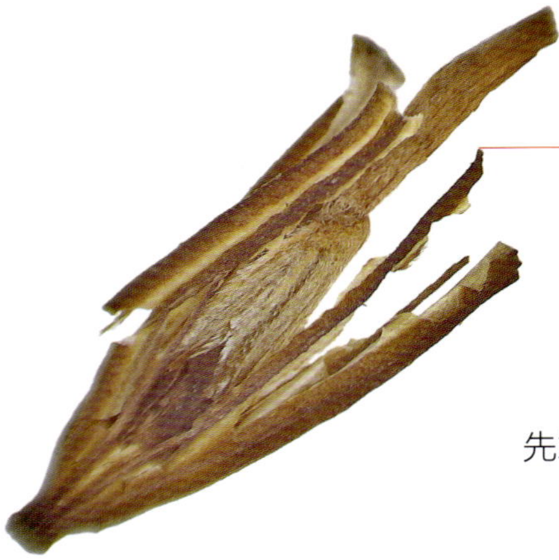

北刘寄奴（花萼，先端）（1∶25）

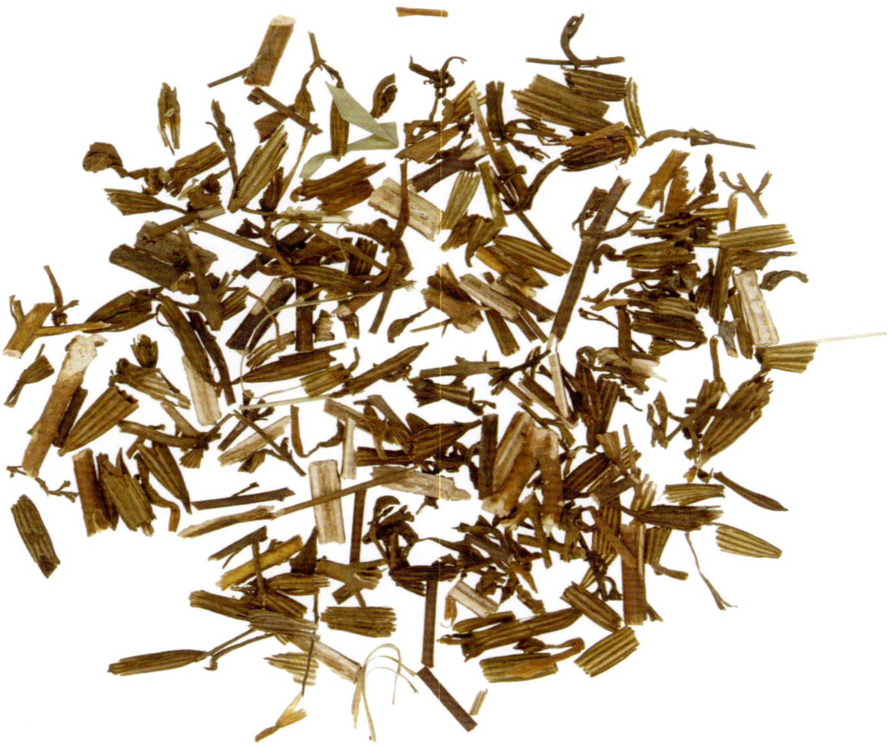
北刘寄奴

产地：河北

叶下珠

【基　　原】大戟科植物叶下珠 *Phyllanthus urinaria* Linnaeus 的干燥全草。

【采收加工】夏、秋二季采收，除去杂质，晒干。

【主要产地】主产于四川、云南、湖南、贵州、广东、广西、江苏、福建、浙江、安徽等地。

【炮制方法】取原药材，除去杂质，切中段，干燥，筛去灰屑。

【饮片性状】本品为不规则的段，根、茎、叶、花、果实混合。主根直径 0.2～0.4cm，须根多数，浅棕色或浅灰棕色。茎呈圆柱形，直径 0.2～0.4cm，表面棕色、红棕色、紫红色或绿色，有纵皱；嫩枝可见极狭的膜质翅状总棱线，体轻，质脆，易折断；断面淡黄色或淡黄白色，髓部中空。叶片易脱落，呈长椭圆形或卵状椭圆形，长 0.4～1.6cm，宽 0.2～0.6cm，纸质，灰绿色、绿褐色或黄绿色，先端有小凸尖或钝，稍偏斜，全缘，无毛，叶柄极短或近无柄。蒴果扁圆形或略呈三角形，直径 0.15～0.3cm，表面有鳞状凸起物及 6 条略凹纵线，内分 6 室，每室有种子 1 枚，淡黄棕色至棕褐色。气微，叶味苦、涩，茎味淡、微涩。

【功能主治】清热，利尿，解毒，消肿。用于痢疾、腹泻、传染性肝炎、肾炎水肿、尿路感染、小儿疳积、疮疡、蛇虫咬伤、口疮、头疮、无名肿毒等。

【用法用量】15～30g，水煎服。

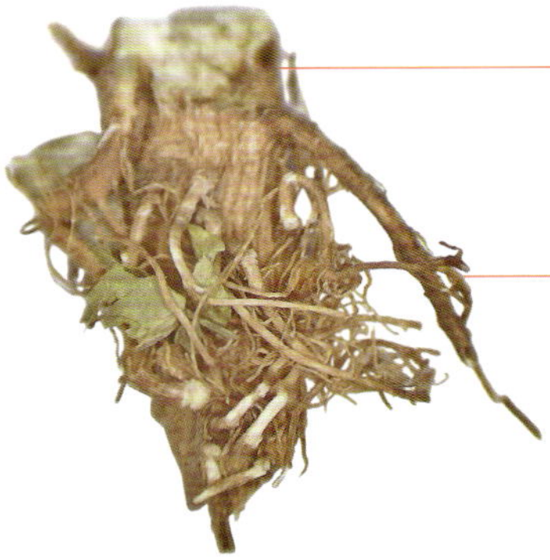

叶下珠（根）（1：25）

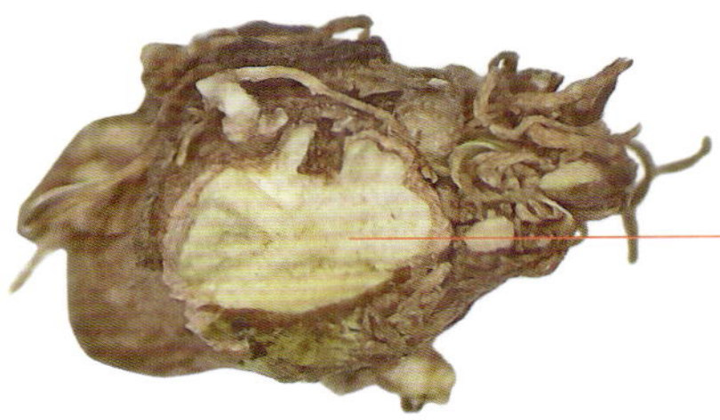

叶下珠（根断面）（1：25）

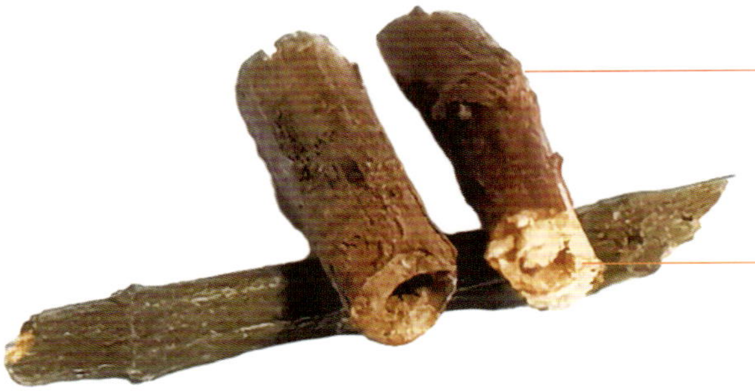

叶下珠（茎断面）

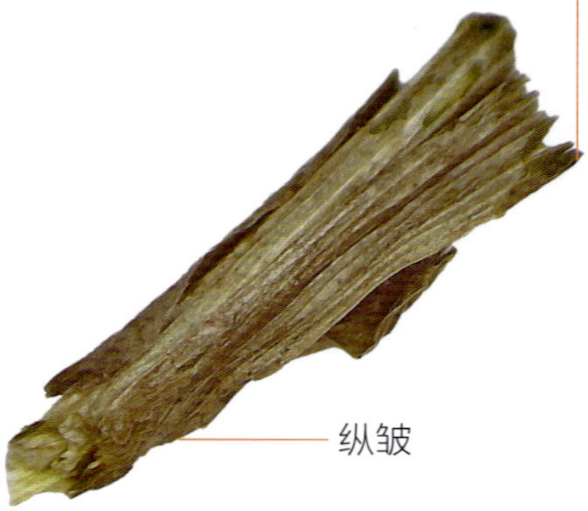

叶下珠（茎）(1∶25)

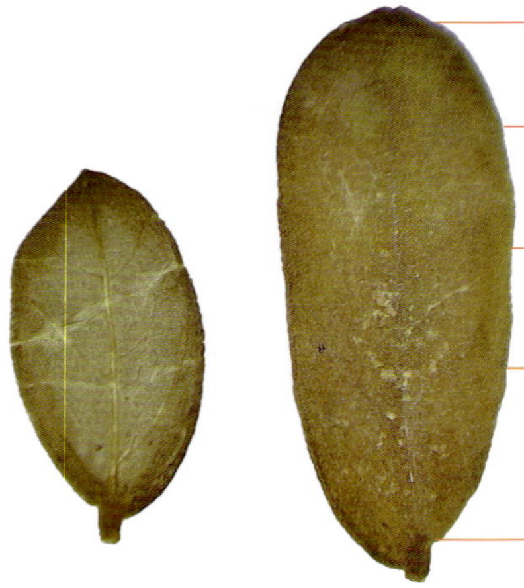
先端有小凸尖或钝，
稍偏斜
全缘，无毛
灰绿色、绿褐色或
黄绿色
长椭圆形或卵状椭圆形
叶基不对称，叶柄
极短或近无柄

叶下珠（叶上表面）(1∶25)

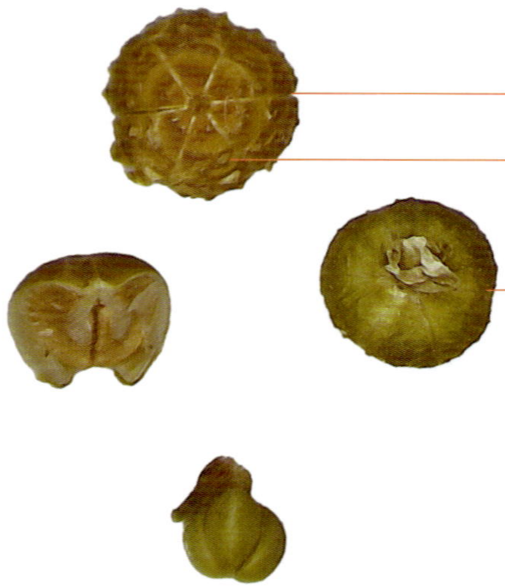
表面有 6 条略凹纵线
鳞状凸起物
蒴果扁圆形或略呈三角形

叶下珠（果实）(1∶25)

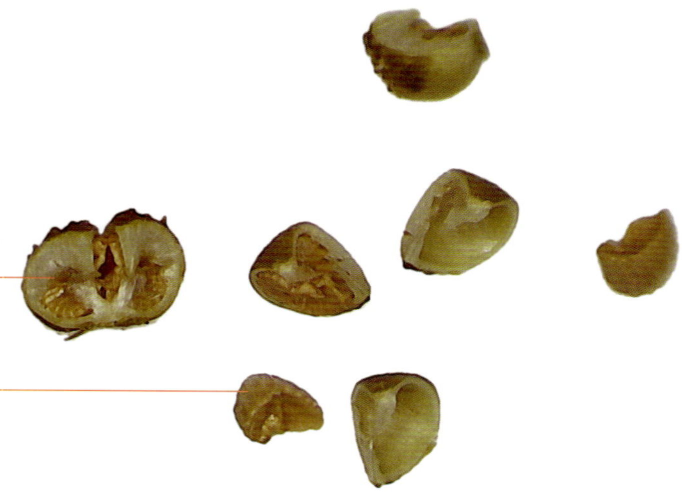
蒴果内分 6 室，每室有种子 1 枚
种子淡黄棕色至棕褐色

叶下珠（种子）(1∶25)

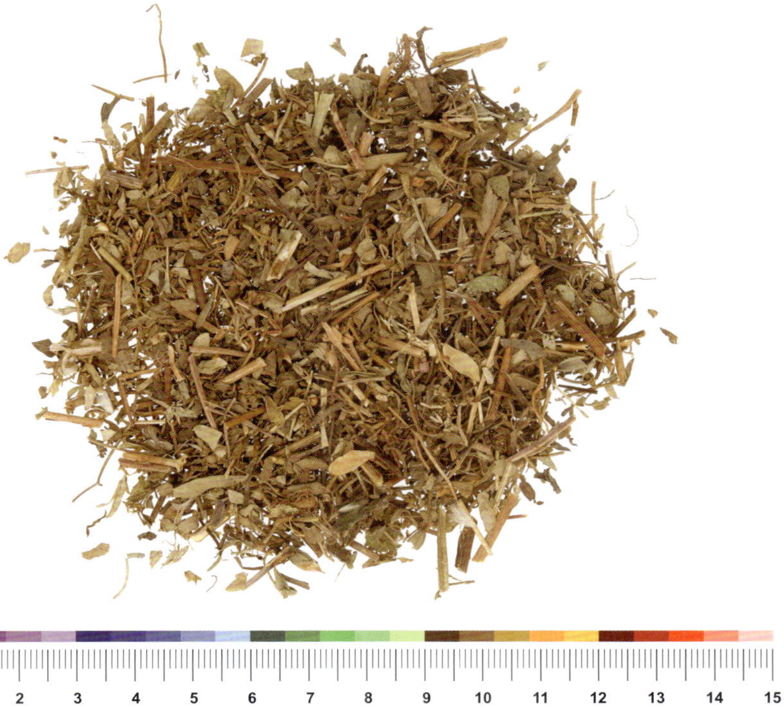

叶下珠

产地：云南

【炮制依据】《安徽省中药饮片炮制规范（2019年版）》

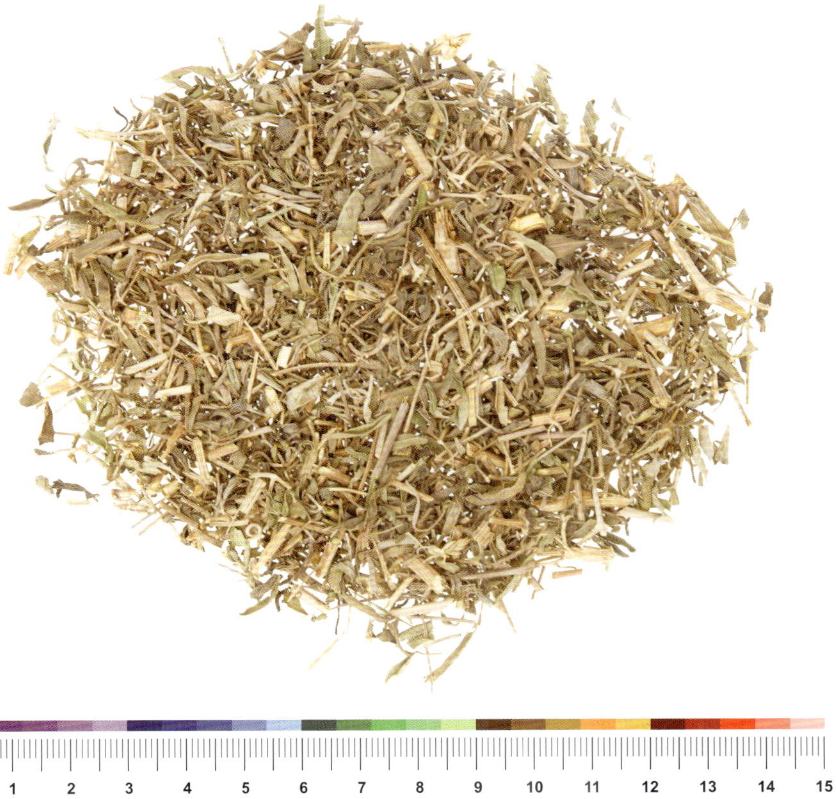

叶下珠

产地：广东

【炮制依据】《安徽省中药饮片炮制规范（2019年版）》

仙鹤草

【基　　原】蔷薇科植物龙芽草 *Agrimonia pilosa* Ledeb. 的干燥地上部分。

【采收加工】夏、秋二季茎叶茂盛时采割，除去杂质，干燥。

【主要产地】主产于江苏、浙江、湖北、河北等地。

【炮制方法】除去残根和杂质，洗净，稍润，切段，干燥。

【饮片性状】本品为不规则的段，茎基部圆柱形，上部方柱形，四面略凹陷，绿褐色至棕褐色，有棱线和节。体轻，质硬，易折断，断面中空。单数羽状复叶互生，破碎卷曲，暗绿色。叶片有大、小两种，相间生于叶轴上，顶端小叶较大，完整小叶片展平后呈卵形或长椭圆形，先端尖，基部楔形，边缘有锯齿；托叶抱茎。气微，味微苦。

【功能主治】收敛止血，截疟，止痢，解毒，补虚。用于咯血，吐血，崩漏下血，疟疾，血痢，痈肿疮毒，阴痒带下，脱力劳伤。

【用法用量】6～12g。外用适量。

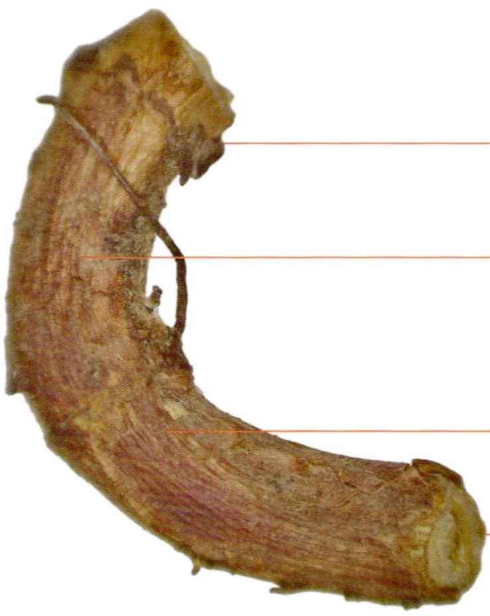

仙鹤草（茎）（1∶25）

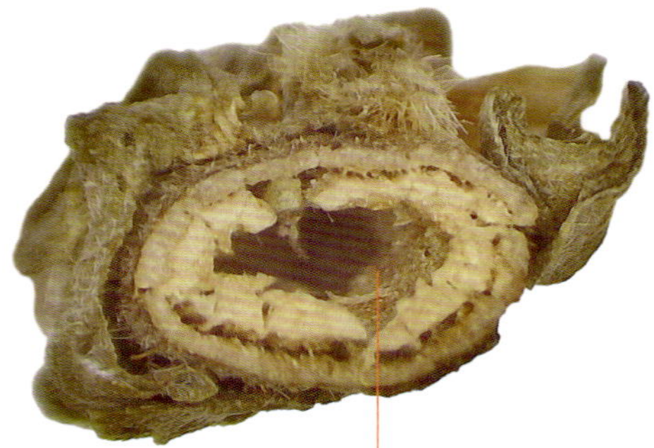

仙鹤草（茎切面）（1∶25）

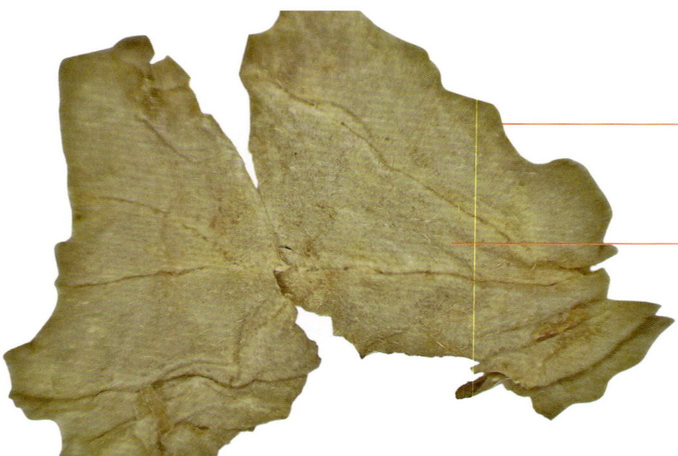

仙鹤草（叶上表面）（1∶25）

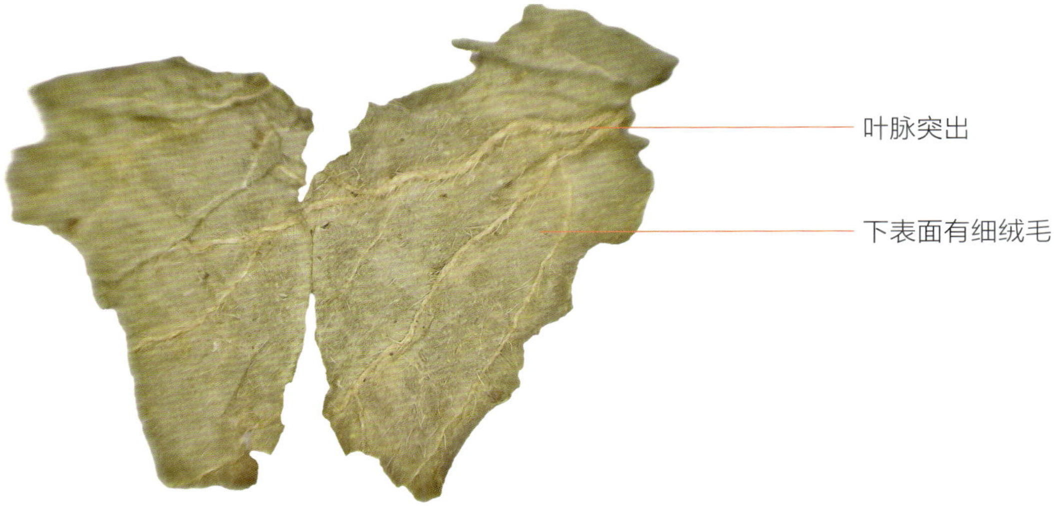
叶脉突出
下表面有细绒毛

仙鹤草（叶下表面）(1∶25)

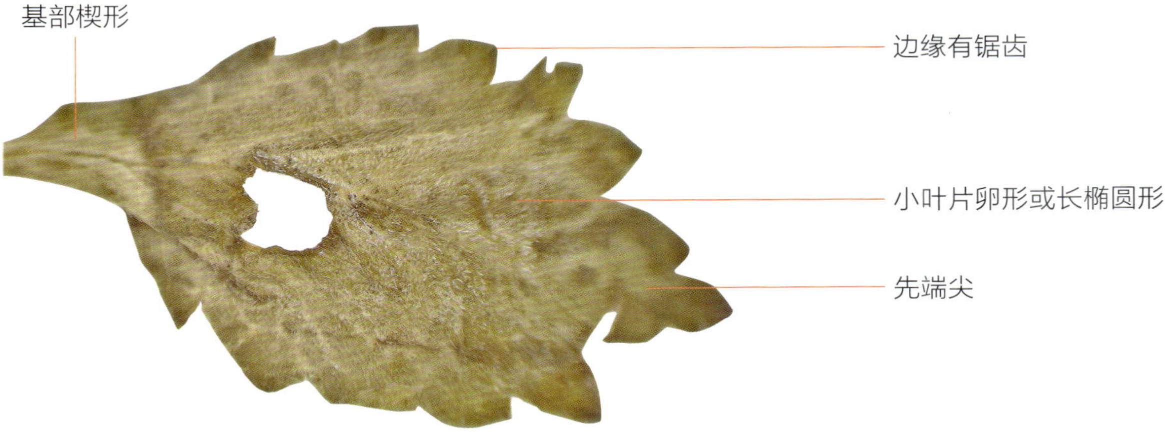
基部楔形
边缘有锯齿
小叶片卵形或长椭圆形
先端尖

仙鹤草（叶水浸展开）(1∶25)

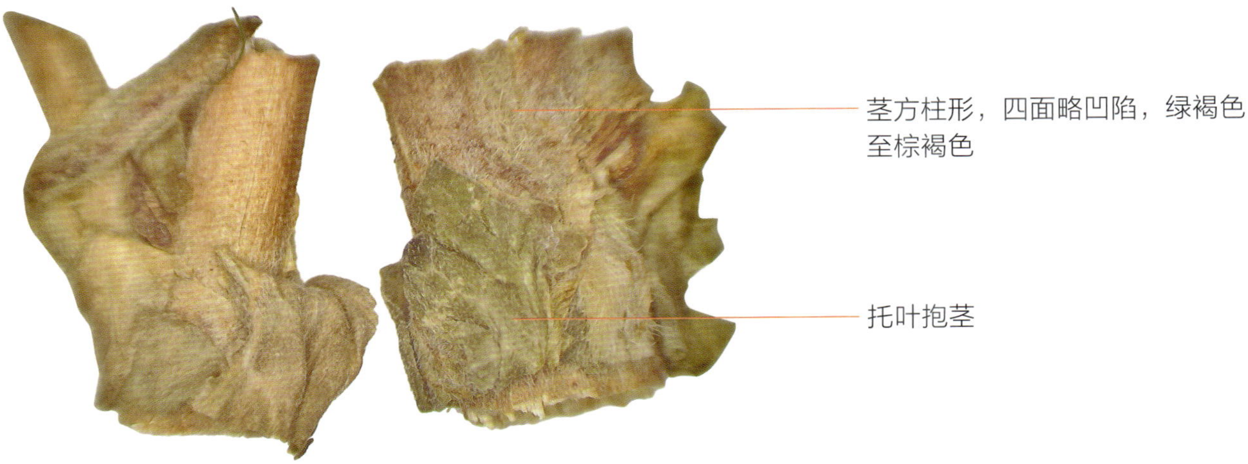
茎方柱形，四面略凹陷，绿褐色至棕褐色
托叶抱茎

仙鹤草（茎）(1∶25)

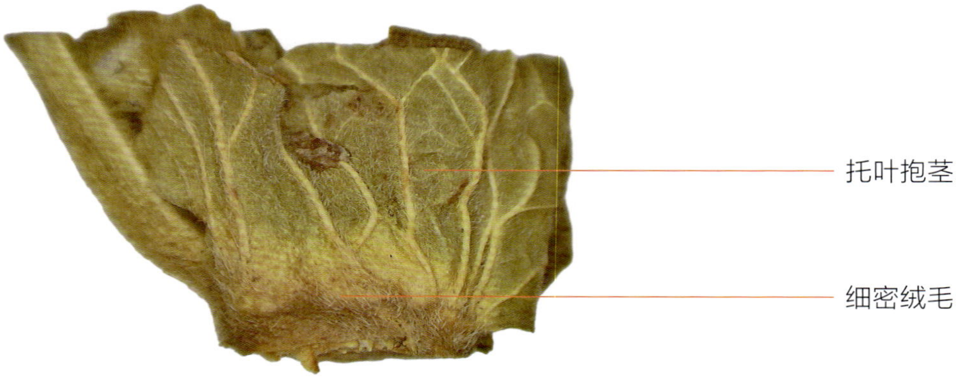

仙鹤草（托叶）（1∶25）

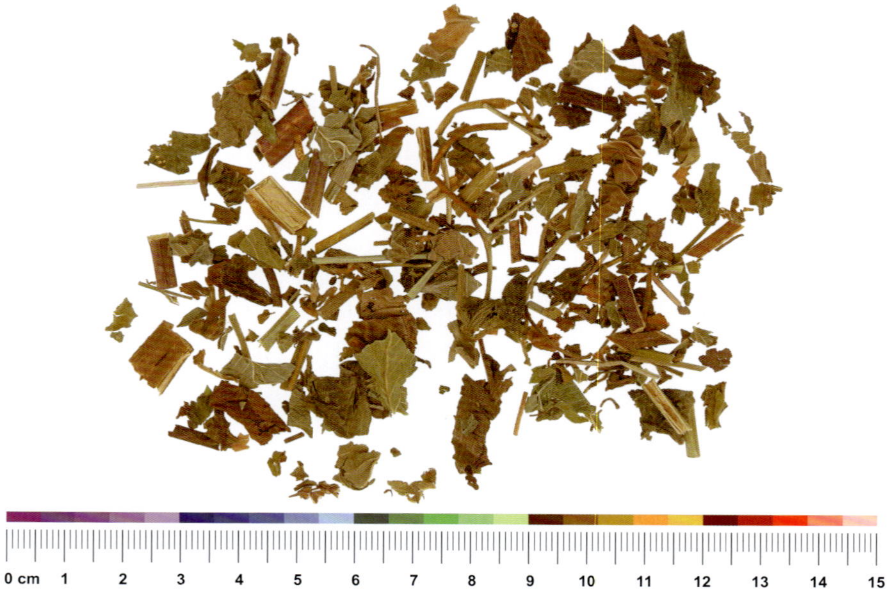

仙鹤草

产地：江苏

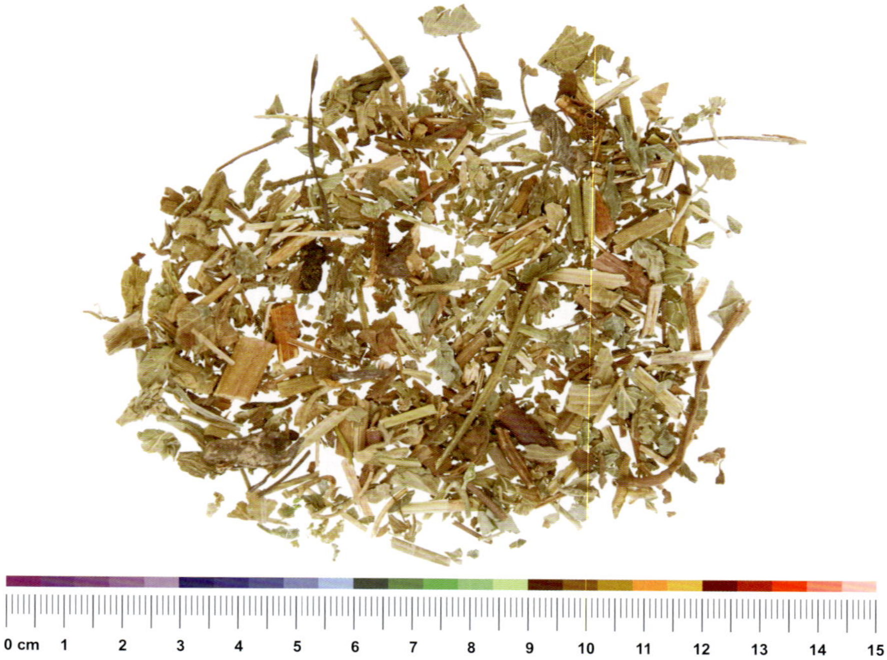

仙鹤草

产地：河北

白花蛇舌草

【基　　原】茜草科植物白花蛇舌草 *Hedyotis diffusa* Willd. 的干燥全草。

【采收加工】夏季采收，除去杂质及泥土，晒干。

【主要产地】主产于云南、广东、广西、福建、浙江、江苏、安徽、江西等地。

【炮制方法】取原药材，除去杂质，洗净，稍晾，切中段，干燥，筛去碎屑。

【饮片性状】本品为不规则的段。茎纤细，扁圆柱形，绿色或紫绿色，有分枝。叶线形，全缘；上表面深绿色，下表面淡绿色。蒴果单生或双生于叶腋，扁球形，直径 2～3mm，具短柄，种子细小。气微，味微苦。

【功能主治】消积败毒，消肿止痛。用于肠痈，小儿疳积，毒蛇咬伤，癌肿；外治白泡疮、癞疮。

【用法用量】6～30g。

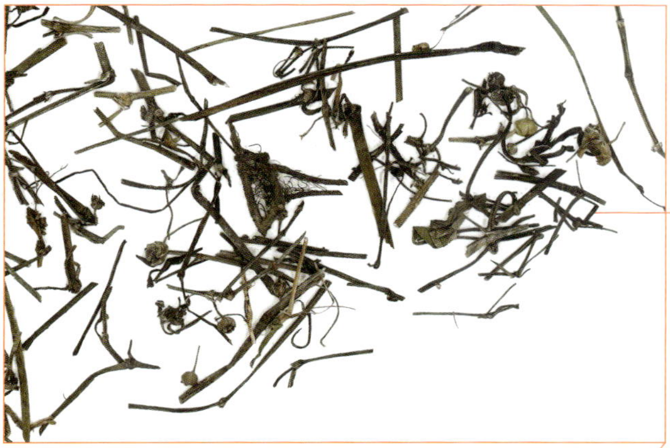

白花蛇舌草（茎）

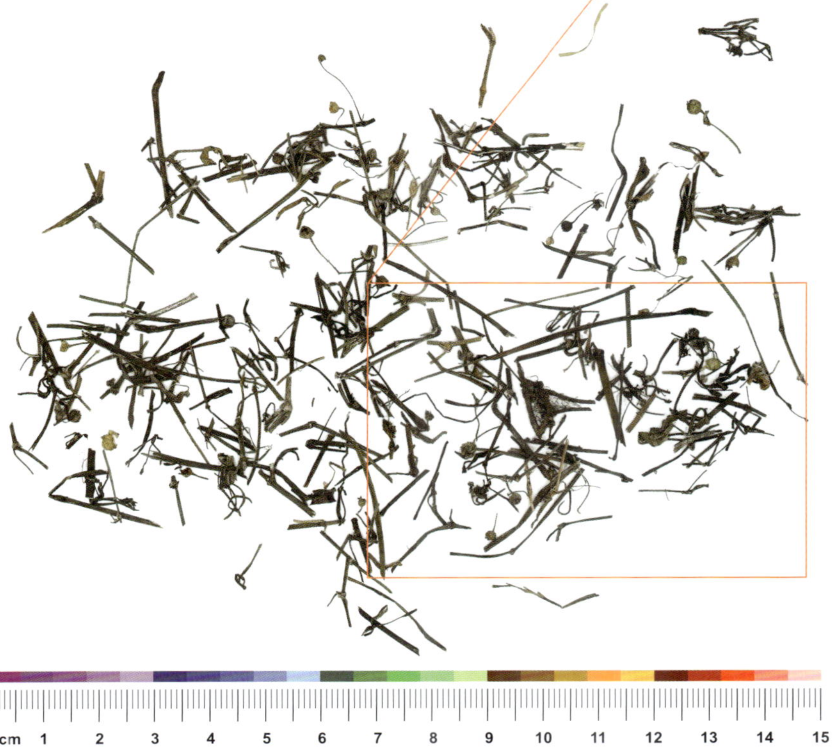

白花蛇舌草

产地：广西

【炮制依据】《北京市中药饮片炮制规范（2008 年版）》

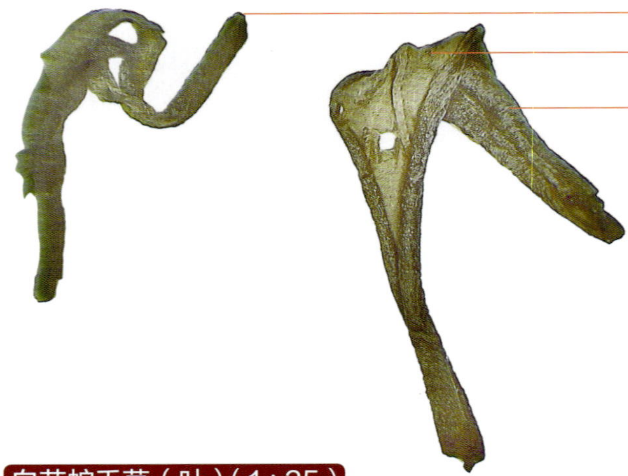

白花蛇舌草（叶）（1：25）

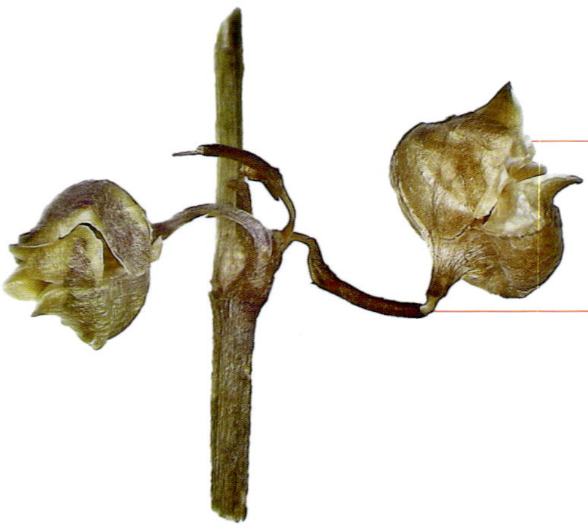

白花蛇舌草（果实）（1：25）

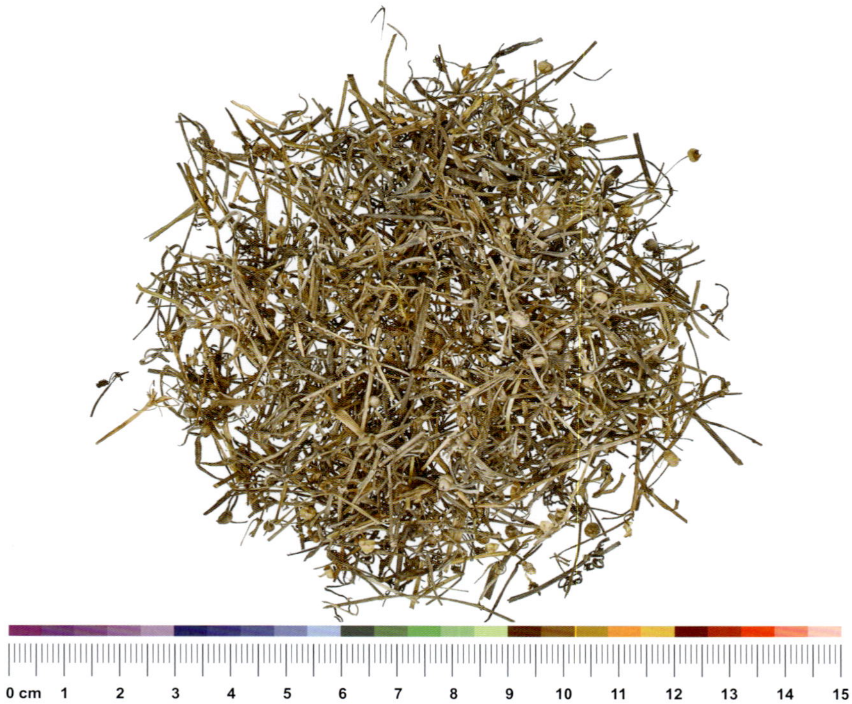

白花蛇舌草

产地：江西

【炮制依据】《北京市中药饮片炮制规范（2008年版）》

白英

【基　　原】茄科植物白英 *Solanum lyratum* Thunb. 的干燥地上部分。

【采收加工】夏、秋二季采收，洗净，晒干。

【主要产地】主产于浙江、江苏、安徽、河北等地。

【炮制方法】取原药材，除去杂质，喷淋清水，闷润0.5～1小时，切中段，干燥，筛去碎屑。

【饮片性状】本品为不规则中段。茎圆柱形，外表面黄绿色或棕绿色，密被灰白色柔毛，较粗的主茎柔毛少。叶皱缩，破碎，完整者展开后呈戟形或琴形，表面密被茸毛。浆果球形，黄绿色或暗红色，内有多数种子。气微，味苦。

【功能主治】清热解毒，消肿。用于风热感冒，发热，咳嗽，黄疸型肝炎，胆囊炎；外治痈肿、风湿性关节炎。

【用法用量】9～15g。外用适量，捣敷患处。

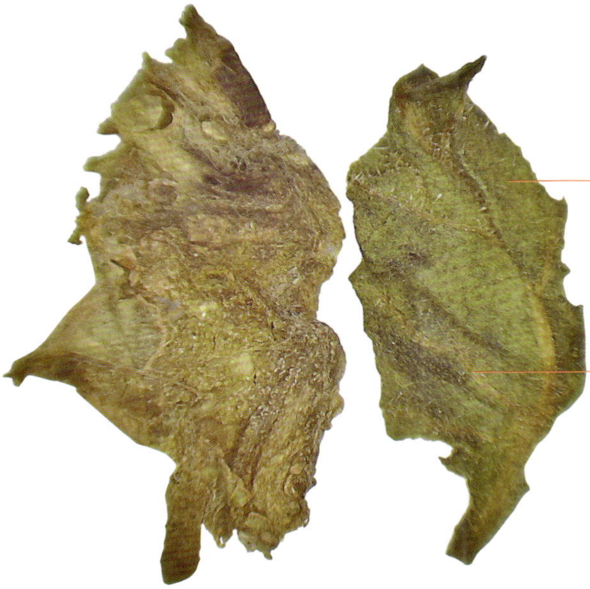

白英（叶）(1∶25)

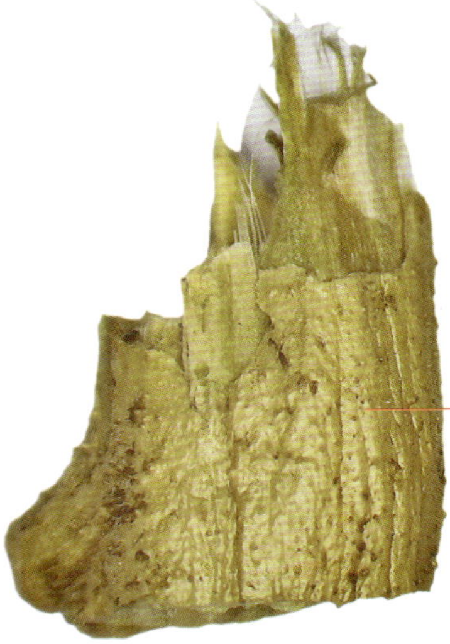

白英（茎）(1∶25)

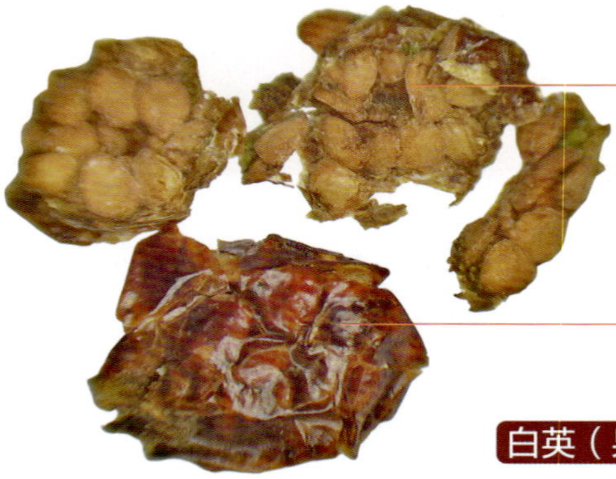

白英（果实）(1∶25)

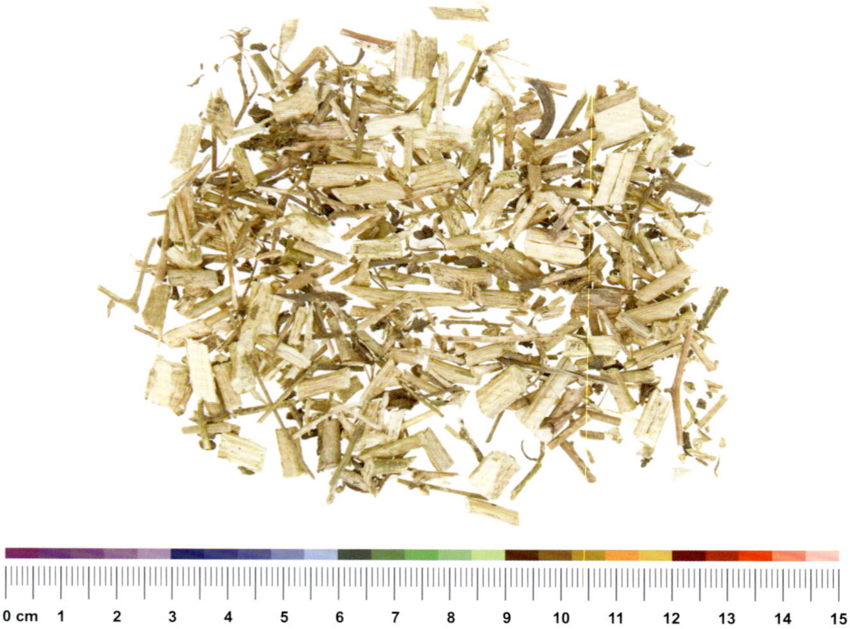

白英

产地：安徽

【炮制依据】《北京市中药饮片炮制规范（2008 年版）》

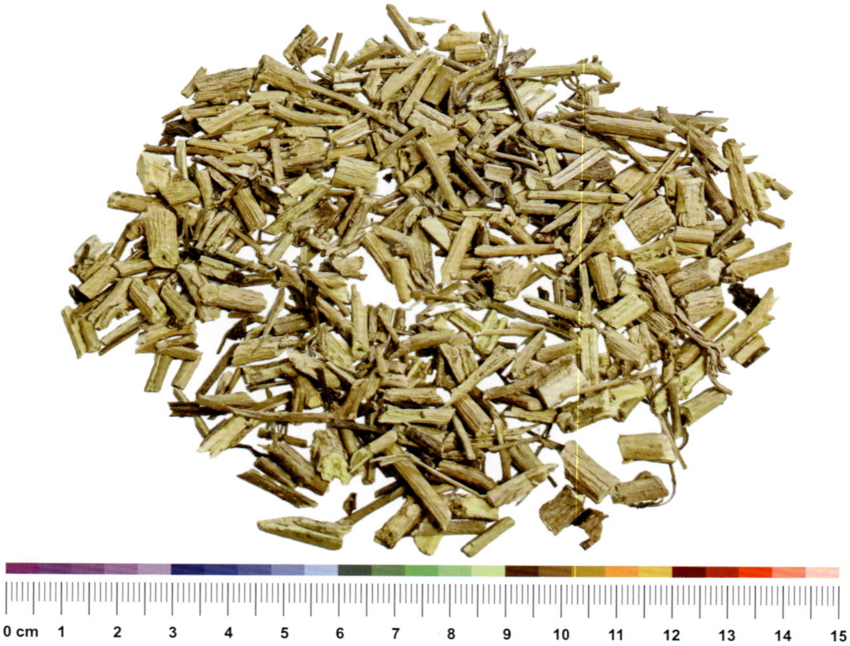

白英

产地：河北

【炮制依据】《北京市中药饮片炮制规范（2008 年版）》

冬凌草

【基　　原】唇形科植物碎米桠 *Rabdosia rubescens*（Hemsl.）Hara 的干燥地上部分。

【采收加工】夏、秋二季茎叶茂盛时采割，晒干。

【主要产地】主产于河南、河北、山西、陕西、甘肃、安徽、浙江、江西等地。

【炮制方法】除去杂质，洗净，切段，干燥。

【饮片性状】本品为不规则的段，长 0.5～1.5cm。茎呈近圆形或方柱形，表面灰棕色、灰褐色或红紫色，有的可见柔毛。质硬而脆，切面淡黄色。叶对生，有柄，多皱缩或破碎，完整者展平后呈卵形或菱状卵形，先端锐尖或渐尖，基部宽楔形，急缩下延成假翅，边缘具粗锯齿，上表面棕绿色，下表面淡绿色，沿叶脉被疏柔毛。有时带花，聚伞状圆锥花序顶生，花小，花萼筒状钟形，5 裂齿，花冠二唇形。小坚果倒卵状三棱形，褐色，无毛。气微香，味苦、甘。

【功能主治】清热解毒，活血止痛。用于咽喉肿痛，癥瘕痞块，蛇虫咬伤。

【用法用量】30～60g。外用适量。

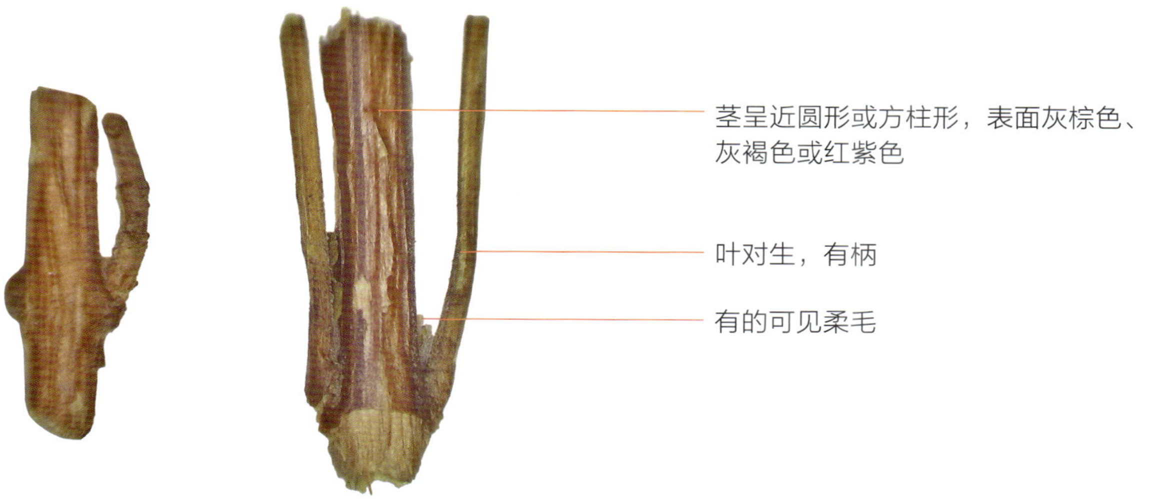

冬凌草（茎）(1∶25)

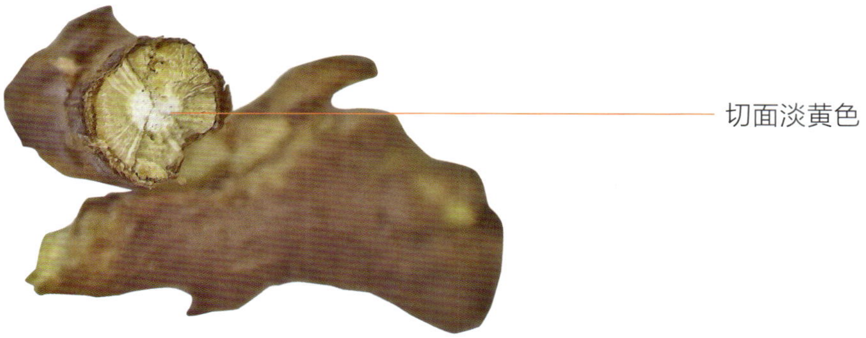

冬凌草（茎切面）(1∶25)

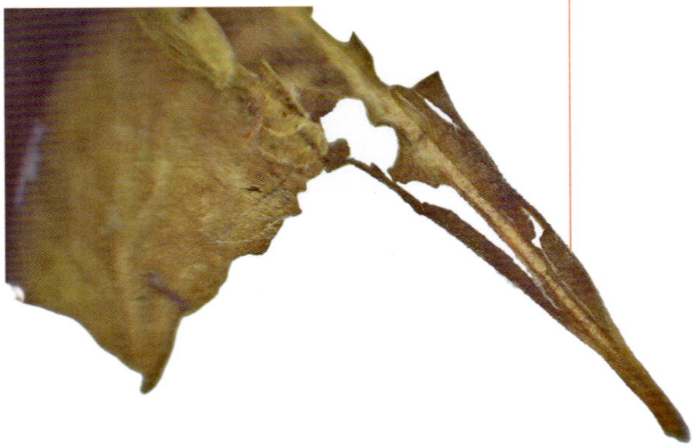

冬凌草（叶基部）（水浸）（1∶25）

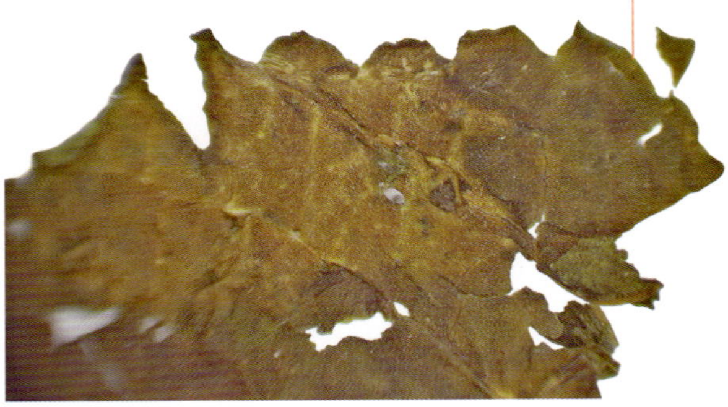

冬凌草（叶）（水浸）（1∶25）

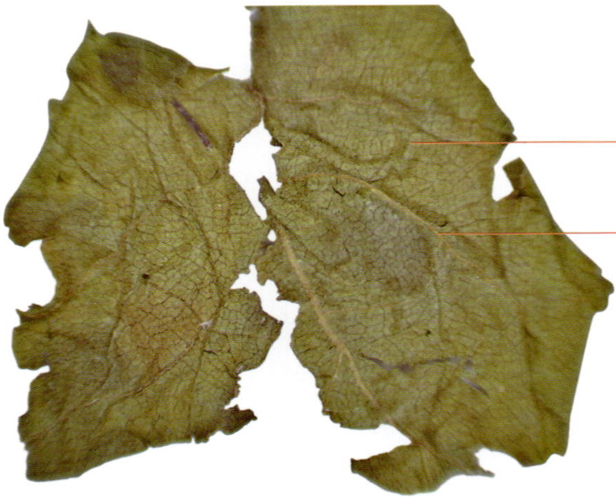

冬凌草（叶下表面）（1∶25）

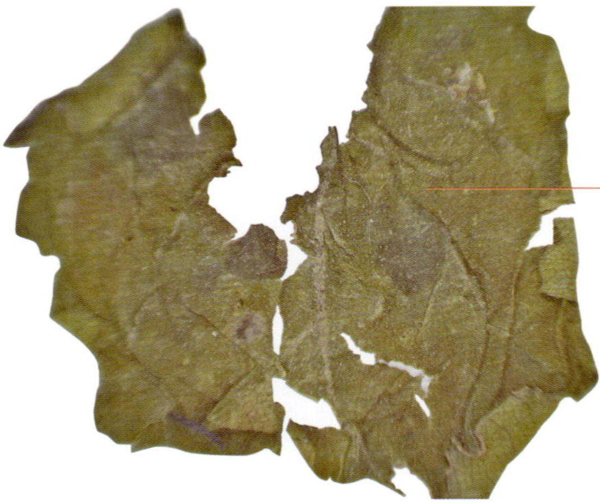

冬凌草（叶上表面）（1∶25）

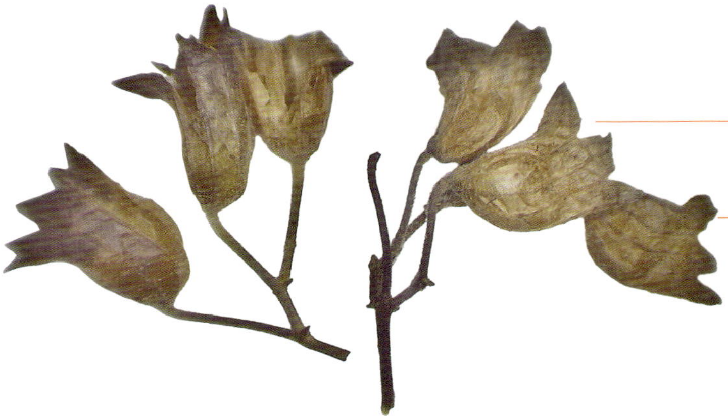

冬凌草（花序）(1∶25)

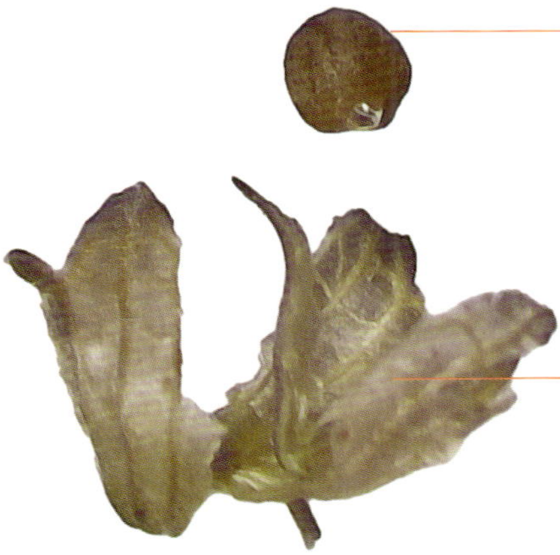

冬凌草（果实）(1∶25)

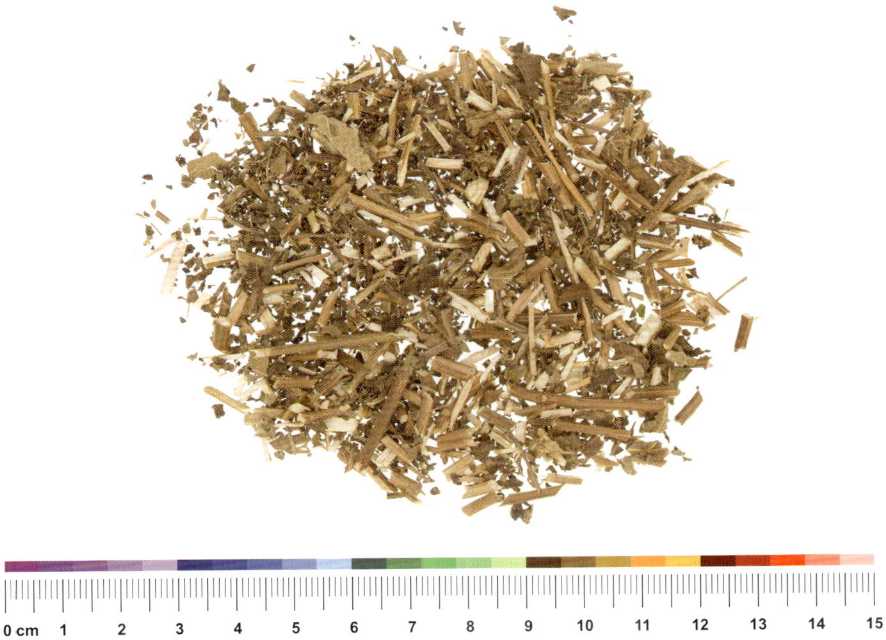

冬凌草

产地：河南

半边莲

【基　　原】桔梗科植物半边莲 *Lobelia chinensis* Lour. 的干燥全草。

【采收加工】夏季采收，除去泥沙，洗净，晒干。

【主要产地】主产于江苏、浙江、安徽、江西、广东、广西、四川等地。

【炮制方法】除去杂质，洗净，切段，干燥。

【饮片性状】本品呈不规则的段。根及根茎细小，表面淡棕黄色或黄色。茎细，灰绿色，节明显。叶无柄，叶片多皱缩，绿褐色，狭披针形，边缘具疏而浅的齿或全缘。花梗细长，花小，单生于叶腋，花冠基部筒状，上部 5 裂，偏向一边，浅紫红色，花冠筒内有白色茸毛，蒴果倒锥状，长约 6mm。种子多数，椭圆状，稍扁压，近肉色。气味特异，味微甘而辛。

【功能主治】清热解毒，利尿消肿。用于痈肿疔疮，蛇虫咬伤，臌胀水肿，湿热黄疸，湿疹湿疮。

【用法用量】9～15g。

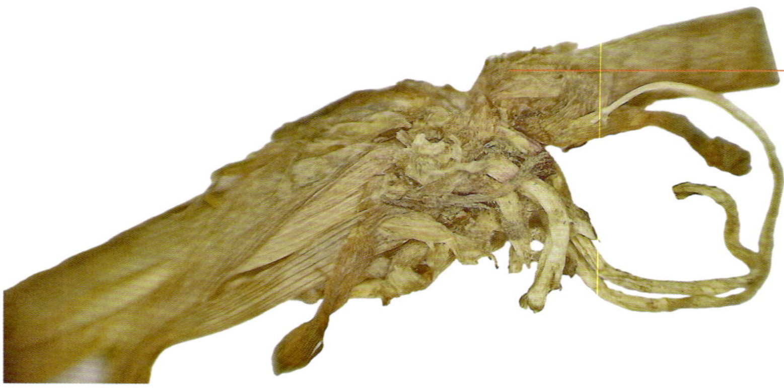

半边莲（根及根茎）（1∶25）

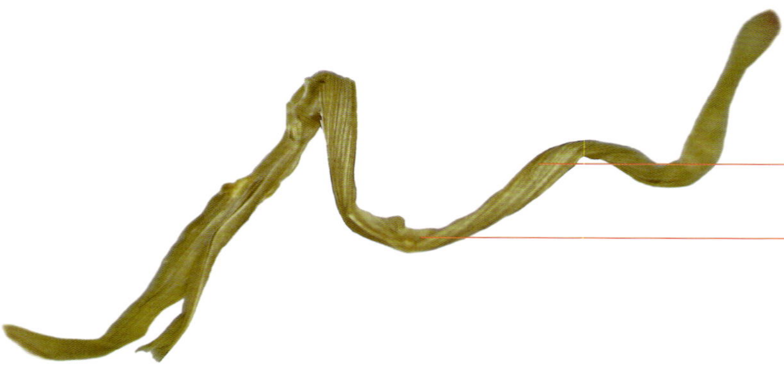

半边莲（茎）（1∶25）

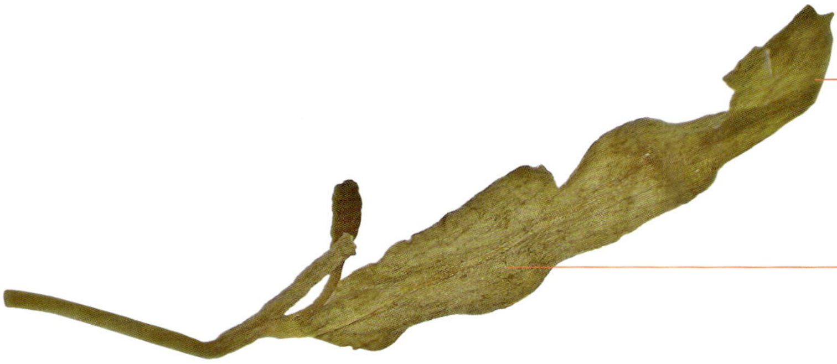
边缘具疏而浅的齿或全缘，叶片绿褐色，展平后叶片呈狭披针形
叶无柄

半边莲（叶）（1∶25）

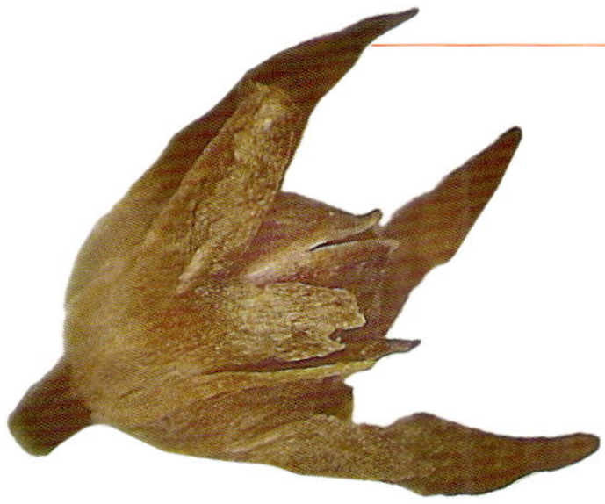
蒴果倒锥形

半边莲（果实）（1∶25）

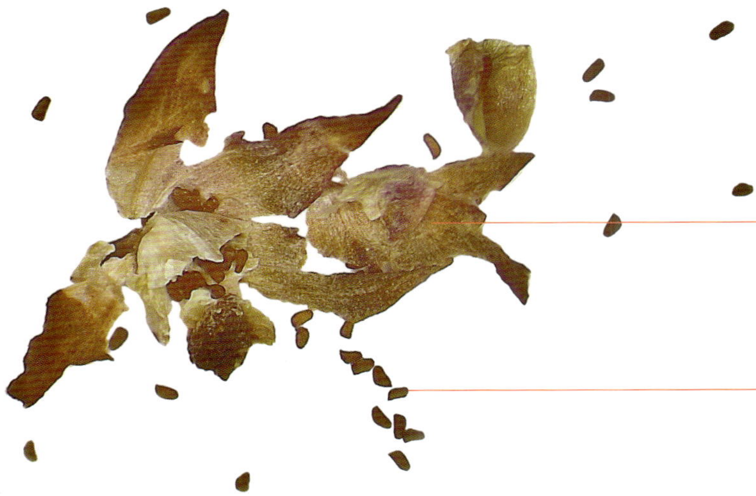
蒴果倒锥状，内有种子多数
种子椭圆状，稍扁压，近肉色

半边莲（种子）（1∶25）

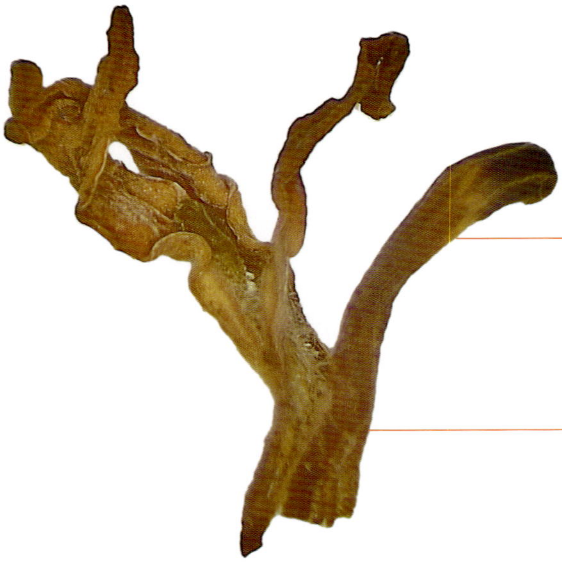

半边莲（花）（1：25）

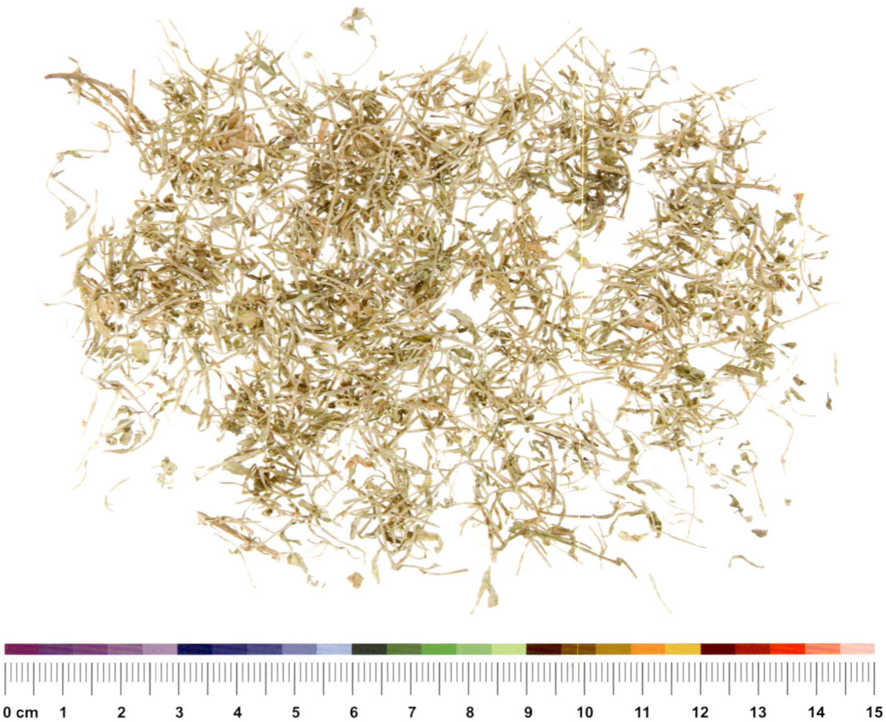

半边莲

产地：安徽

半枝莲

【基　　原】唇形科植物半枝莲 *Scutellaria barbata* D.Don 的干燥全草。

【采收加工】夏、秋二季茎叶茂盛时采挖，洗净，晒干。

【主要产地】主产于江苏、广西、广东、四川、河北、山西、陕西、湖北、安徽、江西、浙江、福建、贵州、云南、台湾、河南等地。

【炮制方法】除去杂质，洗净，切段，干燥。

【饮片性状】本品呈不规则的段。茎方柱形，中空，表面暗紫色或棕绿色。叶对生，多破碎，上表面暗绿色，下表面灰绿色。花萼下唇裂片钝或较圆；花冠唇形，棕黄色或浅蓝紫色，被毛。果实扁球形，外表面灰绿色至浅棕色，有微隆起的纹理，内表面颜色稍浅，可见放射状纹理，内有种子数枚，棕褐色至黑褐色。气微，味微苦。

【功能主治】清热解毒，化瘀利尿。用于疔疮肿毒，咽喉肿痛，跌扑伤痛，水肿，黄疸，蛇虫咬伤。

【用法用量】15～30g。

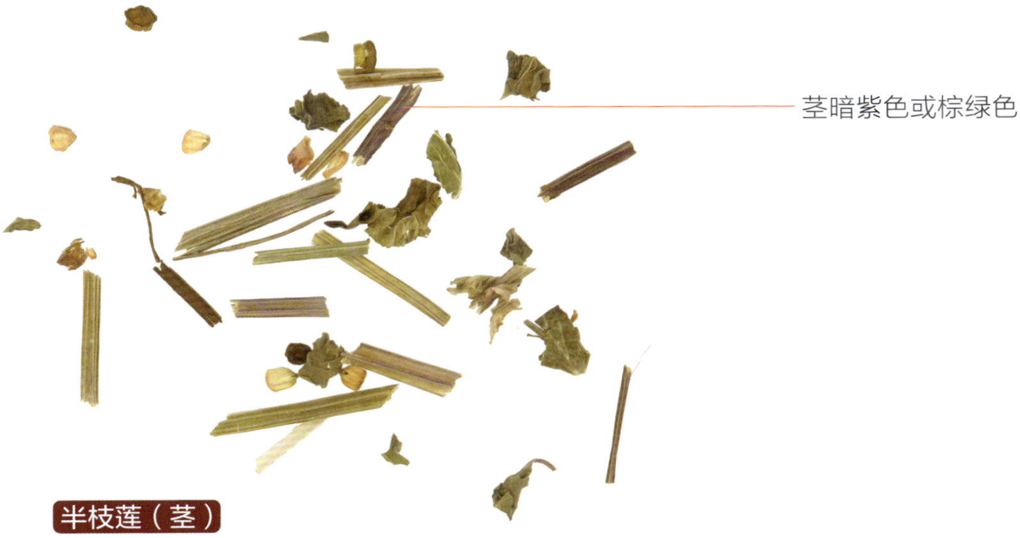

半枝莲（茎）

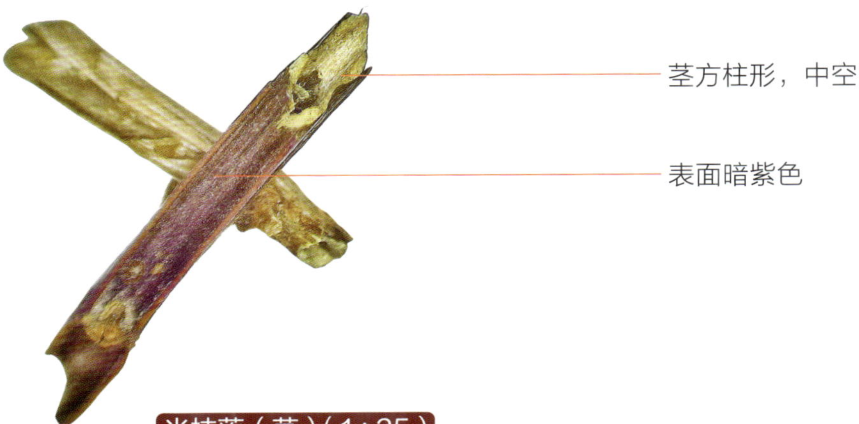

半枝莲（茎）（1∶25）

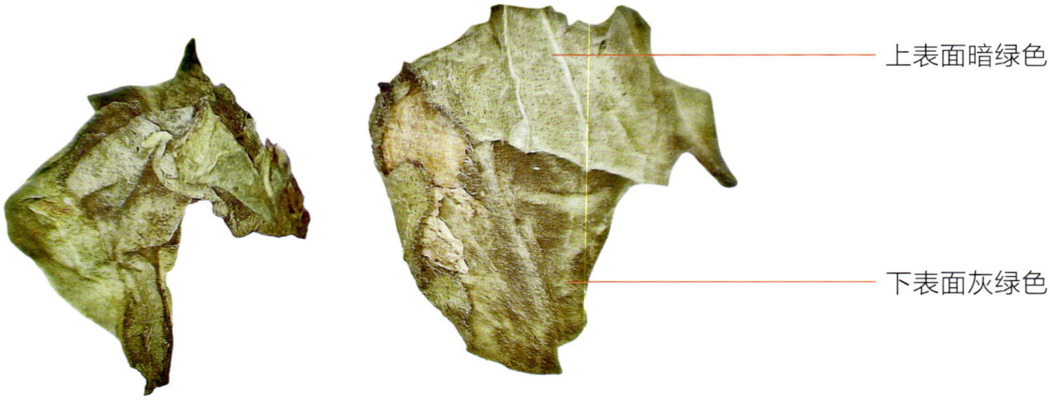

半枝莲（叶）（1∶25）

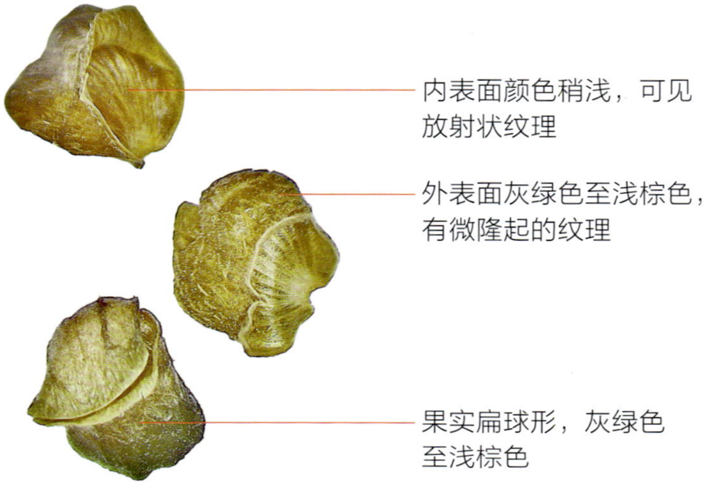

半枝莲（果实）（1∶25）

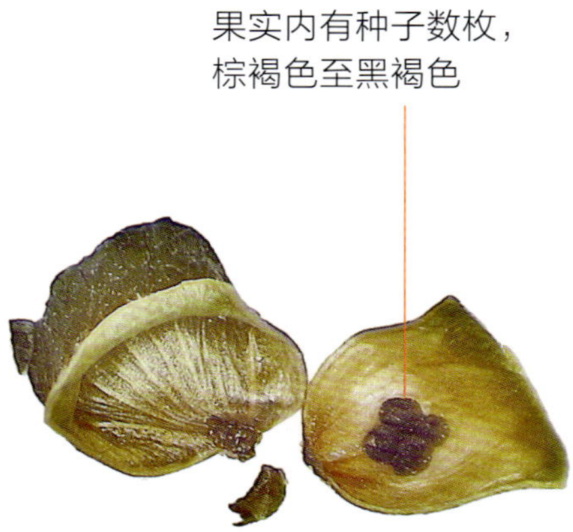

半枝莲（果实内部）（1∶25）

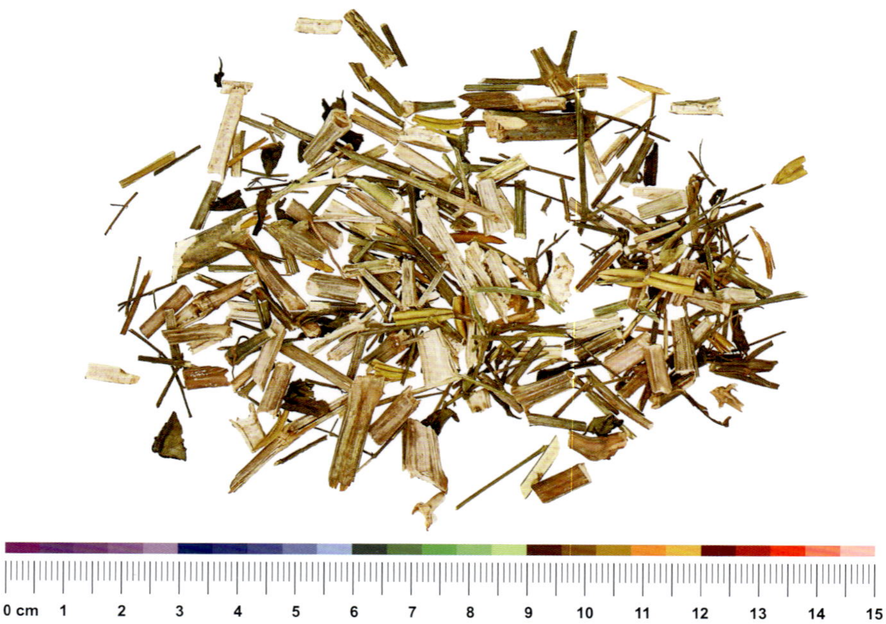

半枝莲

产地：广西

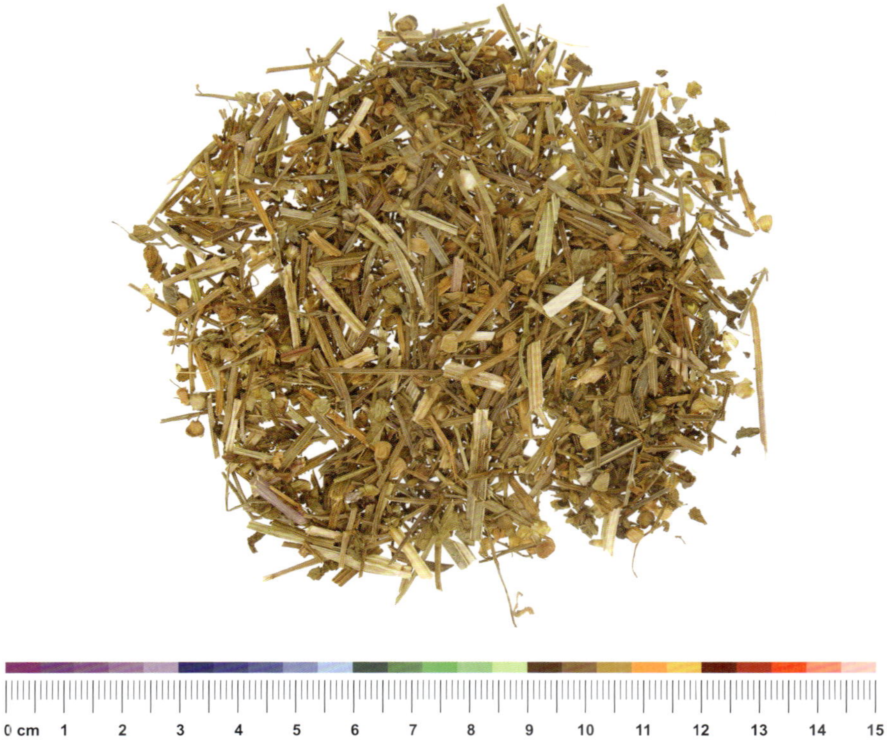

半枝莲
产地：江西

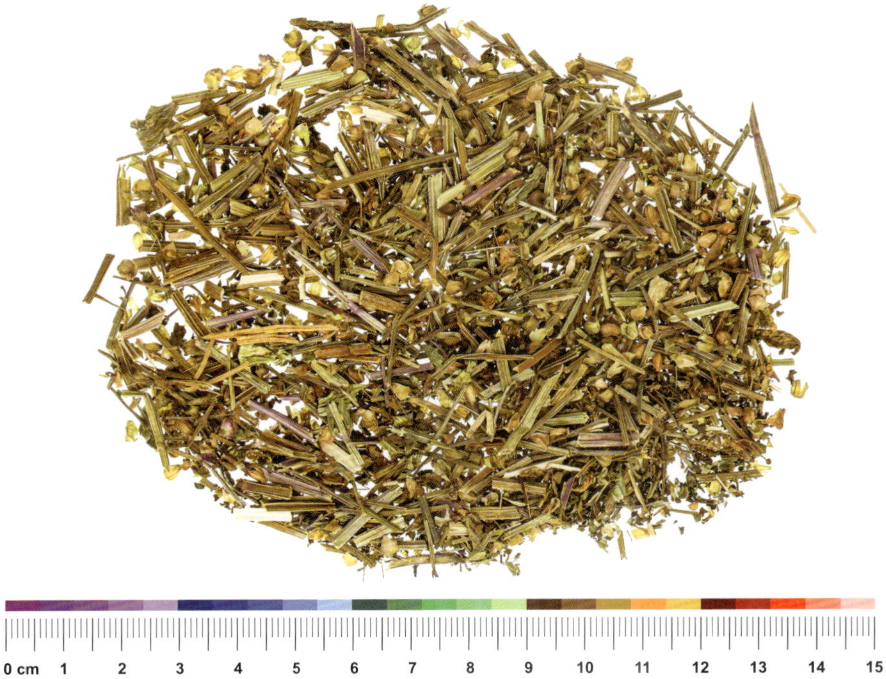

半枝莲
产地：河南

老鹳草

【基　　原】牻牛儿苗科植物牻牛儿苗 *Erodium stephanianum* Willd.、老鹳草 *Geranium wilfordii* Maxim.或野老鹳草 *Geranium carolinianum* L.的干燥地上部分，前者习称“长嘴老鹳草”，后两者习称“短嘴老鹳草”。

【采收加工】夏、秋二季果实近成熟时采割，捆成把，晒干。

【主要产地】牻牛儿苗主产于天津、河北、山东、山西等地；老鹳草主产于云南、四川、湖北等地；野老鹳草主产于浙江、江苏等地。

【炮制方法】除去残根及杂质，略洗，切段，干燥。

【饮片性状】本品呈不规则的段。茎表面灰绿色或带紫色，节膨大。切面黄白色，有时中空。叶对生，卷曲皱缩，灰褐色，具细长叶柄。果实长圆形或球形，宿存花柱形似鹳喙，有的裂成5瓣，呈螺旋形卷曲（长嘴老鹳草）；有的裂成5瓣，向上卷曲呈伞形（短嘴老鹳草），成熟后五裂，各与一枚种子相连。气微，味淡。

【功能主治】祛风湿，通经络，止泻痢。用于风湿痹痛，麻木拘挛，筋骨酸痛，泄泻痢疾。

【用法用量】9～15g。

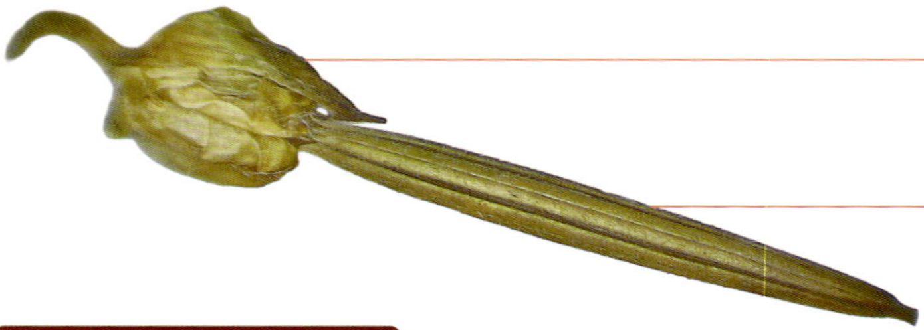

老鹳草（果实）（1∶25）

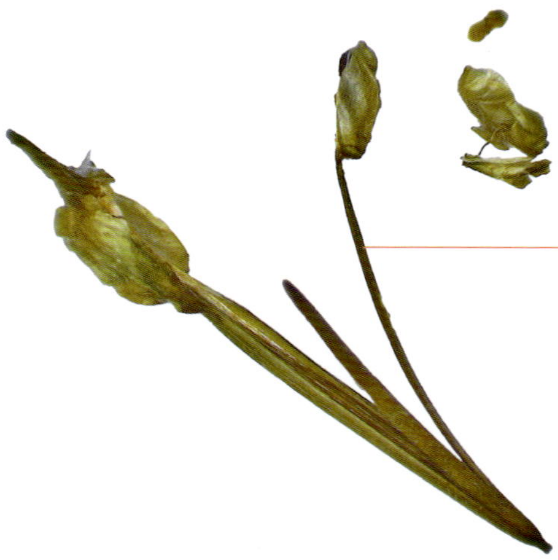

老鹳草（宿存花柱）（1∶25）

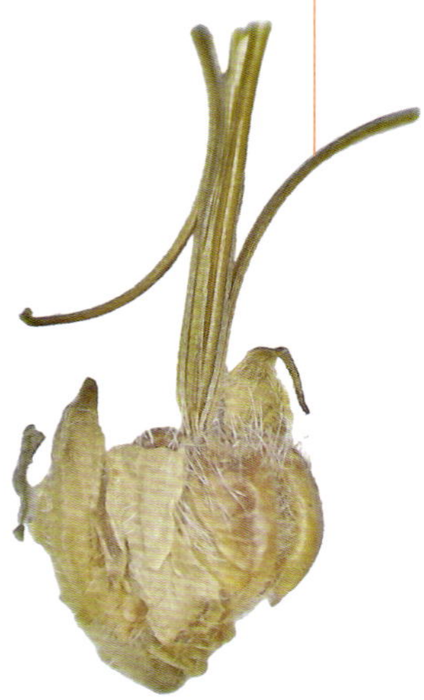

老鹳草（宿存花柱五裂）（1∶25）

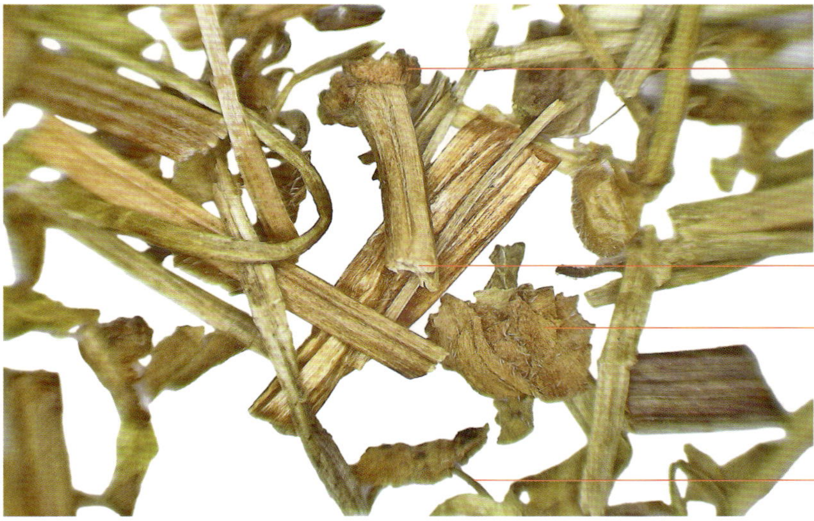

老鹳草（茎、叶）

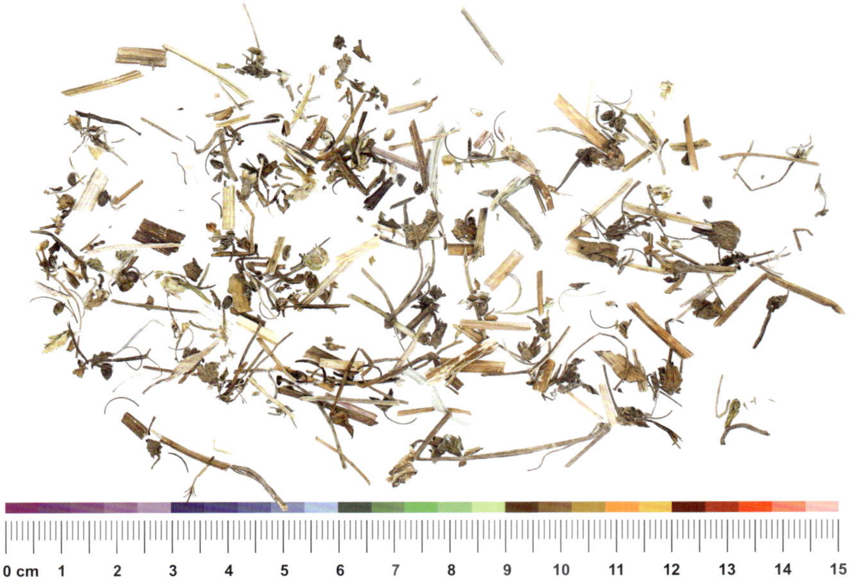

老鹳草
产地：山西

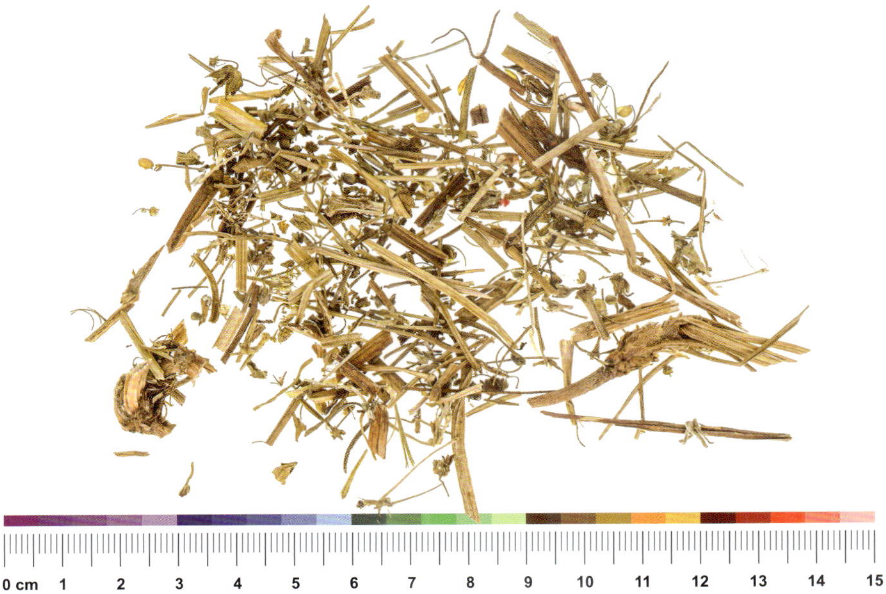

老鹳草
产地：山东

【炮制依据】《北京市中药饮片炮制规范（2008年版）》

灯心草

【基　　原】灯心草科植物灯心草 *Juncus effusus* L. 的干燥茎髓。

【采收加工】夏末至秋季割取茎，晒干，取出茎髓，理直，扎成小把。

【主要产地】全国大部分地区均产。

【炮制方法】除去杂质，剪段。

【饮片性状】本品呈细圆柱形的段状，长 2～5cm，直径 0.1～0.3cm。表面白色或淡黄白色，有细纵纹。体轻，质软，略有弹性，易拉断，断面白色。气微，味淡。

【功能主治】清心火，利小便。用于心烦失眠，尿少涩痛，口舌生疮。

【用法用量】1～3g。

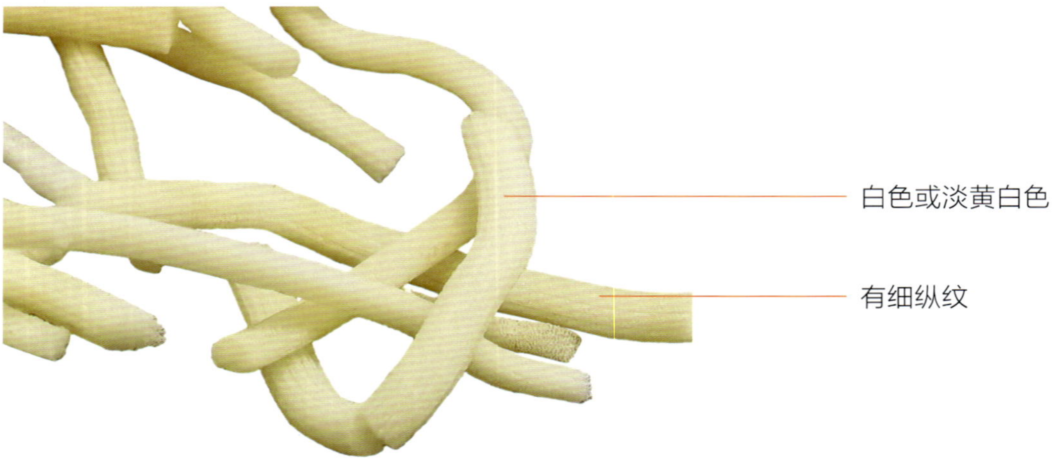

灯心草

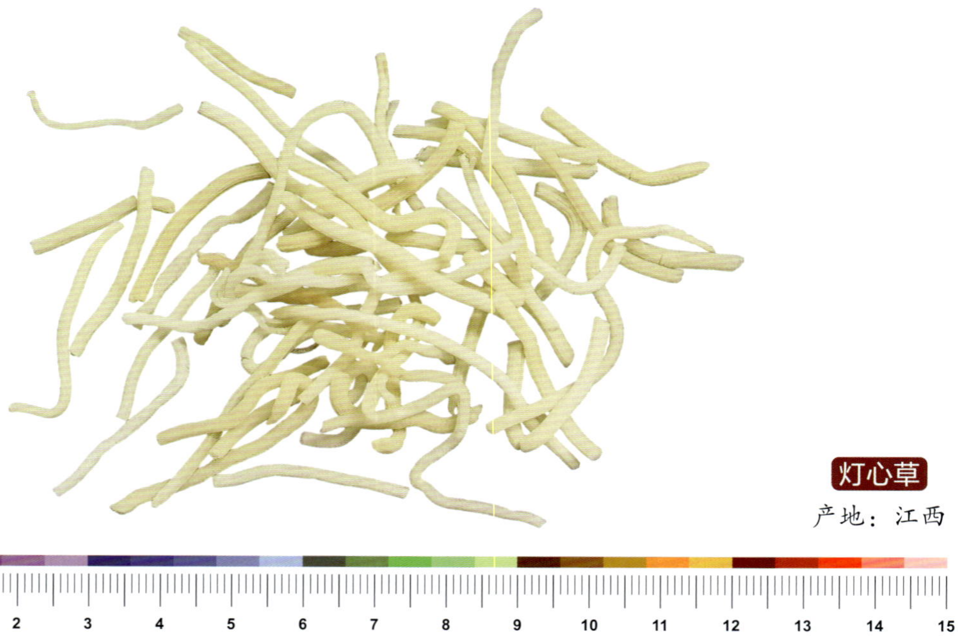

灯心草

产地：江西

寻骨风

【基　　原】马兜铃科植物绵毛马兜铃 *Aristolochia mollissima* Hance 的干燥全草。

【采收加工】夏、秋二季采收，除去泥沙，干燥。

【主要产地】主产于山西、陕西、山东、江苏、浙江、江西、河南、湖南、贵州等地。

【炮制方法】取原药材，除去杂质，洗净，切中段，干燥，筛去碎屑。

【饮片性状】本品为不规则中段，全体密被白柔毛。根茎圆柱形，直径 0.2～0.5cm，表面棕黄色至黄褐色，粗糙，有纵细纹及节，节处有时可见须根。茎圆柱形，直径 0.15～0.25cm，表面灰黄色至灰褐色，具纵棱线，有的可见互生叶痕，切面中央具白色髓部。叶片均已切断，多皱缩和破碎，黄绿色，两面密被白柔毛，下表面毛尤密，全缘，叶脉网状。气微香，味苦而辛。

【功能主治】祛风湿，通络止痛。用于风湿痹痛，关节酸痛，腹痛，痈肿，疟疾。

【用法用量】9～15g。

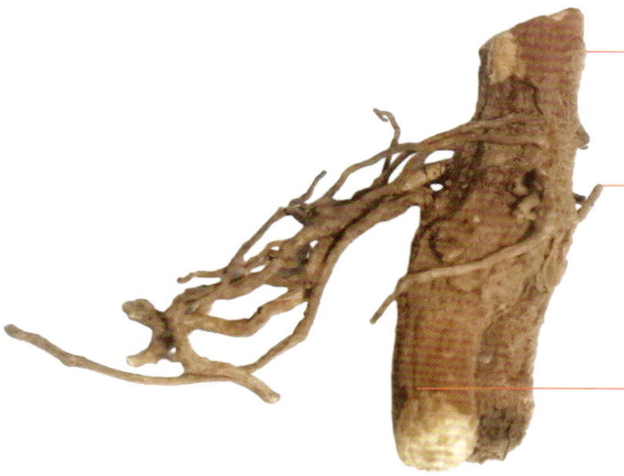

寻骨风（根茎）

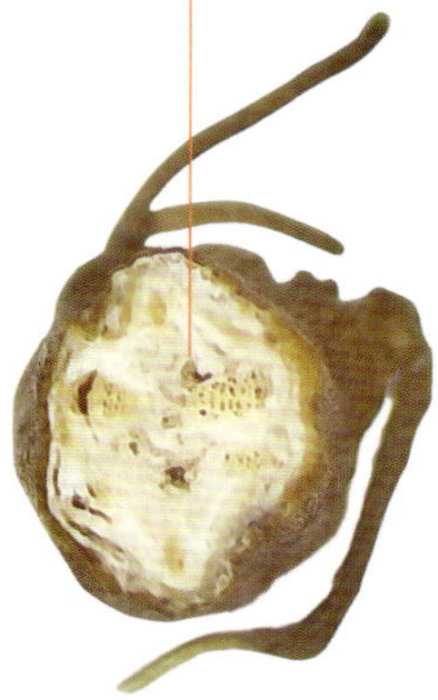

寻骨风（根茎断面）（1：25）

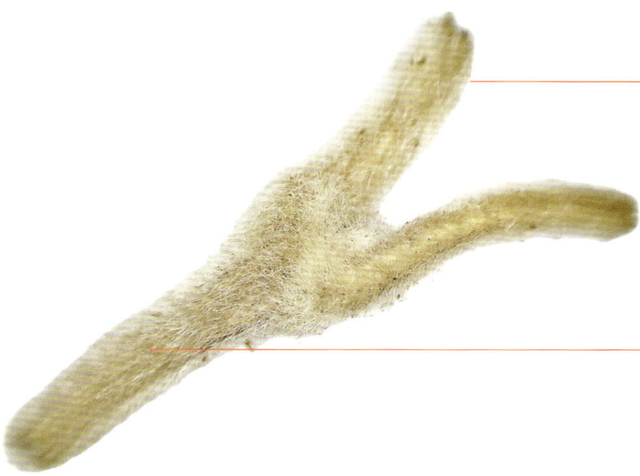

寻骨风（茎）（1：25）

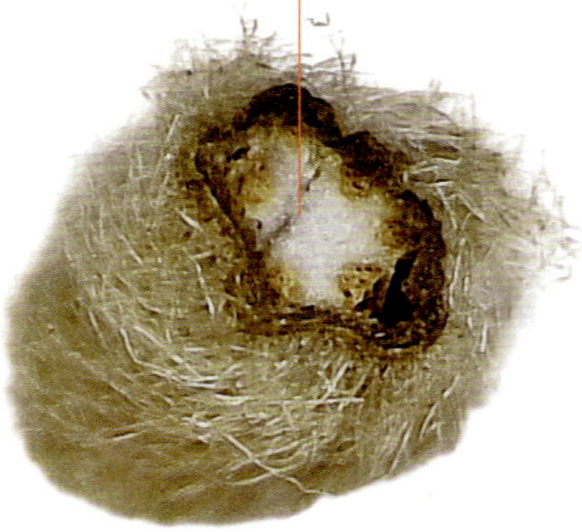
切面中央具白色髓部

寻骨风（茎断面）（1∶25）

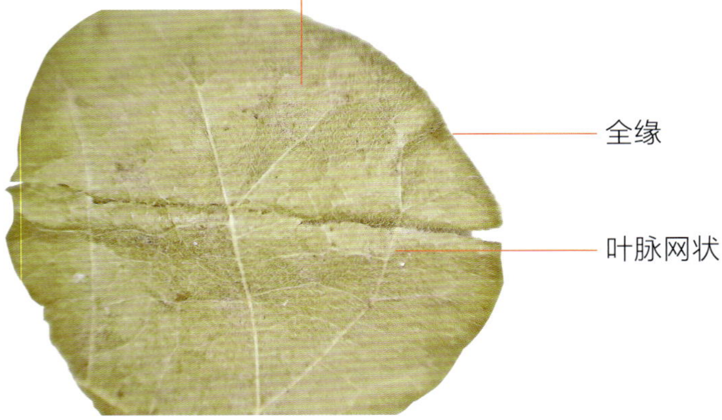
黄绿色，密被白柔毛
全缘
叶脉网状

寻骨风（叶上表面）（1∶25）

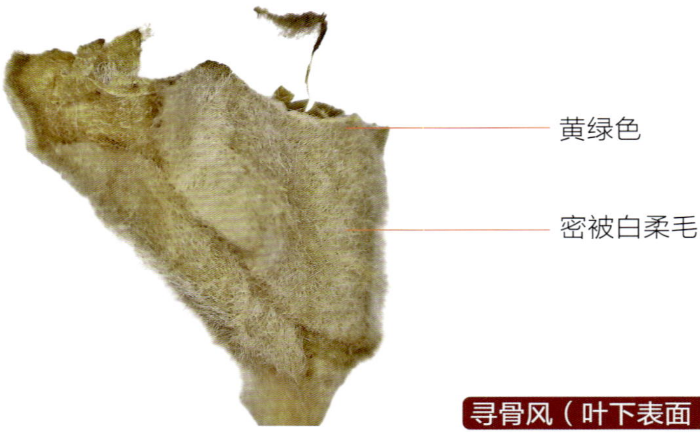

寻骨风（叶下表面）（1∶25）

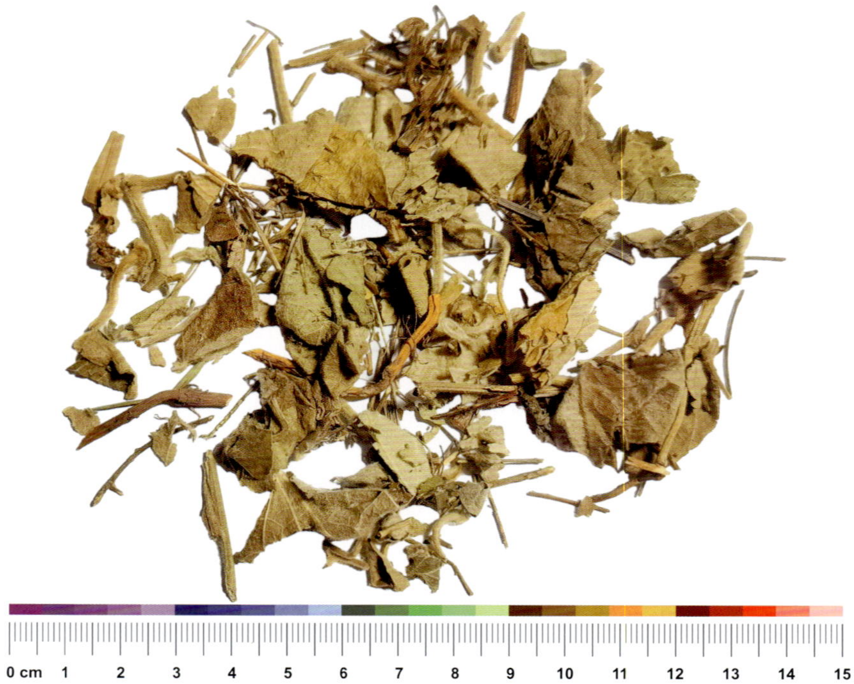

寻骨风

产地：山东

【炮制依据】《北京市中药饮片炮制规范（2008年版）》

伸筋草

【基　　原】 石松科植物石松 *Lycopodium japonicum* Thunb. 的干燥全草。

【采收加工】 夏、秋二季茎叶茂盛时采收，除去杂质，晒干。

【主要产地】 主产于浙江、湖北、江苏、湖南、四川、安徽等地。

【炮制方法】 除去杂质，洗净，切段，干燥。

【饮片性状】 本品呈不规则的段，茎呈圆柱形，略弯曲。叶密生茎上，螺旋状排列，皱缩弯曲，线形或针形，黄绿色至淡黄棕色，先端芒状，全缘。切面皮部浅黄色，木部类白色。气微，味淡。

【功能主治】 祛风除湿，舒筋活络。用于关节酸痛，屈伸不利。

【用法用量】 3～12g。

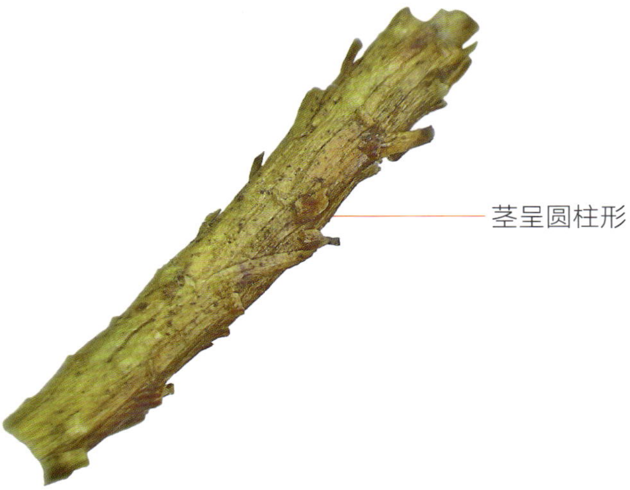

伸筋草（茎）（1:25）

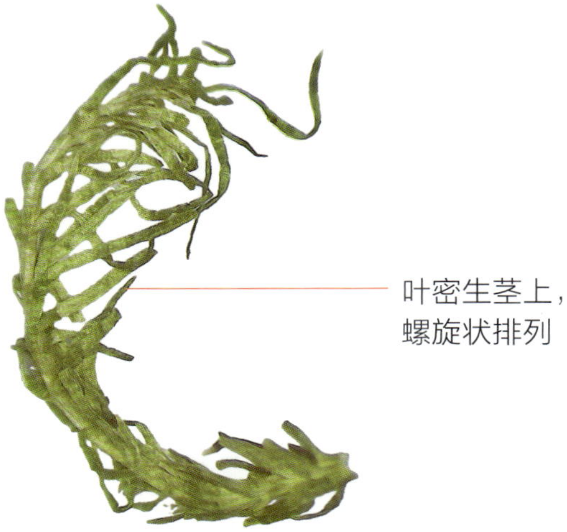

伸筋草（叶）（1:25）

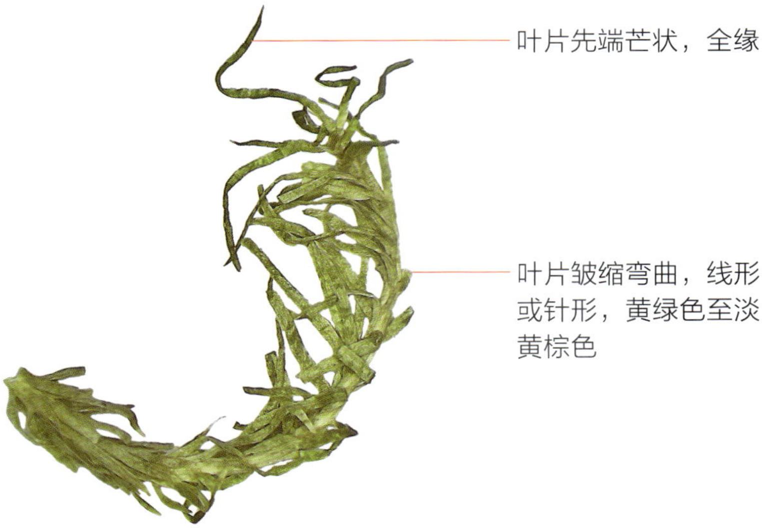

伸筋草（1:25）

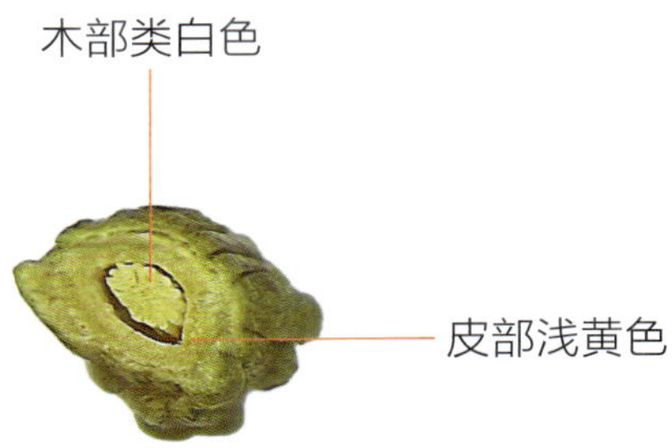

伸筋草（茎切面）（1:25）

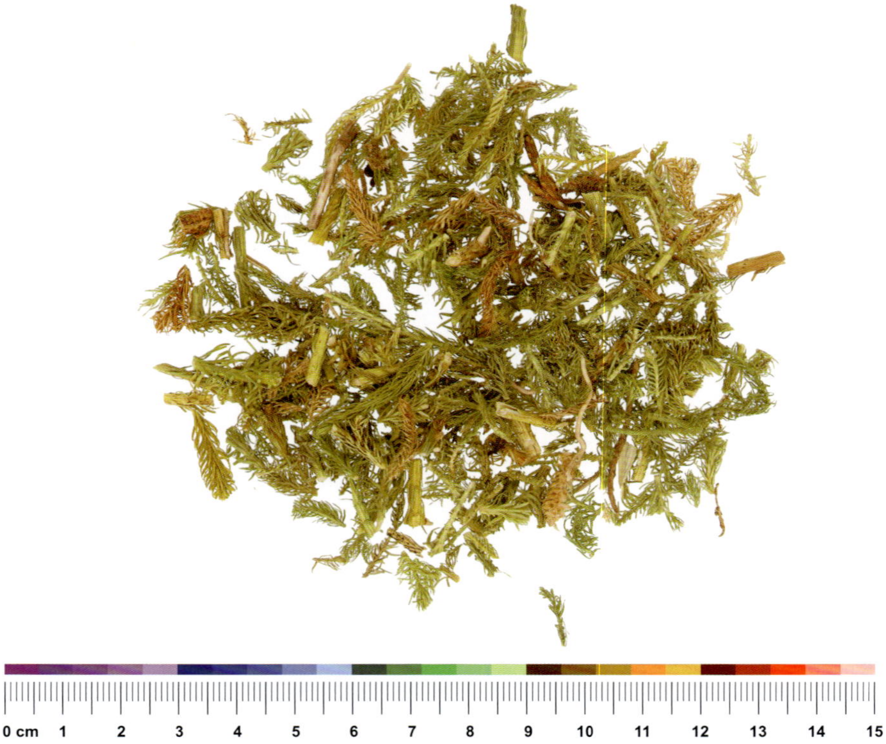

伸筋草

产地：湖北

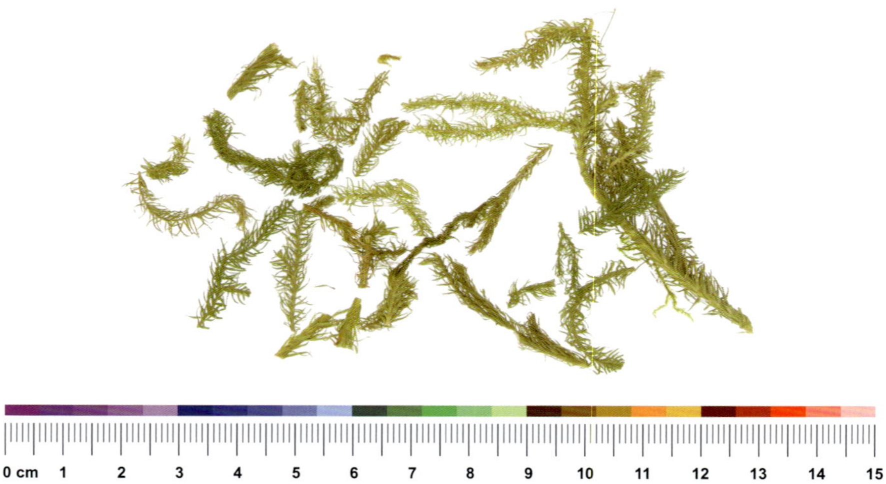

伸筋草

产地：浙江

鸡骨草

【基　　原】豆科植物广州相思子 *Abrus cantoniensis* Hance 的干燥全株。

【采收加工】全年均可采挖，除去泥沙，干燥。

【主要产地】主产于广东、广西等地。

【炮制方法】除去杂质和荚果，切段。

【饮片性状】本品为不规则的段，根多呈圆柱形，直径 0.2～1.5cm，表面灰棕色至紫褐色，粗糙，有细纵纹，部分疏被短柔毛，切面淡黄色。小叶多脱落，矩圆形，先端平截，有小突尖，下表面被伏毛。气微香，味微苦。

【功能主治】利湿退黄，清热解毒，疏肝止痛。用于湿热黄疸，胁肋不舒，胃脘胀痛，乳痈肿痛。

【用法用量】15～30g。

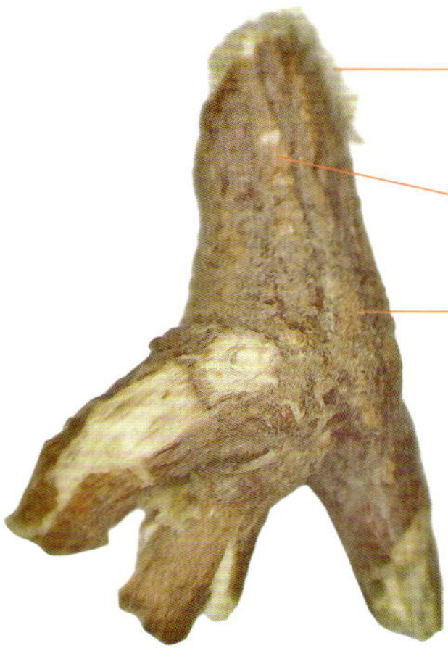

鸡骨草（根）（1∶25）

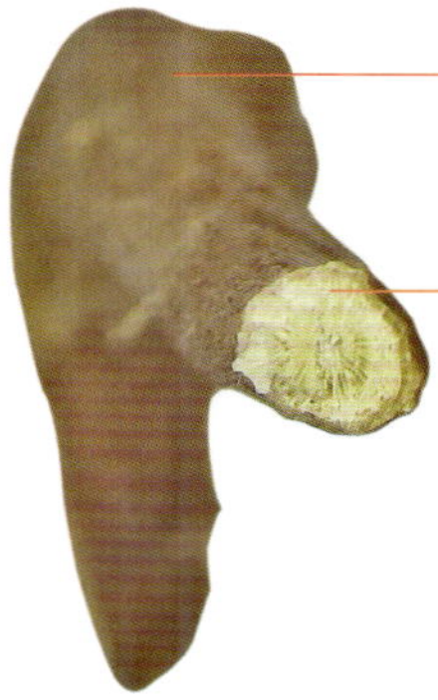

鸡骨草（根断面）（1∶25）

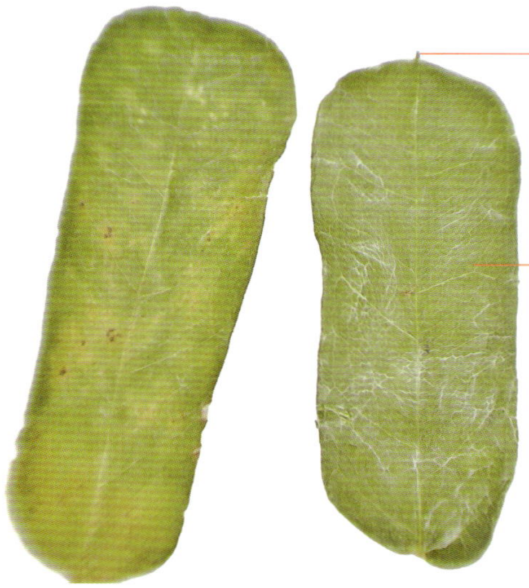

鸡骨草（叶上表面）（1∶25）

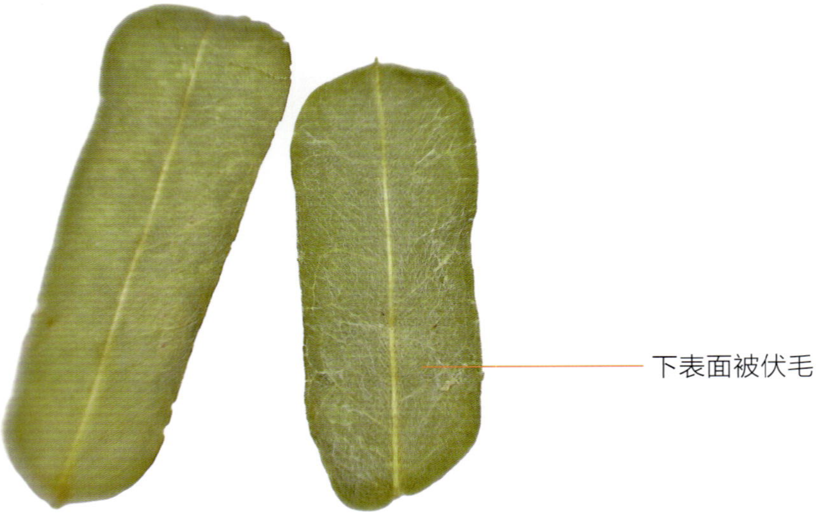

鸡骨草（叶下表面）（1∶25）

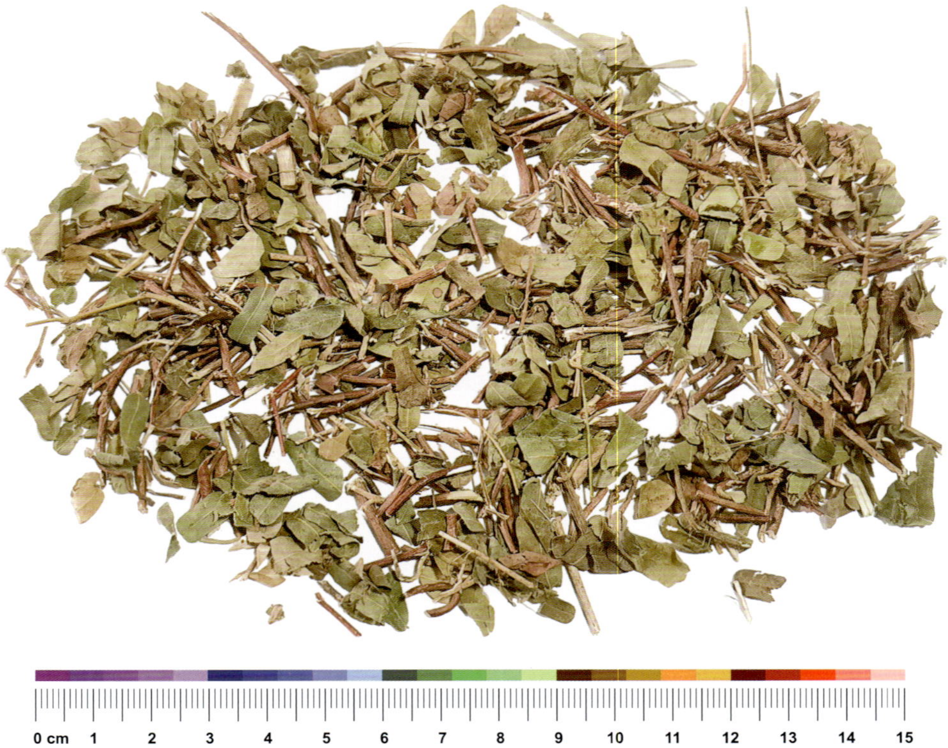

鸡骨草

产地：广东

青蒿

【基　　原】菊科植物黄花蒿*Artemisia annua* L.的干燥地上部分。

【采收加工】秋季花盛开时采割，除去老茎，阴干。

【主要产地】主产于重庆、吉林、辽宁、河北、陕西、山东、江苏、安徽、浙江、江西、福建、河南、湖北、湖南、广东、广西、四川、贵州、云南等地。

【炮制方法】除去杂质，喷淋清水，稍润，切段，干燥。

【饮片性状】本品呈不规则的段，长0.5～1.5cm。茎呈圆柱形，表面黄绿色或棕黄色，具纵棱线，质略硬，切面黄白色，髓白色。叶片多皱缩或破碎，暗绿色或棕绿色，完整者展平后为三回羽状深裂，裂片及小裂片矩圆形或长椭圆形，两面被短毛。花黄色，气香特异，味微苦。

【功能主治】清虚热，除骨蒸，解暑热，截疟，退黄。用于温邪伤阴，夜热早凉，阴虚发热，骨蒸劳热，暑邪发热，疟疾寒热，湿热黄疸。

【用法用量】6～12g，后下。

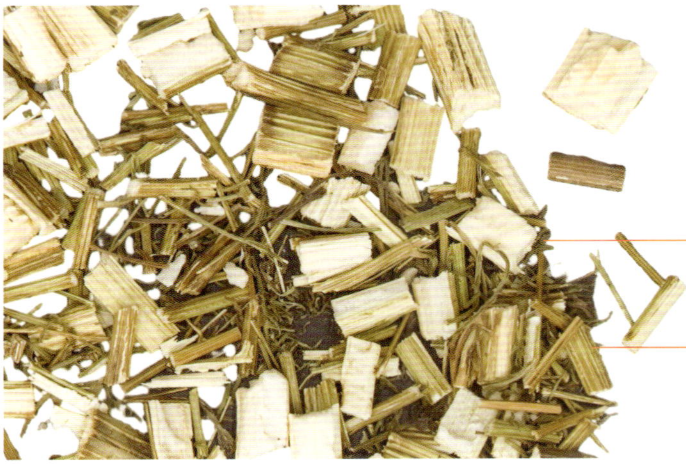

青蒿

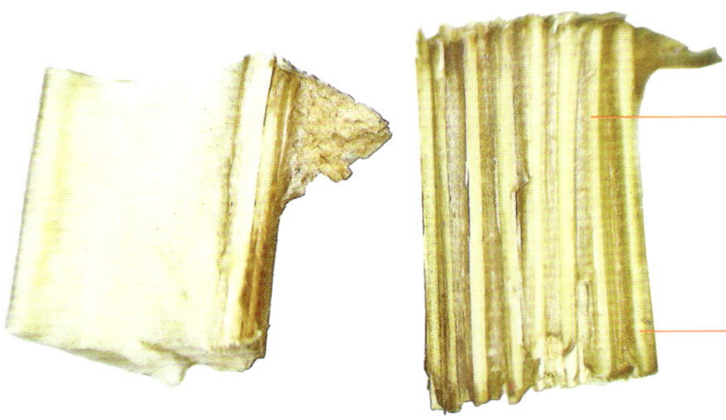

青蒿（茎）（1:25）

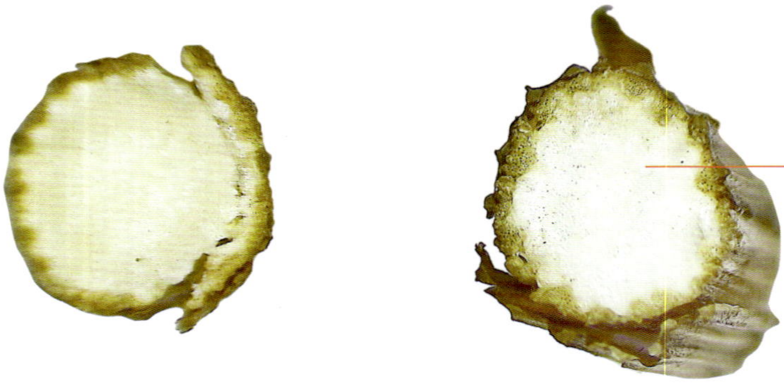

青蒿（茎断面）（1∶25）

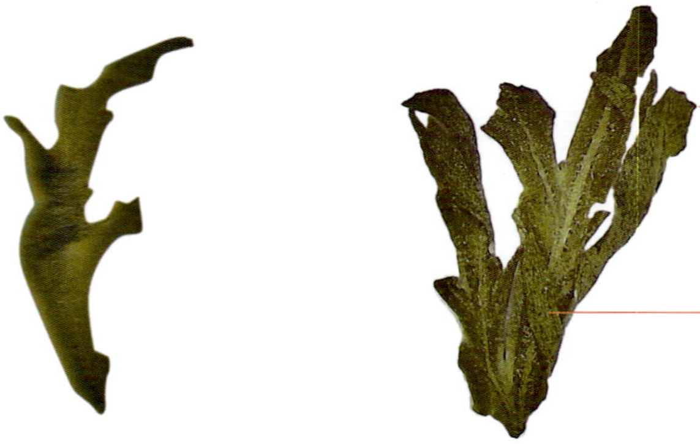

青蒿（叶）（1∶25）

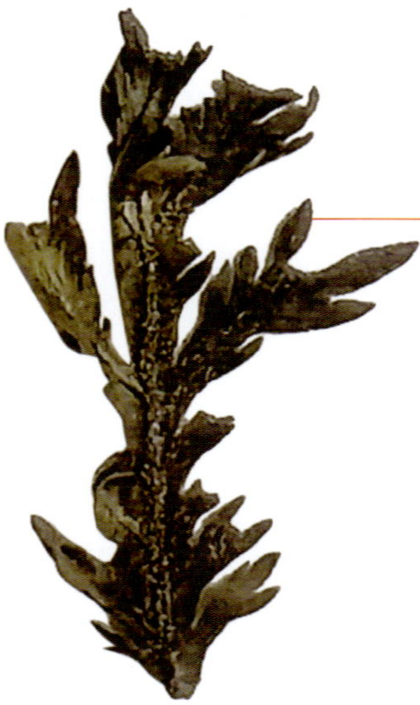

青蒿（叶）（水浸）

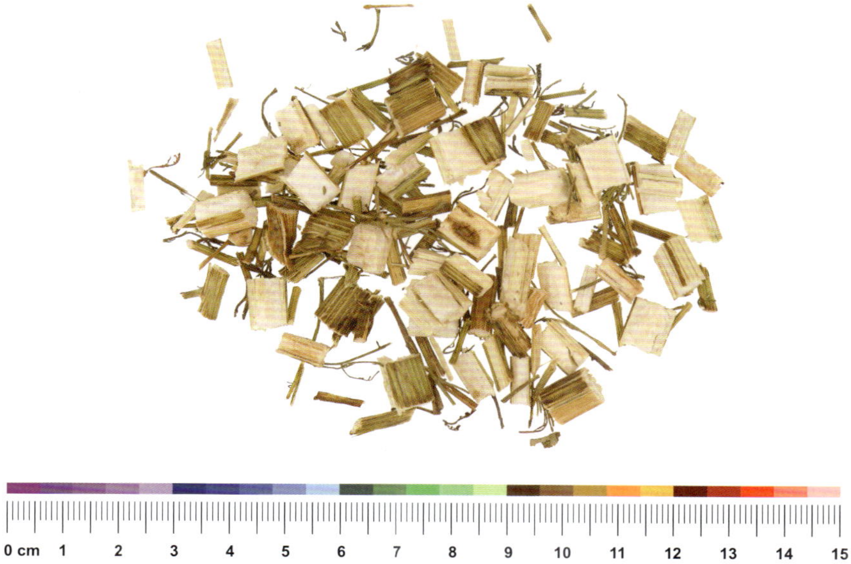

青蒿

产地：安徽

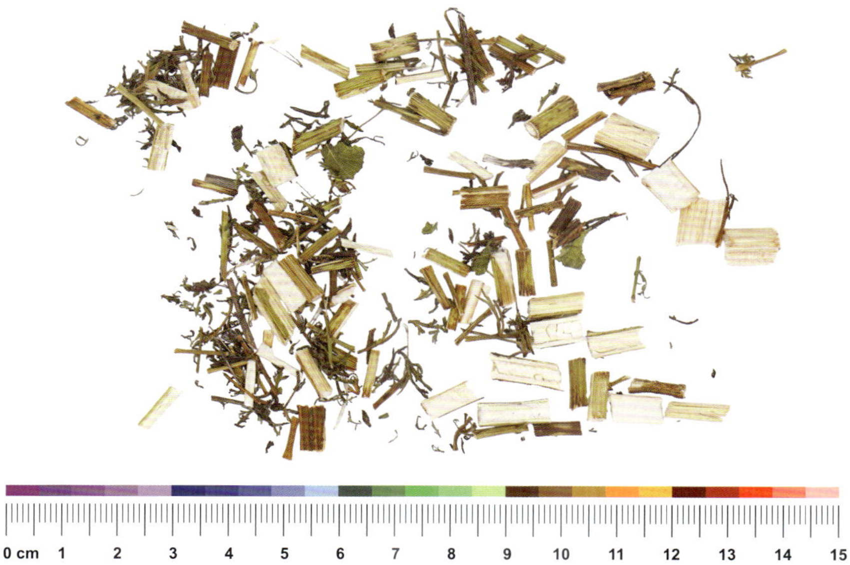

青蒿

产地：河北

苦地丁

【基　　原】罂粟科植物地丁草 *Corydalis bungeana* Turcz. 的干燥全草。

【采收加工】夏季花果期采收，除去杂质，晒干。

【主要产地】主产于内蒙古、宁夏、甘肃、陕西、山西、山东、河北、辽宁、河南等地。

【炮制方法】取原药材，除去杂质，洗净，切中段，干燥，筛去碎屑。

【饮片性状】本品呈不规则的段。主根表面棕黄色。茎细，表面灰绿色，具5纵棱，断面中空。叶多破碎，暗绿色或灰绿色。花少见，花冠唇形，有距，淡紫色。蒴果扁长椭圆形，呈荚果状。种子扁心形，黑色，有光泽。气微，味苦。

【功能主治】清热解毒，散结消肿。用于时疫感冒，咽喉肿痛，疔疮肿痛，痈疽发背，痄腮丹毒。

【用法用量】9～15g。

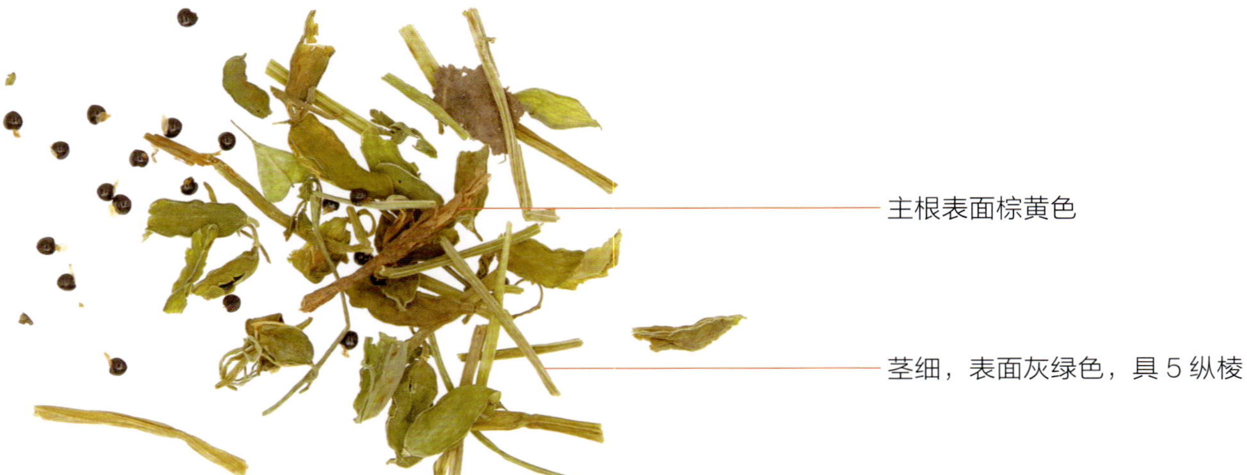

苦地丁

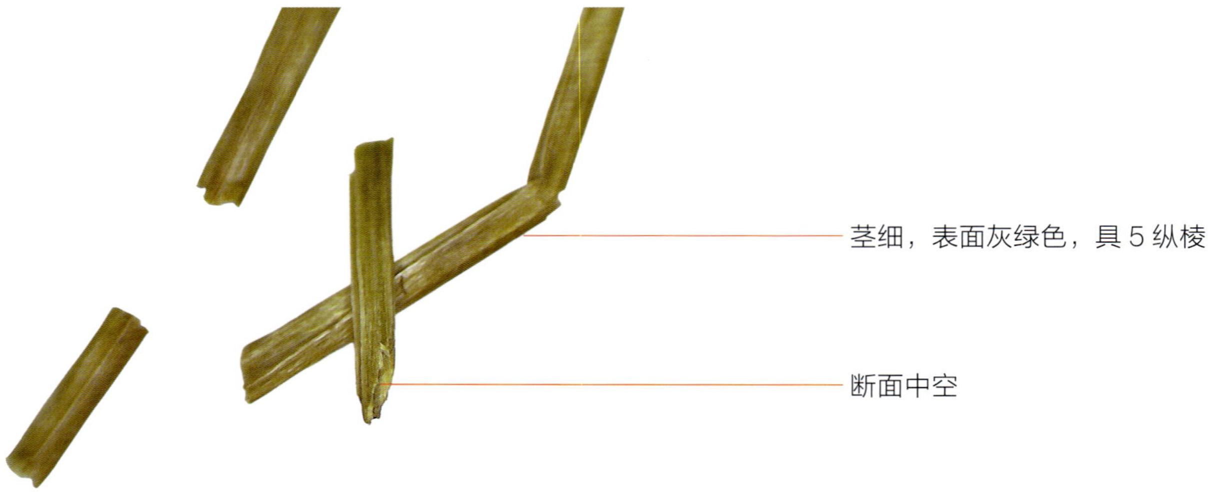

苦地丁（茎）(1∶25)

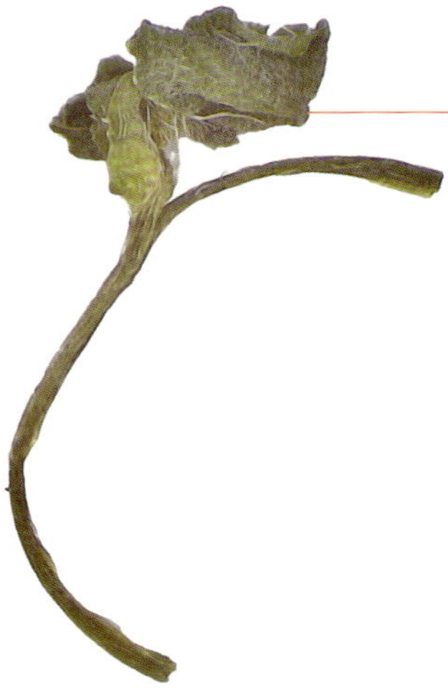
叶多破碎，暗绿色
或灰绿色

苦地丁（叶）(1∶25)

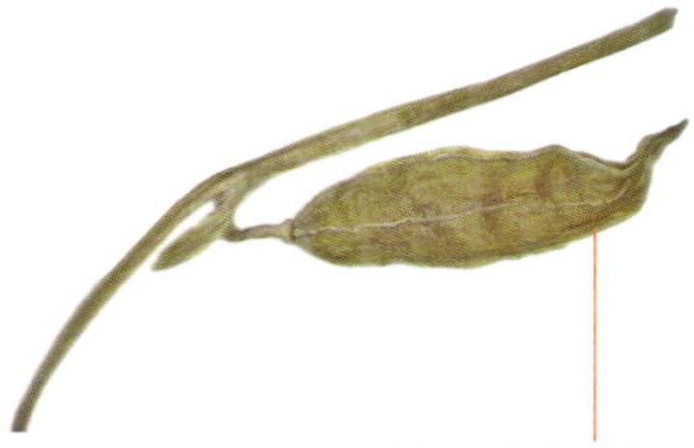
蒴果扁长椭圆形，
呈荚果状

苦地丁（果实）(1∶25)

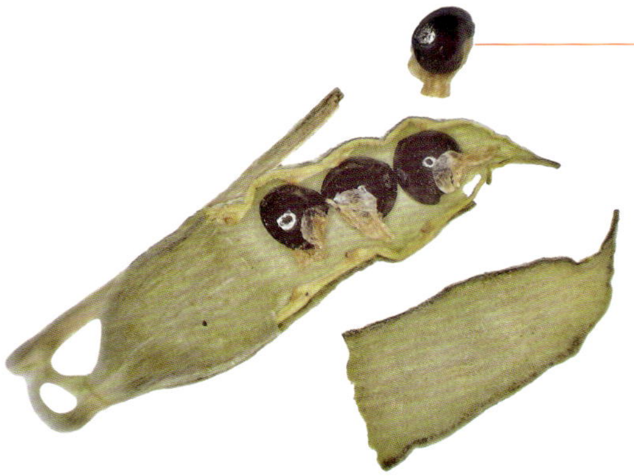
种子扁心形，黑色，
有光泽

苦地丁（种子）(1∶25)

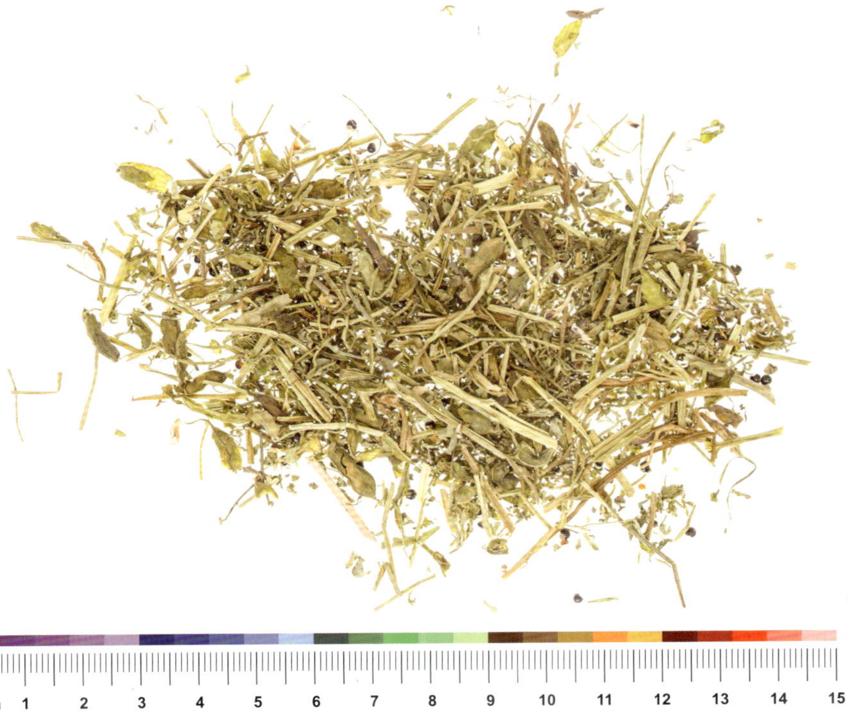

苦地丁

产地：河北

佩兰

【基　　原】菊科植物佩兰 *Eupatorium fortunei* Turcz. 的干燥地上部分。

【采收加工】夏、秋二季分两次采割，除去杂质，晒干。

【主要产地】主产于江苏、河北、山东、广东、广西、四川、贵州、云南、福建等地。

【炮制方法】除去杂质，洗净，稍润，切段，干燥。

【饮片性状】本品呈不规则的段。茎圆柱形，表面黄棕色或黄绿色，有的带紫色，有明显的节和纵棱线。切面髓部白色或中空。叶片多皱缩、破碎，绿褐色。完整叶片 3 裂或不分裂，分裂者中间裂片较大，展平后呈披针形或长圆状披针形，基部狭窄，边缘有锯齿；不分裂者展平后呈卵圆形、卵状披针形或椭圆形。气芳香，味微苦。

【功能主治】芳香化湿，醒脾开胃，发表解暑。用于湿浊中阻，脘痞呕恶，口中甜腻，口臭，多涎，暑湿表证，湿温初起，发热倦怠，胸闷不舒。

【用法用量】3～10g。

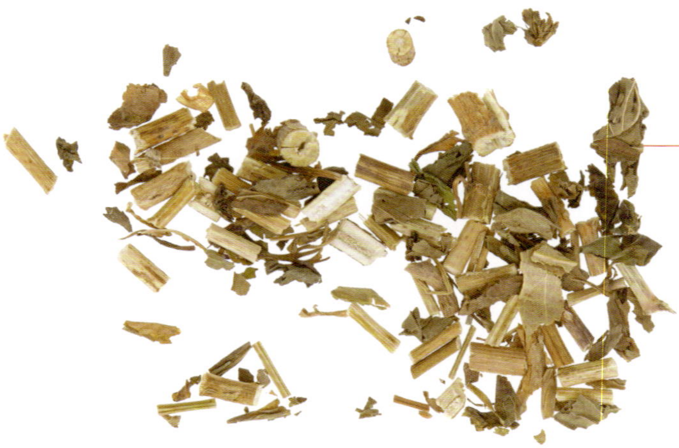

佩兰（茎）(1∶25)

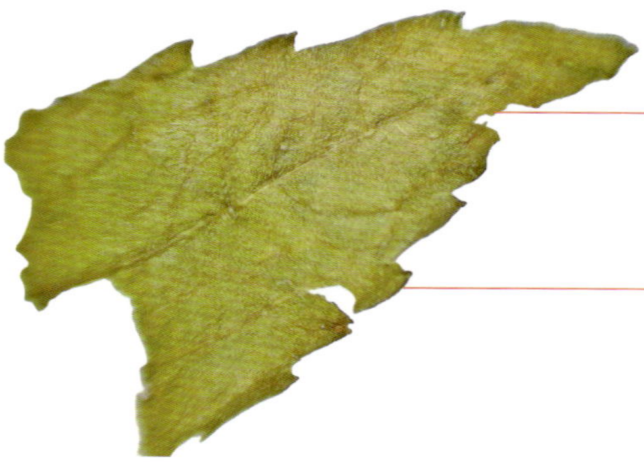

佩兰（叶下表面）(1∶25)

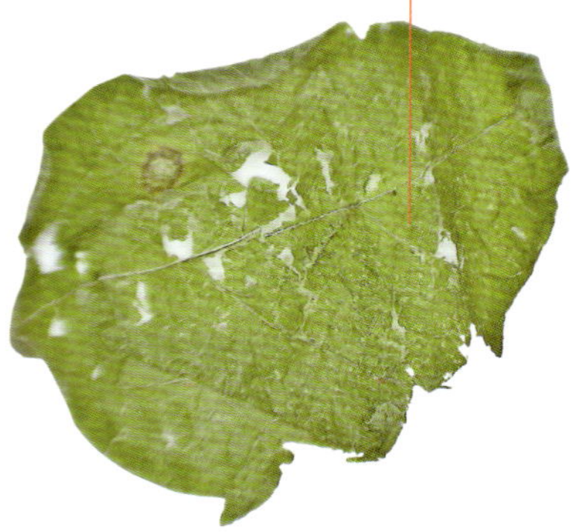

佩兰（叶上表面）(1∶25)

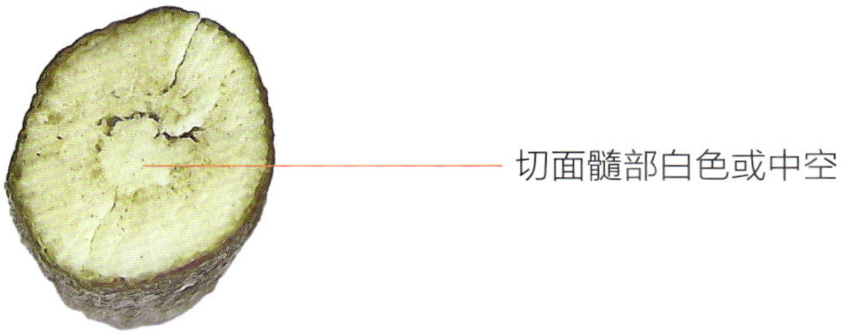

佩兰（茎切面）（1：25）

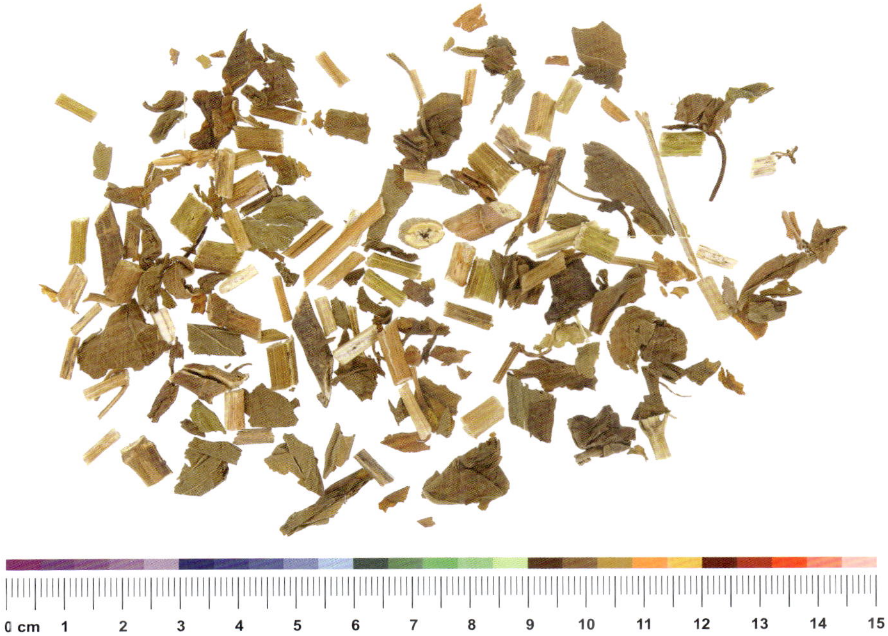

佩兰

产地：河北

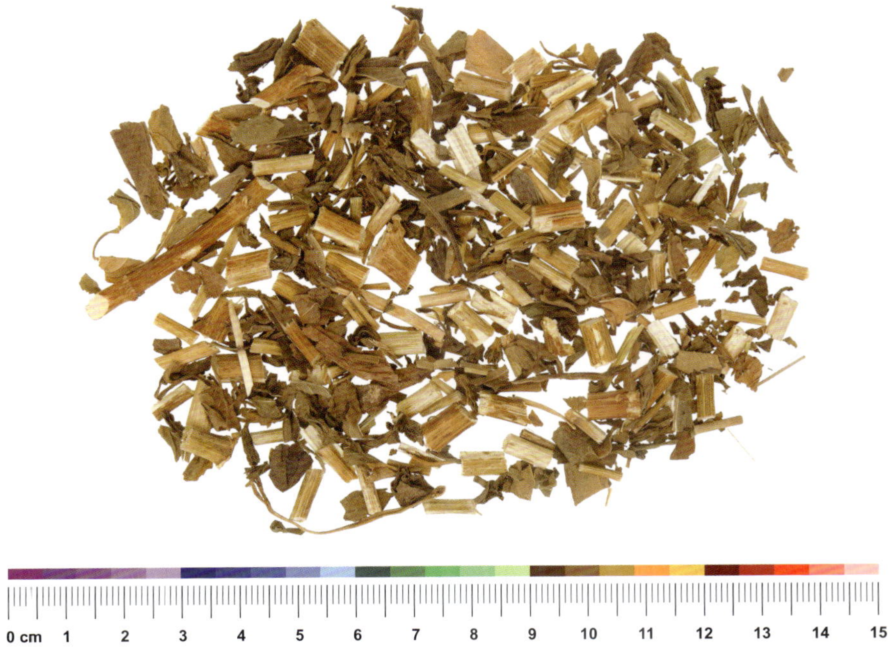

佩兰

产地：江苏

金钱草

【基　　原】报春花科植物过路黄 *Lysimachia christinae* Hance 的干燥全草。

【采收加工】夏、秋二季采收，除去杂质，晒干。

【主要产地】主产于云南、四川、贵州、陕西、河南、湖北、湖南、广西、广东、江西、安徽、江苏、浙江、福建等地。

【炮制方法】除去杂质，抢水洗，切段，干燥。

【饮片性状】本品为不规则的段。茎棕色或暗棕红色，有纵纹，实心。叶对生，展平后呈宽卵形或心形，先端锐尖或圆钝以至圆形，基部微凹，全缘。上表面灰绿色或棕褐色，下表面色较浅，主脉明显突出，用水浸后，对光透视可见黑色或褐色条纹。偶见黄色花，单生叶腋。蒴果球形，直径3～5mm，无毛，有稀疏黑色腺条。种子多数，瓣状，棕色。气微，味淡。

【功能主治】利湿退黄，利尿通淋，解毒消肿。用于湿热黄疸，胆胀胁痛，石淋，热淋，小便涩痛，痈肿疔疮，蛇虫咬伤。

【用法用量】15～60g。

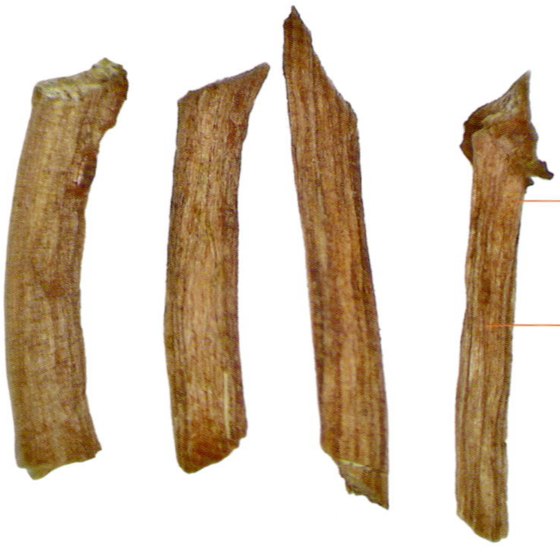

金钱草（茎）（1∶25）

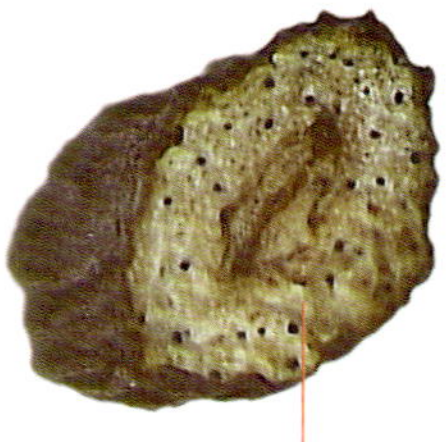

金钱草（茎断面）（1∶25）

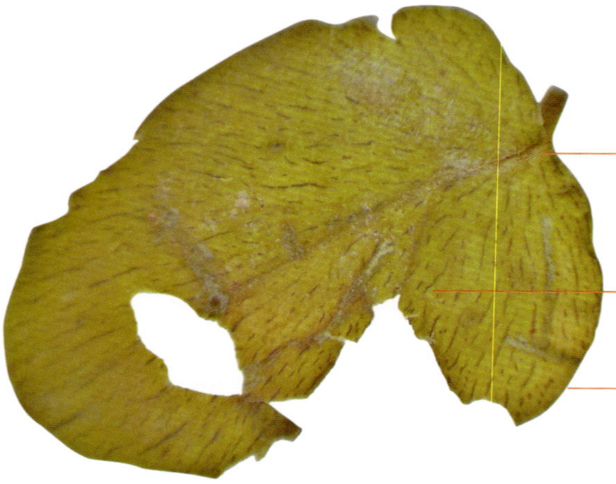

金钱草（叶上表面）（水浸展开）（1∶25）

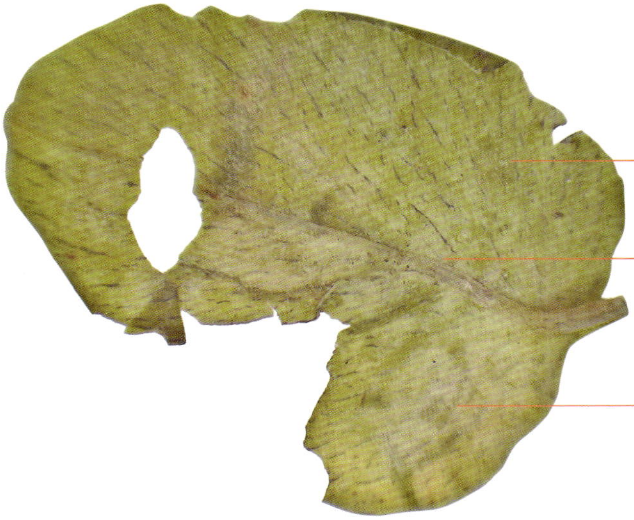
下表面色较浅
主脉明显突出
展平后呈宽卵形或心形

金钱草（叶下表面）（水浸展开）（1∶25）

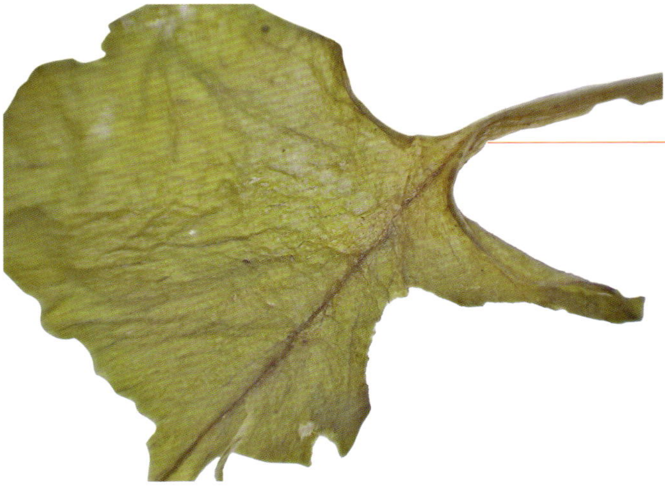
基部微凹，全缘

金钱草（叶基部）（水浸展开）（1∶25）

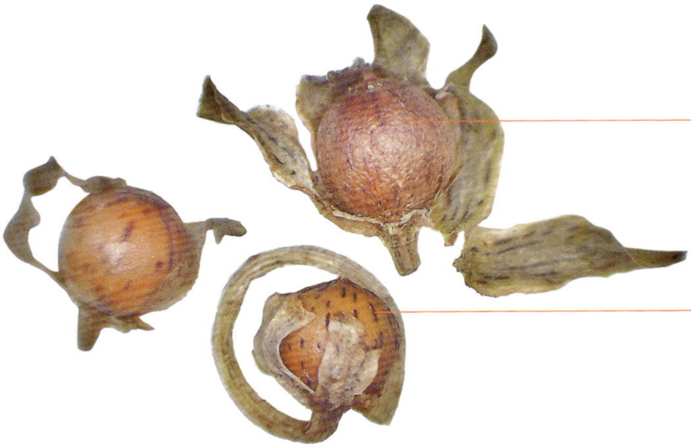
蒴果球形，无毛
有稀疏黑色腺条

金钱草（果实）（1∶25）

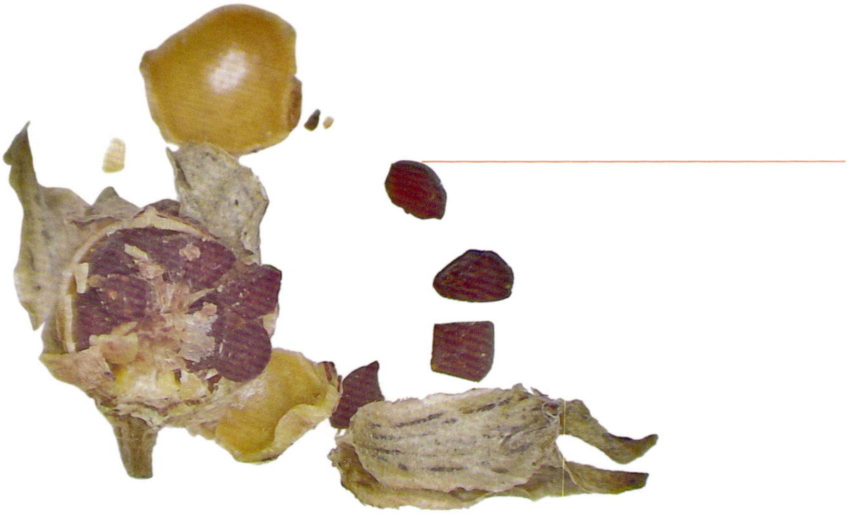

金钱草（种子）（1:25）

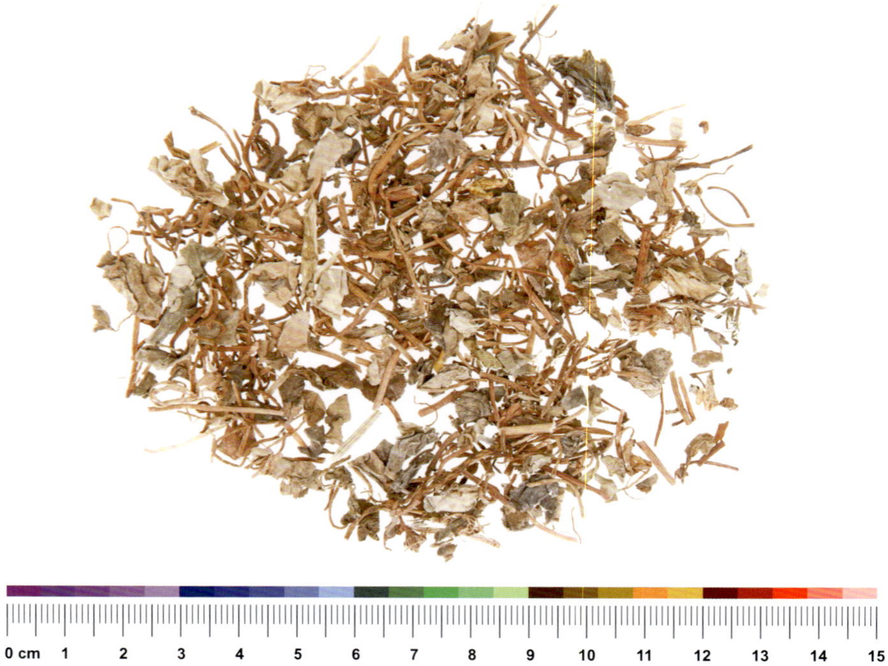

金钱草

产地：四川

鱼腥草

【基　　原】三白草科植物蕺菜 *Houttuynia cordata* Thunb. 的新鲜全草或干燥地上部分。

【采收加工】鲜品全年均可采割；干品夏季茎叶茂盛、花穗多时采割，除去杂质，晒干。

【主要产地】主产于云南、陕西、甘肃、湖北、浙江、河北、江苏、西藏等地。

【炮制方法】鲜鱼腥草丨除去杂质。

干鱼腥草丨除去杂质，迅速洗净，切段，干燥。

【饮片性状】呈不规则的段，茎呈扁圆柱形，表面淡红棕色至黄棕色，节明显，有纵棱。叶片多破碎，上表面暗黄绿色至暗棕色，密生腺点；下表面灰绿色或灰棕色。叶柄细长，基部与托叶合生成鞘状。穗状花序黄棕色，蒴果近球形，直径2～3mm，顶端开裂，具宿存花柱。种子多数，卵形。花期5至6月，搓碎具鱼腥气，味涩。

【功能主治】清热解毒，消痈排脓，利尿通淋。用于肺痈吐脓，痰热喘咳，热痢，热淋，痈肿疮毒。

【用法用量】15～25g，不宜久煎；鲜品用量加倍，水煎或捣汁服。外用适量，捣敷或煎汤熏洗患处。

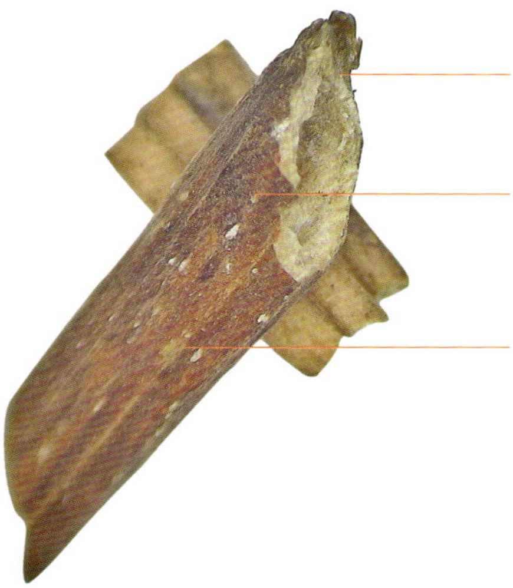

鱼腥草（茎）（1：25）

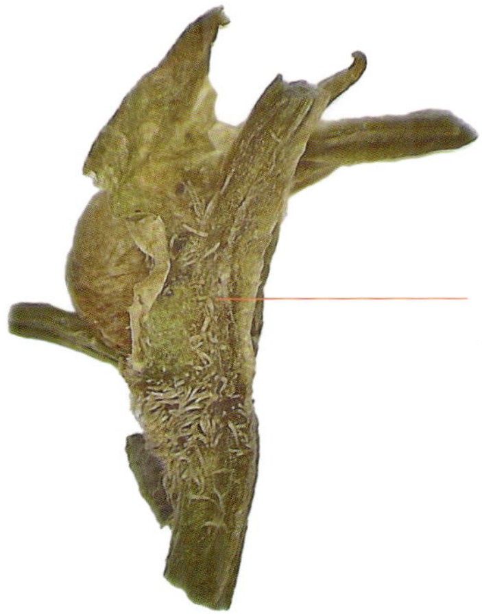

鱼腥草（叶柄基部）（1：25）

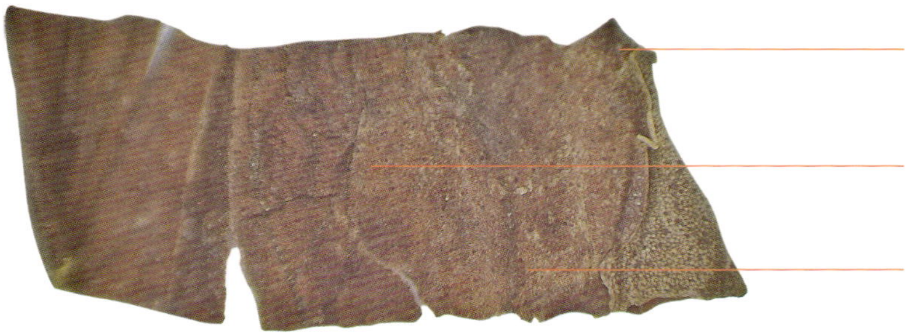

鱼腥草（叶上表面）（1：25）

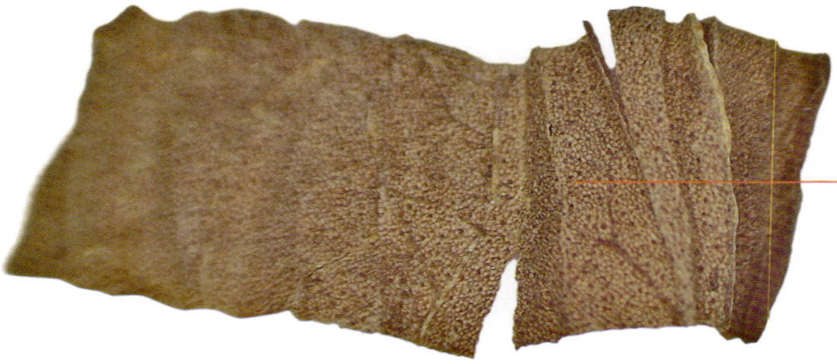
下表面灰绿色或灰棕色

鱼腥草（叶下表面）（1∶25）

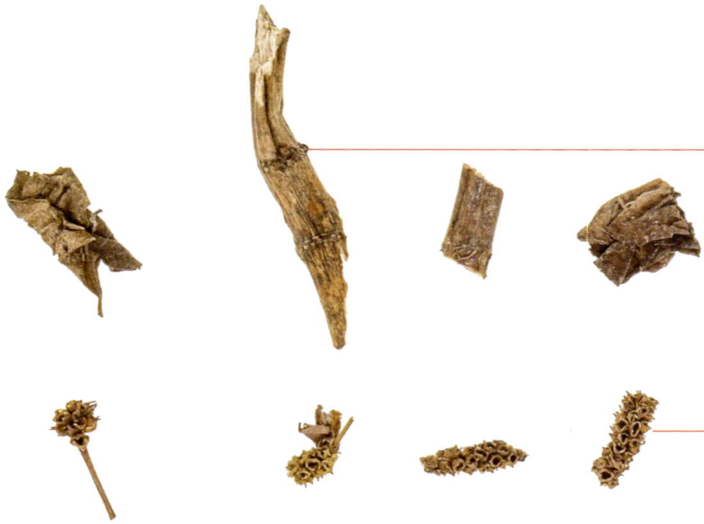

鱼腥草（花序）

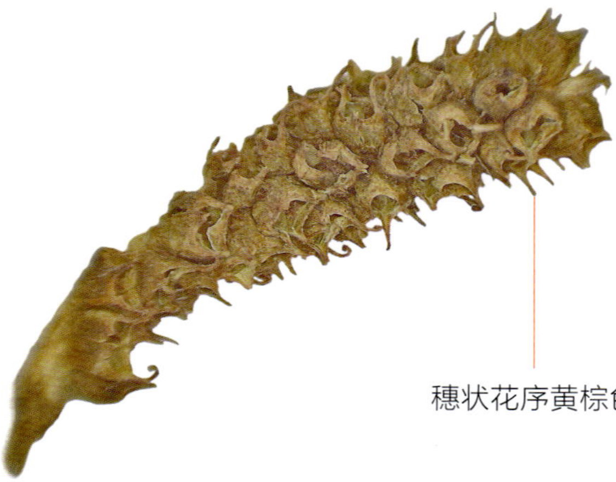

鱼腥草（穗状花序）（1∶25）

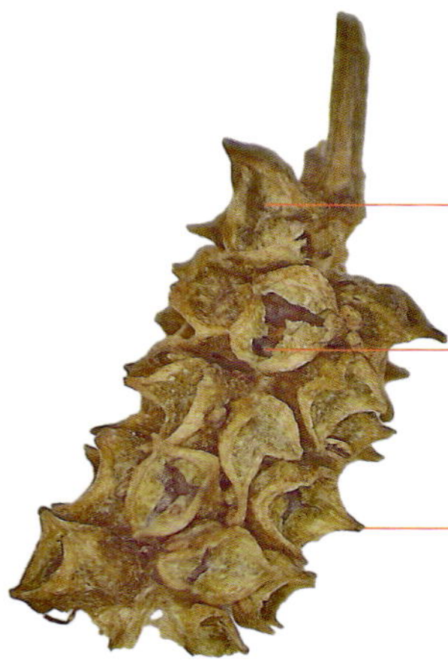
蒴果近球形，顶端开裂
内含种子多数
具宿存花柱

鱼腥草（蒴果）（1∶25）

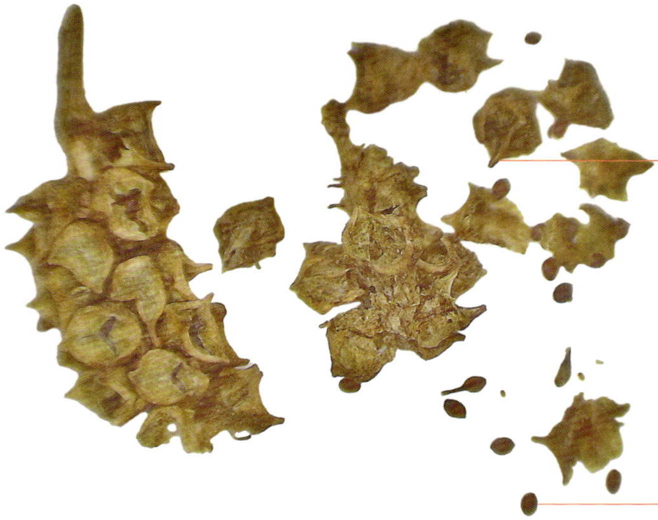

鱼腥草（果实、种子）（1∶25）

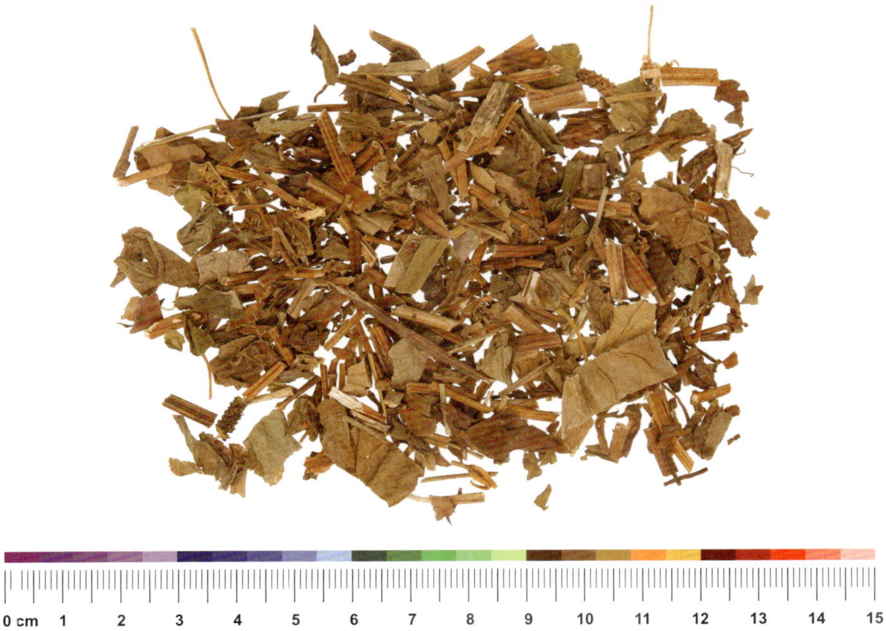

鱼腥草

产地：浙江

卷柏

【基　　原】卷柏科植物卷柏 *Selaginella tamariscina*（Beauv.）Spring 或垫状卷柏 *Selaginella pulvinata*（Hook.etGrev.）Maxim. 的干燥全草。

【采收加工】全年均可采收，除去须根和泥沙，晒干。

【主要产地】主产于广东、广西、福建、浙江、江苏、江西、陕西、河北、山东等地。

【炮制方法】卷柏除去残留须根及杂质，洗净，切段，干燥。

【饮片性状】本品呈卷缩的段状，基部残留棕色至棕褐色须根，散生或聚生成短干状。枝扁而有分枝，绿色或棕黄色，向内卷曲，枝上密生鳞片状小叶，先端具长芒；中叶（腹叶）两行，卵状矩圆形或卵状披针形，斜向或直向上排列，叶缘膜质，左右两侧不等，有不整齐的细锯齿或全缘，中脉在叶上表面，下陷；背叶（侧叶）背面的膜质边缘常呈棕黑色。孢子囊穗生于枝顶，四棱形；孢子叶三角形，边缘有宽的膜质；孢子囊肾形，大、小孢子囊的排列不规则。气微，味淡。

【功能主治】活血通经。用于经闭痛经，癥瘕痞块，跌扑损伤。

【用法用量】5～10g。

【使用注意】孕妇慎用。

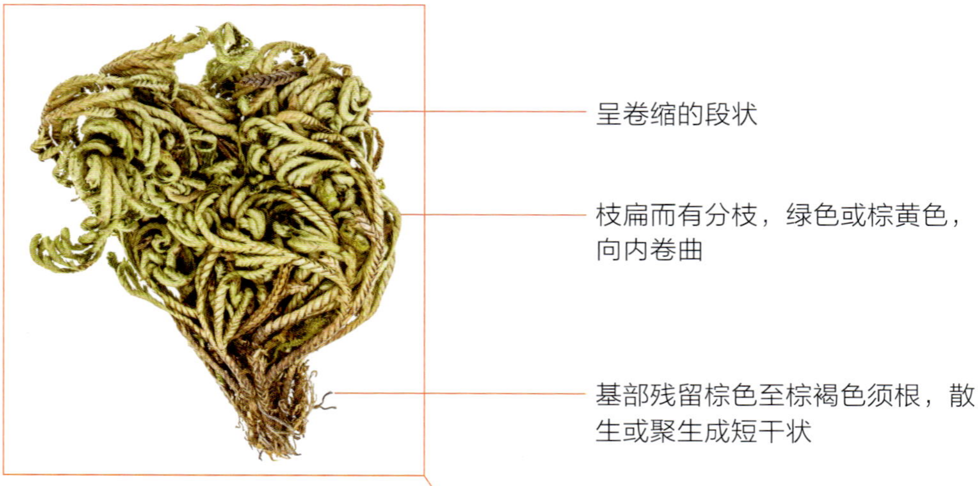

卷柏

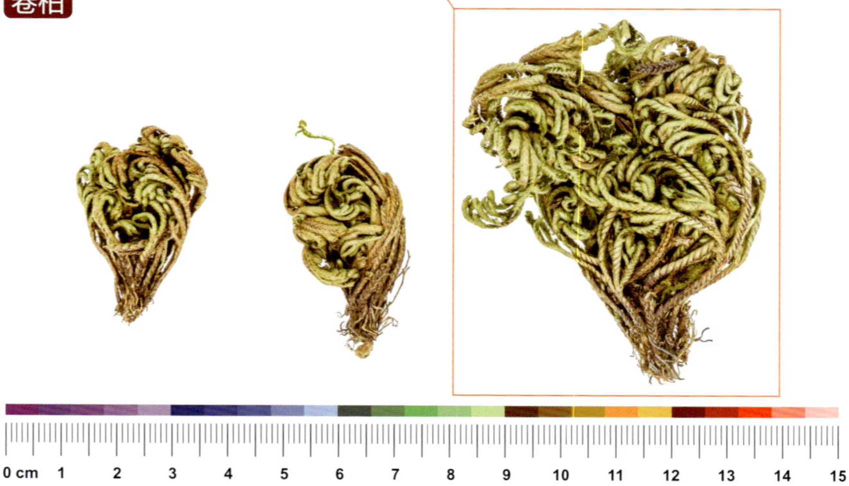

卷柏
产地：广东

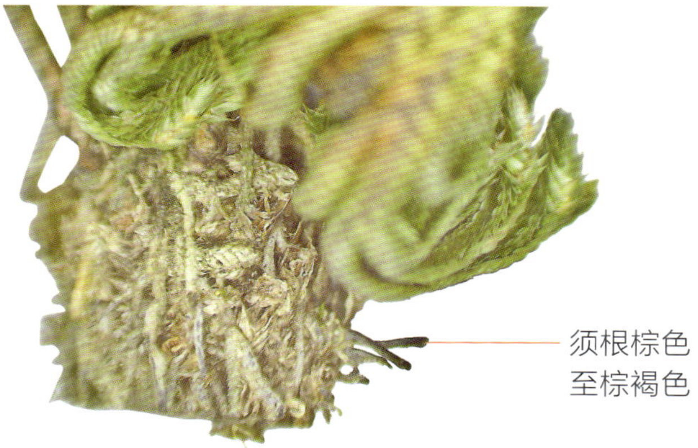

卷柏（根部）（1：25）

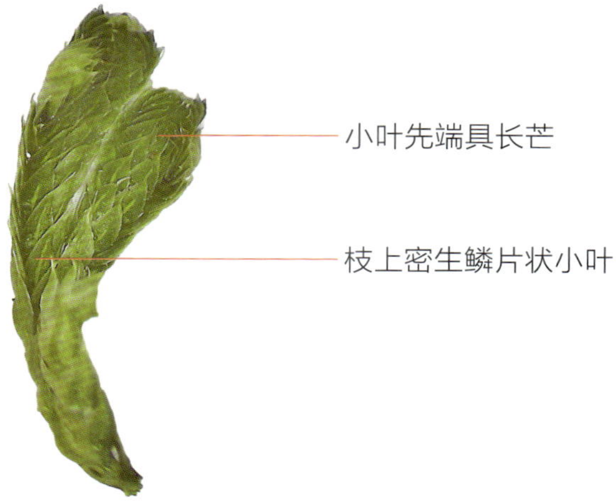

卷柏（小枝）（1：25）

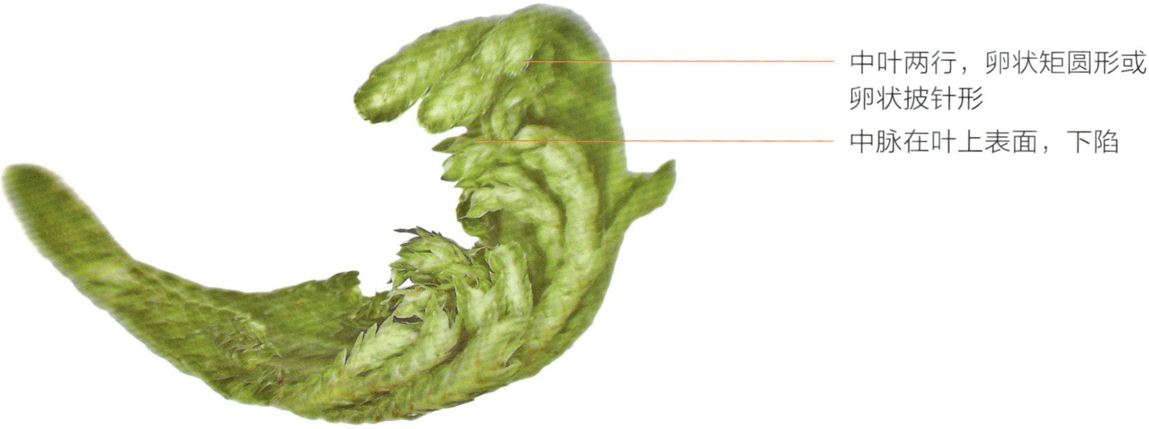

卷柏（小叶）（1：25）

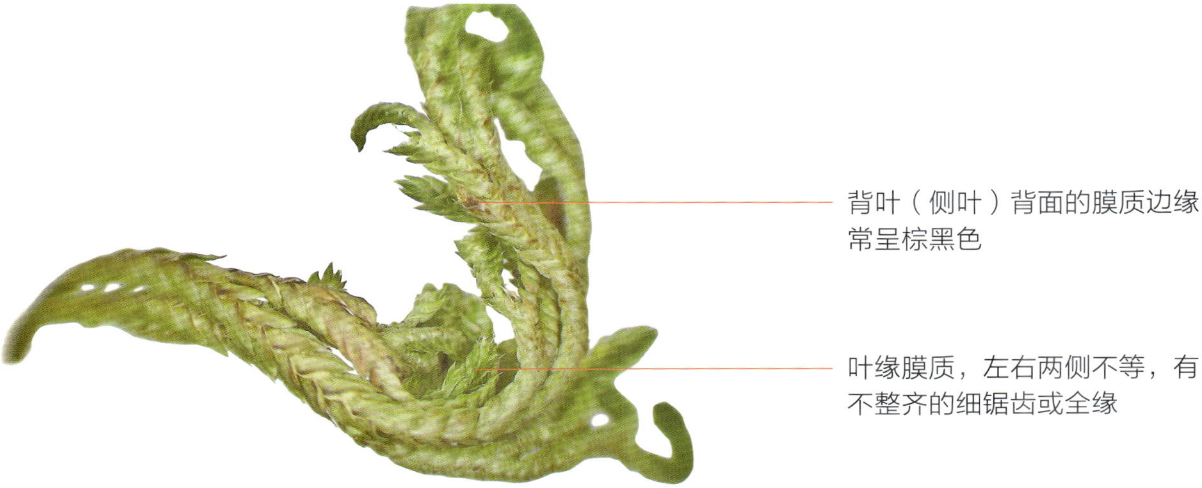

卷柏（叶背）（1：25）

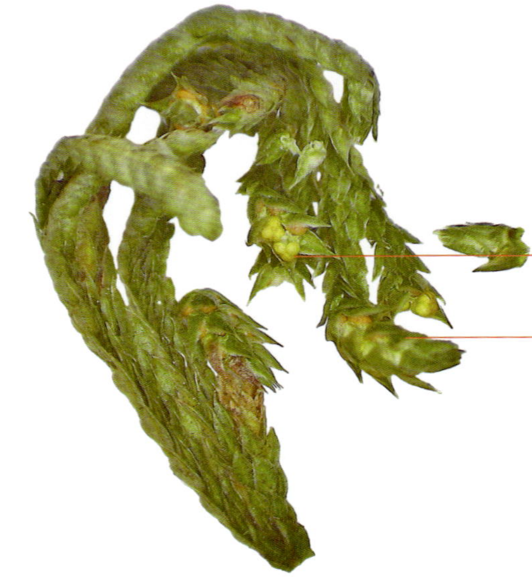
孢子囊穗生于枝顶，四棱形
孢子叶三角形，边缘有宽的膜质

卷柏（孢子叶）（1∶25）

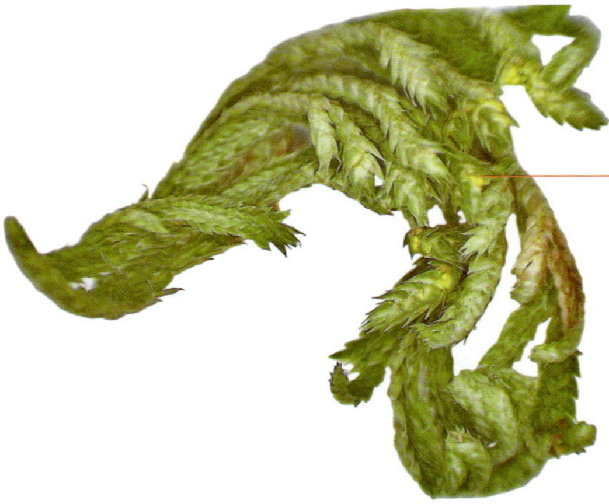
孢子囊肾形，大、小孢子囊的
排列不规则

卷柏（孢子囊）（1∶25）

泽兰

【基　　原】唇形科植物毛叶地瓜儿苗 *Lycopus lucidus* Turcz. var. *hirtus* Regel 的干燥地上部分。

【采收加工】夏、秋二季茎叶茂盛时采割，晒干。

【主要产地】主产于黑龙江、吉林、辽宁、河北、陕西、贵州、云南、四川等地。

【炮制方法】除去杂质，略洗，润透，切段，干燥。

【饮片性状】本品呈不规则的段，茎方柱形，四面均有浅纵沟，表面黄绿色或带紫色，节处紫色明显，有白色茸毛。切面黄白色，中空。叶多破碎，展平后呈披针形或长圆形，边缘有锯齿，上表面黑绿色或暗绿色，下表面灰绿色，密具腺点，两面均有短毛。轮伞花序腋生，花冠多脱落，苞片和花萼宿存，小苞片披针形，有缘毛，花萼钟形，5 齿。小坚果倒卵圆状三棱形。气微，味淡。

【功能主治】活血调经，祛瘀消痈，利水消肿。用于月经不调，经闭，痛经，产后瘀血腹痛，疮痈肿毒，水肿，腹水。

【用法用量】6～12g。

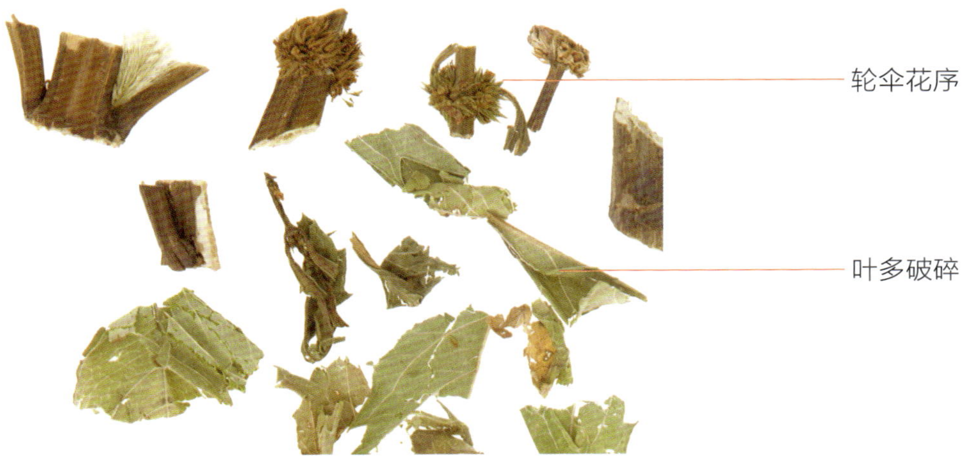

泽兰

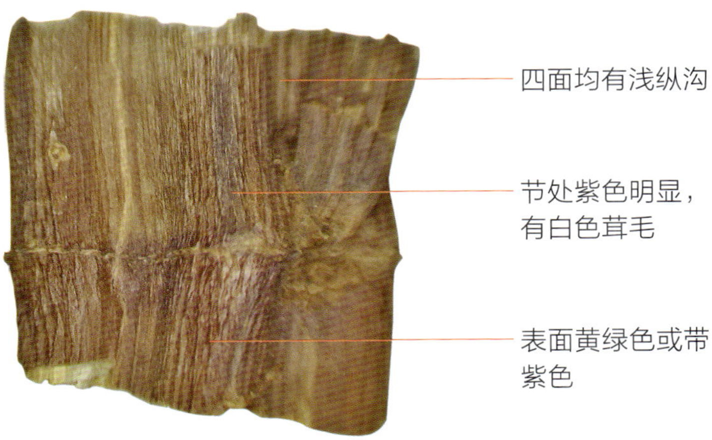

泽兰（茎）（1:25）

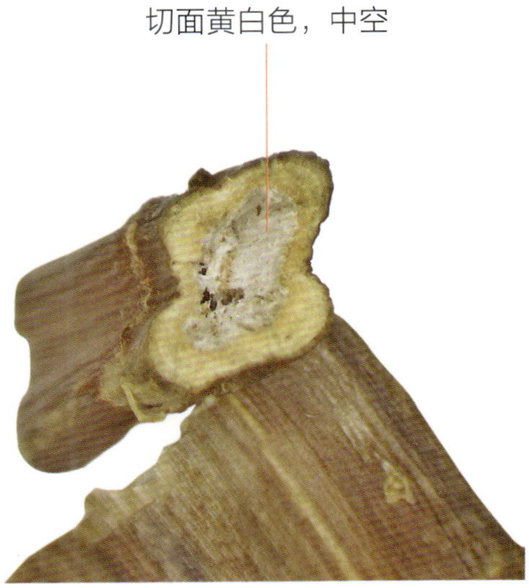

泽兰（茎切面）（1:25）

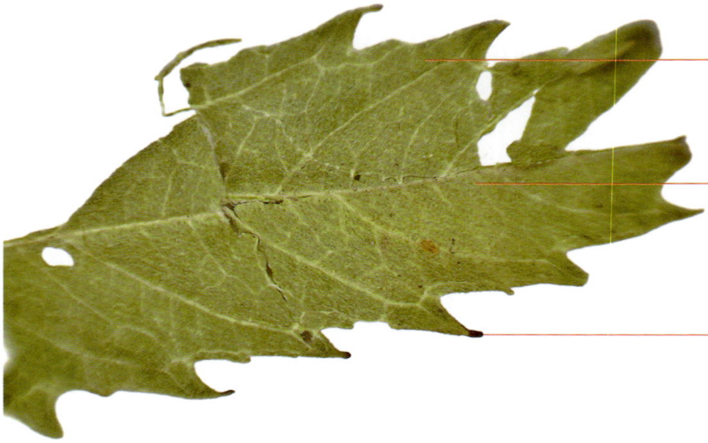

泽兰（叶上表面）（1∶25）

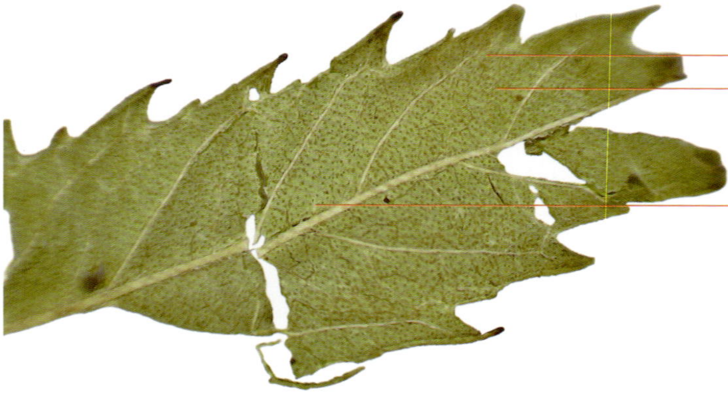

泽兰（叶下表面）（1∶25）

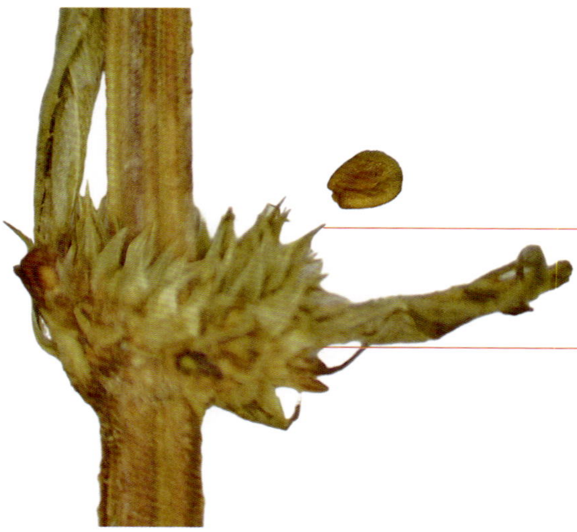

泽兰（花序）（1∶25）

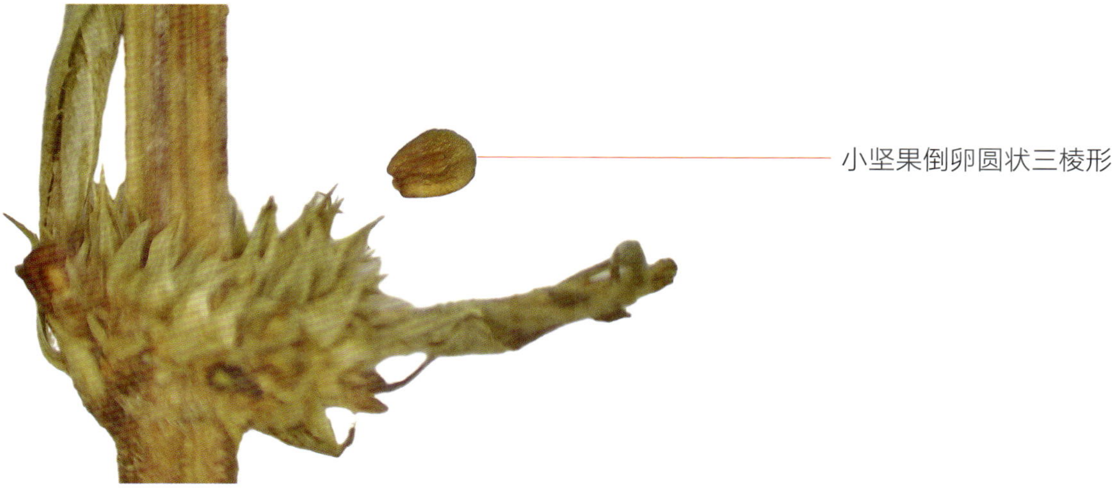

泽兰（果实）（1∶25）

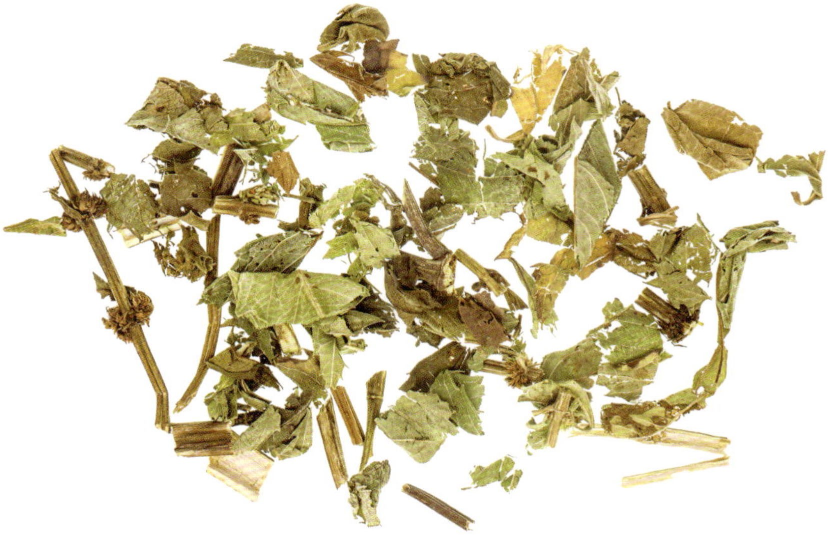

泽兰
产地：河北

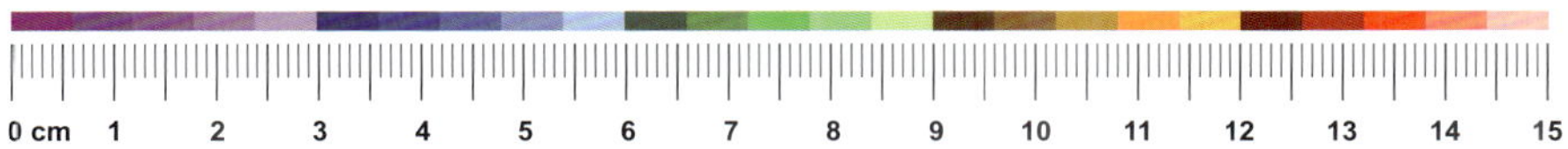

荆芥

【基　　原】 唇形科植物荆芥 *Schizonepeta tenuifolia* Briq. 的干燥地上部分。

【采收加工】 夏、秋二季花开到顶、穗绿时采割，除去杂质，晒干。

【主要产地】 主产于新疆、甘肃、陕西、河南、山西、山东、安徽、湖北、贵州、四川、云南等地。

【炮制方法】 除去杂质，喷淋清水，洗净，润透，于 50℃烘 1 小时，切段，干燥。

【饮片性状】 本品呈不规则的段。茎呈方柱形，表面淡黄绿色或淡紫红色，被短柔毛。切面类白色。叶破碎，多已脱落，上表面黄绿色，被极短硬毛，下表面略发白。穗状轮伞花序，花萼在开花后增大呈瓮状，纵肋清晰，外被白色短柔毛。坚果卵形，细小，灰褐色。气芳香，味微涩而辛凉。

【功能主治】 解表散风，透疹，消疮。用于感冒，头痛，麻疹，风疹，疮疡初起。

【用法用量】 5～10g。

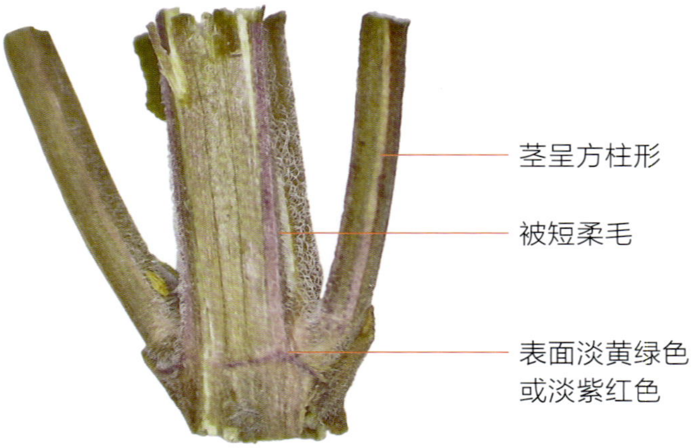

荆芥（茎）（1∶25）

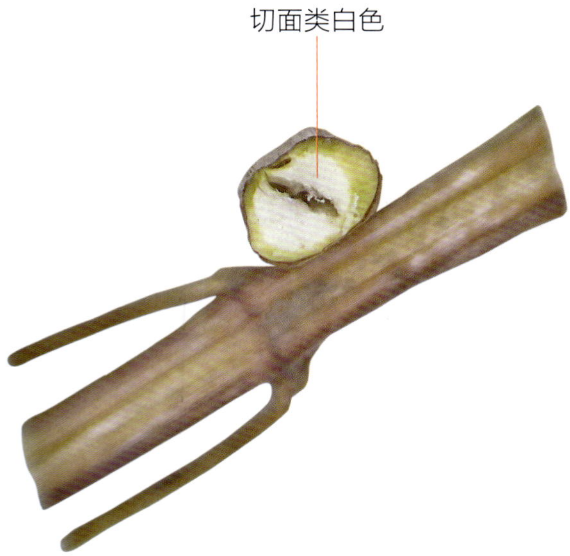

荆芥（茎断面）（1∶25）

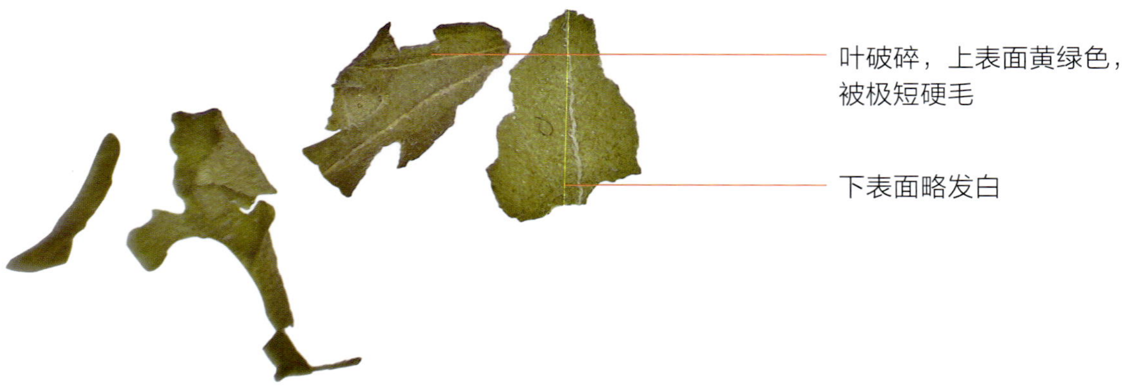

荆芥（叶）（1∶25）

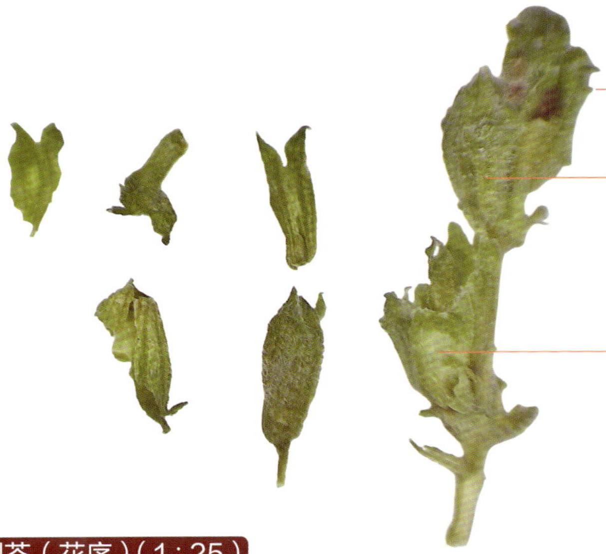
穗状轮伞花序
外被白色短柔毛
花萼在开花后增大呈瓮状，纵肋清晰

荆芥（花序）（1∶25）

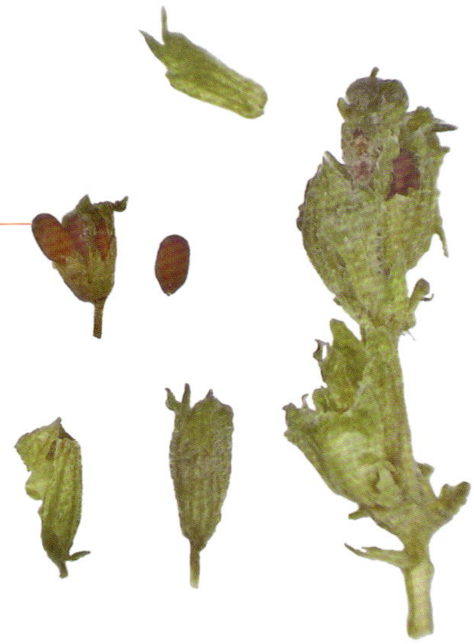
坚果卵形，细小，灰褐色

荆芥（果实）（1∶25）

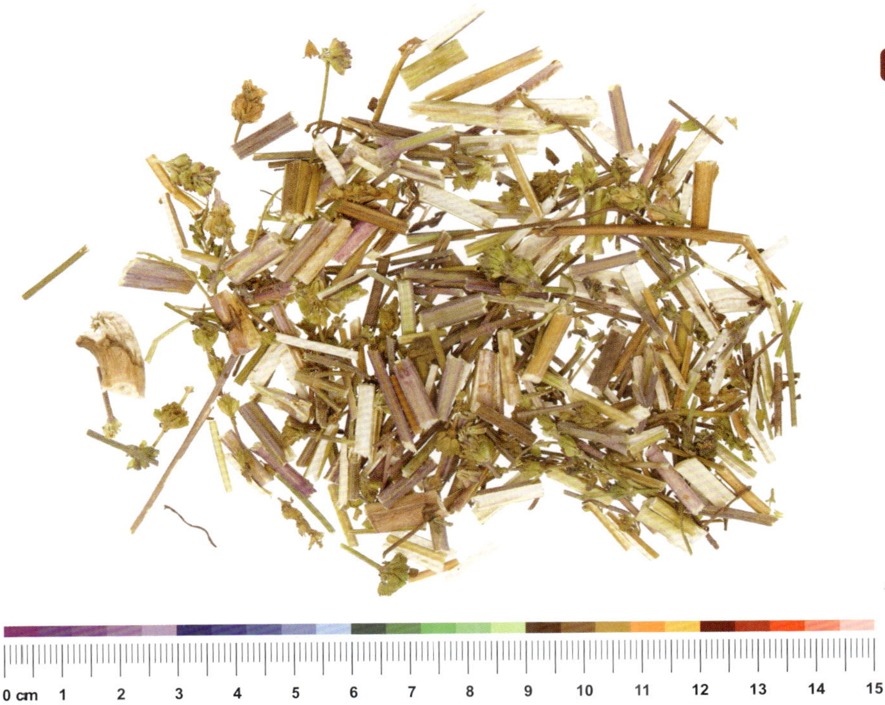

荆芥

产地：河南

荆芥炭

【基　　原】唇形科植物荆芥 *Schizonepeta tenuifolia* Briq. 的干燥地上部分的炮制品。

【炮制方法】取荆芥段，置热锅内，用武火炒至表面黑褐色，喷淋清水少许，熄灭火星，取出，晾干。

【饮片性状】本品为不规则的段。表面黑褐色。茎呈方柱形，断面焦褐色。味苦而辛。

【功能主治】收涩止血。用于便血，崩漏，产后血晕。

【用法用量】5～10g。

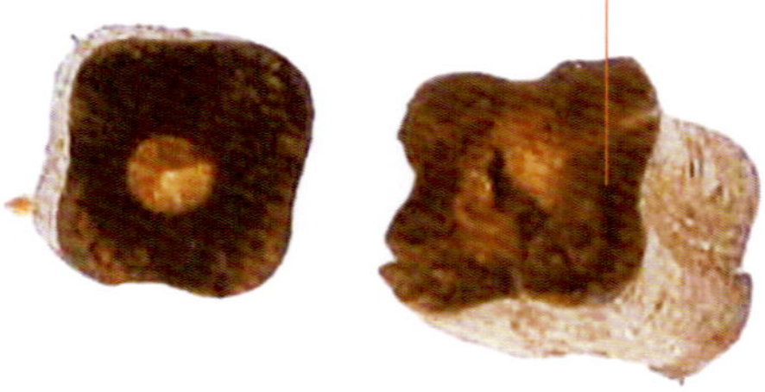

荆芥炭（断面）

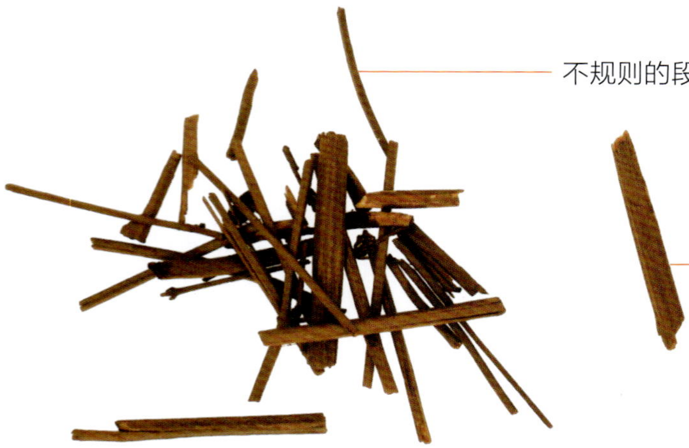

荆芥炭（茎）

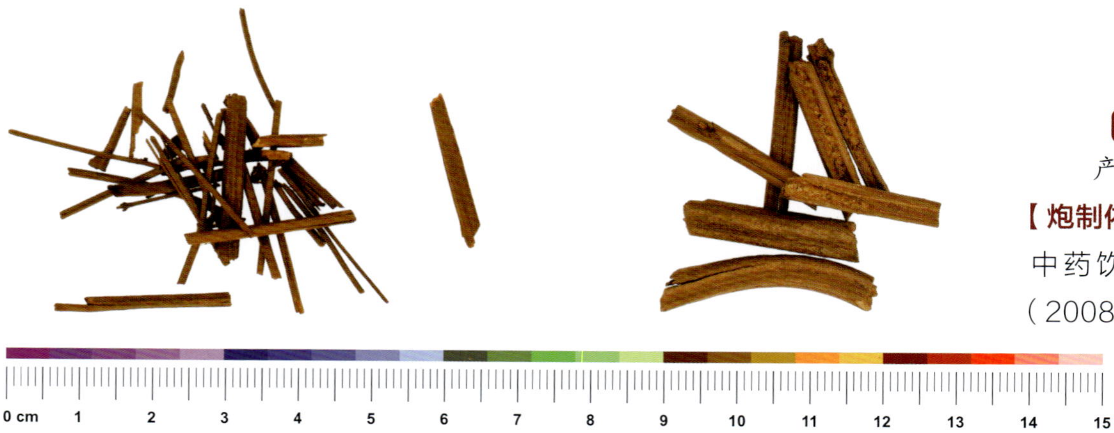

荆芥炭

产地：安徽

【炮制依据】《北京市中药饮片炮制规范（2008 年版）》

茵陈

【基　　原】菊科植物滨蒿 *Artemisia scoparia* Waldst.et Kit. 或茵陈蒿 *Artemisia capillaris* Thunb. 的干燥地上部分。

【采收加工】春季幼苗高 6～10cm 时采收或秋季花蕾长成至花初开时采割，除去杂质和老茎，晒干。春季采收的习称“绵茵陈”，秋季采割的称“花茵陈”。

【主要产地】主产于陕西、河北、山西等地。

【炮制方法】除去残根和杂质，搓碎或切碎。绵茵陈筛去灰屑。

【饮片性状】**绵茵陈**丨多卷曲成团状，灰白色或灰绿色，全体密被白色茸毛，绵软如绒。茎细小，长 1.5～2.5cm，直径 0.1～0.2cm，除去表面白色茸毛后可见明显纵纹；质脆，易折断。叶具柄，展平后叶片呈一至三回羽状分裂，叶片长 1～3cm，宽约 1cm；小裂片卵形或稍呈倒披针形、条形，先端锐尖。气清香，味微苦。

花茵陈丨茎呈圆柱形，多分枝，长 30～100cm，直径 2～8mm；表面淡紫色或紫色，有纵条纹，被短柔毛；体轻，质脆，断面类白色。叶密集，或多脱落；下部叶二至三回羽状深裂，裂片条形或细条形，两面密被白色柔毛；茎生叶一至二回羽状全裂，基部抱茎，裂片细丝状。头状花序卵形，多数集成圆锥状，长 1.2～1.5mm，直径 1～1.2mm，有短梗；总苞片 3～4 层，卵形，苞片 3 裂；外层雌花 6～10 个，可多达 15 个，内层两性花 2～10 个。瘦果长圆形，黄棕色。气芳香，味微苦。

【功能主治】清利湿热，利胆退黄。用于黄疸尿少，湿温暑湿，湿疮瘙痒。

【用法用量】6～15g。外用适量，煎汤熏洗。

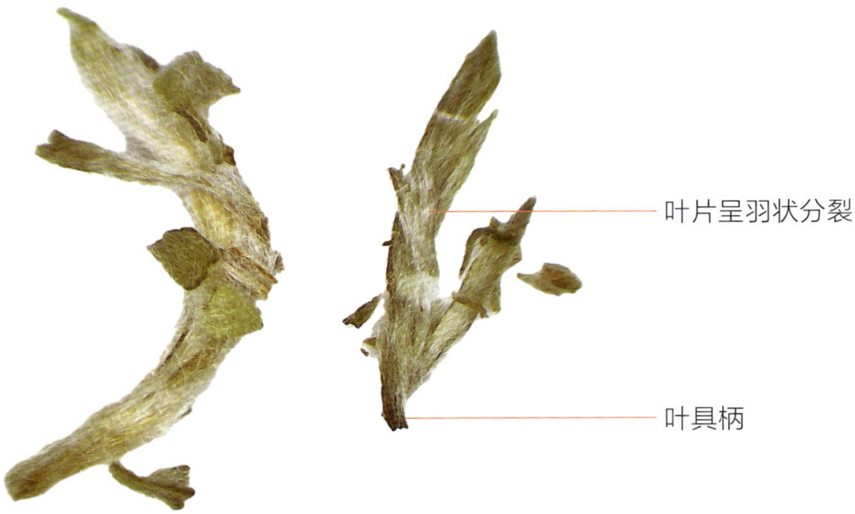

绵茵陈叶（1∶25）

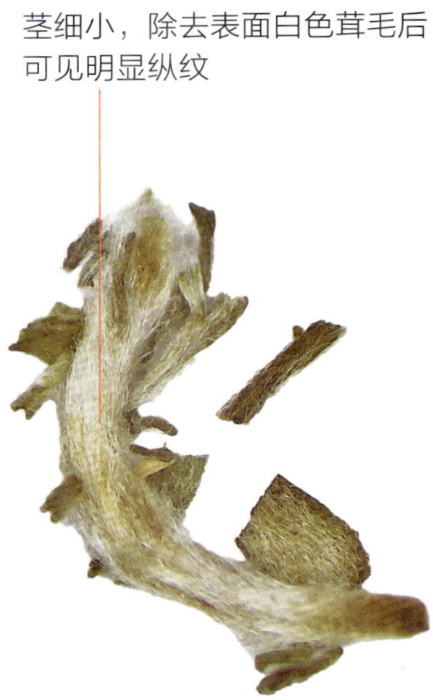

绵茵陈（1∶25）

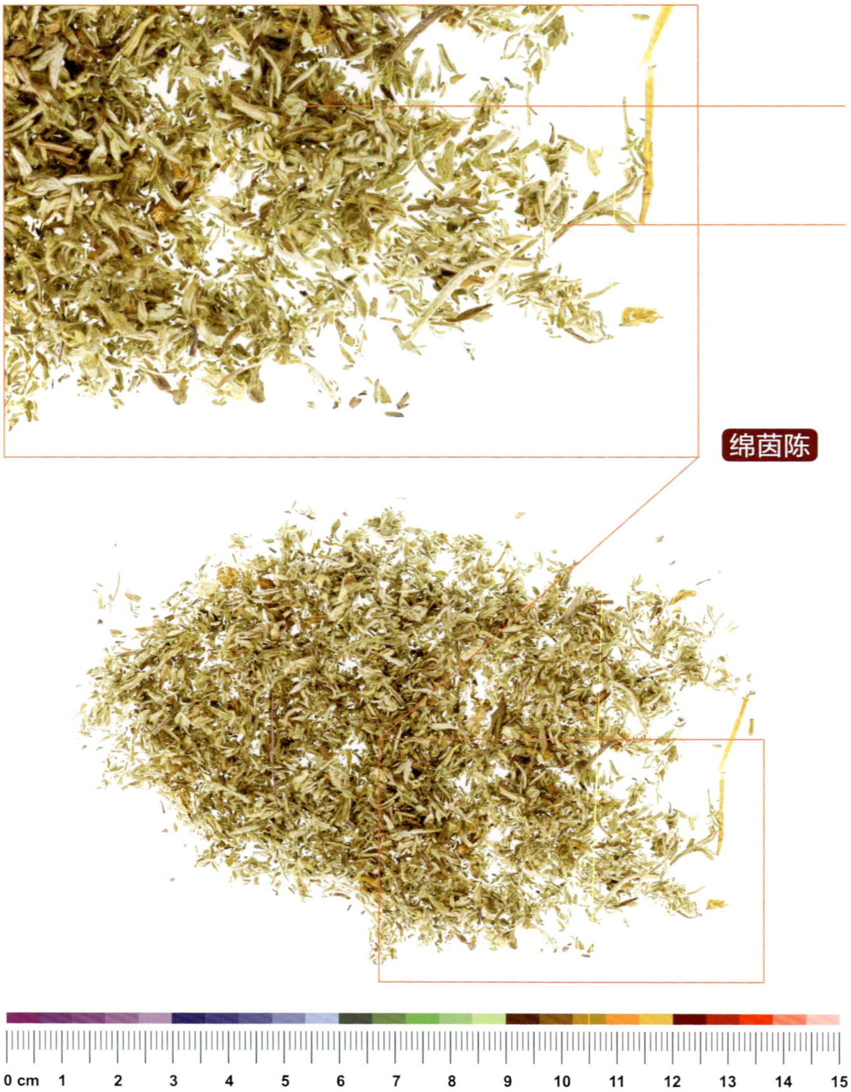

绵茵陈

产地：河北

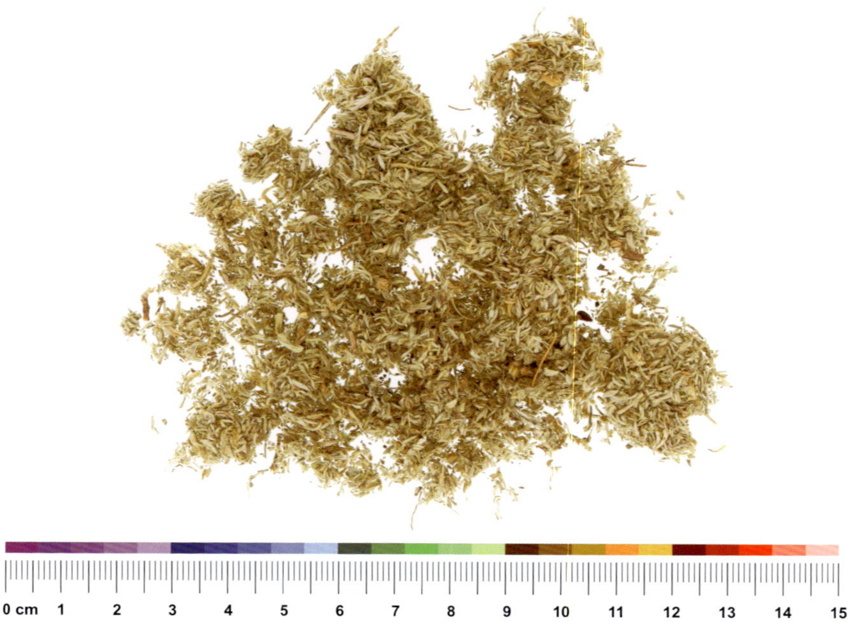

绵茵陈

产地：陕西

香薷

【基　　原】唇形科植物石香薷 *Mosla chinensis* Maxim. 或江香薷 *Mosla chinensis* 'Jiangxiangru' 的干燥地上部分。前者习称"青香薷"，后者习称"江香薷"。

【采收加工】夏季茎叶茂盛、花盛时择晴天采割，除去杂质，阴干。

【主要产地】主产于辽宁、河北、山东、河南、安徽、江苏、浙江、江西、湖北、四川、贵州、云南、陕西、甘肃等地。

【炮制方法】除去残根和杂质，切段。

【饮片性状】本品呈段状，全体密被白色茸毛。茎方柱形，紫红色、黄绿色或淡黄色，基部类圆形，直径 1～2mm，节明显；质脆，易折断。叶对生，多皱缩或脱落，叶片展平后呈长卵形或披针形，绿棕色、暗绿色或黄绿色，边缘有 3～5 疏浅锯齿（青香薷）或 5～9 疏浅锯齿（江香薷）。穗状花序顶生及腋生，苞片圆卵形或圆倒卵形，脱落或残存；花萼宿存，钟状，淡紫红色或灰绿色，先端 5 裂，密被茸毛。小坚果 4 个，直径 0.7～1.1mm（青香薷）或 0.9～1.4mm（江香薷），近圆球形，具网纹。气清香而浓，味微辛而凉。

【功能主治】发汗解表，化湿和中。用于暑湿感冒，恶寒发热，头痛无汗，腹痛吐泻，水肿，小便不利。

【用法用量】3～10g。

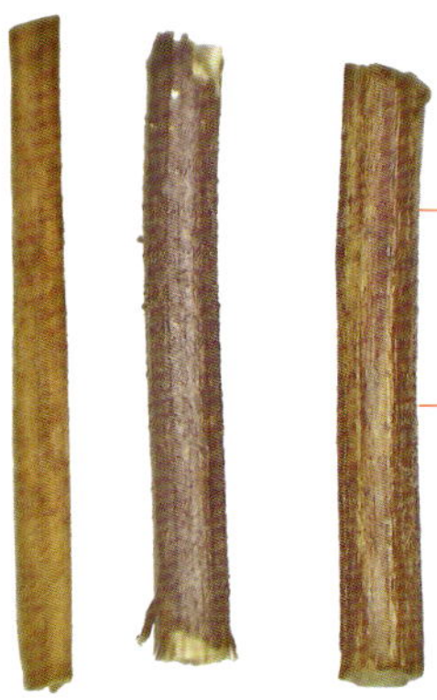

香薷（茎）（1:25）

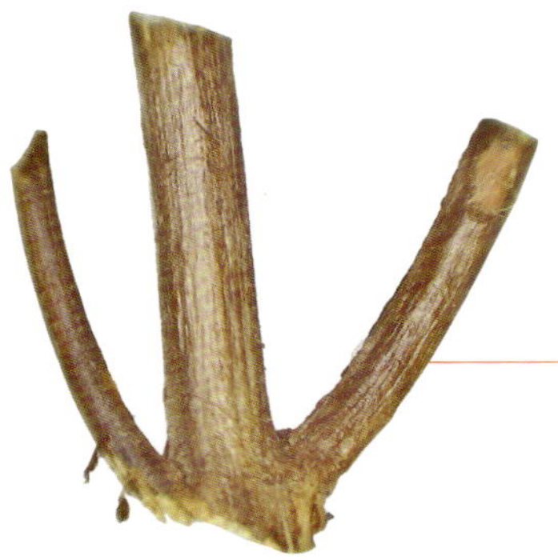

香薷（茎对生）（1:25）

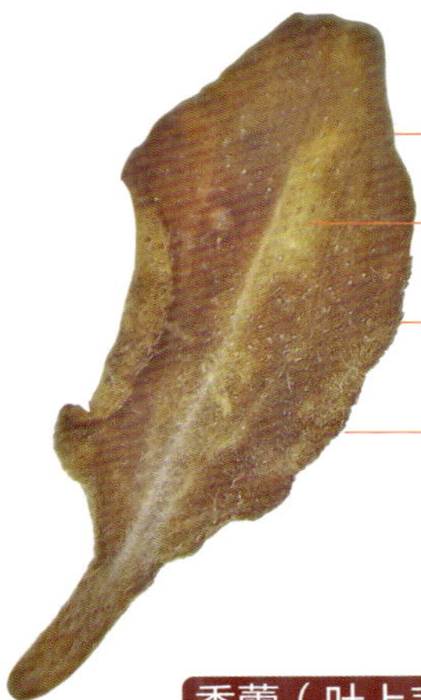

香薷（叶上表面）（1:25）

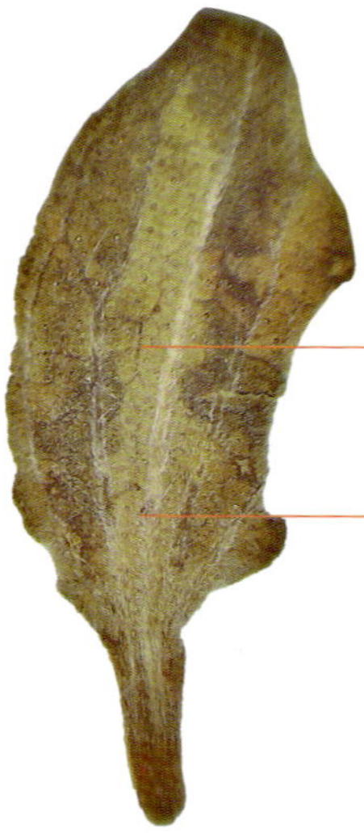

香薷（叶下表面）（1∶25）

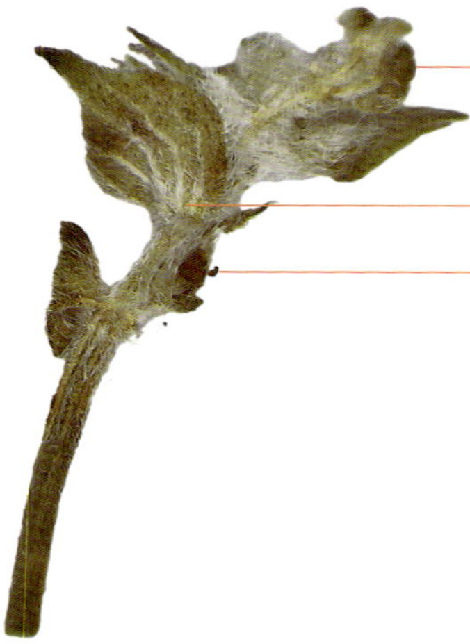

香薷（花序）（1∶25）

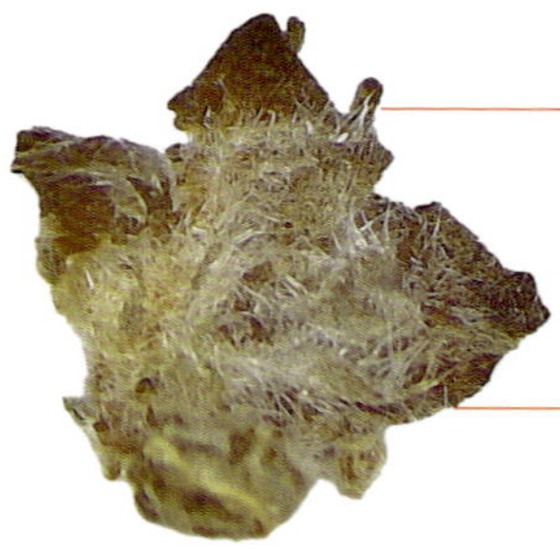

香薷（宿存花萼）（1∶25）

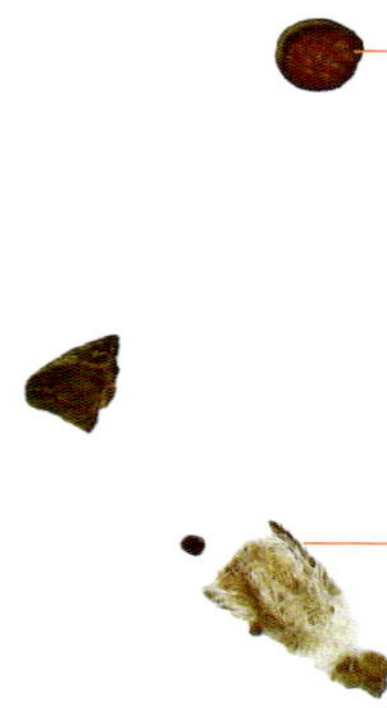

香薷（果实）（1∶25）

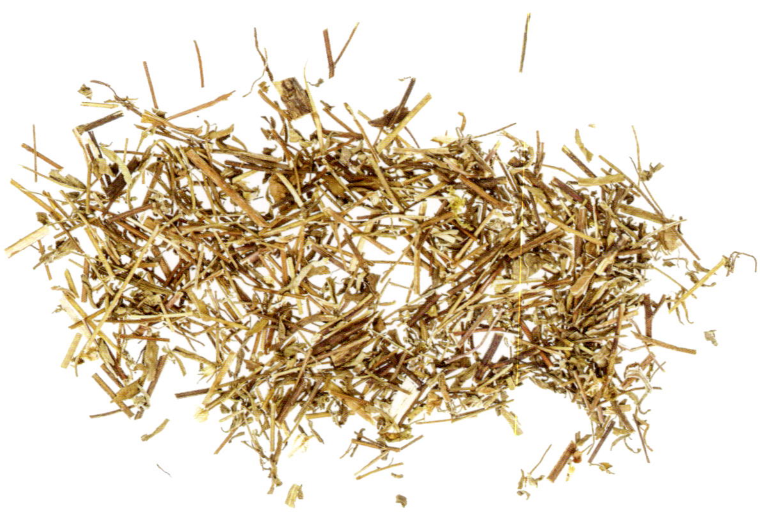

香薷

产地：江西

鬼针草

【基　　原】菊科植物鬼针草 *Bidens bipinnata* L. 的干燥地上部分。

【采收加工】夏季采收，除去杂质，晒干。

【主要产地】主产于河南、湖北、湖南、广东、广西、海南、四川、贵州、云南等地。

【炮制方法】取原药材，除去杂质，洗净，闷润 1～2 小时，切中段，干燥，筛去碎屑。

【饮片性状】本品为不规则中段，茎略呈方形，表面黄绿色至棕绿色；幼茎有短柔毛，切面具类白色髓。叶片皱缩，破碎，常脱落，完整叶片展平呈羽状分裂，灰绿色或棕绿色，有时可见扁平盘状花托。头状花序直径 8～9mm，有花序梗。总苞基部被短柔毛，苞片 7～8 枚，条状匙形，边缘疏被短柔毛或几无毛，外层托片披针形，干膜质，背面褐色，具黄色边缘，内层较狭，条状披针形。瘦果长条形，棕褐色，具 3～4 棱，顶端有芒刺 3～4 条，芒刺上具倒钩刺。气微，味淡。

【功能主治】清热解表，活血散瘀。用于感冒发热，咽喉肿痛，肠痈，跌扑损伤，腰痛。

【用法用量】15～30g。外用捣敷或煎水熏洗。

[《北京市中药饮片炮制规范（2008 年版）》]

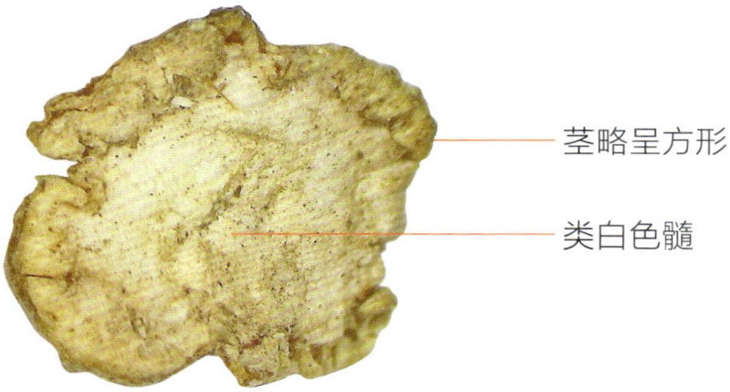

鬼针草（茎）(1:25)

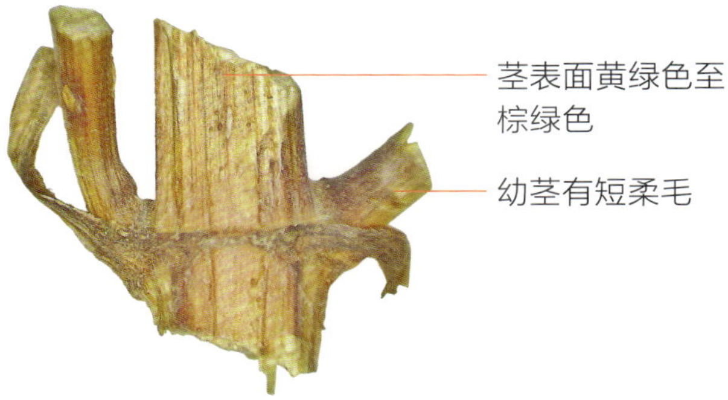

鬼针草（茎节）(1:25)

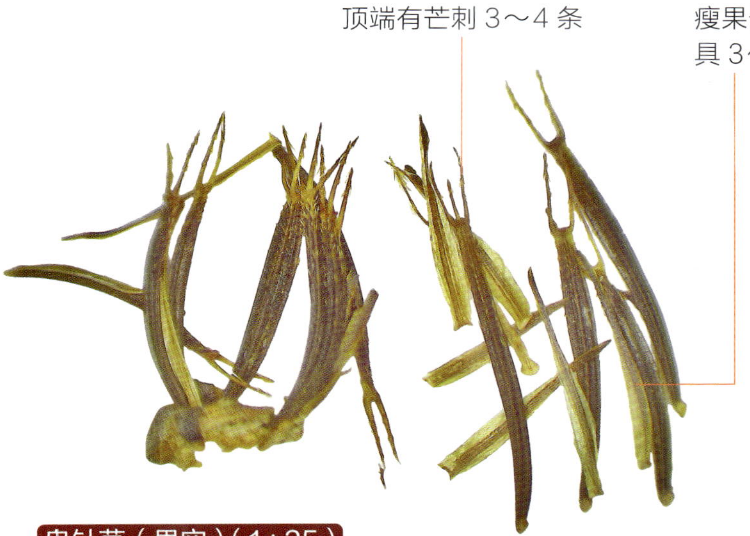

鬼针草（果实）(1:25)

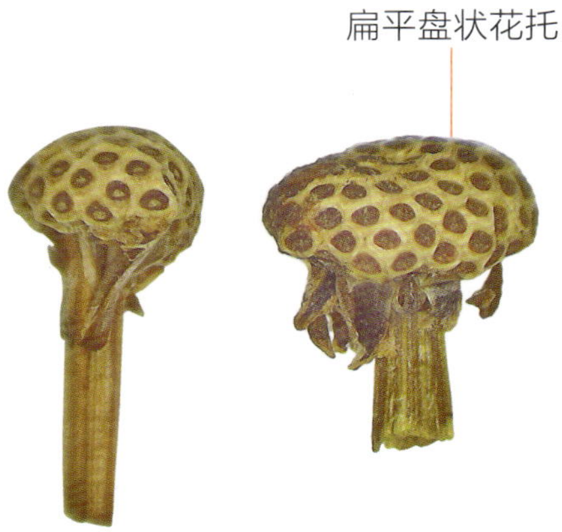

鬼针草（花盘）(1:25)

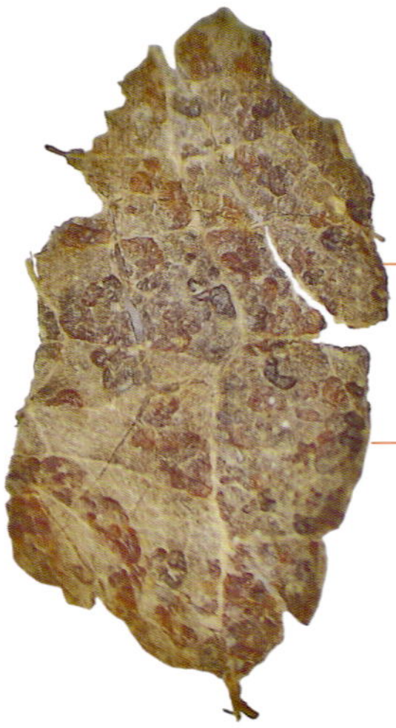

鬼针草（叶上表面）（1:25）

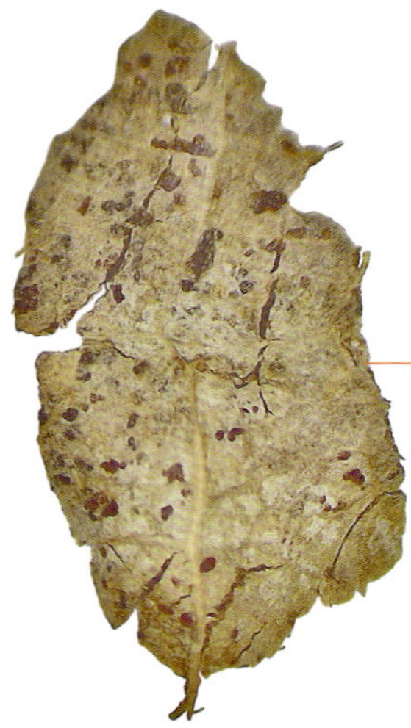

鬼针草（叶下表面）（1:25）

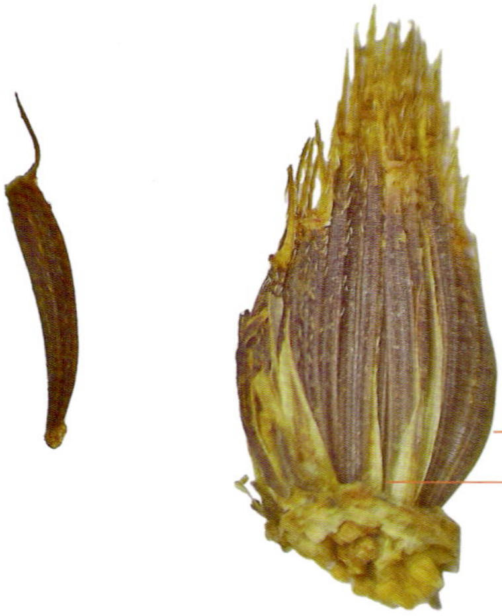

鬼针草（头状花序）（1:25）

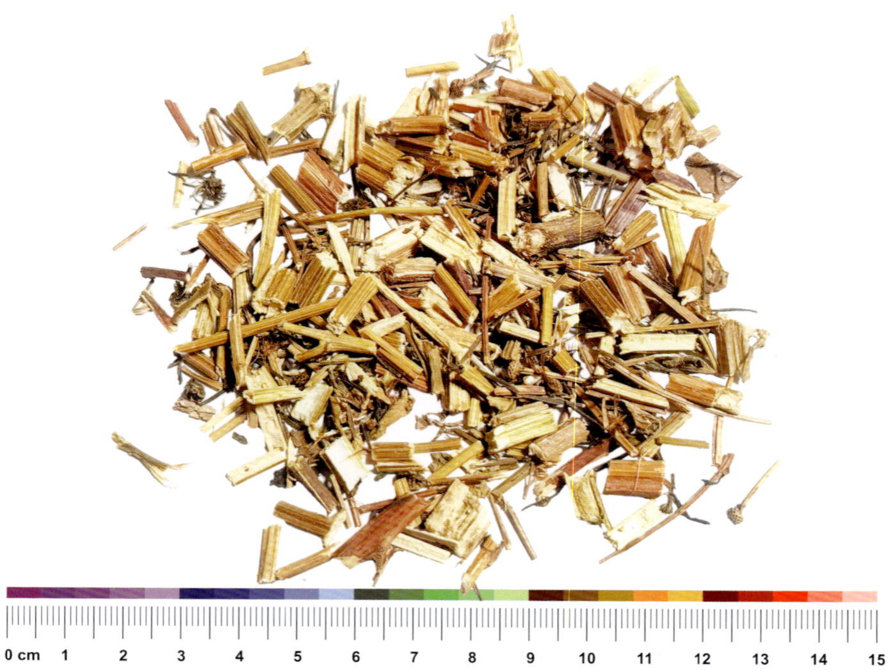

鬼针草

产地：河南

【炮制依据】《北京市中药饮片炮制规范（2008年版）》

独一味

【基　　原】唇形科植物独一味 *Lamiophlomis rotata*（Benth.）Kudo 的干燥地上部分。

【采收加工】秋季花果期采割，洗净，晒干。

【主要产地】主产于甘肃、青海、四川、西藏、云南等地。

【炮制方法】除去杂质，切碎。

【饮片性状】本品为不规则的段，叶切碎，卷缩，展平后呈扇形或三角状卵形，长 4～12cm，宽 5～15cm；先端钝或圆形，基部浅心形或下延成宽楔形，边缘具圆齿；上表面绿褐色，下表面灰绿色；脉扇形，小脉网状，突起；叶柄扁平而宽。果序略呈塔形或短圆锥状，长 3～6cm；宿萼棕色，管状钟形，具 5 棱线，萼齿 5，先端具长刺尖。小坚果倒卵状三棱形。气微，味微涩、苦。

【功能主治】活血止血，祛风止痛。用于跌打损伤，外伤出血，风湿痹痛，黄水病。

【用法用量】2～3g。

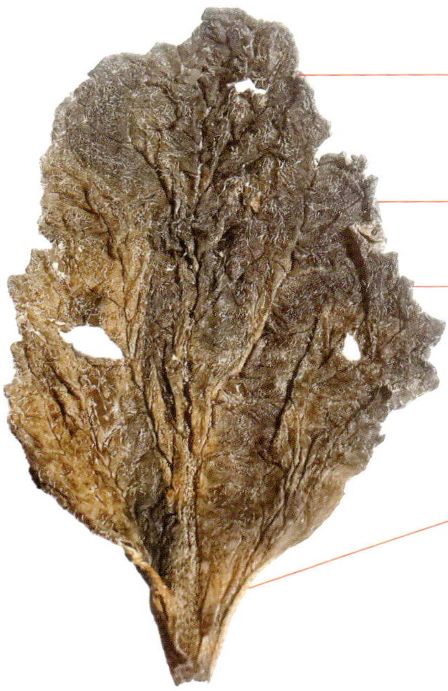

独一味（叶上表面）（水浸展开）

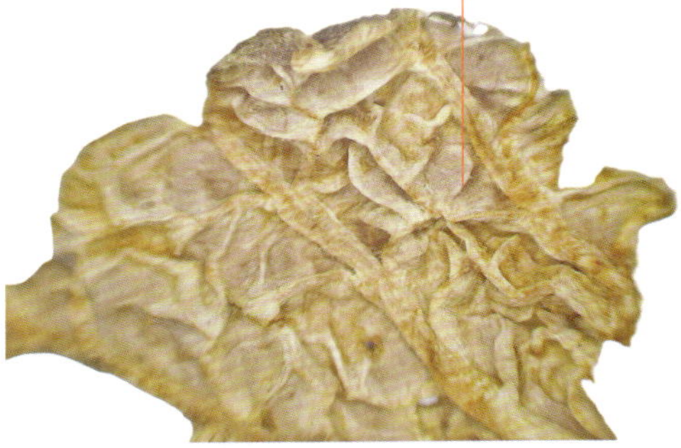

独一味（叶下表面）（1∶25）

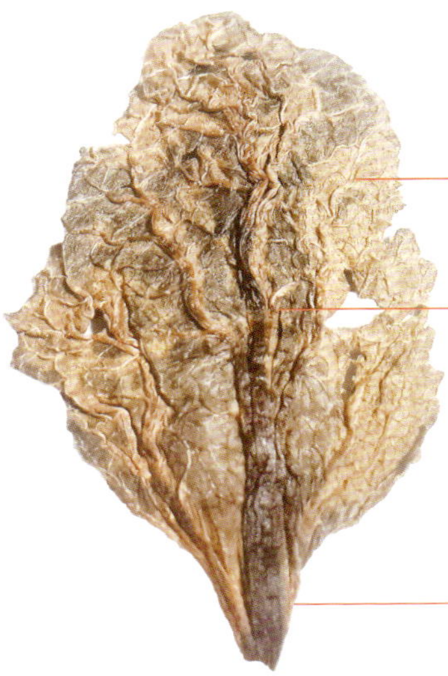

独一味（叶下表面）（水浸展开）

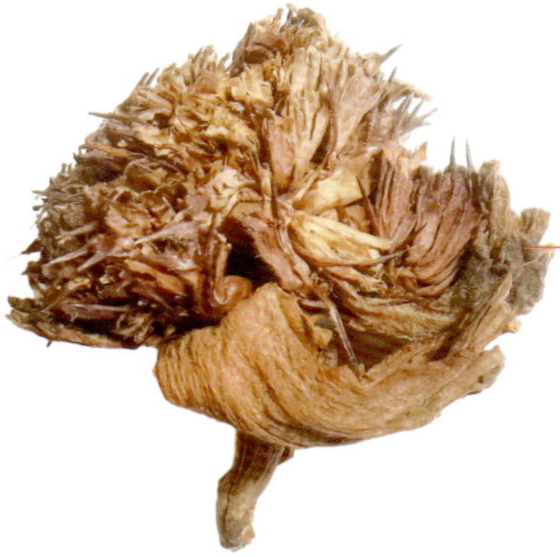

独一味（果序）

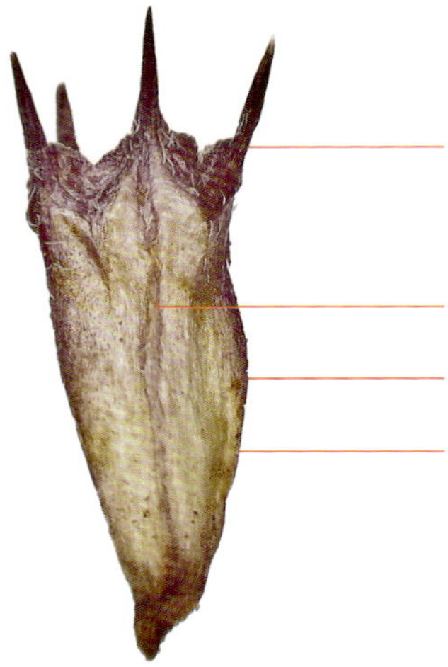
萼齿 5，先端具长
刺尖
具 5 棱线
宿萼棕色
管状钟形

独一味（宿萼）（1∶25）

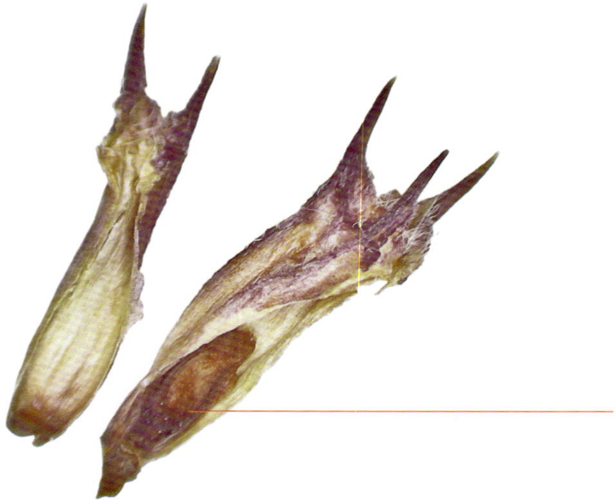
小坚果倒卵状三棱形

独一味（果实）（1∶25）

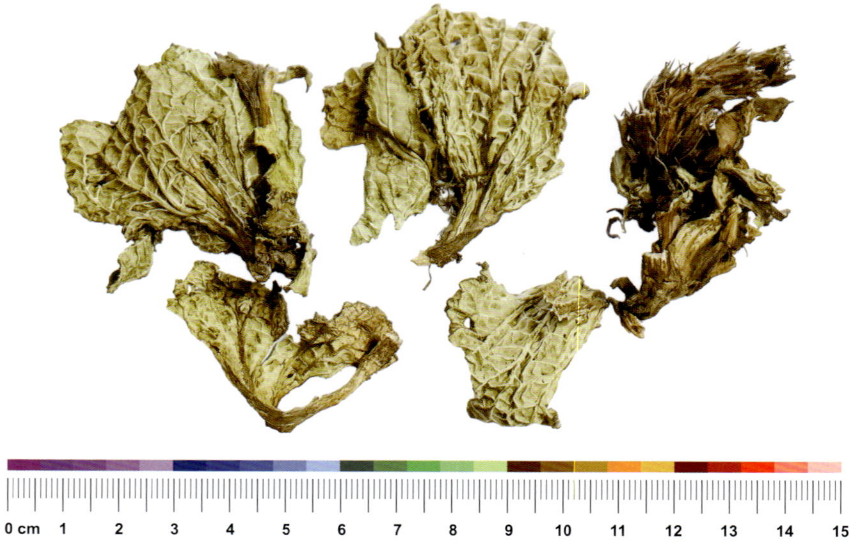

独一味

产地：甘肃

穿心莲

【基　　原】爵床科植物穿心莲 *Andrographis paniculata*（Burm.f.）Nees 的干燥地上部分。

【采收加工】秋初茎叶茂盛时采割，晒干。

【主要产地】主产于广东、福建、广西等地。

【炮制方法】除去杂质，洗净，切段，干燥。

【饮片性状】本品呈不规则的段。茎方柱形，节稍膨大，切面不平坦，具类白色髓。叶片多皱缩或破碎，完整者展平后呈披针形或卵状披针形，先端渐尖，基部楔形下延，全缘或波状；上表面绿色，下表面灰绿色，两面光滑。气微，味极苦。

【功能主治】清热解毒，凉血，消肿。用于感冒发热，咽喉肿痛，口舌生疮，顿咳劳嗽，泄泻，痢疾，热淋涩痛，痈肿疮疡，蛇虫咬伤。

【用法用量】6～9g。外用适量。

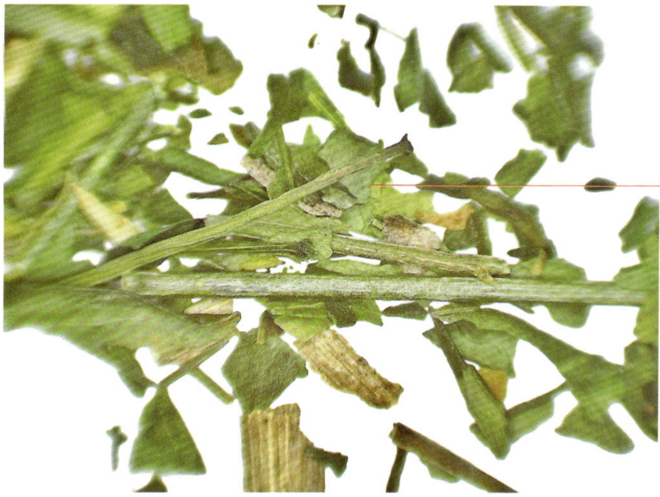

穿心莲（1∶25）

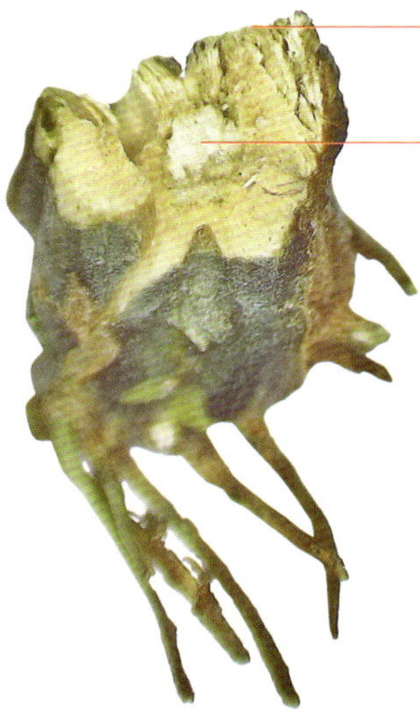

穿心莲（茎）（1∶25）

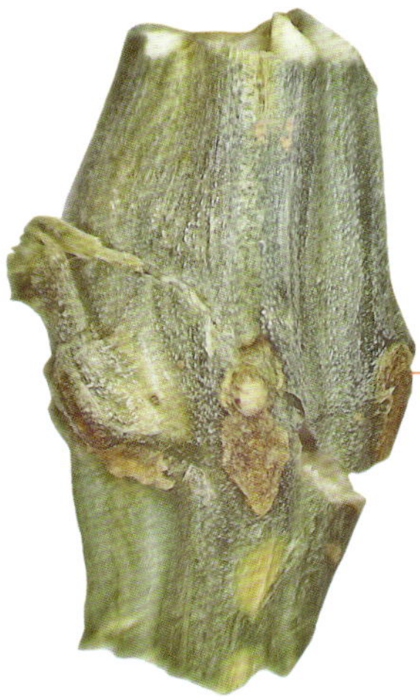

穿心莲（茎节）（1∶25）

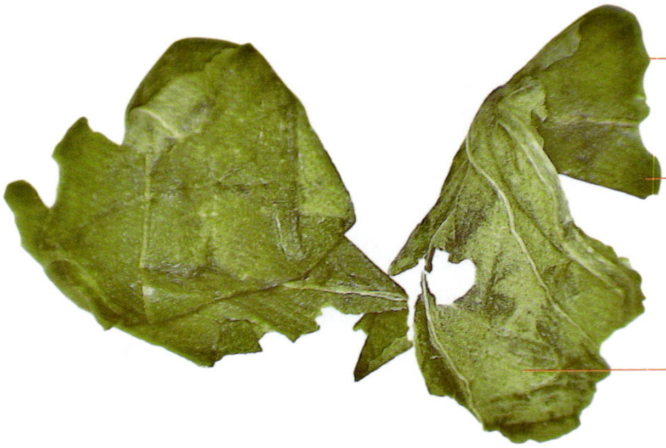
叶片多皱缩或破碎
上表面绿色，光滑
下表面灰绿色，光滑

穿心莲（叶）（1:25）

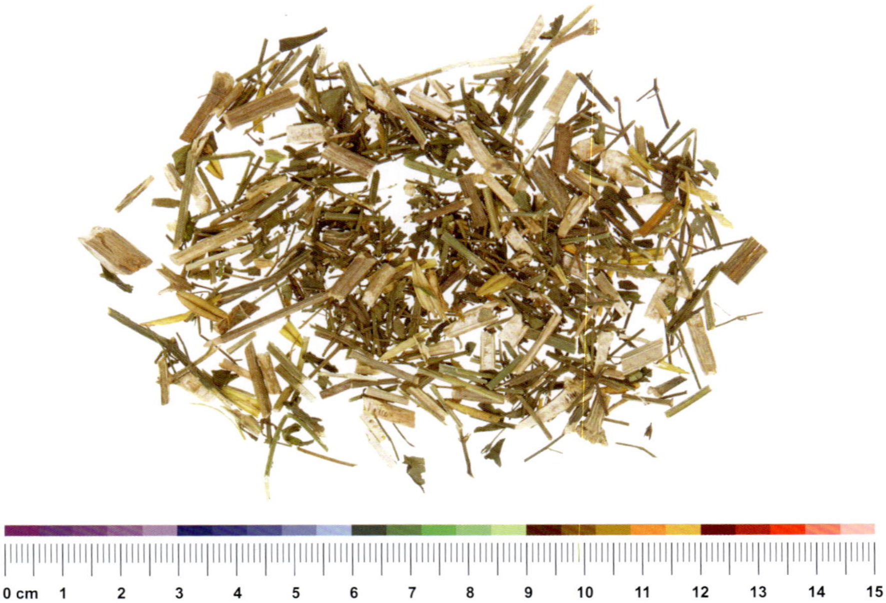

穿心莲

产地：广西

荷梗

【基　　原】睡莲科植物莲 *Nelumbo nucifera* Gaertn. 的干燥叶柄或花柄。

【采收加工】夏、秋二季采收，除去叶，晒干。

【主要产地】主产于湖南、福建、江苏、浙江等地。

【炮制方法】取原药材，除去杂质及糟朽部分，洗净，闷润 2～4 小时，至内外湿度一致，切中段，干燥，筛去碎屑。

【饮片性状】本品为圆柱形中段。表面棕黄色或黄褐色，有数条深浅不等的纵沟和细小的刺状突起。切断面可见数个大小不等的孔道。质脆，易折断。气微，味淡。

【功能主治】清热解暑，通气行水。用于暑湿胸闷，泄泻，痢疾，带下。

【用法用量】3～9g。

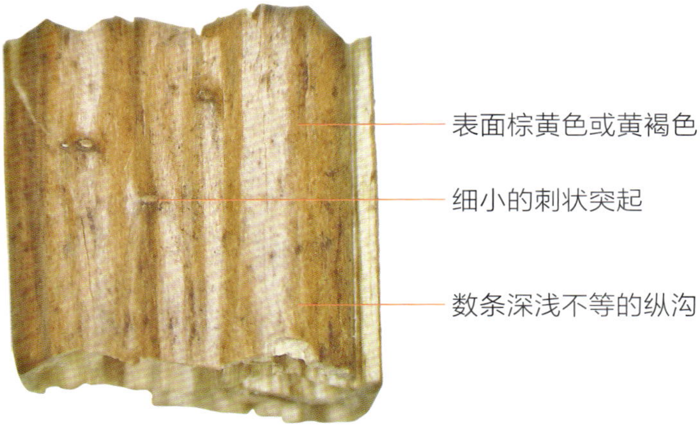

荷梗（表面）

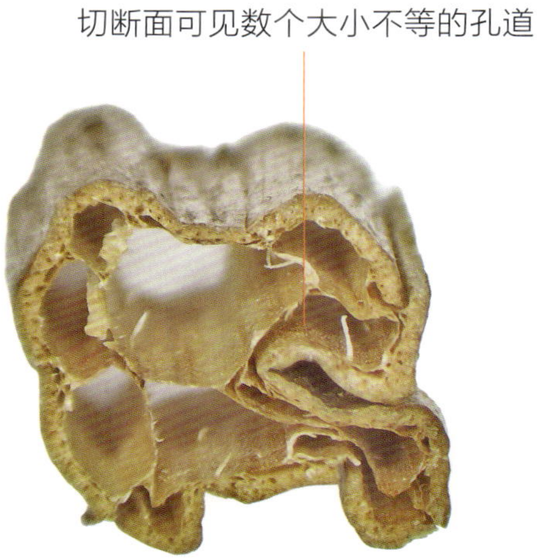

荷梗（断面）

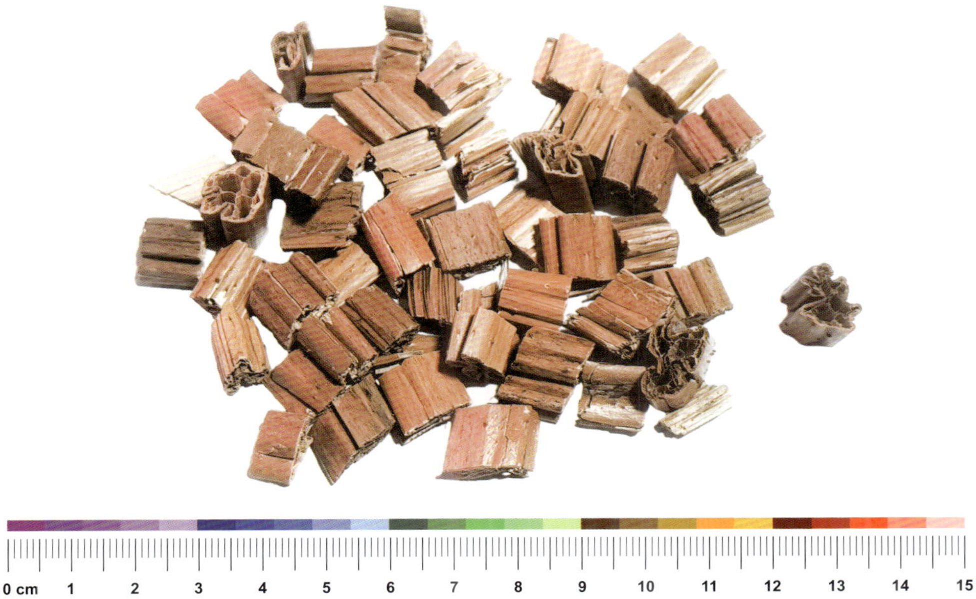

荷梗

产地：福建

【炮制依据】《北京市中药饮片炮制规范（2008 年版）》

铁线透骨草

【基　　原】毛茛科植物黄花铁线莲 *Clematis intricate* Bunge 的干燥地上部分。

【采收加工】夏季花盛开时采割，除去隔年老茎及杂质，捆成小把，晒干。

【主要产地】主产于青海、甘肃、陕西、山西、河北、辽宁、内蒙古等地。

【炮制方法】取原药材，除去杂质，洗净，闷润2～4小时，切中段，干燥，筛去碎屑。

【饮片性状】本品为不规则的段。茎细，直径1～3mm。表面灰绿色或灰黄色，有明显的纵棱，节稍膨大，叶对生，多破碎，完整的小叶呈披针形或狭卵形，中间小叶较长大，花萼钟形，淡黄色，瘦果扁卵形，上有羽毛状宿存花柱。气微，味淡。

【功能主治】散风祛湿，解毒止痛。用于筋骨拘挛，风湿关节痛；外用治疮疡、风湿肿毒。

【用法用量】9～15g。外用适量，煎水熏洗患处。

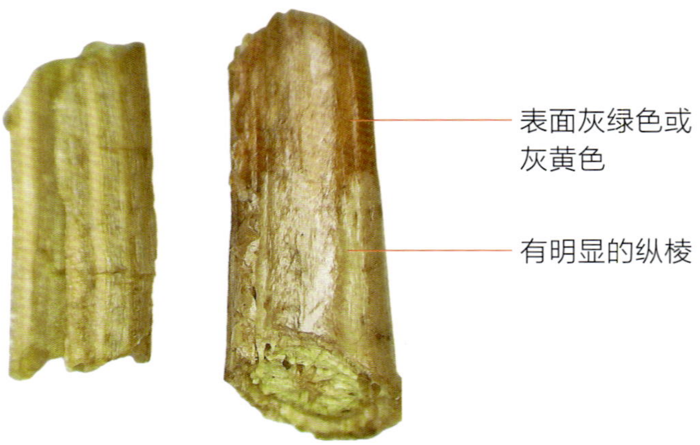

铁线透骨草（茎）（1∶25）

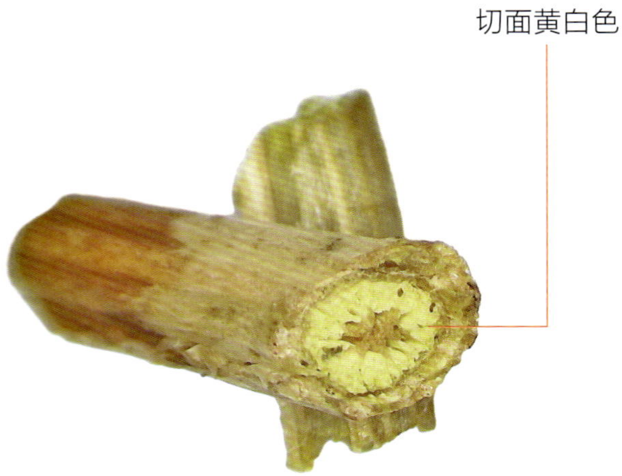

铁线透骨草（茎切面）（1∶25）

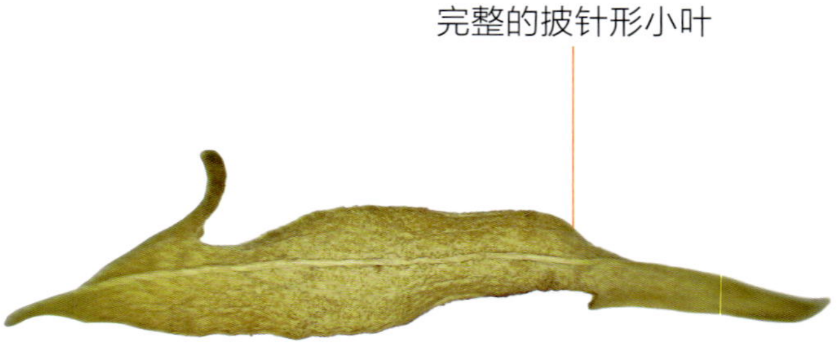

铁线透骨草（披针形小叶）（1∶25）

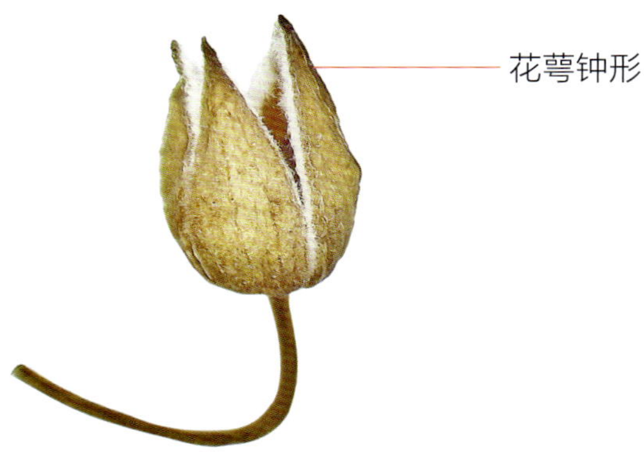

铁线透骨草（花萼）（1∶25）

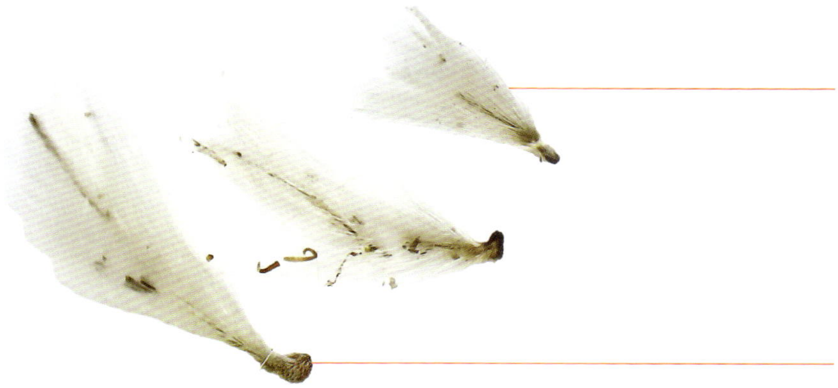

铁线透骨草（果实）（1∶25）

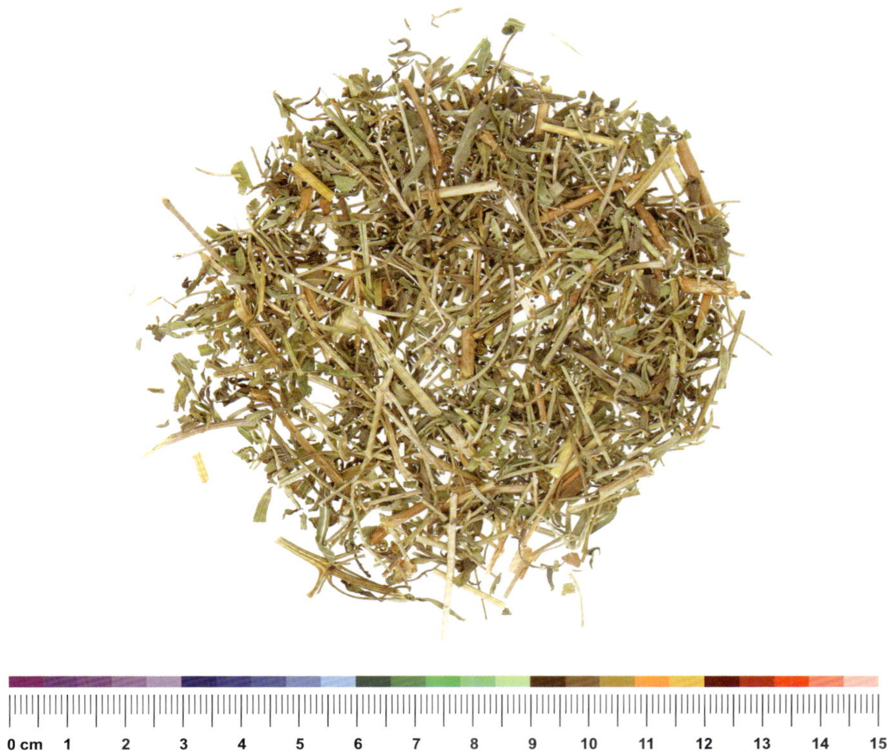

铁线透骨草

产地：河北

【炮制依据】《北京市中药饮片炮制规范（2008 年版）》

益母草

【基　　原】唇形科植物益母草 *Leonurus japonicus* Houtt. 的新鲜或干燥地上部分。

【采收加工】鲜品春季幼苗期至初夏花前期采割；干品夏季茎叶茂盛、花未开或初开时采割，晒干，或切段晒干。

【主要产地】全国各地均产。

【炮制方法】**干益母草**｜除去杂质，迅速洗净，略润，切段，干燥。

【饮片性状】本品呈不规则的段。茎方形，四面凹下成纵沟，灰绿色或黄绿色。切面中部有白髓。叶片灰绿色，多皱缩、破碎。轮伞花序腋生，花黄棕色，花萼筒状，花冠二唇形。气微，味微苦。

【功能主治】活血调经，利尿消肿，清热解毒。用于月经不调，痛经经闭，恶露不尽，水肿尿少，疮疡肿毒。

【用法用量】9～30g；鲜品 12～40g。

【使用注意】孕妇慎用。

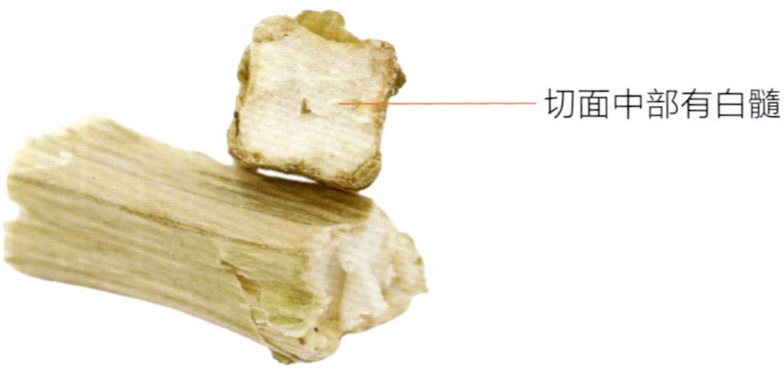

益母草（茎切面）

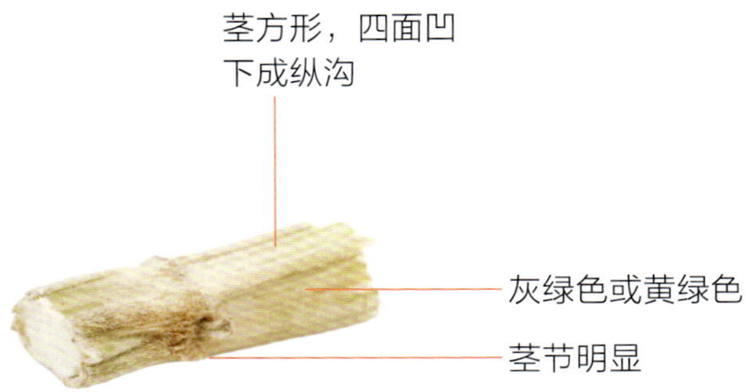

益母草（茎表面）

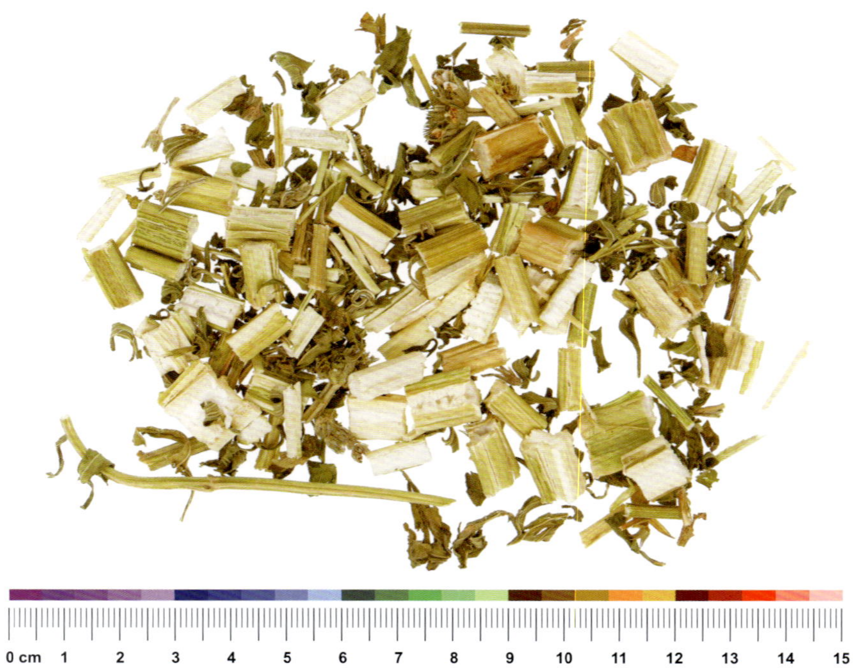

益母草

产地：河北

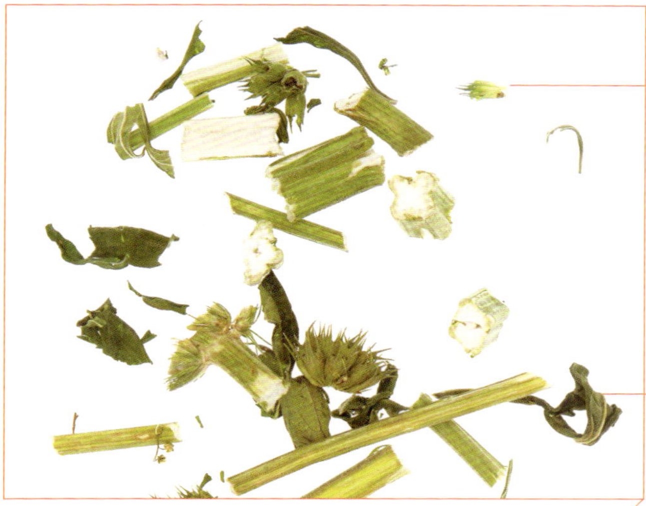

益母草（叶）

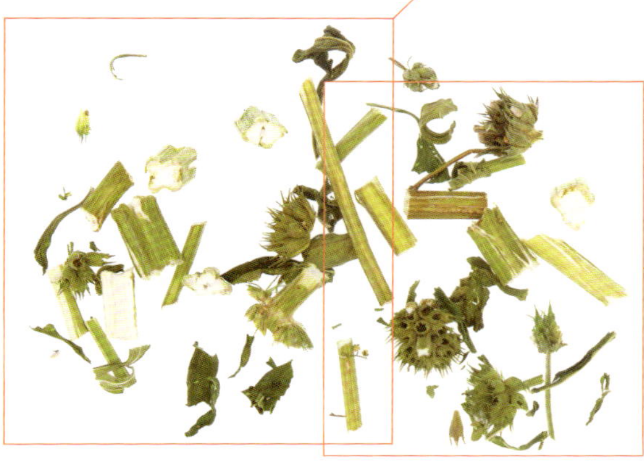

益母草

产地：北京

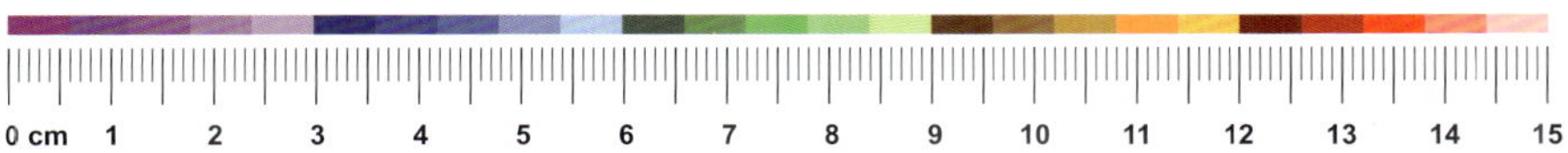

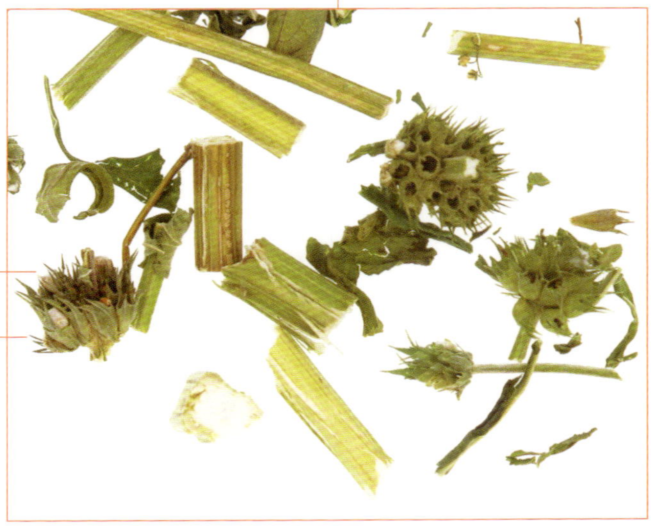

益母草（花）

蛇莓

【基　　原】 蔷薇科植物蛇莓 *Duchesnea indica* (Andr.) Focke 的干燥全草。

【采收加工】 夏、秋二季采收，洗净，晒干。

【主要产地】 主产于辽宁、河北、河南、江苏、浙江、安徽、江西、福建、湖北、湖南、广东、广西、贵州、四川、云南等地。

【炮制方法】 取原药材，除去杂质，喷淋清水，闷润 1～2 小时，切中段，干燥，筛去碎屑。

【饮片性状】 本品为不规则中段。茎纤细，表面灰绿色，被白色柔毛。三出复叶，完整的小叶片展平后呈菱状卵圆形，基部楔形，边缘具钝锯齿，两面散生柔毛。托叶卵圆状披针形，具柔毛。偶见黄色花，表面散生白色柔毛，花柄纤细，表面灰绿色，被白色柔毛。花托球形或长椭圆形，上着生无数棕黄色小瘦果，并为宿萼所围绕。气微，味微苦。

【功能主治】 清热凉血，消肿解毒。用于热病惊痫，咳嗽，吐血，咽喉肿痛，痢疾，痈肿，疔疮，蛇虫咬伤，烫伤。

【用法用量】 9～15g。外用适量。

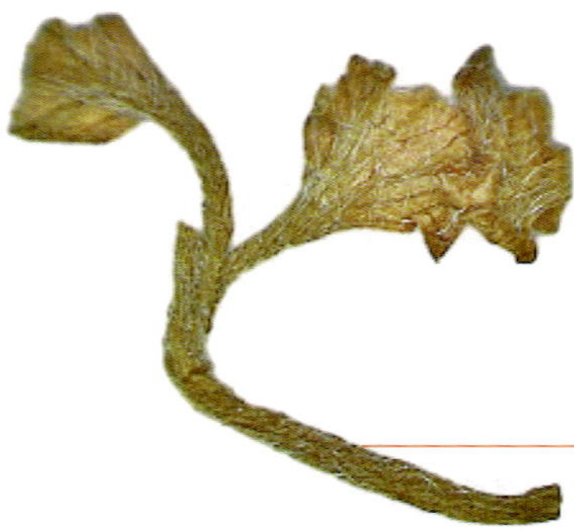

蛇莓（茎）(1:25)

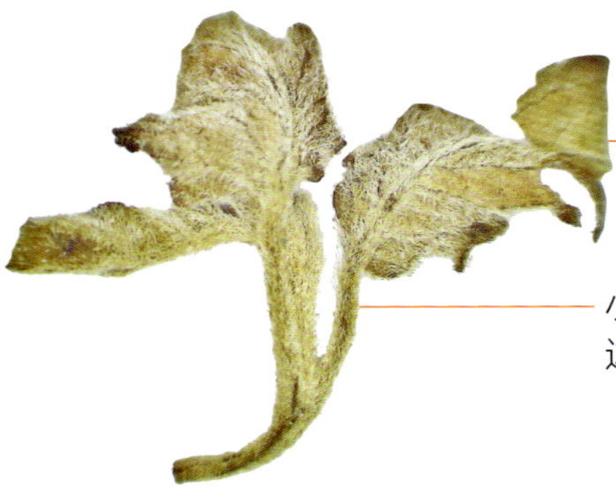

蛇莓（叶）(1:25)

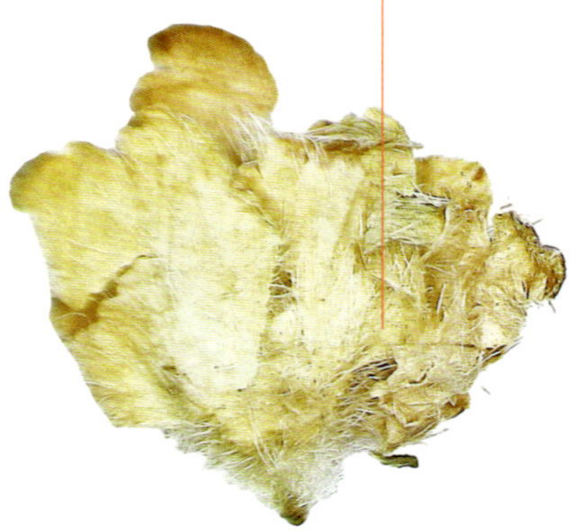

蛇莓（花）(1:25)

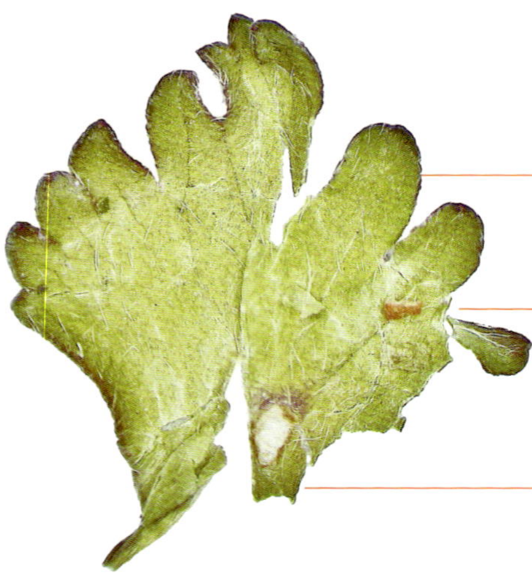

蛇莓（小叶片）(1:25)

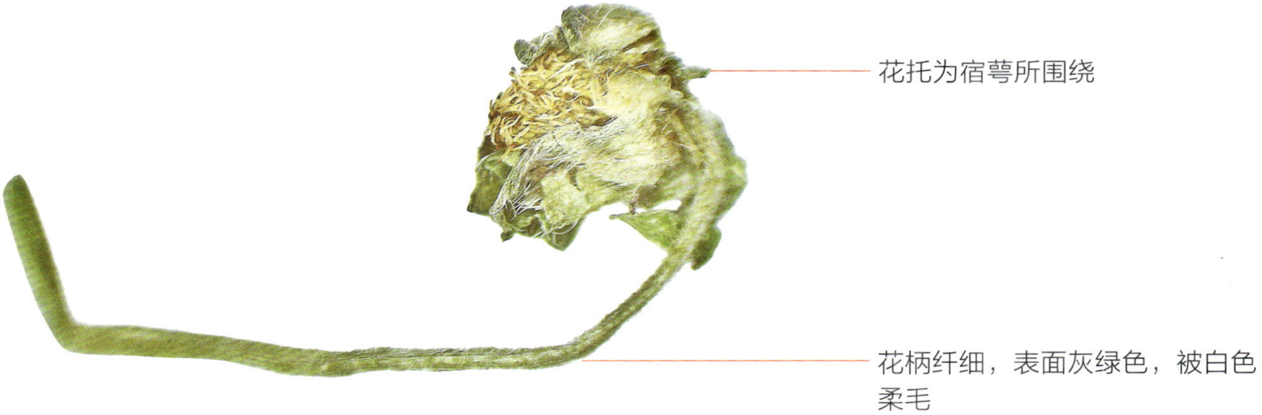

蛇莓（花托）（1∶25）

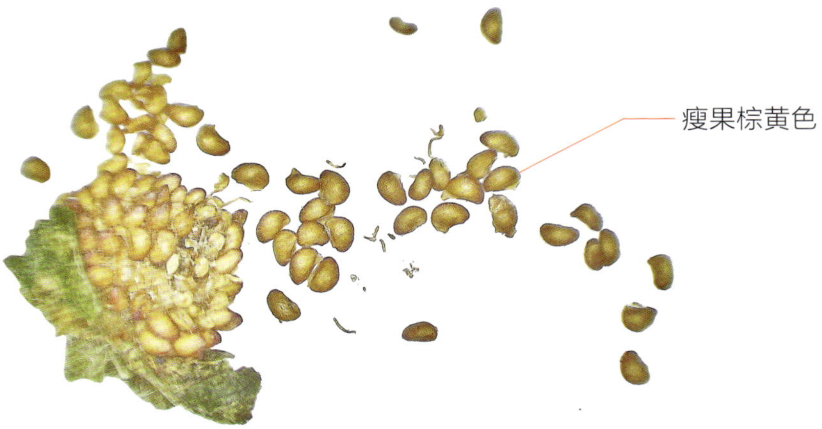

蛇莓（瘦果）（1∶25）

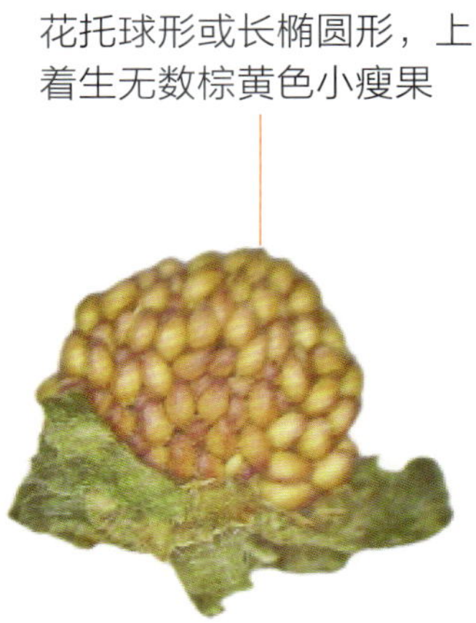

蛇莓（果实）（1∶25）

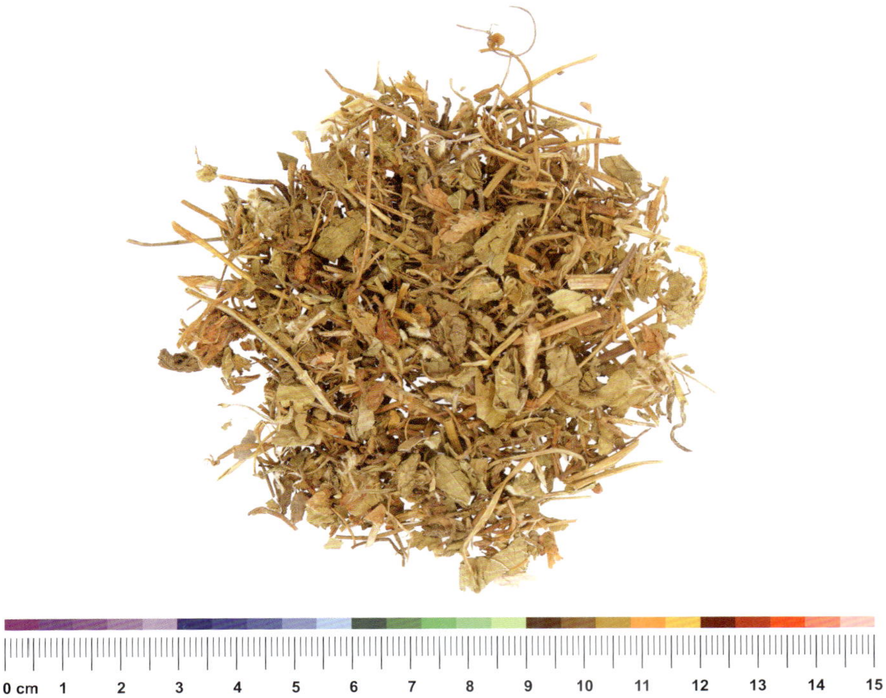

蛇莓

产地：江苏

【炮制依据】《北京市中药饮片炮制规范（2008 年版）》

麻黄

【基　　原】麻黄科植物草麻黄 *Ephedra sinica* Stapf、中麻黄 *Ephedra intermedia* Schrenk et C.A.Mey. 或木贼麻黄 *Ephedra equisetina* Bge. 的干燥草质茎。

【采收加工】秋季采割绿色的草质茎，晒干。

【主要产地】**草麻黄** | 主产于河北、山西、内蒙古、吉林、辽宁、河南、陕西、新疆等地。

木贼麻黄 | 主产于河北、山西、内蒙古、陕西、甘肃、新疆等地。

中麻黄 | 主产于河北、山西、内蒙古、甘肃、青海、新疆、辽宁、山东等地。

【炮制方法】除去木质茎、残根及杂质，切段。

【饮片性状】本品呈圆柱形的段。表面淡黄绿色至黄绿色，粗糙，有细纵脊线，节上有细小膜质鳞叶，2～3 裂，锐三角形，先端灰白色，反曲，基部联合成筒状，棕红色至棕黑色。体轻，质脆，易折断，断面略呈纤维性，周边绿黄色，髓部红棕色。气微香，味涩、微苦。

【功能主治】发汗散寒，宣肺平喘，利水消肿。用于风寒感冒，胸闷喘咳，风水浮肿。

【用法用量】2～10g。

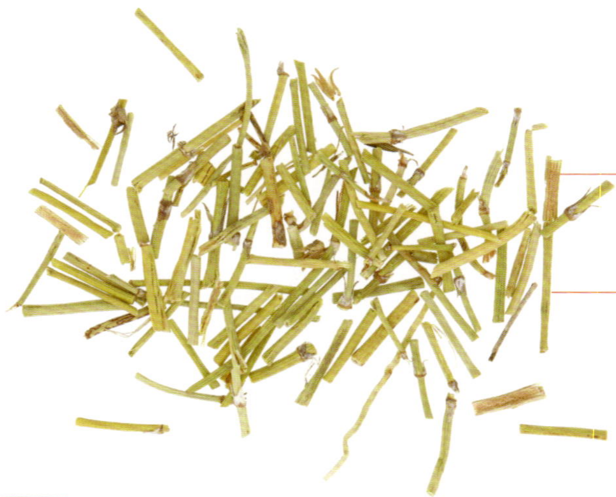

麻黄

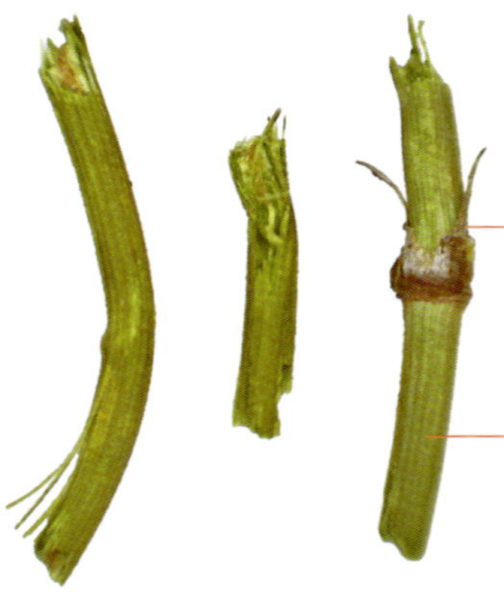

麻黄（节）（1∶25）

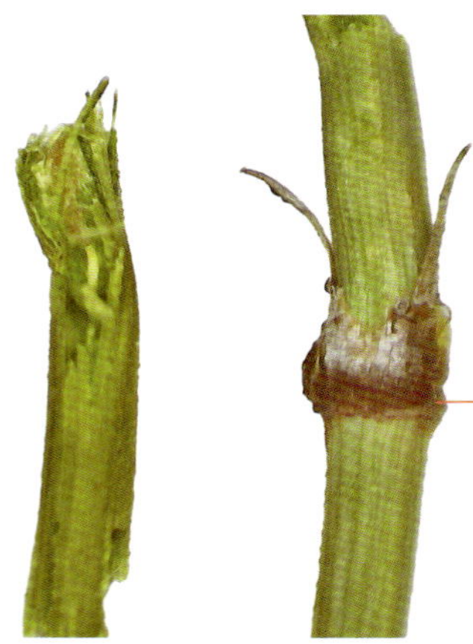

麻黄（膜质鳞叶）（1∶25）

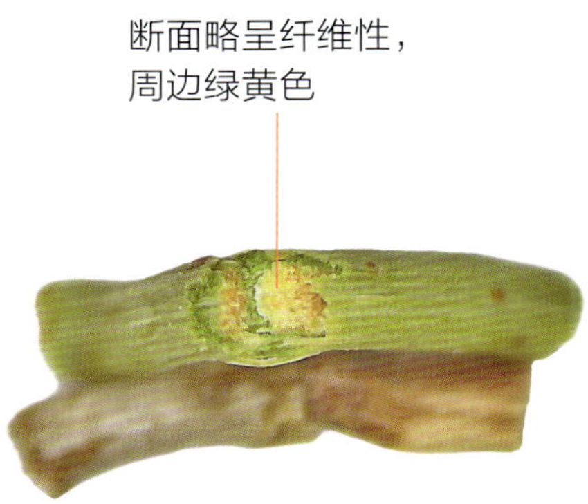

麻黄（茎切面）(1∶25)

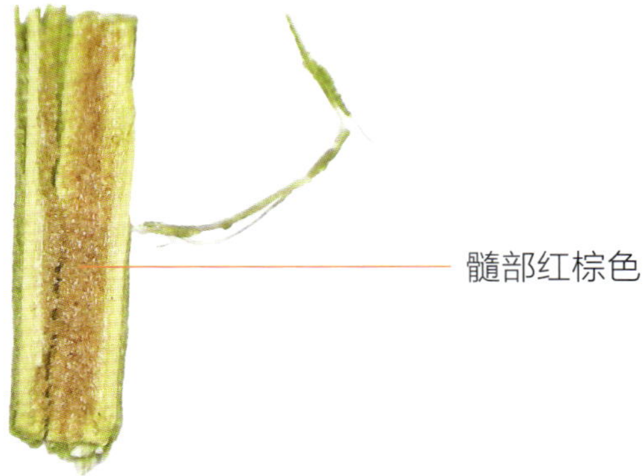

麻黄（茎切面）(1∶25)

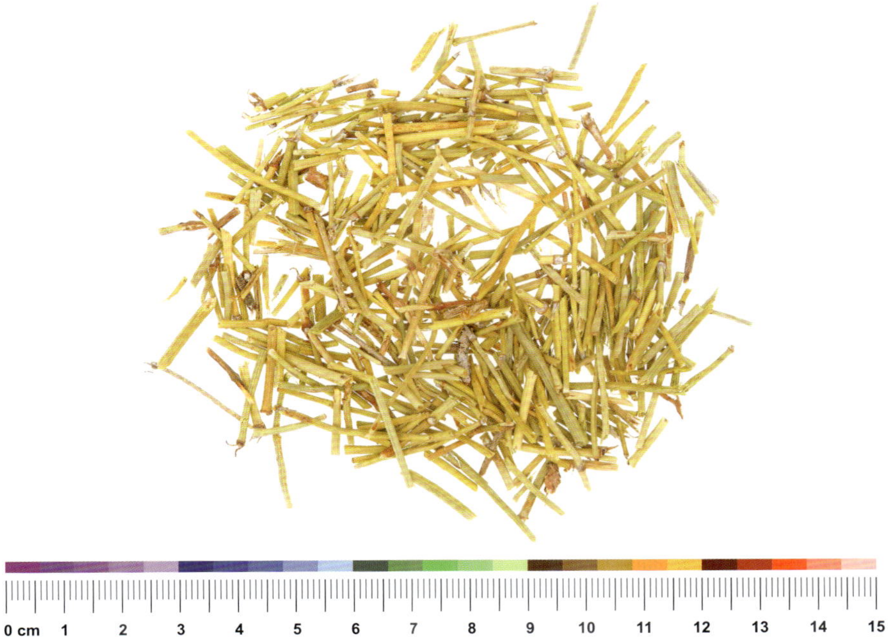

麻黄

产地：内蒙古

蜜麻黄

【基　　原】麻黄科植物草麻黄 *Ephedra sinica* Stapf、中麻黄 *Ephedra intermedia* Schrenk et C.A.Mey. 或木贼麻黄 *Ephedra equisetina* Bge. 干燥草质茎的炮制品。

【炮制方法】取炼蜜加适量沸水稀释后，淋入麻黄段中，拌匀，闷润 2～4 小时，至蜜水被吸尽，置热锅内，用文火炒至不黏手为度，取出，晾凉。每 100kg 麻黄用炼蜜 20kg。

【饮片性状】本品为圆柱形的段。表面黄绿色，稍有黏性。味甜。

【功能主治】润肺止咳。多用于表证已解，气喘咳嗽。

【用法用量】2～9g。

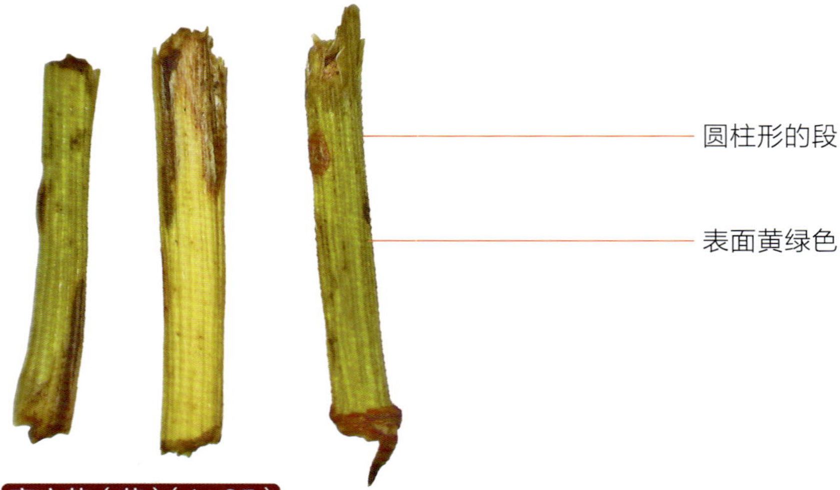

蜜麻黄（茎）(1∶25)

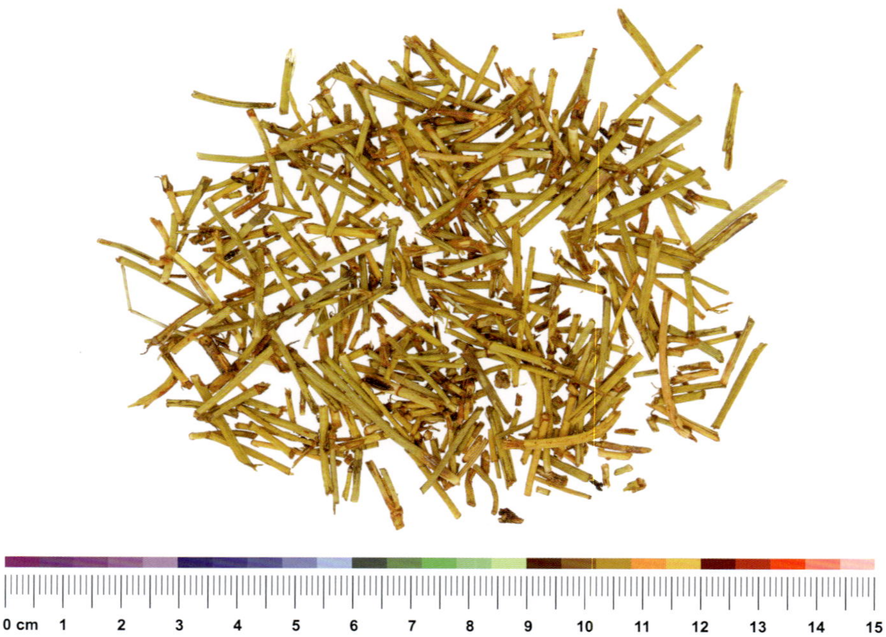

蜜麻黄

产地：内蒙古

【炮制依据】《北京市中药饮片炮制规范（2008 年版）》

鹿衔草

【基　　原】鹿蹄草科植物鹿蹄草 *Pyrola calliantha* H.Andres 或普通鹿蹄草 *Pyrola decorata* H.Andres 的干燥全草。

【采收加工】全年均可采挖，除去杂质，晒至叶片较软时，堆置至叶片变紫褐色，晒干。

【主要产地】主产于浙江、安徽、贵州、四川、陕西、黑龙江等地。

【炮制方法】除去杂质，切段。

【饮片性状】本品为不规则的段或碎片。茎圆柱形，表面棕褐色至黑褐色，有的具纵棱。叶多破碎，完整者呈长卵圆形或近圆形，表面黄褐色至紫褐色，先端圆或稍尖，全缘或有稀疏的小锯齿，边缘略反卷，上表面有时沿脉具白色的斑纹。气微，味淡、微苦。

【功能主治】祛风湿，强筋骨，止血，止咳。用于风湿痹痛，肾虚腰痛，腰膝无力，月经过多，久咳劳嗽。

【用法用量】9～15g。

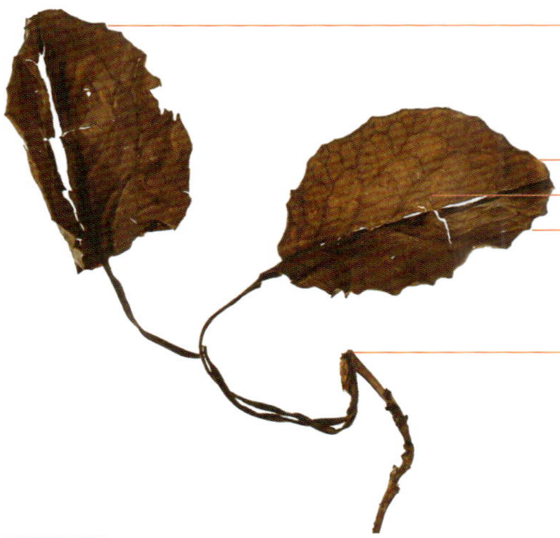

鹿衔草

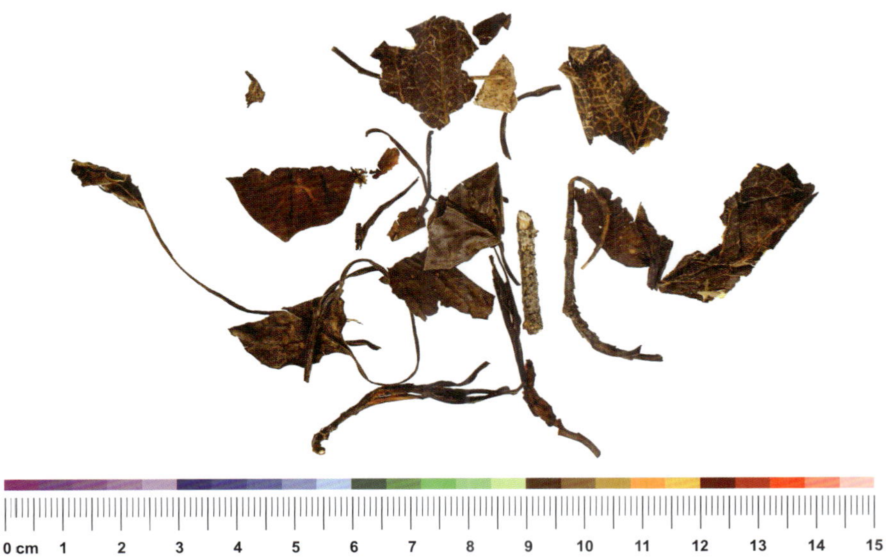

鹿衔草

产地：浙江

萹蓄

【基　　原】蓼科植物萹蓄 *Polygonum aviculare* L. 的干燥地上部分。

【采收加工】夏季叶茂盛时采收，除去根和杂质，晒干。

【主要产地】主产于河南、四川、浙江、山东、吉林、河北、安徽等地。

【炮制方法】除去杂质，洗净，切段，干燥。

【饮片性状】本品呈不规则的段。茎呈圆柱形而略扁，表面灰绿色或棕红色，有细密微突起的纵纹；节部稍膨大，有浅棕色膜质托叶鞘。茎切面髓部类白色。叶片多破碎，完整者展平后呈披针形，全缘。小花簇生于叶腋，粉红色或白色，多已脱落，花被黄绿色，顶端边缘粉红色。气微，味微苦。

【功能主治】利尿通淋，杀虫，止痒。用于热淋涩痛，小便短赤，虫积腹痛，皮肤湿疹，阴痒带下。

【用法用量】9～15g。外用适量，煎洗患处。

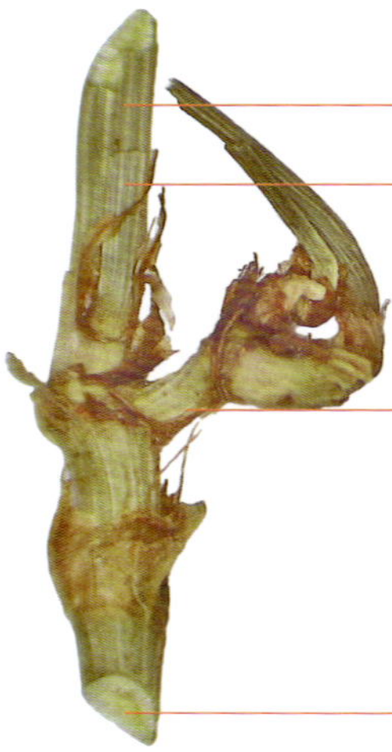

萹蓄（茎）（1:25）

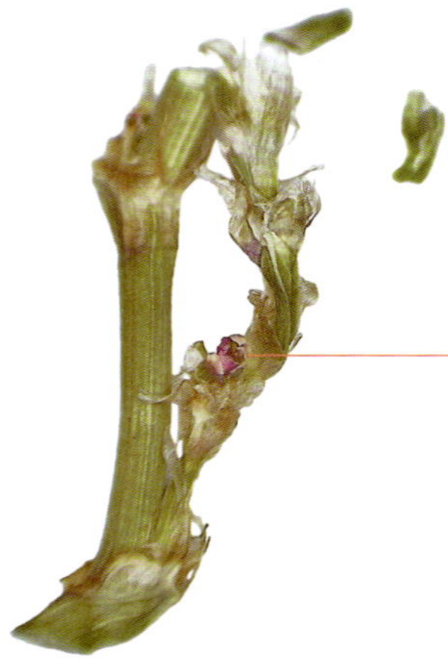

萹蓄（花瓣）（1:25）

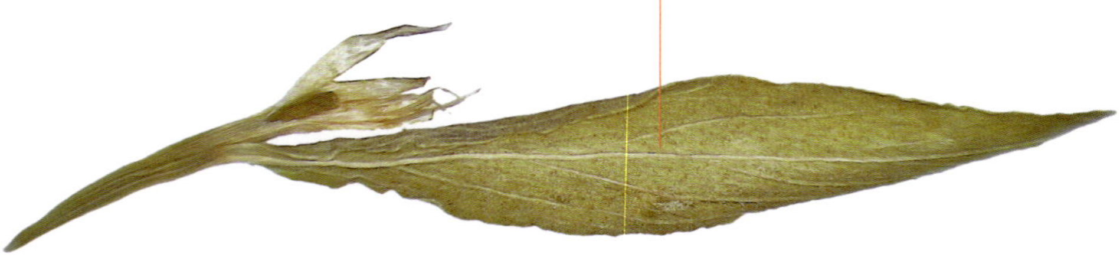

萹蓄（叶）（1:25）

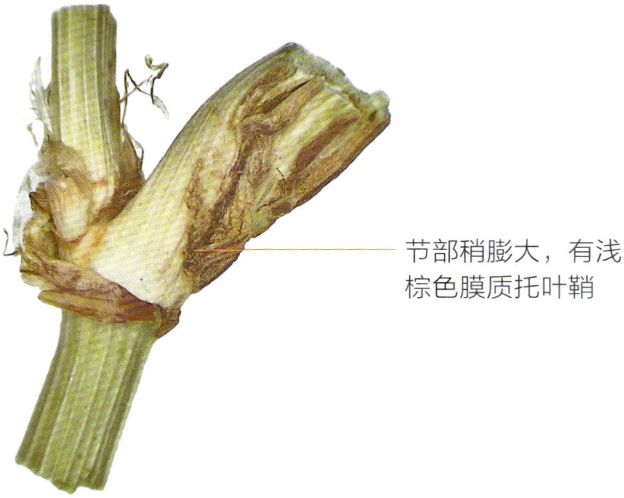

萹蓄（茎节）（1：25）

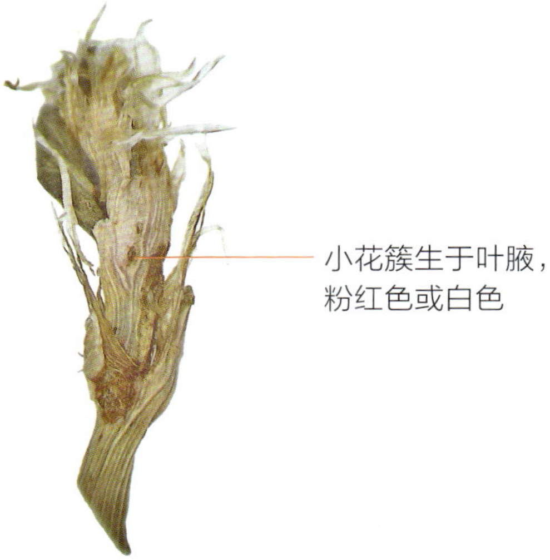

萹蓄（花）（1：25）

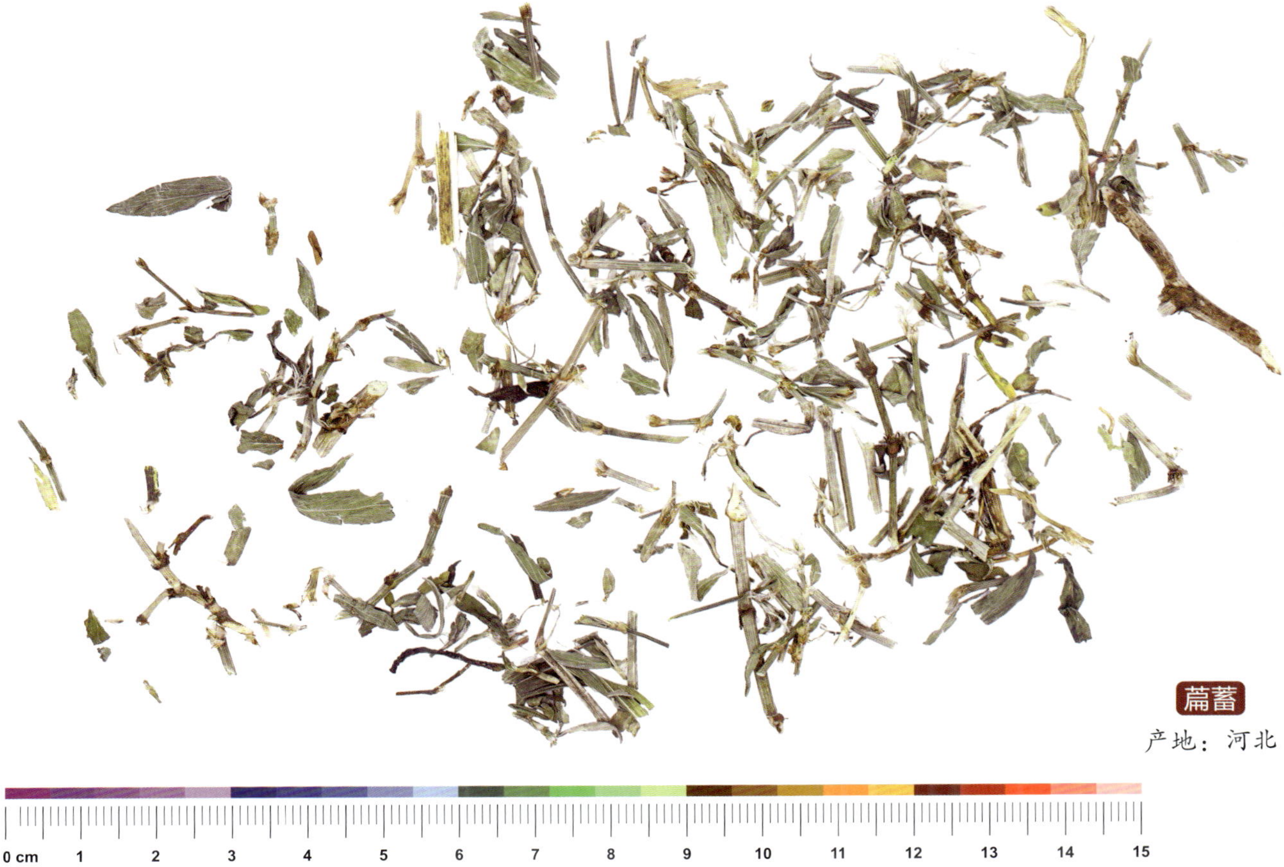

萹蓄

产地：河北

紫花地丁

【基　　原】堇菜科植物紫花地丁 *Viola yedoensis* Makino 的干燥全草。

【采收加工】春、秋二季采收，除去杂质，晒干。

【主要产地】主产于黑龙江、吉林、辽宁、内蒙古、河北、山西、陕西、甘肃、山东、江苏、安徽、浙江、江西、福建、河南、湖北、湖南等地。

【炮制方法】除去杂质，洗净，切碎，干燥。

【饮片性状】本品为不规则段状，主根长圆锥形，直径 1～3mm；淡黄棕色，有细纵皱纹。叶基生，灰绿色至棕褐色，展平后叶片呈披针形或卵状披针形，宽 1～2cm；先端钝，基部截形或稍心形，边缘具钝锯齿，两面有毛；叶柄细，上部具明显狭翅。花茎纤细；花瓣 5，紫堇色或淡棕色；花距细管状。蒴果椭圆形或 3 裂，种子多数，淡棕色。气微，味微苦而稍黏。

【功能主治】清热解毒，凉血消肿。用于疔疮肿毒，痈疽发背，丹毒，毒蛇咬伤。

【用法用量】15～30g。

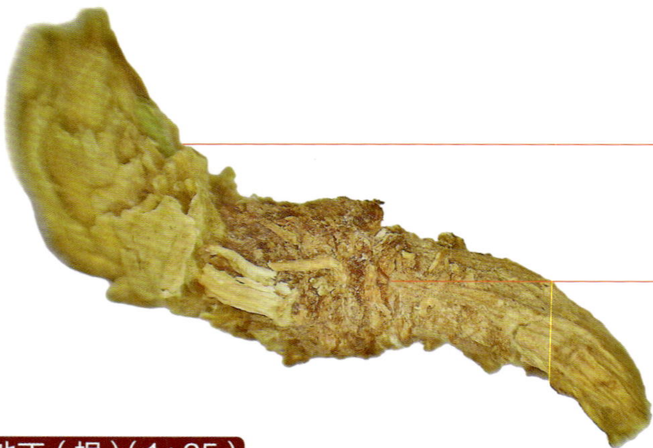

紫花地丁（根）(1∶25)

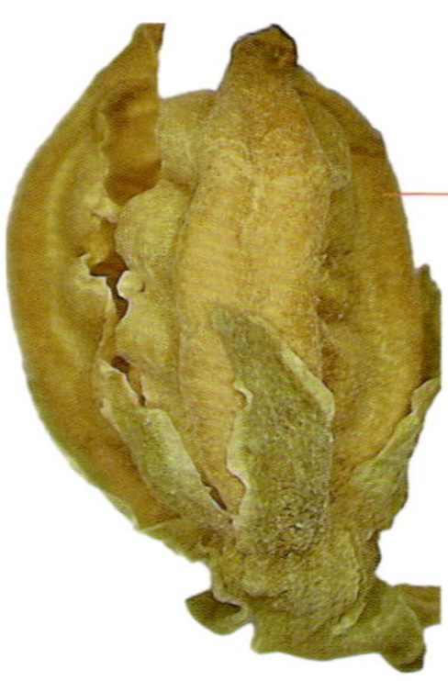

紫花地丁（果实）(1∶25)

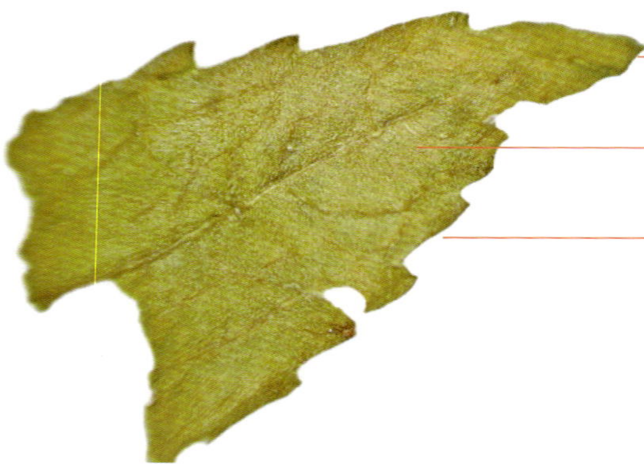

紫花地丁（叶先端）(1∶25)

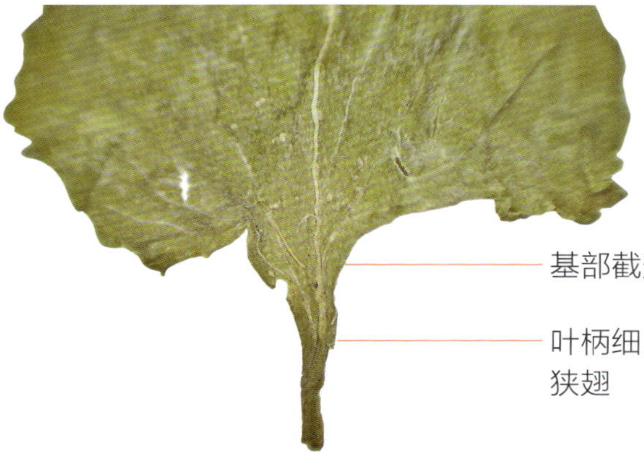
基部截形或稍心形
叶柄细，上部具明显
狭翅

紫花地丁（叶基部）(1∶25)

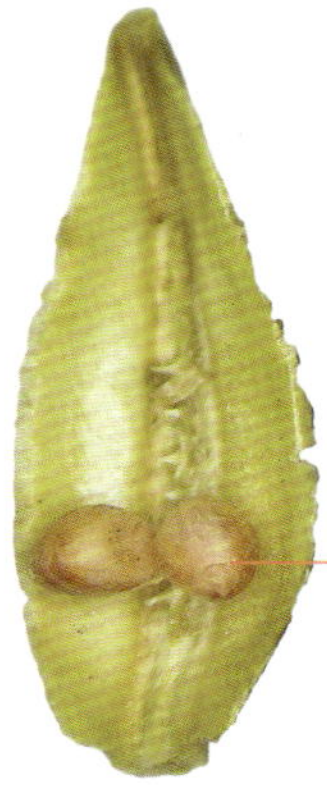
成熟种子

紫花地丁（成熟种子）(1∶25)

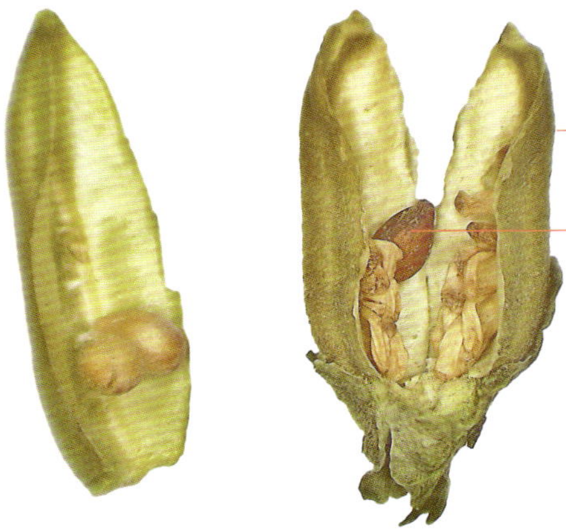
蒴果 3 裂，
种子多数
种子淡棕色

紫花地丁（蒴果）(1∶25)

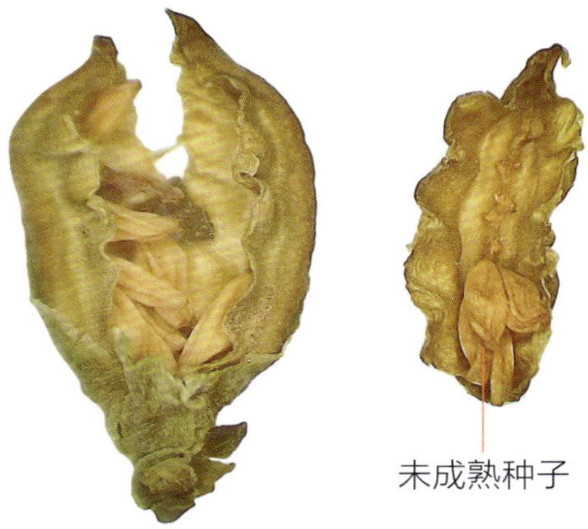

紫花地丁（未成熟种子）(1∶25)

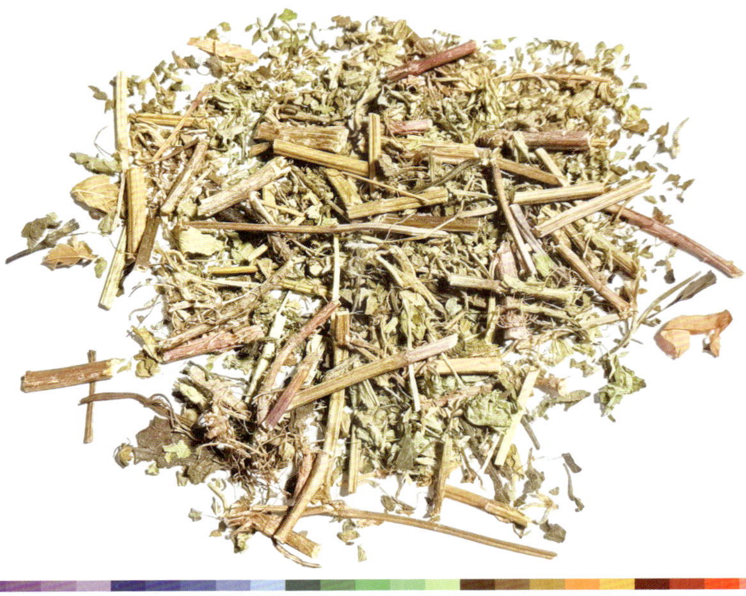

紫花地丁

产地：河北

蒲公英

【基　原】菊科植物蒲公英 *Taraxacum mongolicum* Hand.-Mazz.、碱地蒲公英 *Taraxacum borealisinense* Kitam. 或同属数种植物的干燥全草。

【采收加工】春至秋季花初开时采挖，除去杂质，洗净，晒干。

【主要产地】全国大部分地区均产。

【炮制方法】除去杂质，洗净，切段，干燥。

【饮片性状】本品为不规则的段。根表面棕褐色，抽皱；根头部有棕褐色或黄白色茸毛，有的已脱落。叶多皱缩破碎，绿褐色或暗灰绿色，完整者展平后呈倒披针形，先端尖或钝，边缘浅裂或羽状分裂，基部渐狭，下延呈柄状。头状花序，总苞片多层，花冠黄褐色或淡黄白色。有时可见具白色冠毛的长椭圆形瘦果。气微，味微苦。

【功能主治】清热解毒，消肿散结，利尿通淋。用于疔疮肿毒，乳痈，瘰疬，目赤，咽痛，肺痈，肠痈，湿热黄疸，热淋涩痛。

【用法用量】10～15g。

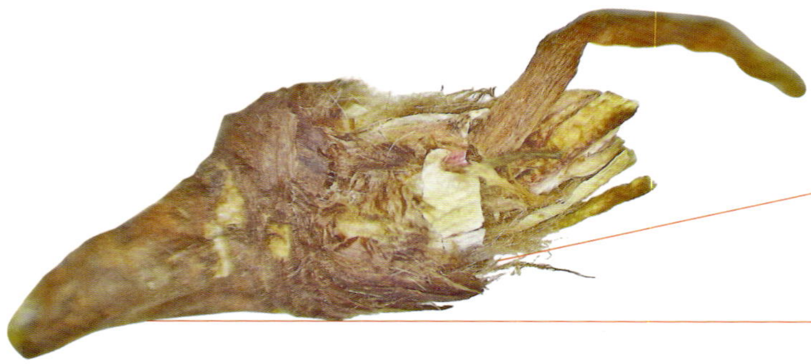

蒲公英（根）（1∶25）

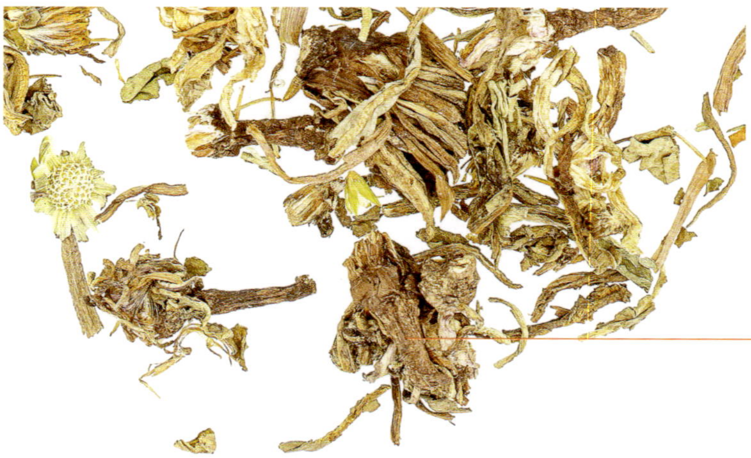

蒲公英（根）

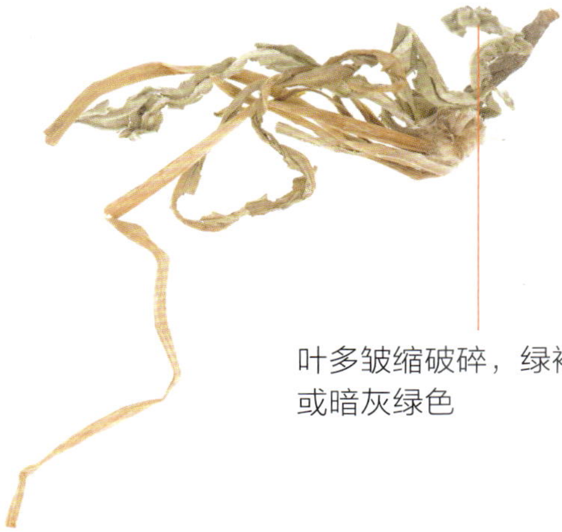

蒲公英（叶）

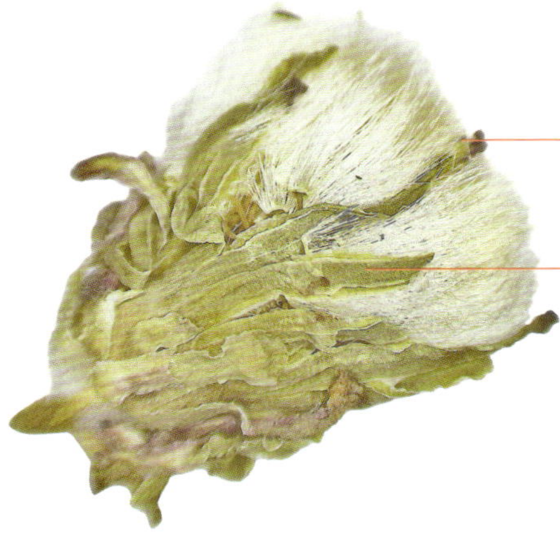
具白色冠毛的
长椭圆形瘦果
头状花序，总
苞片多层

蒲公英（头状花序）（1∶25）

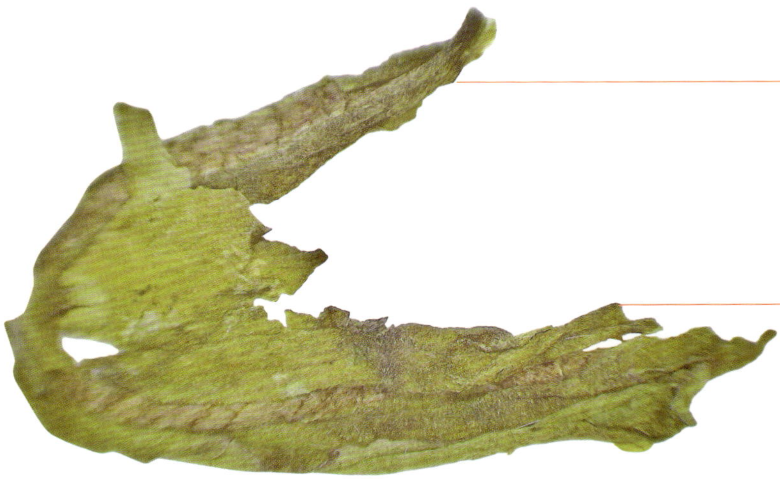
叶基部渐狭，下延呈柄状
叶倒披针形，先端尖或钝，边缘
浅裂或羽状分裂

蒲公英（叶）（1∶25）

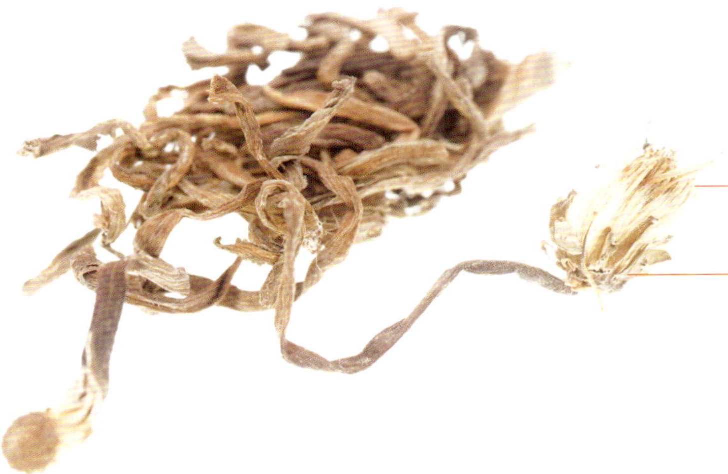
花冠黄褐色或淡黄白色
头状花序，总苞片多层

蒲公英（头状花序）

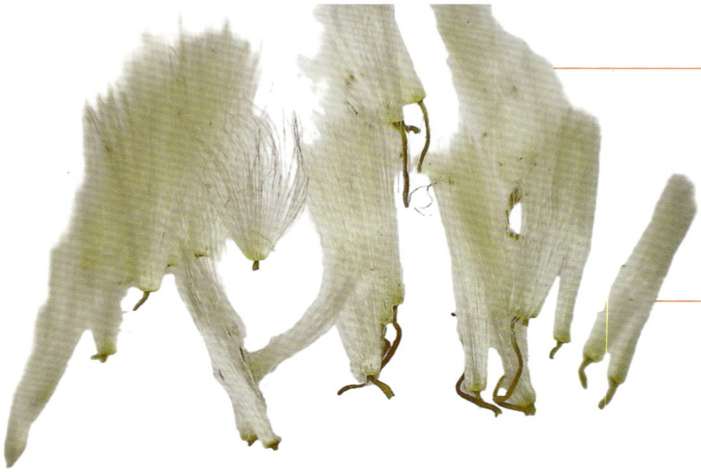

蒲公英（果实）（1:25）

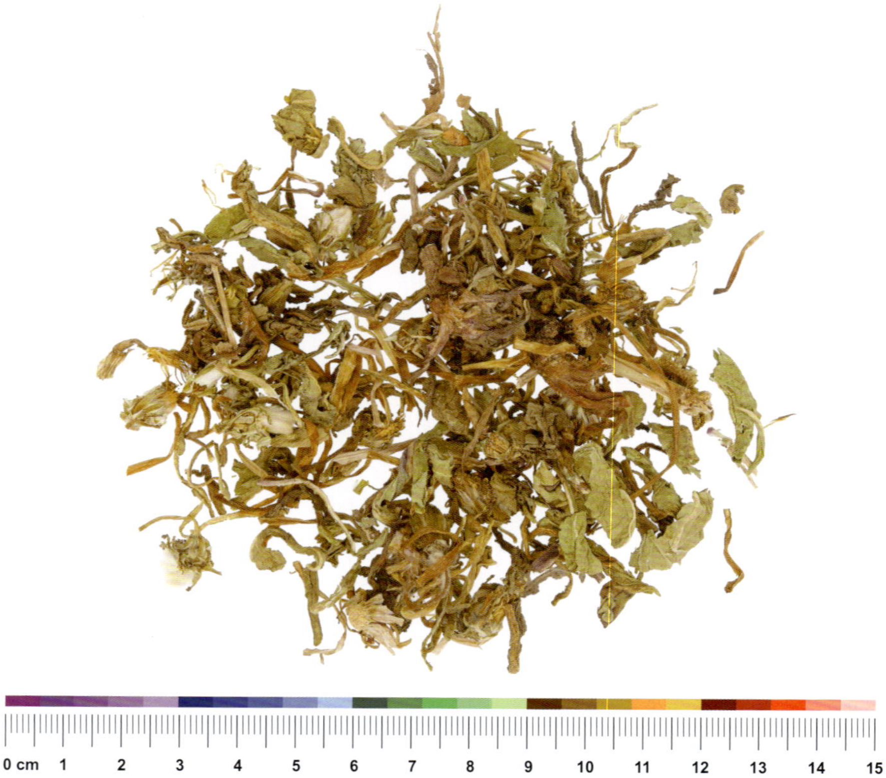

蒲公英
产地：河北

无根蒲公英

蒲公英入药部位为“带根全草”，其根部富含多糖类成分，是蒲公英抗氧化、抗肿瘤、降血糖及抗炎等功效的有效成分，无根蒲公英入药部位与《中华人民共和国药典》性状要求不符，可能导致临床疗效下降。

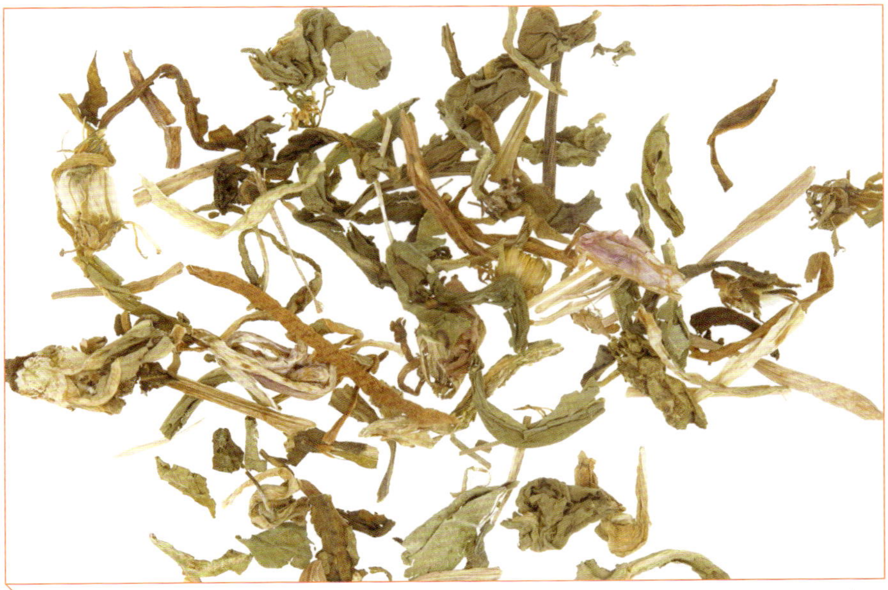

无根蒲公英

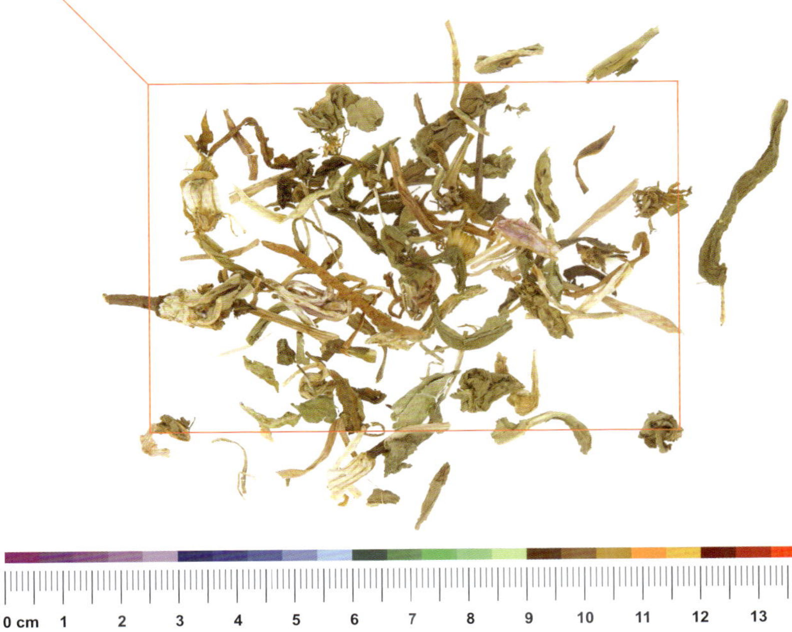

无根蒲公英

产地：河北

豨莶草

【基　　原】菊科植物豨莶 *Siegesbeckia orientalis* L.、腺梗豨莶 *Siegesbeckia pubescens* Makino 或毛梗豨莶 *Siegesbeckia glabrescens* Makino 的干燥地上部分。

【采收加工】夏、秋二季花开前和花期均可采割，除去杂质，晒干。

【主要产地】主产于湖北、湖南、江苏、河北等地。

【炮制方法】除去杂质，洗净，稍润，切段，干燥。

【饮片性状】本品呈不规则的段。茎略呈方柱形，表面灰绿色、黄棕色或紫棕色，有纵沟和细纵纹，被灰色柔毛。切面髓部类白色或中空。叶多破碎，灰绿色，边缘有钝锯齿，两面皆具白色柔毛。有时可见黄色头状花序。瘦果倒卵圆形，表面有棱，先端有灰褐色突起。气微，味微苦。

【功能主治】祛风湿，利关节，解毒。用于风湿痹痛，筋骨无力，腰膝酸软，四肢麻痹，半身不遂，风疹，湿疮。

【用法用量】9～12g。

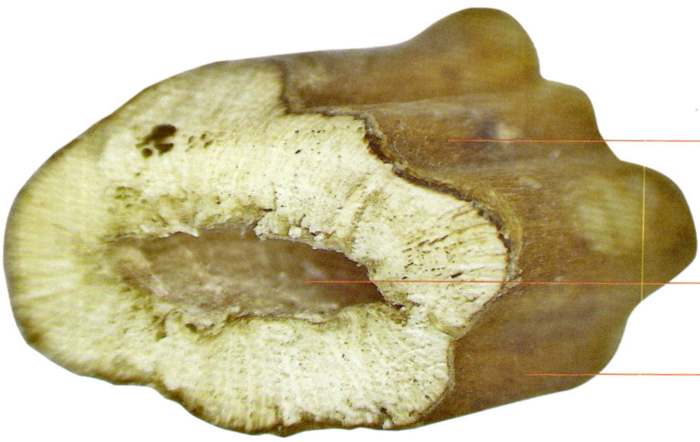

豨莶草（茎）(1∶25)

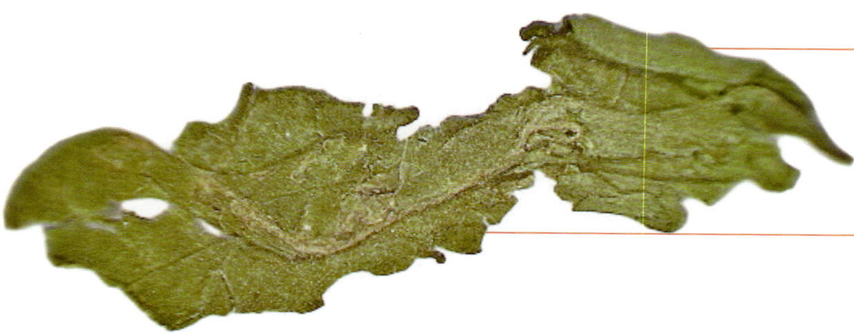

豨莶草（叶边缘）(1∶25)

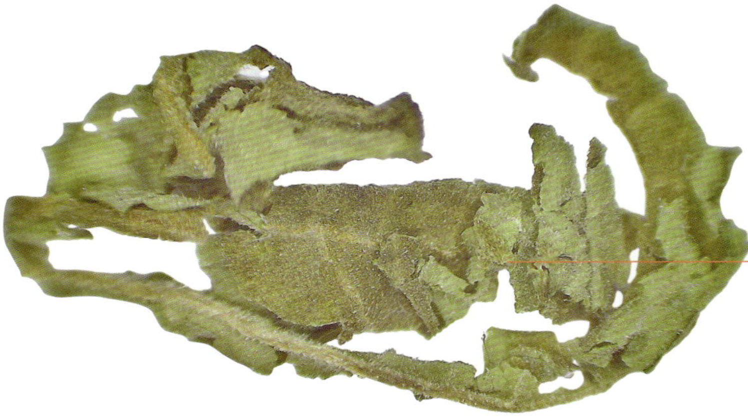

豨莶草（叶）（1∶25）

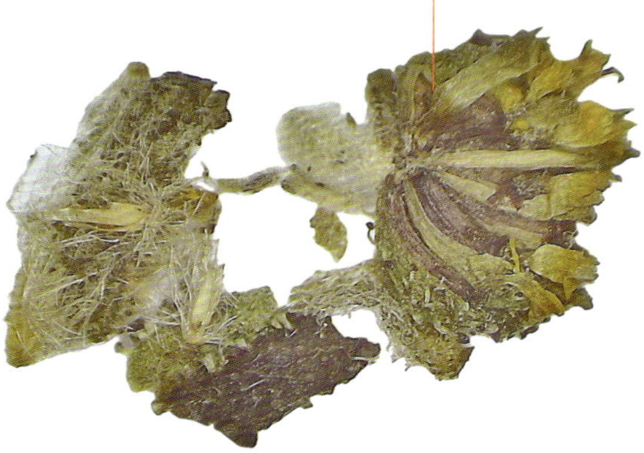

豨莶草（花）（1∶25）

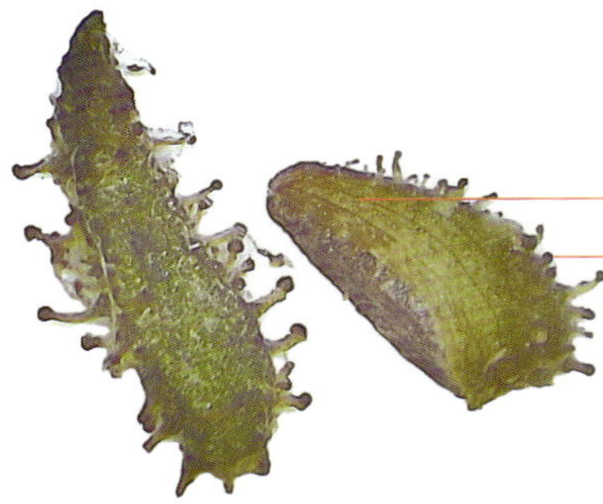

豨莶草（果实）（1∶25）

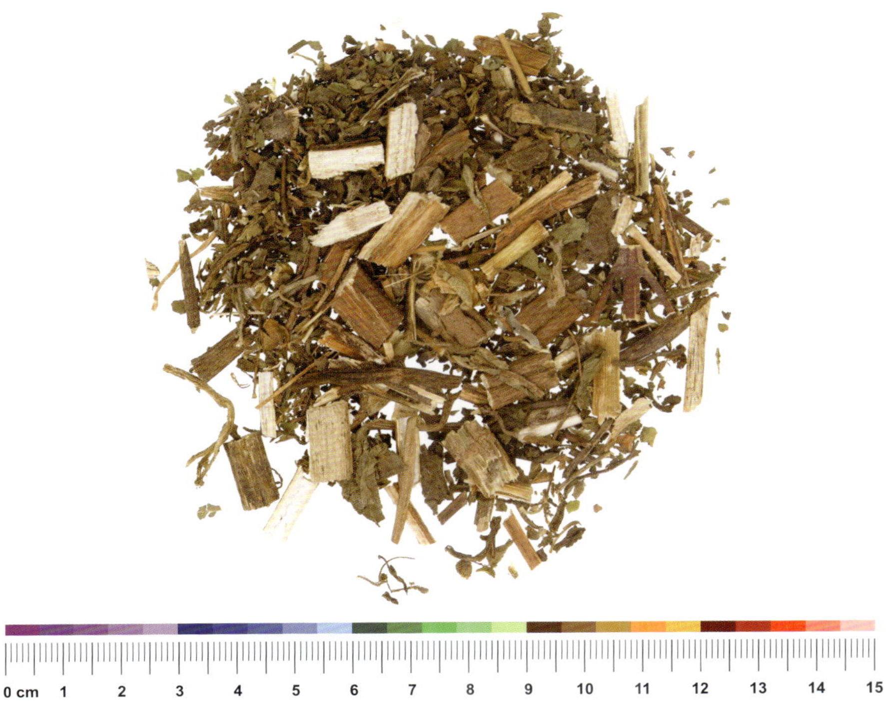

豨莶草

产地：河北

【炮制依据】《北京市中药饮片炮制规范（2008年版）》

墨旱莲

【基　　原】菊科植物鳢肠 *Eclipta prostrata* L. 的干燥地上部分。

【采收加工】花开时采割，晒干。

【主要产地】主产于江苏、江西、浙江、广东、山东、河北、福建、湖南、四川、安徽、广西、湖北、辽宁、贵州、云南等地。

【炮制方法】除去杂质，略洗，切段，干燥。

【饮片性状】本品呈不规则的段。茎圆柱形，表面绿褐色或墨绿色，具纵棱，有白毛，切面中空或有白色髓。叶多皱缩或破碎，墨绿色，密生白毛，展平后，可见边缘全缘或具浅锯齿。头状花序直径 2～6mm。瘦果椭圆形而扁，长 2～3mm，棕色或浅褐色。气微，味微咸。

【功能主治】滋补肝肾，凉血止血。用于肝肾阴虚所致牙齿松动、须发早白、眩晕耳鸣、腰膝酸软，阴虚血热所致吐血、衄血、尿血，血痢，崩漏下血，外伤出血。

【用法用量】6～12g。

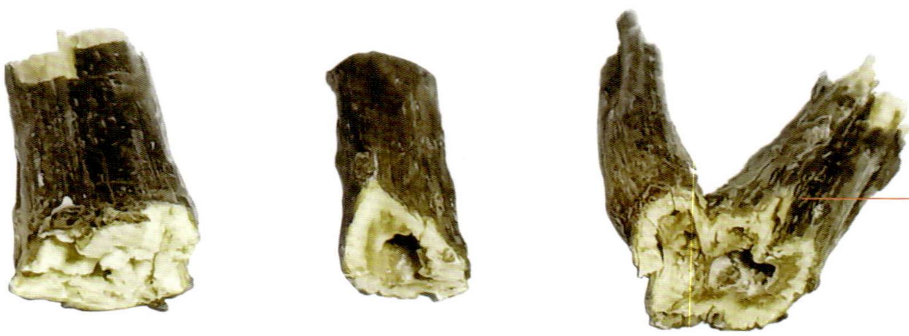

墨旱莲（茎）

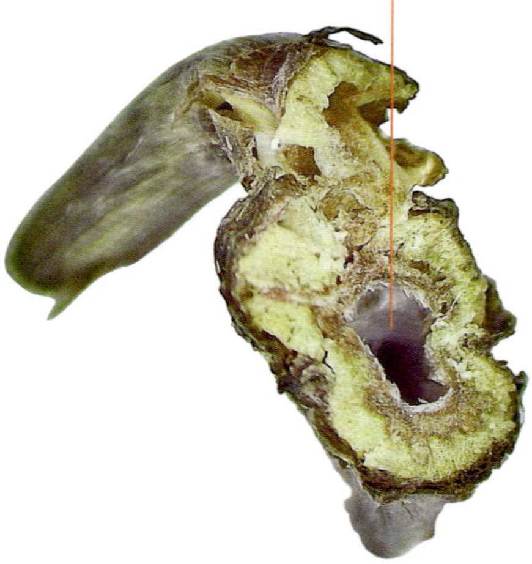

墨旱莲（茎切面）（1∶25）

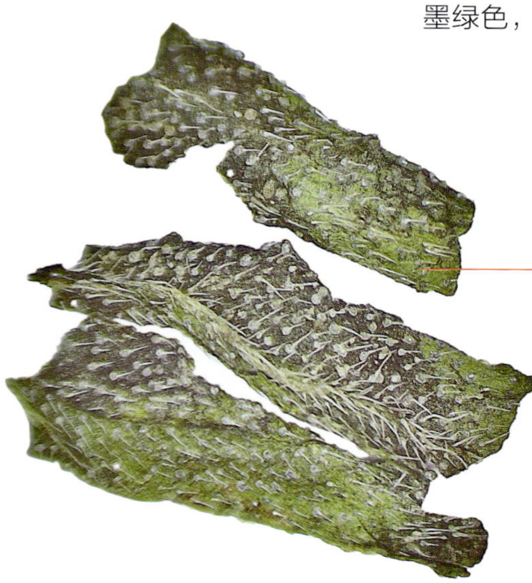

墨旱莲（叶）（1∶25）

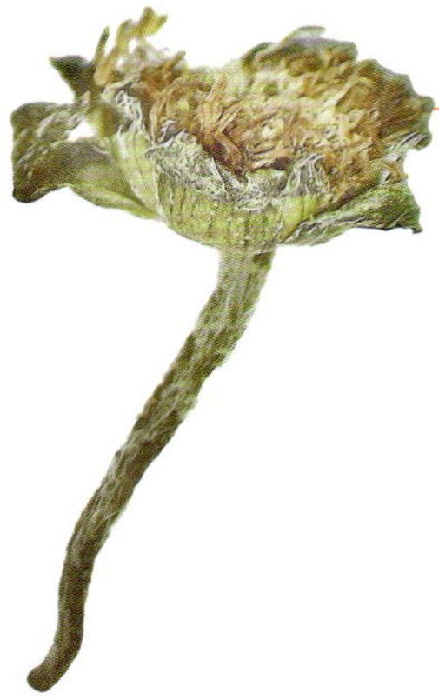

墨旱莲（花序）（1∶25）

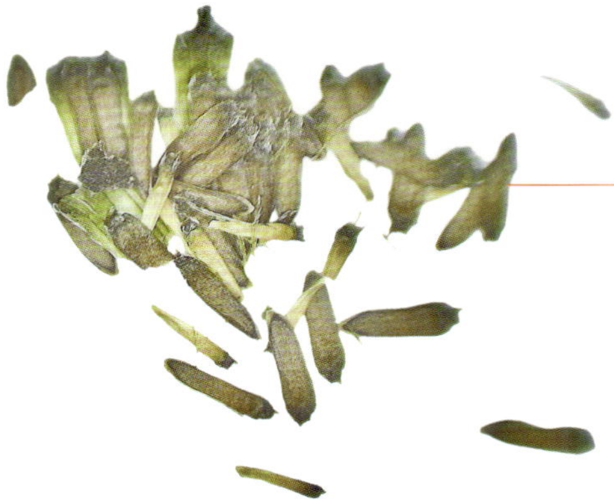

墨旱莲（瘦果）（1∶25）

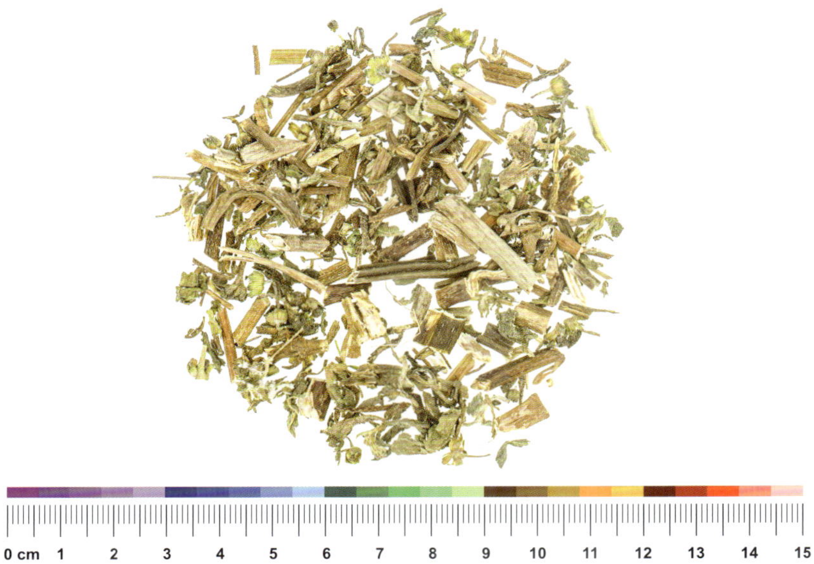

墨旱莲

产地：江西

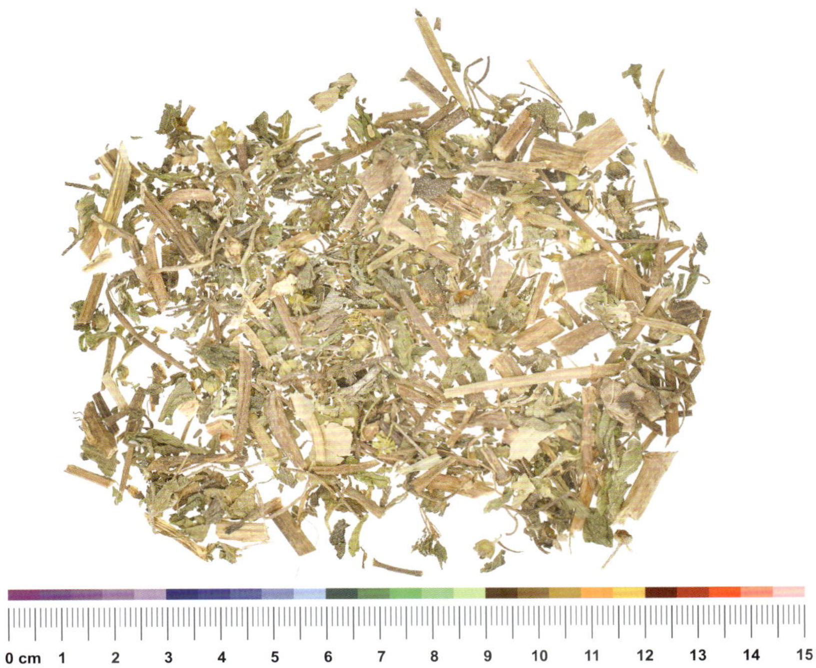

墨旱莲

产地：江苏

薄荷

【基　　原】 唇形科植物薄荷 *Mentha haplocalyx* Briq. 的干燥地上部分。

【采收加工】 夏、秋二季茎叶茂盛或花开至三轮时，选晴天，分次采割，晒干或阴干。

【主要产地】 主产于江苏、安徽、江西、浙江、河南、台湾等地。

【炮制方法】 除去老茎和杂质，略喷清水，稍润，切短段，及时低温干燥。

【饮片性状】 本品呈不规则的段。茎方柱形，表面紫棕色或淡绿色，具纵棱线，棱角处具茸毛。切面白色，中空。叶对生，有短柄，皱缩、卷曲、破碎，完整者展平后呈宽披针形、长椭圆形或卵形，长 2～7cm，宽 1～3cm；上表面深绿色，下表面灰绿色，稀被茸毛，有凹点状腺鳞。轮伞花序腋生，花萼钟状，先端 5 齿裂，花冠淡紫色。揉搓后有特殊清凉香气，味辛凉。

【功能主治】 疏散风热，清利头目，利咽，透疹，疏肝行气。用于风热感冒，风温初起，头痛，目赤，喉痹，口疮，风疹，麻疹，胸胁胀闷。

【用法用量】 3～6g，后下。

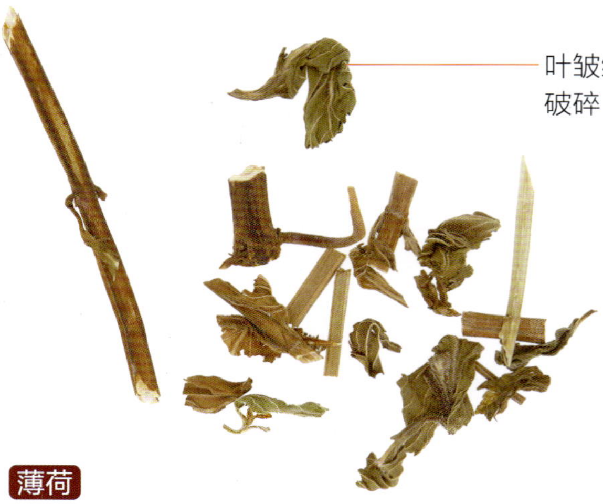

薄荷

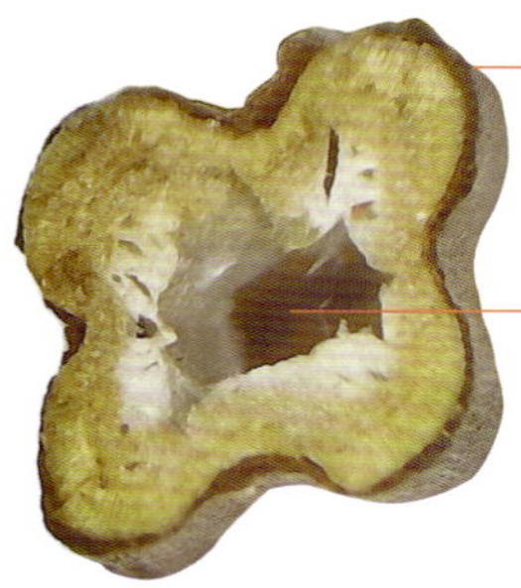

薄荷（茎切面）（1∶25）

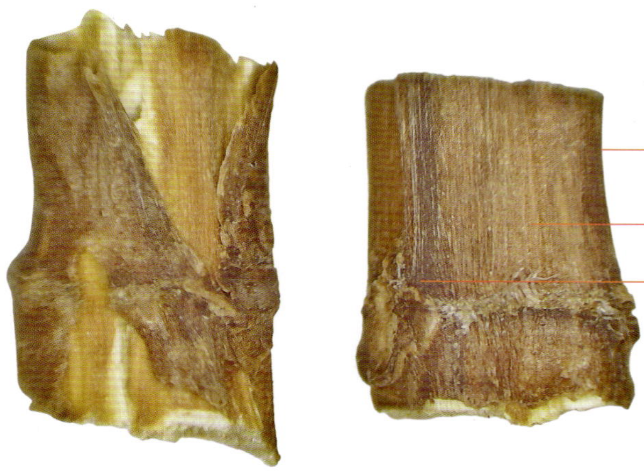

薄荷（茎）（1∶25）

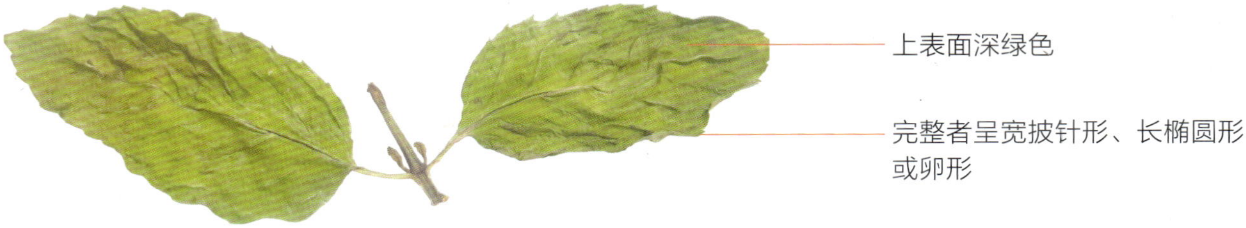

薄荷（叶上表面）（水浸展开）

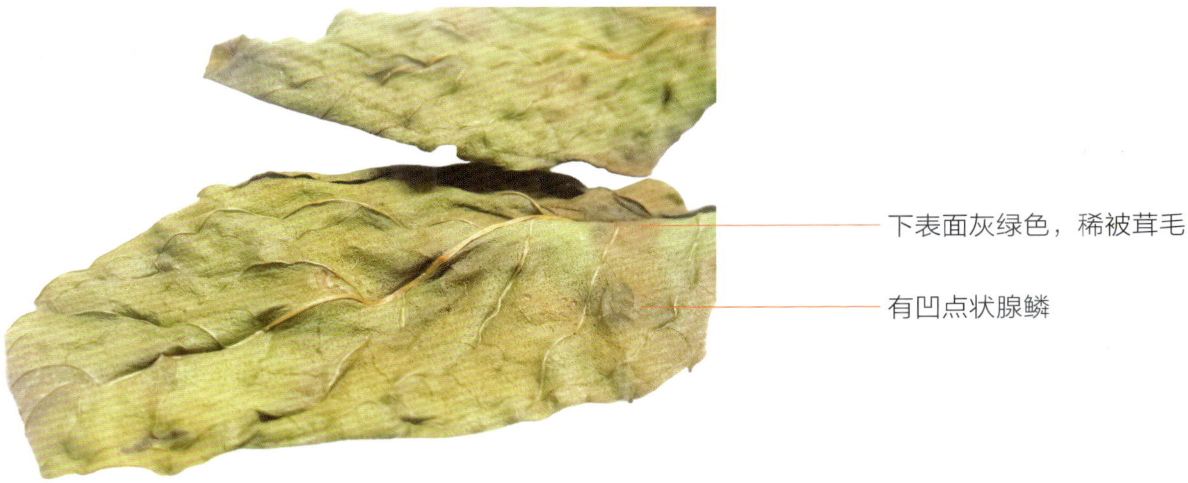

薄荷（叶下表面）（水浸展开）

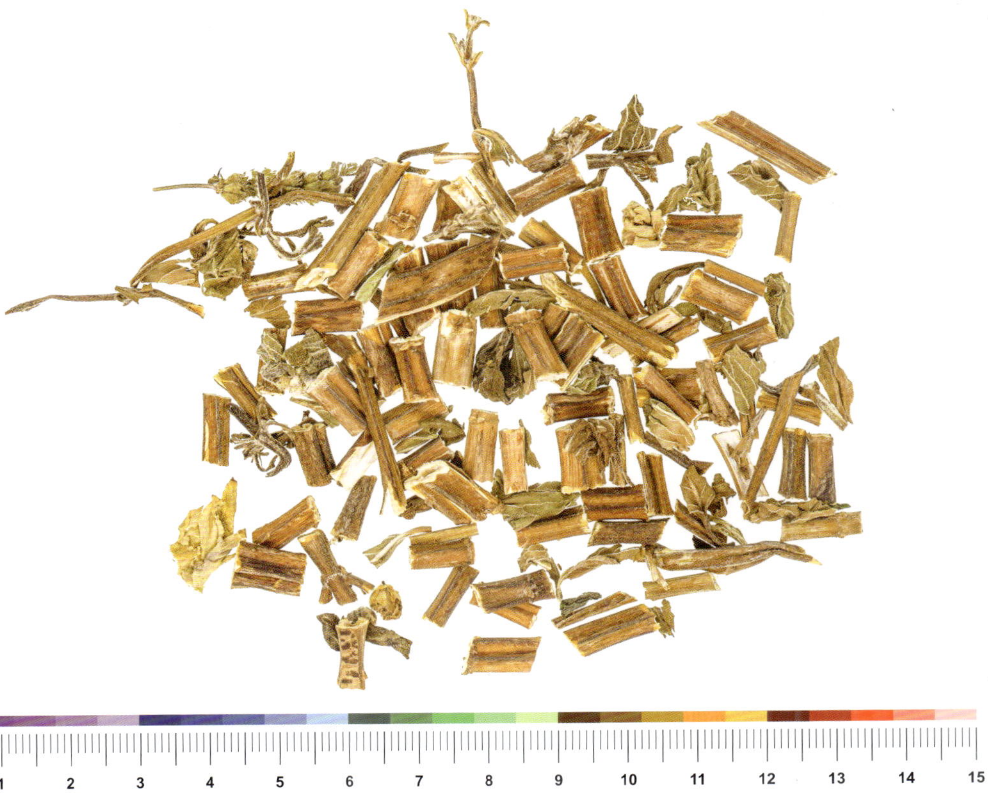

薄荷
产地：江苏

瞿麦

【基　　原】石竹科植物瞿麦 *Dianthus superbus* L. 或石竹 *Dianthus chinensis* L. 的干燥地上部分。

【采收加工】夏、秋二季花果期采割，除去杂质，干燥。

【主要产地】主产于河北、河南、吉林、辽宁、黑龙江、湖北、江苏、湖南、浙江、四川、山西、陕西、安徽、甘肃、青海、新疆、福建、云南、广西等地。

【炮制方法】除去杂质，洗净，稍润，切段，干燥。

【饮片性状】本品呈不规则的段。茎圆柱形，表面淡绿色或黄绿色，节明显，略膨大，切面中空。叶多破碎。花萼筒状，苞片4～6。蒴果长筒形，与宿萼等长。种子细小，多数。气微，味淡。

【功能主治】利尿通淋，活血通经。用于热淋，血淋，石淋，小便不通，淋沥涩痛，经闭瘀阻。

【用法用量】9～15g。

【使用注意】孕妇慎用。

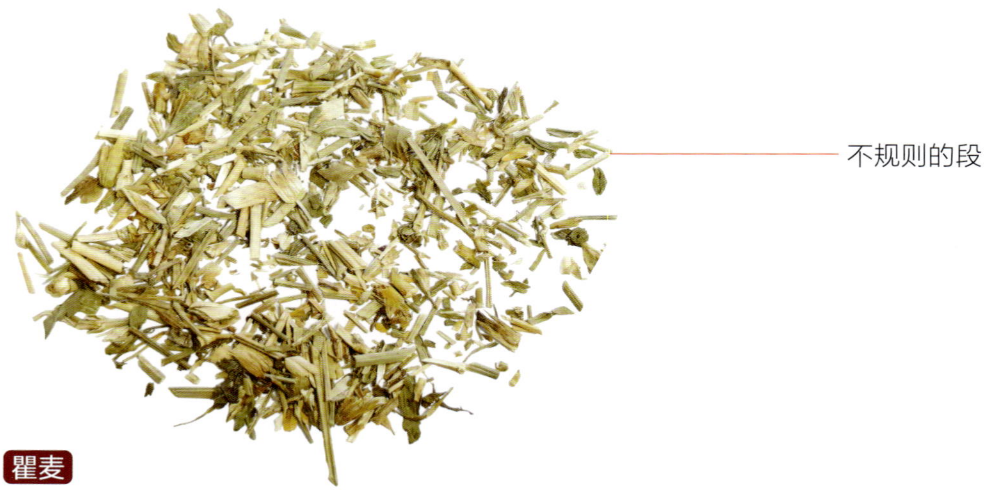

瞿麦

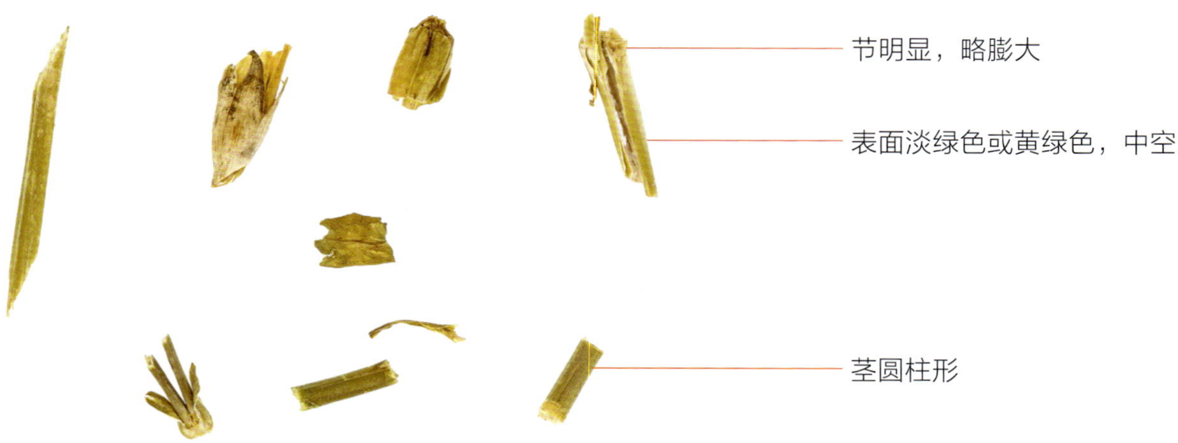

瞿麦（茎）

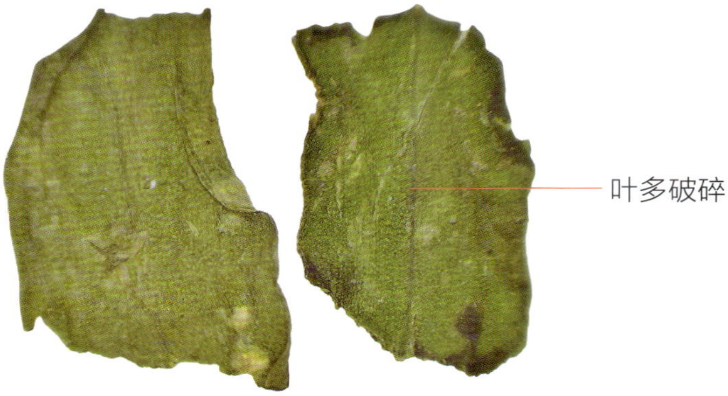
叶多破碎

瞿麦（叶）（1:25）

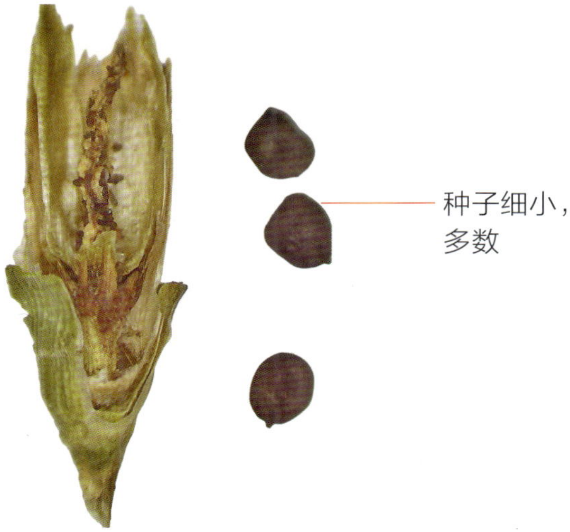
种子细小，
多数

瞿麦（种子）（1:25）

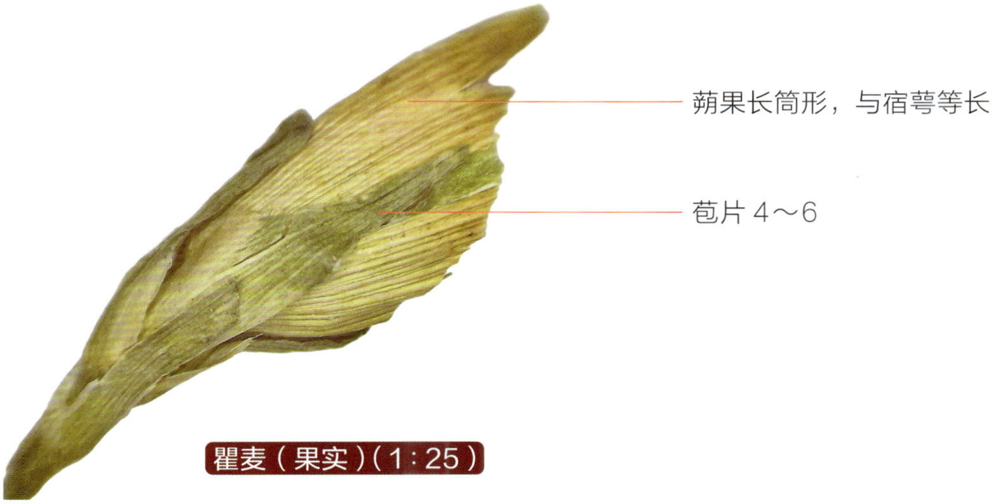
蒴果长筒形，与宿萼等长
苞片 4～6

瞿麦（果实）（1:25）

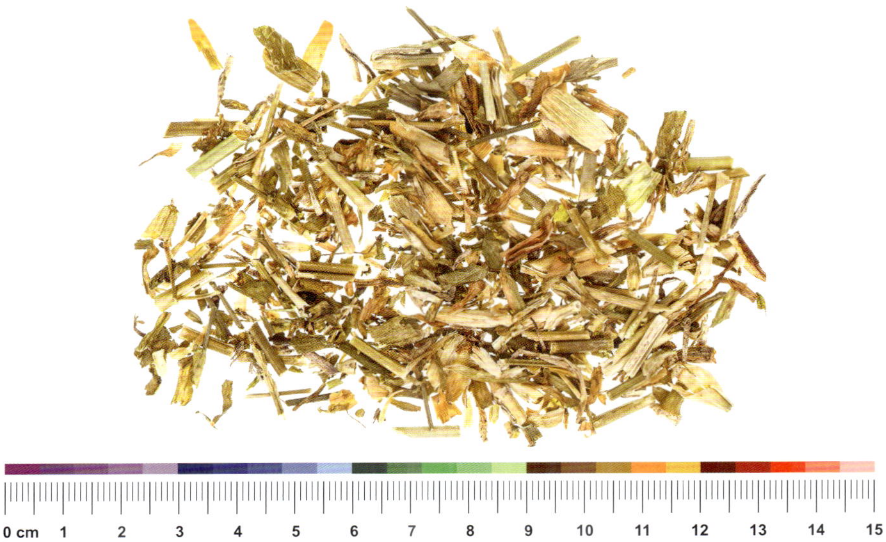

瞿麦

产地：河北

翻白草

【基　　原】蔷薇科植物翻白草 *Potentilla discolor* Bge. 的干燥全草。

【采收加工】夏、秋二季开花前采挖，除去泥沙和杂质，干燥。

【主要产地】主产于黑龙江、辽宁、内蒙古、河北、山西、陕西、山东、河南、江苏、安徽、浙江、江西、湖北、湖南、四川、福建、台湾、广东等地。

【炮制方法】除去杂质，洗净，稍润，切段，干燥。

【饮片性状】本品为不规则的段。根呈圆柱形，表面黄棕色或暗褐色，粗糙，切面灰白色或黄白色，质硬而脆。叶多皱缩卷曲，上表面暗绿色或灰绿色，下表面密被白色绒毛，边缘有粗锯齿。聚伞花序有花数朵至多朵，疏散，苞片被白色绒毛，瘦果近肾形，棕黄色，宽约 1mm，表面光滑。气微，味甘、微涩。

【功能主治】清热解毒，止痢，止血。用于湿热泻痢，痈肿疮毒，血热吐衄，便血，崩漏。

【用法用量】9～15g。

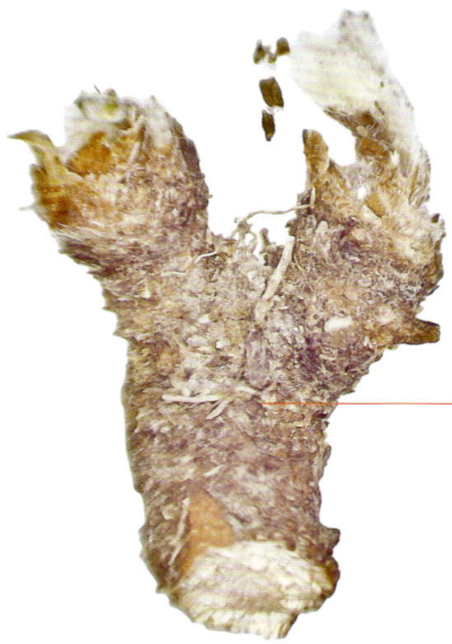

翻白草（根）(1:25)

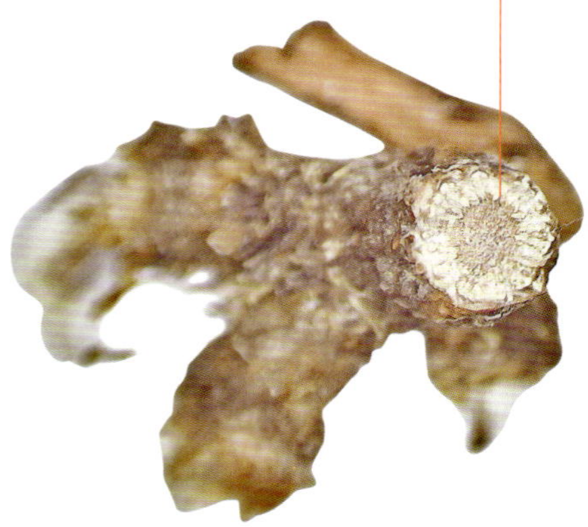

翻白草（根断面）(1:25)

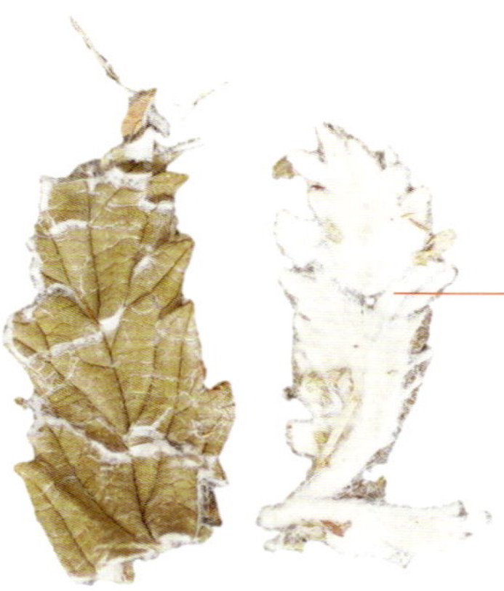

翻白草（叶）

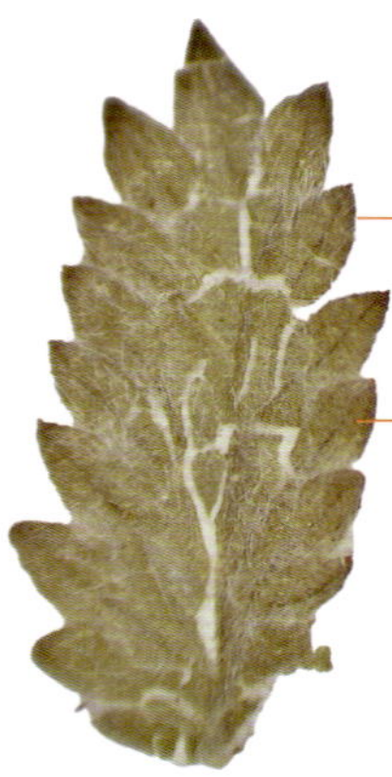

翻白草（叶上表面）(1:25)

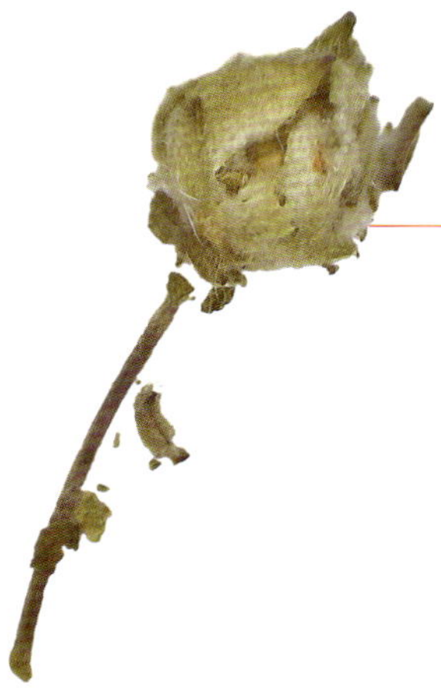

翻白草（果序）（1：25）

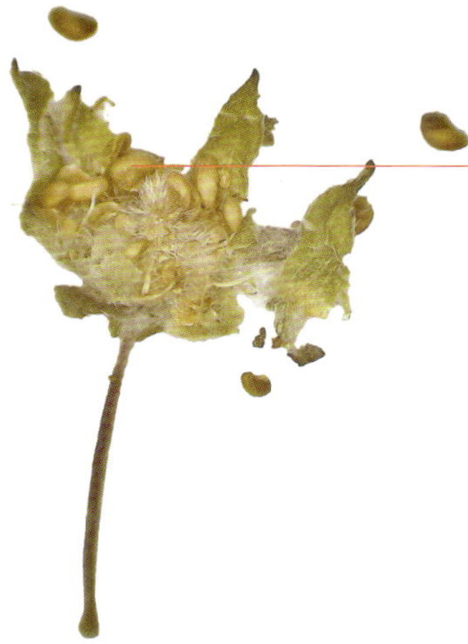

翻白草（果实）（1：25）

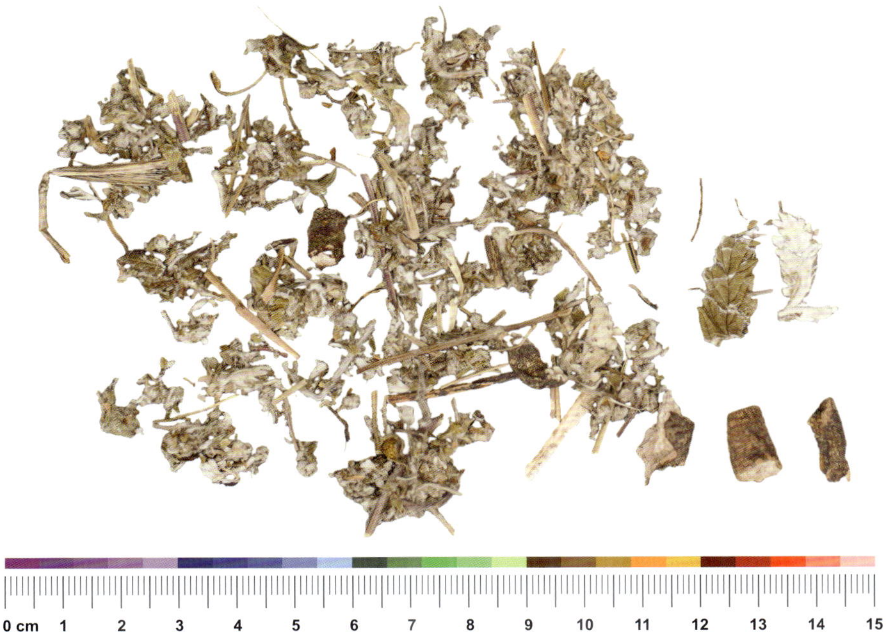

翻白草

产地：内蒙古

图书在版编目（CIP）数据

中药饮片高清图鉴. 中册 / 刘春生，李飞，王丽霞主编. —北京：人民卫生出版社，2025.6

ISBN 978-7-117-35827-9

Ⅰ. ①中… Ⅱ. ①刘… ②李… ③王… Ⅲ. ①饮片–图集 Ⅳ. ①R283.3-64

中国国家版本馆 CIP 数据核字（2024）第 020090 号

中药饮片高清图鉴

Zhongyao Yinpian Gaoqing Tujian

中册

主　　编：刘春生　李　飞　王丽霞
出版发行：人民卫生出版社（中继线 010-59780011）
地　　址：北京市朝阳区潘家园南里 19 号
邮　　编：100021
E - mail：pmph @ pmph.com
购书热线：010-59787592　010-59787584　010-65264830
印　　刷：北京盛通印刷股份有限公司
经　　销：新华书店
开　　本：889 × 1194　1/16　　印张：24.5
字　　数：566 千字
版　　次：2025 年 6 月第 1 版
印　　次：2025 年 6 月第 1 次印刷
标准书号：ISBN 978-7-117-35827-9
定　　价：178.00 元
打击盗版举报电话：010-59787491　E-mail：WQ @ pmph.com
质量问题联系电话：010-59787234　E-mail：zhiliang @ pmph.com
数字融合服务电话：4001118166　E-mail：zengzhi @ pmph.com

笔 记 页

衷心感谢您的支持！

笔 记 页

衷心感谢您的支持！